# 外科学见习指导

主　编：赵　鑫　毛海青　余云生　魏雪栋　孙　青
副主编：吴永友　陆小军　王　进　段云飞　吴世乐

苏州大学出版社

图书在版编目(CIP)数据

外科学见习指导 / 赵鑫等主编. —苏州:苏州大学出版社,2021.12
ISBN 978-7-5672-3841-1

Ⅰ.①外… Ⅱ.①赵… Ⅲ.①外科学－实习－高等学校－教学参考资料 Ⅳ.①R6

中国版本图书馆 CIP 数据核字(2021)第 268480 号

Waikexue Jianxi Zhidao

| | |
|---|---|
| 书　　名： | 外科学见习指导 |
| 主　　编： | 赵　鑫　毛海青　余云生　魏雪栋　孙　青 |
| 责任编辑： | 倪　青 |
| 助理编辑： | 何　睿 |
| 装帧设计： | 吴　钰 |
| 出版发行： | 苏州大学出版社(Soochow University Press) |
| 社　　址： | 苏州市十梓街1号　邮编:215006 |
| 网　　址： | www.sudapress.com |
| 邮　　箱： | sdcbs@suda.edu.cn |
| 印　　装： | 苏州市深广印刷有限公司 |
| 邮购热线： | 0512-67480030　销售热线：0512-67481020 |
| 天 猫 店： | https://szdxcbs.tmall.com |
| 开　　本： | 787 mm×1 092 mm　1/16　印张:20.75　字数:518千 |
| 版　　次： | 2021年12月第1版 |
| 印　　次： | 2021年12月第1次印刷 |
| 书　　号： | ISBN 978-7-5672-3841-1 |
| 定　　价： | 58.00元 |

凡购本社图书发现印装错误,请与本社联系调换。服务热线:0512-67481020

# 《外科学见习指导》编写组

主　审　　沈振亚
主　编　　赵　鑫　　毛海青　　余云生　　魏雪栋　　孙　青
副主编　　吴永友　　陆小军　　王　进　　段云飞　　吴世乐
编　者　　（按姓氏拼音排序）
　　　　　陈　昊　（扬州大学医学院）
　　　　　陈　磊　（苏州大学附属第一医院）
　　　　　段云飞　（苏州大学附属第三医院）
　　　　　冀振春　（苏州大学附属第一医院）
　　　　　刘永浩　（苏州大学附属第一医院）
　　　　　陆小军　（苏州大学附属太仓医院）
　　　　　毛海青　（苏州大学附属第一医院）
　　　　　沈敏杰　（苏州大学附属第一医院）
　　　　　沈振亚　（苏州大学附属第一医院）
　　　　　孙明兵　（山东第一医科大学第二附属医院）
　　　　　孙　青　（苏州大学附属第一医院）
　　　　　王嘉禾　（苏州大学附属第一医院）
　　　　　王　进　（苏州大学附属独墅湖医院）
　　　　　韦卢鑫　（苏州大学附属独墅湖医院）
　　　　　魏雪栋　（苏州大学附属第一医院）
　　　　　吴世乐　（苏州大学附属青海省人民医院）
　　　　　吴永友　（苏州大学附属第二医院）
　　　　　杨思源　（苏州大学附属第一医院）
　　　　　余云生　（苏州大学附属第一医院）
　　　　　张卫杰　（苏州大学附属第一医院）
　　　　　张　喆　（苏州大学附属独墅湖医院）
　　　　　赵　奎　（苏州大学附属第二医院）
　　　　　赵　鑫　（苏州大学附属第一医院）
　　　　　周辰超　（苏州大学附属第一医院）

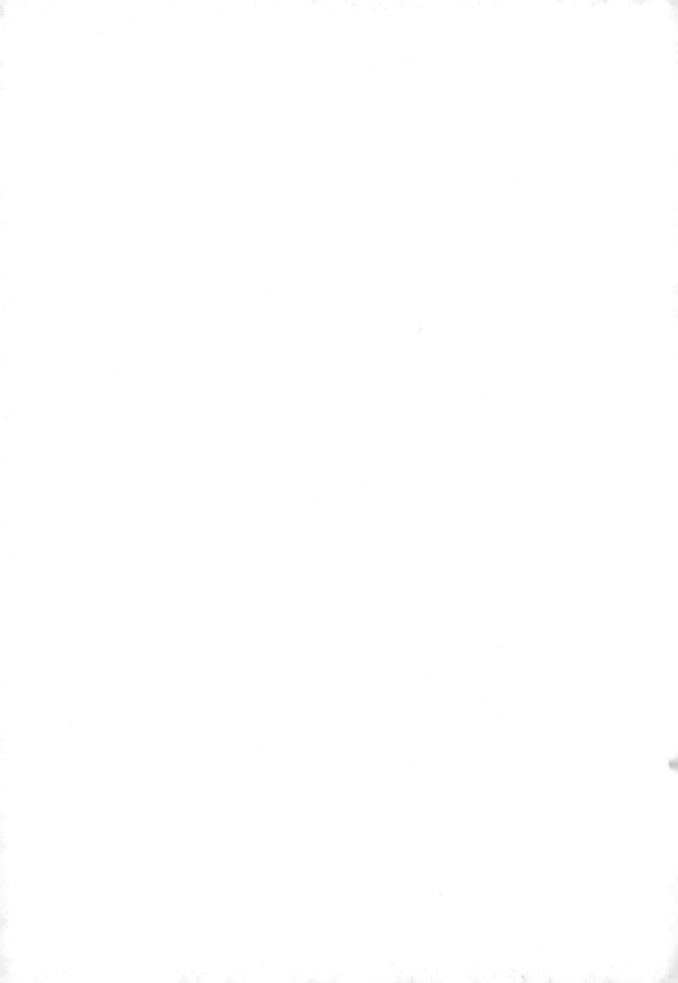

# 前　言

党和国家高度重视人民健康，2017年10月，习近平总书记在中国共产党的十九大报告中提出了"健康中国"发展战略，并提出人民健康是民族昌盛和国家富强的重要标志，要完善国民健康政策，为人民群众提供全方位、全周期的健康服务。然而，要实施健康中国战略，如果没有合格的医学人才，人民健康事业就无从谈起。医学发展靠人才，人才培养靠教育。出版好的医学教材是搞好医学教育的重要环节。鉴于此，苏州大学苏州医学院所属的第一、第二、第三临床医学院等院系的外科学教研室组织有丰富临床教学经验的专家、教授联合编写本书，旨在为医学各专业学生在进入临床见习阶段提供一本贴近临床的好教材。

外科学是一门理论性和实践性很强的科学。它需要学生掌握全面扎实的理论知识来指导临床实践，同时又要求学生在不断的实践中理解和巩固理论知识，在学习中遵循理论—实践—再理论—再实践的原则。本书是一本供医学院校学生使用和参考的临床见习指导教材。考虑到外科学的迅速发展及与其他学科的交叉、渗透与融合，编者在既往苏州大学校内使用的《外科学见习指导手册》的基础上，增添了近年来临床上新的进展，提供了更丰富、更实用的诊断、辅助检查、鉴别诊断以及治疗等方面的内容。

编写工作按计划，先集体讨论并制订编写大纲，然后由编者完成初稿，各组负责人组织编者进行组内交叉审阅，再经包括主审在内的所有小组负责人集体讨论定稿，最后由主审、主编全面整理，共五步程序进行。经过上述编写修订流程，我们希望这本教材能够满足医学院校临床、影像、护理、基础、预防、口腔、法医等医学专业以及"5+3"一贯制临床医学专业在外科学课程学习阶段的教学需求。

本书共6章，包括神经外科、普通外科、胸外科、心脏大血管外科、泌尿外科及骨科等外科学三级学科的见习指导内容，强调"基本概念、基本理论、基本技能"，即"三基"的掌握，可操作性强，图文并茂。同时，编者具有多年从事临床教学工作的经验，使本书内容条理清晰、简明扼要、图表直观，方便读者掌握。编者希望学生通过对本书的学习，将外科学课堂教学内容与临床见习实践有机结合，达到知行合一、知其然并知其所以然的学习效果。

本书的编写得到了苏州大学苏州医学院、第一临床医学院领导和教学办公室及苏州大学出版社的大力支持和帮助，谨致谢意！

限于编者的水平和经验，书中可能存在不妥和疏漏之处，恳请读者批评指正！

主审：沈振亚 教授

2021年9月10日于苏州天赐庄博习医院旧址

# 目　　录

**第一章　神经外科** ………………………………………………………………… 001
　　第一节　颅内压增高和脑疝 …………………………………………………… 001
　　第二节　颅脑损伤 ……………………………………………………………… 009
　　第三节　颅内血管性疾病 ……………………………………………………… 016

**第二章　普通外科** ………………………………………………………………… 026
　　第一节　甲状腺疾病 …………………………………………………………… 026
　　第二节　乳腺疾病 ……………………………………………………………… 032
　　第三节　腹外疝 ………………………………………………………………… 036
　　第四节　腹部损伤 ……………………………………………………………… 042
　　第五节　急性化脓性腹膜炎 …………………………………………………… 046
　　第六节　胃十二指肠疾病 ……………………………………………………… 050
　　第七节　小肠疾病 ……………………………………………………………… 059
　　第八节　阑尾疾病 ……………………………………………………………… 063
　　第九节　结、直肠与肛管疾病 ………………………………………………… 069
　　第十节　肝疾病 ………………………………………………………………… 079
　　第十一节　门静脉高压症 ……………………………………………………… 085
　　第十二节　胆道疾病 …………………………………………………………… 089
　　第十三节　胰腺疾病 …………………………………………………………… 096
　　第十四节　脾疾病 ……………………………………………………………… 102
　　第十五节　急腹症 ……………………………………………………………… 105
　　第十六节　周围血管疾病 ……………………………………………………… 109

**第三章　胸外科** …………………………………………………………………… 116
　　第一节　胸部外伤 ……………………………………………………………… 116
　　第二节　胸壁胸膜疾病 ………………………………………………………… 121
　　第三节　肺部疾病 ……………………………………………………………… 124
　　第四节　食管疾病 ……………………………………………………………… 128

第五节　纵隔疾病 ········································································································· 133

## 第四章　心脏大血管外科 ····························································································· 138
　　第一节　体外循环和心肌保护 ····················································································· 138
　　第二节　房间隔缺损 ····································································································· 139
　　第三节　室间隔缺损 ····································································································· 142
　　第四节　主动脉窦动脉瘤破裂 ····················································································· 144
　　第五节　法洛四联症 ····································································································· 147
　　第六节　肺动脉口狭窄 ································································································· 150
　　第七节　风湿性二尖瓣狭窄 ························································································· 152
　　第八节　二尖瓣关闭不全 ····························································································· 155
　　第九节　主动脉瓣狭窄 ································································································· 157
　　第十节　主动脉瓣关闭不全 ························································································· 160
　　第十一节　心脏黏液瘤 ································································································· 162
　　第十二节　慢性缩窄性心包炎 ····················································································· 164
　　第十三节　主动脉夹层 ································································································· 166
　　第十四节　冠状动脉粥样硬化性心脏病 ····································································· 169

## 第五章　泌尿外科 ············································································································· 172
　　第一节　泌尿、男性生殖系统外科检查和诊断 ························································· 172
　　第二节　泌尿系统损伤 ································································································· 178
　　第三节　泌尿、男性生殖系统结核 ············································································· 184
　　第四节　尿路梗阻 ········································································································· 189
　　第五节　尿路结石 ········································································································· 193
　　第六节　泌尿、男性生殖系统肿瘤 ············································································· 198
　　第七节　肾上腺疾病 ····································································································· 204

## 第六章　骨科 ····················································································································· 212
　　第一节　运动系统畸形 ································································································· 212
　　第二节　骨折概论 ········································································································· 216
　　第三节　上肢骨、关节损伤 ························································································· 226
　　第四节　手外伤及断肢（指）再植 ············································································· 240
　　第五节　下肢骨、关节损伤 ························································································· 245
　　第六节　脊柱、脊髓损伤 ····························································································· 266

| 第七节 | 骨盆、髋臼骨折 | 273 |
| 第八节 | 周围神经损伤 | 277 |
| 第九节 | 运动系统慢性损伤 | 282 |
| 第十节 | 股骨头坏死 | 287 |
| 第十一节 | 颈椎退行性疾病 | 291 |
| 第十二节 | 腰椎退行性疾病 | 297 |
| 第十三节 | 骨与关节化脓性感染 | 303 |
| 第十四节 | 骨与关节结核 | 308 |
| 第十五节 | 非化脓性关节炎 | 311 |
| 第十六节 | 骨肿瘤 | 315 |

# 第一章 神 经 外 科

## 第一节 颅内压增高和脑疝

【见习项目】

1. 颅内压增高(intracranial hypertension)、脑疝(brain hernia)等疾病的示教。
2. 不同类型脑疝之间的鉴别要点。

【见习目的与要求】

1. 掌握小儿及成人颅内压的正常值,掌握颅内压增高的概念、机制、临床表现、诊断及处理原则。
2. 熟悉脑疝的形成机制、常见脑疝的临床表现,以及不同类型脑疝之间的鉴别要点。

【见习地点】

见习医院神经外科。

【见习准备】

见习带教老师事先选好颅内压增高、脑疝的病例及影像学片子,分配好每一病例示教所占时间。根据病例数分小组。

【见习流程】

1. 带教老师对理论课知识、概念进行简要复习,尤其要讲明如何查看和判断意识状态(重点)。
2. 每一病例由一个小组中选出一位同学采集病史,并结合疾病特点进行重点的体格检查。
3. 各小组集中,回到示教室。当事同学报告病史及阳性体征,提出下一步的辅助检查和可能的阳性结果,做出诊断和鉴别诊断,提出治疗原则和依据。各小组间对所示教的病例开展讨论,指出各自小组的不足之处。
4. 带教老师分析总结,指出各组的优点和不足,提出思考题。

【病史采集要点】

一、现病史采集要点

1. 发病情况　发病情况对病因分析有重要意义,应详细了解患者是缓慢起病还是急性起病。

2. 发病诱因　发病前是否有情绪激动、剧烈活动、用力过度、受凉、淋雨、疲劳、醉酒、头部打击或撞击伤、某些刺激和创伤性检查等。

3. 主要症状　需要询问以下内容。①是否头痛,以及头痛的部位、性质、发生形式、程度、时间、规律、加重因素、缓解因素。②是否呕吐及呕吐的性质、程度、内容物、方式、频度。③有无抽搐及抽搐的发作时间、持续时间、诱因、发作先兆、部位、形式、伴随症状、频度。④有无肢体瘫痪,瘫痪的发病形式、诱因、部位、程度、伴随症状。⑤有无感觉障碍,包括感觉异常、感觉过敏、感觉减退、感觉缺失和疼痛等。⑥有无意识障碍,以及发生的时间、诱因、发作先兆、程度、伴随症状。⑦有无视力障碍,包括视力下降、失明、视野缺失和复视。⑧大小便改变情况(脊髓脊柱疾病常常伴有大小便异常)。⑨有无面瘫及面瘫的部位、性质。⑩其他情况,如患者饮食和营养情况,胃纳、消瘦或肥胖及睡眠情况等。

4. 伴随症状　需要询问以下内容。①发热情况,包括热度、热型、是否畏寒或打寒战等。②是否有视力下降、视野缺损、眩晕、步态不稳、幻听、幻视、听力下降、声音嘶哑、四肢及面部麻木。③有无大小便失禁。

5. 病情演变　应询问病情是逐渐好转还是进行性加重或者起伏波动,其间有无新的伴随症状出现,其出现的顺序是什么,经过何种治疗,对治疗的反应如何等。

6. 诊疗情况　应询问患者曾在何处就诊过,做过何种检查,用药情况及疗效如何。

7. 一般情况　应询问患者精神、体力、饮食、大小便以及体重变化等情况。

将采集到的现病史凝练成主诉。主诉是患者就诊的主要原因和对明显不适的陈述,包括患者的主要症状、疾病的进程和重要的伴随症状,原则上不超过20个字。主诉既要初步反映疾病的大致范围,又不能过于笼统,应尽可能使用普通词语描述而不用医学术语,需要注意的是,主诉一定要能推出第一诊断。

## 二、既往史和个人史等采集要点

(1) 有无药物过敏史。

(2) 既往是否存在基础疾病,如糖尿病、血液病、艾滋病、肝病或支气管肺疾患及感染病史等。

(3) 询问个人史时应注意侵袭性操作史、静脉吸毒史;注意职业史;注意接触史和传染致他人发病情况,疫区生活史。

【查体要点】

1. 一般情况　检查患者的体温、脉搏、呼吸、血压、体位、神志(格拉斯哥昏迷评分,见表1-1-1),注意患者意识是否清楚,能否正确交流、配合检查,观察患者有无欣快、淡漠和躁动等精神症状,患者情绪是否平稳,有无痛苦表情;观察患者的全身发育和营养状况,有无矮小或者侏儒及性征发育异常情况,有无消瘦或恶病质表现,有无肥胖或异常脂肪堆积等。意识情况分为神志清楚、嗜睡、昏睡、浅昏迷、中昏迷、深昏迷。神志清楚指的是患者跟正常人一样觉醒,即使缺乏刺激也能保持觉醒状态,能正确回答问题,并能够遵嘱动作,或者对熟悉的人物、时间和空间能够正确定向。嗜睡指的是患者在缺乏外界刺激时,常常会入睡,被喊醒后可以进行交流,但交流质量明显降低。昏睡指的是患者处于熟睡状态,只有更强烈的刺激才能被唤醒,患者对疼痛刺激有反应,但醒后不能正确对答,答非所问,刺激一旦停止,患者立即又沉睡。昏迷指的是患者对语言指令、疼痛刺激均无睁眼反应,不能与外界产生认知性交流。按照程度不同,昏迷可分为浅昏迷、中昏迷和深昏迷。浅昏迷是指患者意识大部分丧失,无自主运动,对声音、光刺激无反应,对疼痛刺激可出现痛苦表情或疼痛躲避反应,并能够疼痛定位,角膜反射、瞳孔对光反射、眼球运动、吞咽反射等可存在,生命体征(包括呼吸、血压、脉搏)无明显变化。中昏迷介于浅昏迷与深昏迷之间,患者对重度疼痛刺激的反应减弱,重度疼痛刺激后仅出现屈曲反应,角膜反射、瞳孔对光反射均减弱,生命体征可发生轻度变化。深昏迷是指患者意识完全丧失,强刺激也不能唤醒,患者对各种刺激均无反应,生命体征常出现明显改变,如呼吸频率、血压均可明显下降。

表 1-1-1　格拉斯哥昏迷评分法(GCS 评分)

| 睁眼反应 | 评分 | 言语反应 | 评分 | 运动反应 | 评分 |
| --- | --- | --- | --- | --- | --- |
| 正常睁眼 | 4 分 | 回答正确 | 5 分 | 遵嘱动作 | 6 分 |
| 呼唤睁眼 | 3 分 | 回答错误 | 4 分 | 刺痛定位 | 5 分 |
| 刺痛睁眼 | 2 分 | 含混不清 | 3 分 | 刺痛肢体回缩 | 4 分 |
| 无反应 | 1 分 | 唯有发音 | 2 分 | 刺痛肢体屈曲 | 3 分 |
|  |  | 无反应 | 1 分 | 刺痛肢体过伸 | 2 分 |
|  |  |  |  | 无反应 | 1 分 |

注:总分 15 分,最低 3 分。分数越低表明意识障碍程度越重,8 分及以下定为昏迷。

2. 头颅　观察头颅的形状和大小,是否对称,有无畸形,如大头、小头、尖头、局部凸起或凹陷;有无创伤或手术切口瘢痕,有无颅骨缺损,骨窗压力如何。对外伤病人,要听诊眶周有无杂音,以及杂音强度如何。

3. 面部　观察有无口眼歪斜、表情呆滞或异常丰富,有无特殊面容、水肿、异常肥胖和满月脸,有无面部皮损、斑痣或血管痣,有无眼睑肿胀、眼球突出和眶周青紫。对外伤患者,须检查有无鼻腔、耳道血液,有无清亮液体或脑脊液流出。

4. 颈部　检查颈部淋巴结、甲状腺有无增大或压痛,有无颈部畸形、歪斜、强直,有无颈部活动受限或疼痛。

5. 胸部　进行常规的视、触、叩、听检查。

6. 心脏　检查心尖搏动位置、心界大小、心率、节律、心音、杂音、心包摩擦音。

7. 腹部　部分重症患者可有上腹部压痛。

8. 神经系统　检查有无视力下降、视野缺损,有无眼睑下垂;检查眼球位置、活动度、角膜反射、瞳孔大小、光反应、眼底视乳头、面部感觉、口角歪斜、伸舌、听力、肌力、肌张力、指鼻试验、误指试验、轮替试验、跟膝腱试验、龙贝格征、浅感觉(痛觉、触觉、温度觉)、深感觉(运动觉、位置觉、振动觉)、复合感觉(实体觉、皮肤定位觉、两点分辨觉、图形觉)、腱反射(肱二头肌反射、肱三头肌反射、桡骨膜反射、踝反射、踝阵挛)、浅反射(腹壁反射、提睾反射、肛门反射)、病理反射(巴宾斯基征、查多克征、奥本海姆征、戈登征、霍夫曼征)、脑膜刺激征(颈强直、克尼格征、布鲁津斯基征)。

【辅助检查】

1. 头颅 CT　根据人体各组织对 X 线不同的吸收系数,应用 CT 扫描使之图像化,是目前颅内占位性病变初步诊断的首选方法,分为平扫与增强扫描。CT 具有无创的特点,易于被患者接受。出血在 CT 上常常表现为高信号,显示得更清楚,肿瘤常有明显的强化现象及边界。一般 CT 上环池清晰,代表颅内压尚可(图 1-1-1 左),如果环池不清晰,代表颅内压极高(图 1-1-1 右),快要发生脑疝或者已经发生脑疝,需要紧急干预治疗。

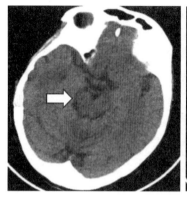 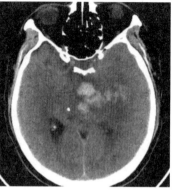

蛛网膜下腔内有蛛网膜小梁,腔内充满脑脊液,在脑表面的凹陷处,蛛网膜下腔扩大,称为脑池。环池围绕中脑及桥脑的侧方,前方与中脑的脚间池相连,后方与四叠体池相连。环池内有大脑后动脉、小脑上动脉、滑车神经经过,为脑脊液循环的必经之路。左图中环池如图中箭头所示,中线居中,两侧压力均不高,因此环池内充满脑脊液,在 CT 上界限清晰。右图中,左侧脑出血后,左侧压力明显增高,环池内脑脊液作为代偿间隙,被"挤走"后,环池就无法看清。若出现环池不清,常提示颅内压较高,一般需要紧急手术干预处理。

图 1-1-1　颅内压正常的环池(左)及颅内压增高的环池(右)

2. X 线检查　可显示头颅大小和形态改变,颅脑外伤时可用于了解颅骨骨折的大小、位置、性质、深度。随着 CT 的普及,X 线检查目前临床已不常用。

3. 脑电图(EEG)检查　用于发现异常脑电波,特别是有癫痫发作的患者,其脑电波可见尖波、棘波及棘慢波改变。

4. 磁共振成像(MRI)　MRI 检查脑内病变较 CT 扫描敏感,能更清楚地对占位性病变进行定位、定性、定量诊断。MRI 同样具有无创的特点,广泛用于临床。

5. 数字减影血管造影(DSA)　用于疑有脑血管畸形或动脉瘤等疾病(图 1-1-2)。

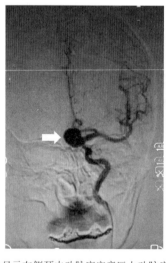 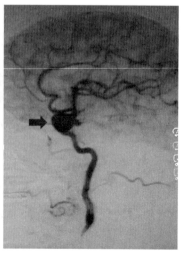

典型的 DSA 图片显示左侧颈内动脉床突旁巨大动脉瘤(箭头所示),左图为正位片,右图为侧位片。DSA 在每一侧造影时,都会先拍摄下正位片,通过正位片,判断是做的哪一侧造影,一般正位片之后就是同侧的侧位片造影。目前 3D-DSA 技术成熟后,可以做 3D 重建,从三维角度观察,进一步明确诊断。

图 1-1-2　左侧颈内动脉床突旁巨大动脉瘤的 DSA 表现

【诊断】

一般依靠症状、体征、辅助检查不难做出临床诊断。

1. 症状　颅内压增高的症状主要有以下几个方面。

（1）头痛：最常见的症状，为持续性，以前额及双颞侧为主，夜间或晨起加重。

（2）呕吐：常见，常呈喷射性，很少恶心，与饮食无关，清晨较重。注意询问是否有饮酒或者醉酒史以及胃肠道疾病史，因为有时候醉酒或者胃肠道疾病病人也会出现呕吐，或者醉酒病人出现呕吐以为是醉酒引起的，而忽略了颅内压增高的情况。

（3）意识障碍：常见，颅内压高引起大脑皮质的广泛损害，以及脑干网状结构上行性激活系统的损伤，患者可发生意识障碍、躁动或者狂躁。同样，对于醉酒的颅脑外伤病人，要格外注意是醉酒引起的意识障碍，还是颅脑外伤导致颅内压急剧增高引起的意识障碍。

（4）库欣（Cushing）反应：表现为"两慢一高"，即心率减慢、呼吸减慢、血压升高。

（5）抽搐甚至癫痫样发作。

（6）偏瘫或肌无力，肢体麻木。

（7）其他：复视、头围增大、面瘫、声嘶等。

2. 体征　视乳头水肿，视乳头边缘消失，可见到视乳头隆起及其边缘模糊、颜色发红，视网膜反光增强，眼底小静脉迂曲、怒张，小动脉痉挛。严重的视乳头水肿可导致继发性视神经萎缩。

3. 定位症状与体征　定位症状与体征是肿瘤所在部位的脑、神经、血管受损害（刺激、破坏、压迫）的表现。这一类症状与体征可反映出脑瘤的部位所在，因此称为定位症状。各部位脑瘤的定位症状各有其特点，可联系该部位神经解剖结构和生理功能进行理解。

（1）额叶肿瘤：常见的症状为精神障碍与运动障碍。精神障碍表现为淡漠、迟钝，漠不关心自己和周围事物，理解力和记忆力减退，或表现为欣快感，多言多语。有时可能被误诊为神经衰弱或精神病。运动障碍表现为运动性失语、对侧肢体不全性瘫痪与癫痫（大发作与局限性发作）。同向运动中枢受刺激时出现头及两眼球向对侧偏斜，有时尚出现抓握反射。

（2）顶叶肿瘤：常出现感觉性癫痫，对侧肢体、躯干感觉（包括皮层觉）减退、失用等。

（3）颞叶肿瘤：颞叶为脑功能次要区域，此部位肿瘤可以长期不出现定位症状。可有轻微的对侧肢体肌力减弱，颞叶钩回发作性癫痫，表现为幻嗅、幻味，继之嘴唇出现吸吮动作与对侧肢体抽搐（称为钩回发作），以及幻听。尚可引起命名性失语。

（4）枕叶肿瘤：可出现幻视与双眼病变对侧同向偏盲，而顶叶与颞叶后部病变患者只出现对侧下 1/4 或上 1/4 的视野缺损。

（5）蝶鞍区肿瘤：包括鞍内、鞍上与鞍旁肿瘤。以垂体腺内分泌障碍、视觉障碍（视力减退、视野缺损、失明等）较常见，还可出现丘脑下部症状与海绵窦受累的表现，如第Ⅲ、Ⅳ、Ⅴ、Ⅵ对脑神经损伤的症状。

（6）小脑肿瘤：小脑半球受累表现为水平性眼球震颤，同侧上下肢共济失调，向病变侧倾倒。小脑蚓部病变患者出现下肢与躯干运动失调、爆发性语言。

（7）桥脑小脑角肿瘤：以听神经瘤多见，肿瘤依次累及第Ⅴ、Ⅶ、Ⅷ、Ⅸ、Ⅹ、Ⅺ对脑神经，表现为耳鸣、耳聋、同侧面部感觉减退与周围性面瘫，饮水呛咳、吞咽困难与声音嘶哑。而后出现一侧或两侧锥体束征，晚期可引起梗阻性脑积水，颅内压增高。

4. 常见的颅内肿瘤　颅内肿瘤的总发病率为(7～10)/(10万·年),其中半数为恶性肿瘤,以胶质瘤为主,约占40%。良性肿瘤以脑膜瘤为主。胶质瘤主要以额叶好发,颞叶次之,脑膜瘤则以矢状窦旁、大脑凸面为好发区。

(1) 胶质瘤:起源于神经系统胶质细胞,是颅内最常见的肿瘤(图1-1-3),WHO分级由病理学检查最恶性部分确定。起源于星形细胞的肿瘤有低级别纤维型星形细胞瘤、毛细胞型星形细胞瘤、多形性黄色星形细胞瘤、间变性星形细胞瘤、多形性胶质母细胞瘤。起源于少突胶质细胞的肿瘤约占胶质瘤的20%,常有钙化,如低级别少突胶质细胞瘤、间变性少突胶质细胞瘤、少突星形细胞瘤。各种肿瘤临床表现及体征无明显的特异性;诊断应根据年龄、性别、发病的进程以及神经系统定位体征进行综合判断,结合CT/MRI特殊征象进行定位、定性诊断。

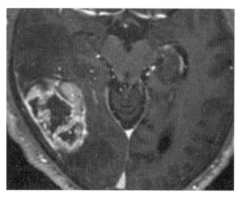

典型的T1横断位核磁共振增强提示右侧颞枕叶混杂增强的占位,周围伴有水肿,是典型的高级别胶质瘤的表现。高级别胶质瘤需要与脑脓肿鉴别,脑脓肿在核磁共振增强上也可以表现为占位周围环形强化,脑脓肿在DWI上呈高信号,可以与胶质瘤鉴别。

图1-1-3　典型的胶质瘤核磁共振表现

(2) 脑膜瘤:颅内最常见的良性肿瘤,生长缓慢。临床表现及体征与病变部位及肿瘤大小相关,根据临床表现及CT/MRI常能进行定位、定性诊断。CT可见肿瘤与硬脑膜密切相关,有时伴有钙化现象,增强扫描后肿瘤常显示明显均一强化;MRI增强扫描后肿瘤常显示特征性脑膜尾征(图1-1-4)。

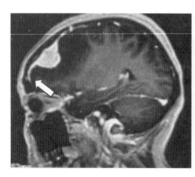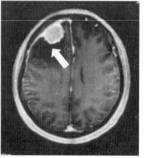

典型的脑膜瘤的矢状位(左)及横断位(右)核磁共振。脑膜瘤为常见的脑外病变,脑外病变的判断依赖病变对周围脑组织的推挤关系,若是大致均往同一个方向推,考虑脑外病变,若把四周的脑组织往四周推,则为脑内病变。脑膜瘤有明显的脑膜尾征,如左图中箭头所示。脑膜尾征的病理基础是沿脑膜往周围生长的肿瘤组织,手术切除时,要尽量将增厚的硬脑膜一并切除,这样能够降低肿瘤复发的概率。脑膜瘤起源于蛛网膜颗粒细胞,并非起源于脑膜细胞。

图1-1-4　典型的脑膜瘤核磁共振表现

（3）听神经瘤：脑桥小脑角区最常见的良性肿瘤，多以单侧耳鸣、听力下降起病，伴或不伴有第Ⅴ、Ⅶ、Ⅷ、Ⅸ、Ⅹ、Ⅺ对脑神经受损症状，临床根据典型病史、体征可以做出基本诊断，CT骨窗位能发现内听道扩大与骨质破坏，MRI增强扫描可见内听道里圆形或者卵圆形强化肿瘤（图1-1-5）。

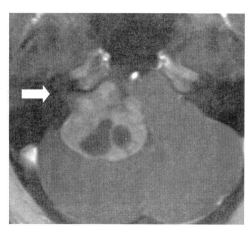

听神经瘤的典型核磁共振表现会有内听道的扩大，成喇叭口样（箭头所示），提示肿瘤起源于内听道内部分，部分听神经瘤呈囊实性（如本例），增强白色的为肿瘤实质部分，黑色为囊性部分。

图1-1-5　典型的听神经瘤横断位增强核磁共振表现

（4）垂体腺瘤：是鞍区常见的良性肿瘤，总体发病率仅次于脑膜瘤，女性多见。以垂体腺内分泌障碍、视觉障碍（视力减退、视野缺损、失明等）较常见，还可出现丘脑下部症状与海绵窦受累的表现，如第Ⅲ、Ⅳ、Ⅴ、Ⅵ对脑神经损伤的症状。CT可见蝶鞍扩大后骨质破坏。MRI可见蝶鞍区肿瘤，多有强化（图1-1-6）。垂体腺瘤一般起源于垂体前叶，后叶为神经垂体；根据内分泌功能可分为促肾上腺皮质激素腺瘤（ACTH腺瘤）、催乳素腺瘤（PRL腺瘤）、生长激素腺瘤（GH腺瘤）、促甲状腺激素腺瘤（TSH腺瘤）、黄体生成素/卵泡刺激素腺瘤（LH/FSH腺瘤）、无功能腺瘤。垂体腺瘤应与颅咽管瘤、动脉瘤等疾病相鉴别。

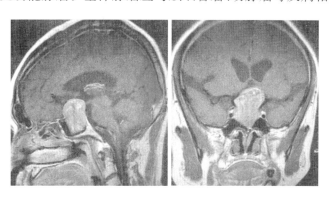

左侧为T1矢状位增强提示垂体肿瘤组织较大，鞍内和鞍上都有，右侧为冠状位提示肿瘤顶至第三脑室底。（正常垂体的强化程度一般更高，利用这一特点，可判断正常垂体与垂体瘤的位置关系）

图1-1-6　垂体腺瘤核磁共振表现

（5）转移瘤：通过血液转移，可单发，也可多发；80%发生于大脑中动脉供血区；肺、乳腺、胃的腺癌易发生脑转移；15%的病人以脑转移为首发症状，既往无癌症病史。脑转移瘤的 T1 增强核磁共振表现见图 1-1-7。

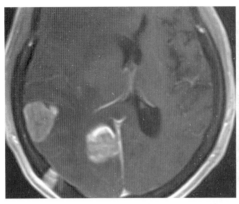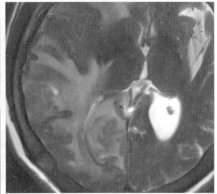

左侧为横断位 T1 增强核磁共振，提示颅内有两个转移灶。脑转移瘤的特点是小结节（左图中强化部分为实性结节）、大水肿（右图 T2 相大片状高信号）。

**图 1-1-7　脑转移瘤 T1 增强核磁共振表现**

5. **辅助检查**　头颅 CT/MRI 是诊断颅内占位性病变的主要方法，CT 是初筛的首选检查，不同肿瘤，核磁共振影像亦不同。磁共振波谱成像（MRS）常可以帮助判断病变的良恶性。正电子发射断层显像（PET）用于转移瘤检查，有助于发现原发灶。

6. **诊断要点**　诊断的要点在于以下三个方面。

（1）定性诊断：颅内压增高不是一个单独的疾病，而是一个临床病理综合征。依据临床三主征表现确定是否有颅内压增高。

（2）颅内压增高程度：根据发展速度判定。

（3）病因诊断：根据病史、年龄、头部 CT/MRI 检查确定。

## 【鉴别诊断】

1. **高血压性脑出血**　患者常有高血压病史，突然发病，病情变化快，头部 CT 可供鉴别。

2. **颅内肿瘤/其他占位性病变**　缓慢起病，逐渐出现颅内压增高症状，头部影像学检查可资鉴别。

3. **静脉窦血栓形成/颅内动脉瘤/血管畸形**　发病前常有头痛等先驱症状，以后出现急性颅内压增高症状，头部影像学检查（DSA、CTA、MRA）可资鉴别。

4. **脑积水**　CT、MRI 可鉴别。

## 【治疗原则】

1. **一般处理**　对该病患者的一般处理主要为以下三点。

（1）对有颅内压增高的患者，应留院观察，监测神志、瞳孔、血压、呼吸、脉搏及体温，了解有无"两慢一高"征。

（2）保持呼吸道通畅，吸氧。对有意识障碍者，应尽早插管。

（3）频繁呕吐者应禁食，并适当补液，注意水、电解质平衡稳定。

2. 病因治疗  手术切除是颅内占位性病变的最佳治疗方法,对脑积水患者可行各种分流手术,脑脓肿者可行脓腔穿刺引流或脓肿切除。对于颅内肿瘤,除进行手术切除外,还可以根据肿瘤的性质进行放射、化学药物、免疫、基因靶向等辅助治疗。

3. 对症治疗  主要为脱水治疗,是一种保守治疗。甘露醇是最有效的脱水药,但对肾功能有损害,使用时应注意。

4. 激素治疗  激素对肿瘤引起的脑水肿的作用效果是肯定的。常用地塞米松 5～10 mg,静脉注射。但激素对脑外伤引起的脑水肿的作用效果不明确,甚至是有害的。

5. 低温治疗  体温每下降 1 ℃,脑血流量下降 6%～7%,颅内压下降 5%。

6. 抗感染治疗  对于明确的颅内感染病人,为了减轻颅内感染、炎症所致的脑水肿及颅高压,需要使用合理的抗生素进行抗感染治疗。

【急性脑疝】

1. 定义及分类  颅内病变所致的颅内压增高达到一定程度时,颅内各分腔出现压力差,脑组织从压力高区向低区移位,导致一部分脑组织通过一些孔隙,被挤压至压力较低的部位,从而出现一系列严重的临床症状和体征,称为脑疝。根据脑疝发生的部位和所疝出的组织的不同,脑疝可分为小脑幕裂孔疝(疝出的脑组织一般为颞叶钩回,因此也称为颞叶钩回疝)、枕骨大孔疝(疝出的脑组织为小脑扁桃体,因此也称为小脑扁桃体疝)和大脑镰下疝(疝出的脑组织为扣带回,因此也称为扣带回疝)。

2. 临床表现  不同类型的脑疝,其临床表现也有所不同。

(1) 小脑幕裂孔疝的主要临床表现包括:①进行性加重的颅内压增高症状,头痛、呕吐加剧;②进行性一侧瞳孔散大、进行性一侧肢体偏瘫、进行性意识障碍加深;③生命体征改变,表现为库欣(Cushing)反应。

(2) 枕骨大孔疝的主要临床表现包括:①较早发生的生命体征改变;②进行性加重的颅内压增高症状,头痛、呕吐加剧;③突发呼吸暂停,然后出现意识障碍。

3. 治疗原则  进行降低颅内压治疗,保持呼吸道通畅,消除占位性病变引起的颅内压增高症状。

【复习思考题】

1. 儿童及成人的正常颅内压分别是多少?简述颅内压增高的原因。
2. 枕骨大孔疝及小脑幕裂孔疝的治疗原则是什么?

## 第二节  颅 脑 损 伤

【见习项目】

头皮损伤(scalp injury)、颅底骨折(skull base fracture)、脑震荡(cerebral concussion)、脑挫裂伤(cerebral contusion and laceration)、开放性颅脑损伤(open craniocerebral injury)及颅内血肿(intracranial hematoma)等疾病的示教。

## 【见习目的与要求】

1. 掌握头皮损伤、颅底骨折的诊断和处理原则，以及脑损伤的受伤机制。
2. 掌握脑震荡、脑挫裂伤及开放性颅脑损伤的病理、临床表现、诊断和处理原则。
3. 熟悉颅内挫伤及颅内出血、血肿的病理、临床表现、诊断步骤和处理原则。
4. 熟悉颅脑损伤的一般处理原则。

## 【见习地点】

见习医院神经外科。

## 【见习准备】

1. 每个小组安排四名典型患者。
2. 每个小组分配一套典型的头部CT影像片（脑挫裂伤、弥漫性轴索损伤、硬脑膜外血肿、硬脑膜下血肿、脑内血肿、脑室内血肿）。

## 【见习流程】

1. 带教老师讲授病史采集、体格检查要点，学生分组进病房采集病史，并做体格检查。
2. 学生回示教室汇报病历摘要、阳性体征，提出必要的辅助检查并说明其目的，带教老师展示典型的头部CT影像片及报告。
3. 学生归纳总结病例特点，做出诊断，并说明诊断依据。
4. 带教老师结合患者的具体实际，以提问的方式进行小结。

## 【病史采集要点】

### 一、现病史采集要点

1. **发病情况** 应详细了解患者是缓慢起病还是急性起病。
2. **发病原因/诱因** 需要了解造成损伤的原因或诱因，如疲劳、醉酒、头部打击或撞击。如是打击伤，则应了解打击物的性质（木棒、铁管、刀等）；如是坠落物致伤，则应了解物体的大小、重量、硬度等，还要了解受伤时间、地点，以及受伤时头部的着力点和部位；如是跌倒伤，应了解着力点物体的情况（软地面、水泥地、木板、石头等）。
3. **主要症状** 需要询问以下内容。①是否头痛，以及头痛的部位、性质、发生形式、程度、时间、规律、加重因素、缓解因素。②是否呕吐及呕吐的性质、程度、内容物、方式、频度。③有无抽搐及抽搐的发作时间、持续时间、诱因、发作先兆、部位、形式、伴随症状、频度。④有无肢体瘫痪，瘫痪的发病形式、诱因、部位、程度、伴随症状。⑤有无意识障碍（时间、诱因、发作先兆、程度、伴随症状），以及是否有再发昏迷现象（发生及持续时间）。⑥有无呼吸道梗阻或窒息情况。
4. **伴随症状** 需要询问以下内容。①发热情况，包括热度、热型、是否畏寒或打寒战等。②是否有视力下降、视野缺损、眩晕、步态不稳、幻听、幻视、听力下降、声音嘶哑、四肢及面部麻木。③有无大小便失禁。

5. 病情演变　应询问上述情况首次发生在何时,以及现在的情况如何。
6. 诊疗情况　应询问患者曾在何处就诊过,做过何种检查,用药情况及疗效如何。
7. 一般情况　应询问患者精神、体力、饮食、大小便以及体重变化等情况。

## 二、既往史和个人史等采集要点

(1) 有无药物过敏史。
(2) 既往是否存在基础疾病,如糖尿病、血液病、艾滋病、肝病或支气管肺疾患及感染病史等。
(3) 询问个人史时应注意侵袭性操作史、静脉吸毒史;注意职业史;注意接触史和传染致他人发病情况,疫区生活史。

【查体要点】

1. 一般状况　检查患者的体温、脉搏、血压、体位、神志(GCS 评分)、面容。
2. 呼吸状况　呼吸浅快或迫促,鼻翼扇动。
3. 缺氧程度　观察甲床、嘴唇、舌的颜色。
4. 皮肤　绯红或发绀,灼热、干燥。
5. 淋巴结　颅内感染可有颈部淋巴结肿大。
6. 头部　需要检查以下内容。①神志及 GCS 评分;②伤口部位及大小情况;③瞳孔情况,包括大小及直接、间接对光反射;④有无脑脊液漏;⑤有无 Battle 征、熊猫眼征及面瘫症状;⑥有无搏动性眼球突出。
7. 胸部　进行视、触、叩、听检查,注意是否有胸部外伤,即多发伤。
8. 心脏　检查心尖搏动位置、心界大小、心率、节律、心音、杂音、心包摩擦音。
9. 腹部　部分重症患者可有上腹部压痛。注意腹部是否膨隆,尤其是有无移动性浊音。注意检查腹腔脏器是否有损伤,包括脾破裂、肝损伤等。
10. 神经系统　检查有无视力下降、视野缺损,有无眼睑下垂,检查眼球位置、活动度、角膜反射、瞳孔大小、光反应、眼底视乳头、面部感觉、口角歪斜、伸舌、听力、肌力、肌张力、指鼻试验、误指试验、轮替试验、跟膝腱试验、龙贝格征、浅感觉(痛觉、触觉、温度觉)、深感觉(运动觉、位置觉、振动觉)、复合感觉(实体觉、皮肤定位觉、两点分辨觉、图形觉)、腱反射(肱二头肌反射、肱三头肌反射、桡骨膜反射、踝反射、踝阵挛)、浅反射(腹壁反射、提睾反射、肛门反射)、病理反射(巴宾斯基征、查多克征、奥本海姆征、戈登征、霍夫曼征)、脑膜刺激征(颈强直、克尼格征、布鲁津斯基征)。

【辅助检查】

1. 头颅 CT　根据人体各组织对 X 线不同的吸收系数,应用 CT 扫描使之图像化,是目前诊断颅脑损伤的首选方法。CT 具有无创的特点,易于被患者接受。CT 能够清晰地显现出颅脑外伤的硬膜外血肿、硬膜下血肿、脑室内血肿、脑水肿等情况。
2. X 线检查　颅脑外伤时,X 线检查可显示颅骨骨折的大小、位置、性质、深度,但随着头颅 CT 的广泛应用,以及三维重建技术的发展,目前已不多用。
3. 脑电图检查　脑电图检查适合在脑外伤的非急性期用于发现异常脑电波,特别是在癫痫患者,易于发现尖波、棘波、慢波及棘慢波改变。

4. 头颅 MRI 检查  MRI 检查对于早期颅脑损伤的判断不如头颅 CT 准确,且耗时较长,不适合颅脑外伤急性期病人的检查。

5. DSA 检查  DSA 可用于外伤导致的大的颈动脉海绵窦瘘的诊断及治疗。若患者在头颅外伤度过急性期后仍然有突眼,应高度怀疑颈动脉海绵窦瘘,需要行 DSA 治疗。

【诊断】

颅脑损伤分为头皮损伤、颅骨损伤和脑损伤。

### 一、头皮损伤

头皮解剖分五层:表皮层、皮下组织、帽状腱膜层、帽状腱膜下层和骨膜层。头皮组织的特点是血运丰富、抗感染和愈合能力强。但头皮组织致密,血管固定且不易回缩,损伤后出血多。头皮损伤包括头皮血肿、头皮裂伤和头皮撕脱伤三种。

### 二、颅骨骨折

颅骨骨折指的是颅骨受暴力作用而发生的颅骨结构改变,颅骨骨折本身无关紧要,关键在于是否引起血管、神经、脑组织的损伤,以及是否合并脑脊液漏。按骨折发生的部位,颅骨骨折分为颅盖骨折与颅底骨折,颅底骨折又分为颅前窝骨折、颅中窝骨折和颅后窝骨折。颅前窝骨折常见脑脊液鼻漏,以及眶周及球结膜下瘀斑(熊猫眼征),颅中窝骨折常见脑脊液鼻漏或耳漏,乳突区可见瘀斑(Battle 征),颅后窝骨折常见乳突区及咽后壁瘀斑。颅骨骨折按形态分为线形骨折与凹陷性骨折,单纯线形骨折无须特殊处理,但对骨折线通过硬脑膜血管窦或者静脉窦的情况,应警惕并发颅内出血。颅骨骨折按与外界关系分为开放性骨折与闭合性骨折。

### 三、脑损伤

脑损伤是指脑膜、脑组织、脑血管和脑神经在受到外力作用后发生的损伤。根据受伤后脑组织是否与外界相通分为开放性和闭合性脑损伤。根据脑损伤病理改变的先后分为原发性和继发性脑损伤;原发性脑损伤包括脑震荡、弥散性轴索损伤和脑挫裂伤;继发性脑损伤包括脑水肿和颅内血肿。

(一)原发性脑损伤

1. 脑震荡  有明确的外伤史,伤后有短暂意识障碍(一般小于 30 分钟);多数有逆行性遗忘史;无神经系统阳性体征。辅助检查,尤其是 CT 检查无异常发现(若 CT 片上有脑挫裂伤或者血肿的话,就不能算是脑震荡,应考虑脑挫伤或者颅内血肿)。

2. 弥散性轴索损伤  有明确的外伤史,多为剪切力损伤,如车祸;伤后意识障碍明显,特征表现为原发性昏迷,昏迷时间长,程度深,可有去皮质强直状态;瞳孔改变;典型患者早期可见大脑灰、白质交界处点片状出血灶,其次为胼胝体、脑干、基底节内囊区域及第三脑室周围出血灶。

3. 脑挫裂伤  有明确的外伤史,包括脑挫伤和脑裂伤。脑挫伤的脑组织遭受破坏较轻,软脑膜完整。脑裂伤的软脑膜血管和脑组织同时有破裂,伴有蛛网膜下腔出血。挫伤和裂伤常并存,难以区别。脑挫裂伤患者伤后立即出现意识障碍,意识障碍持续时间多数超过半小时,重者长期持续昏迷。患者可有颅内压增高及脑疝症状,表现为进行性一侧瞳孔散大、进行性一侧肢体偏瘫、进行性意识障碍加深。CT 和 MRI 检查可显示脑挫伤的部位及范围、是否有出血、是否伴有脑水肿及中线是否有移位。恢复后常有后遗症。

(二) 继发性脑损伤

1. 脑水肿　脑损伤后继发性改变包括细胞毒性水肿和血管源性水肿。前者神经元胞体增大,主要发生在灰质,伤后立即出现;后者为血脑屏障破坏,血管通透性增加,细胞外液增多,主要发生在白质,伤后便发生,以后逐渐明显,3～7 天达到高峰。依靠头颅 CT 或 MRI 可进行诊断。

2. 颅内血肿　按症状出现时间分为三型:72 小时以内者为急性型,3 日以上至 3 周以内为亚急性型,超过 3 周为慢性型。按出血来源可分为硬膜外血肿(图 1-2-1)、硬膜下血肿(图 1-2-2、图 1-2-3)和脑内血肿(图 1-2-4)。

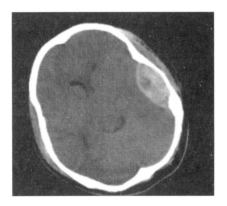

CT 提示左侧颞部的硬膜外血肿,形态为凸透镜形。硬膜外血肿多见于颞部、额颞部和颞顶部。出血的来源以脑膜中动脉主干或者分支撕破出血最常见,其次是静脉窦出血,静脉窦出血导致的硬膜外血肿多位于矢状窦和横窦。板障静脉或者导血管出血也可导致硬膜外血肿。硬膜外血肿的发生大多与颅骨骨折有关系,由脑膜中动脉引起的血肿容易扩大,需要每隔数小时复查一次头颅 CT,直至血肿稳定,中途可能因血肿扩大,过渡至手术治疗阶段。颅骨骨折的部位一般是直接暴力打击点或者着力点。

图 1-2-1　左侧颞部硬膜外血肿的典型 CT 表现

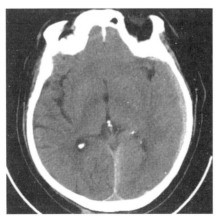

CT 提示左侧颞叶急性硬膜下血肿。硬膜下血肿的形态不同于硬膜外血肿,呈星月形,血肿密度为高密度。血肿来源大多为脑挫伤皮质的动脉或者静脉,以及桥静脉血管。

图 1-2-2　左侧颞部急性硬膜下血肿的典型 CT 表现

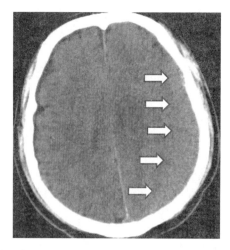

CT 提示左侧颞枕叶星月形稍高密度影,左侧侧脑室稍微受压。从血肿密度为稍高密度影上看,可以推测不是急性硬膜下血肿,可能是慢性硬膜下血肿。若是慢性血肿,血肿量即使很大,患者症状也可能不明显。急性硬膜下血肿,如果血肿量这么大,患者病情倾向于极度危重。慢性硬膜下血肿,血肿密度有时跟组织密度差不多,容易漏诊,此时需要仔细阅片,借助间接征象进行判断,比如中线是否居中,侧脑室是否受压移位。

图 1-2-3　左侧颞枕部慢性硬膜下血肿的典型头颅 CT 表现

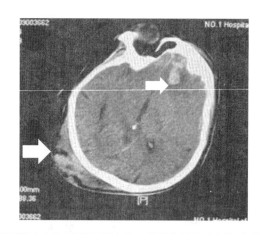

头部外伤后头颅 CT,左侧额叶脑内血肿(小箭头所示)与右侧顶枕部皮下血肿(大箭头所示)。右侧顶枕部皮下血肿提示右侧顶枕部为外伤时的着力点,着力点对侧额叶底面的脑内血肿为典型的对冲伤表现。

图 1-2-4　头部外伤后头颅 CT 表现

## 【鉴别诊断】

1. 高血压性脑出血　患者常有高血压病史,突然发病,病情变化快。头颅 CT 显示血肿位于基底节区或者白质区域,大多为高血压性,如果 CT 提示血肿位于额底、颞底等颅底附近,应考虑是颅底不平整导致脑组织挫伤出血。

2. 脑肿瘤　缓慢起病,逐渐出现颅内压升高及神经系统定位体征,头部影像学检查可资鉴别。

3. 颅内动脉瘤或血管畸形　发病前常有头痛等先驱症状,之后出现急性颅内压增高症状,头部影像提示的血肿位置可资鉴别。

【*治疗原则*】

一、颅骨骨折

1. 颅盖骨折 对于颅盖骨折的患者,需要根据其骨折类型采取相应的治疗措施。
(1) 线形骨折:无须特殊处理,仅需休息、对症治疗。
(2) 凹陷性骨折:出现下列情况时需要手术治疗。① 合并脑损伤和大面积骨折片陷入颅腔;② 骨折片压迫脑重要部位;③ 凹陷深度超过 1 cm 或直径超过 5 cm;④ 开放性骨折。
2. 颅底骨折 重点观察有无脑损伤,处理脑脊液漏、脑神经损伤等合并症。大部分脑脊液漏在伤后 1~2 周自愈,若未能自愈,应行硬脑膜修补术。

二、脑损伤

脑损伤的治疗原则,重点是处理继发性脑损伤(颅内血肿和脑水肿),着重于脑疝的预防和早期发现,特别是颅内血肿的早期发现与处理。

1. 轻型 以卧床休息 1~2 周和一般治疗为主,注意观察患者生命体征、意识和瞳孔改变,普通饮食。多数患者数周后即可正常工作。
2. 中型 绝对卧床休息,48 小时内定期测量生命体征,并注意观察意识和瞳孔变化。伤后动态复查头颅 CT,了解有无继发性脑损伤,若复查头颅 CT 提示血肿扩大,则需要再次复查。清醒患者可进普通饮食或半流质饮食。意识未完全清醒者,静脉输液,总量每日控制在 2 000 mL 左右。对颅内压增高者,给予脱水治疗,合并脑脊液漏时应用抗菌类药物治疗。
3. 重型 一般 GCS 评分≤8 分。
(1) 保持呼吸道通畅,必要时气管插管或者气管切开。
(2) 一般来说,GCS≤8 分的患者,颅内大多有血肿存在,需要对颅内血肿进行干预。一般手术方式为血肿清除术+去骨瓣减压术。
(3) 严密观察病情,伤后 72 小时内,每半小时或者 1 小时评估神志,观察瞳孔,测呼吸、脉搏、血压。若患者有意识障碍程度加深,则随时复查头颅 CT。
(4) 进行手术治疗。对开放性脑损伤,原则上尽早行清创缝合术,变开放性脑损伤为闭合性脑损伤。6 小时内手术最佳,在抗生素应用情况下,72 小时内仍然可以行清创缝合术。
(5) 血肿保守治疗的指征:① 无意识障碍或颅内压增高;② 有意识障碍或颅内压增高症状但症状逐渐好转;③ 无局灶性脑损伤体征,CT 示幕上血肿<40 mL,幕下血肿<10 mL,中线移位<5 mm,无脑室脑池受压;④ 颅内压<270 mmH$_2$O(1 mmH$_2$O=9.8 Pa)。
(6) 重度脑挫裂伤合并脑水肿手术治疗的指征:① 意识障碍程度逐渐加深或出现脑疝症状;② CT 提示中线结构移位>10 mm,脑室、脑池受压明显;③ 脱水治疗无效。

**附录:标准外伤大骨瓣减压术**

去骨瓣减压术包括多种手术方式,可采用单侧或双侧开颅术。目前治疗单侧急性幕上颅内血肿和脑挫裂伤采用最多的就是 Becker 倡导的标准外伤大骨瓣开颅术,对于伴有顽固性颅内压增高的患者，可采用去骨瓣减压术以获得最大的减压空间，并减少因小骨窗减压不彻底，以及局部脑组织嵌压现象所致的脑组织缺血坏死。该术式可以清除95%的幕上血肿，清除额叶、颞前及眶回等挫裂伤区坏死脑组织，控制矢状窦、横窦、岩窦、桥静脉撕裂出血，以及颅前窝、颅中窝出血，修补撕裂的硬脑膜，防止脑脊液漏等。术中采用额、颞、顶大骨瓣开颅减压术以期获得最大的减压空间，降低颅内压，预防脑疝，重建脑血流灌注。

切口始于颧弓上耳屏前1 cm，于耳郭上方向后延伸至顶骨正中线，再沿正中线向前至额部发际下，采用游离或带颞肌皮瓣，大小为12 cm×16 cm，顶部骨瓣成型需旁开矢状窦2～3 cm，常规咬除蝶骨嵴平台，暴露颞窝，清除硬膜外血肿，悬吊硬脑膜，"Y"形切开硬脑膜，清除硬膜下血肿、脑内血肿以及挫裂坏死的脑组织。脑肿胀膨出明显时，经过度通气、控制性低血压、脱水处理无效时，行内减压。

## 【复习思考题】

何谓开放性脑损伤？何谓闭合性脑损伤？简述其各自的处理原则。

# 第三节　颅内血管性疾病

## 【见习项目】

颅内血管性疾病，包括蛛网膜下腔出血（subarachnoid hemorrhage）、动静脉畸形（arteriovenous malformation）、海绵状血管瘤（cavernous hemangioma）、烟雾病（moyamoya disease）、脑出血（intracerebral hemorrhage）等疾病的示教。

## 【见习目的与要求】

1. 掌握出血性疾病的症状，重点掌握最常见的脑出血疾病的症状和体征，以及正确的体格检查，并能做出正确的诊断。
2. 掌握颅内动脉瘤的病因、临床表现、诊断和治疗方法。
3. 掌握颅内血管畸形的临床表现、诊断和治疗方法。
4. 了解烟雾病的临床表现、诊断和治疗方法。

## 【见习地点】

见习医院神经外科。

## 【见习准备】

见习带教老师事先选好脑出血病例若干（各种脑出血的鉴别诊断病例），分配好每一病例示教所占时间。根据病例数分小组。

## 【见习流程】

1. 带教老师对理论课知识、概念进行简要复习。

2. 每一病例由一个小组中选出一位同学进行病史采集及查体,查体时注意神经系统查体,以及昏迷病人的查体方法,进行床边阅片。

3. 各小组集中,回到示教室。当事同学报告病史及阳性体征,提出下一步的辅助检查和可能的阳性结果,做出诊断和鉴别诊断,提出治疗原则和依据。各小组间对所示教的病例开展讨论,指出各自小组的不足之处。

4. 带教老师分析总结,指出各组的优点和不足,提出思考题。

【病史采集要点】

## 一、现病史采集要点

1. **发病情况** 了解患者是缓慢起病还是急性起病。脑血管疾病患者常有意识障碍,因此不一定能够讲清发病情况,大多数时候可能需要依赖旁观者叙述。采集病史时应获取尽可能多的信息,但也不要因此花费太长时间,因为脑血管疾病的救治需要争分夺秒。

2. **发病诱因** 患者发病前是否有情绪激动、剧烈活动、用力过度、受凉、淋雨、疲劳、醉酒、头部打击或撞击伤、某些刺激和创伤性检查。

3. **主要症状** 需要询问以下内容。①是否头痛,以及头痛的部位、性质、发生形式、程度、时间、规律、加重因素、缓解因素。②是否呕吐及呕吐的性质、程度、内容物、方式、频度。③有无抽搐,以及抽搐的发作时间、持续时间、诱因、发作先兆、部位、形式、伴随症状、频度。④有无肢体瘫痪,瘫痪的发病形式、诱因、部位、程度、伴随症状。⑤有无感觉障碍,包括感觉异常、感觉过敏、感觉减退、感觉缺失和疼痛等。⑥有无意识障碍,以及发生的时间、诱因、发作先兆、程度、伴随症状。⑦有无视力障碍,包括视力下降、失明、视野缺失和复视。⑧大小便改变情况(病情严重或者脊髓疾病常伴有大小便失禁)。⑨有无面瘫及面瘫的部位、性质。⑩其他情况,如患者饮食和营养情况、胃纳、消瘦或肥胖及睡眠情况等。

4. **伴随症状** 需要询问以下内容。①发热情况,包括热度、热型、是否畏寒或打寒战等。②是否有视力下降、视野缺损、眩晕、步态不稳、幻听、幻视、听力下降、声音嘶哑、四肢及面部麻木。③有无大小便失禁。

5. **病情演变** 应询问病情是逐渐好转还是进行性加重或者起伏波动,其间有无新的伴随症状出现,其出现的顺序是什么,经过何种治疗,对治疗的反应如何等。

6. **诊疗情况** 应询问患者曾在何处就诊过、做过何种检查、用药情况及疗效如何。

7. **一般情况** 应询问患者精神、体力、饮食、大小便以及体重变化等情况。

## 二、既往史和个人史等采集要点

(1) 有无药物过敏史,发病前是否服用口服药物,尤其是口服阿司匹林、氯吡格雷、华法林。

(2) 有无长期高血压病史。

(3) 有无类似发作病史。

(4) 家族近亲属中是否有类似疾病病史。

(5) 工作及职业情况。

【查体要点】

1. 一般情况　颅内血管性疾病患者可能伴有神志变化,甚至出现生命体征变化。一般脑出血后,颅内压升高,会出现库欣反应,表现为呼吸深慢、脉搏减慢、血压升高。脑疝晚期可能出现呼吸抑制,血压下降,生命体征发生变化。

2. 神经系统查体　检查有无视力下降、视野缺损,有无眼睑下垂,检查眼球位置、活动度、角膜反射、瞳孔大小、光反应、眼底视乳头、面部感觉、口角歪斜、伸舌、听力、肌力、肌张力、指鼻试验、误指试验、轮替试验、跟膝腱试验、龙贝格征、浅感觉(痛觉、触觉、温度觉)、深感觉(运动觉、位置觉、振动觉)、复合感觉(实体觉、皮肤定位觉、两点分辨觉、图形觉)、腱反射(肱二头肌反射、肱三头肌反射、桡骨膜反射、踝反射、踝阵挛)、浅反射(腹壁反射、提睾反射、肛门反射)、病理反射(巴宾斯基征、查多克征、奥本海姆征、戈登征、霍夫曼征)、脑膜刺激征(颈强直、克尼格征、布鲁津斯基征)。部分查体项目依赖患者配合,因此若患者神志欠清,不能配合,则在病历查体部分填写"查体不配合"。

【辅助检查】

1. 头颅 CT　一般是颅内血管性疾病首选的检查手段。头颅 CT 检查耗时短,对血肿的灵敏度较高。急性期血肿在 CT 上表现为高信号。典型的蛛网膜下腔出血表现为脑沟与脑池内密度增高(图 1-3-1),有时可合并脑叶内血肿。急性蛛网膜下腔出血第一周内显示清晰,1~2 周后,出血有所吸收。根据 CT 上蛛网膜下腔出血的不同表现,大多可以间接推断动脉瘤的位置,后交通动脉瘤破裂出血一般以环池最多(图 1-3-2);大脑前动脉瘤破裂出血,血肿大多位于前纵裂池(图 1-3-3);大脑中动脉瘤出血,一般集中在外侧裂池(图 1-3-4)。同时,应注意出血范围和脑积水、脑肿胀情况。高血压脑出血的出血部位一般位于基底节区(图 1-3-5),且患者一般都有明显的高血压病史。对不位于基底节区,且既往无高血压病史的脑叶出血,要高度怀疑为海绵状血管瘤或者动静脉血管畸形出血。

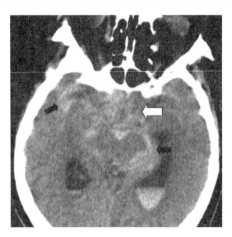

典型的蛛网膜下腔出血在 CT 上表现为侧裂池(右侧黑色箭头)、环池(左侧黑色箭头)、鞍上池(白色箭头)的高密度影,像蟹脚一样。CT 提示蛛网膜下腔出血时,必须高度警惕,因为患者随时可能发生猝死。对该类患者,要求绝对卧床,控制血压在正常范围内,并做进一步 CTA 检查,做好医患沟通。

图 1-3-1　典型的蛛网膜下腔出血 CT 表现

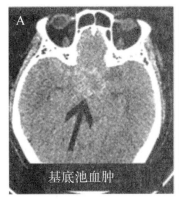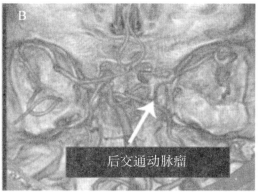

A图为CT检查,提示出血主要集中在基底池(黑色箭头),呈高密度影;B图为进一步CTA检查,提示右侧颈内动脉后交通交叉处有一个向后方指向的凸起,考虑是后交通动脉瘤(白色箭头)。

图 1-3-2　后交通动脉瘤破裂出血的 CT 及 CTA 表现

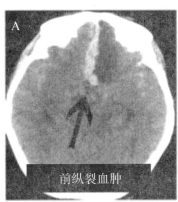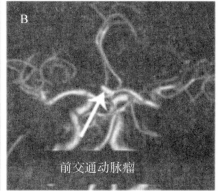

A图为CT检查,提示出血主要集中在前纵裂池(黑色箭头),呈高密度影;B图为进一步CTA检查,提示前交通动脉处有一个向前方指向的凸起,考虑是前交通动脉瘤(白色箭头)。

图 1-3-3　前交通动脉瘤破裂出血的 CT 及 CTA 表现

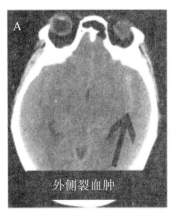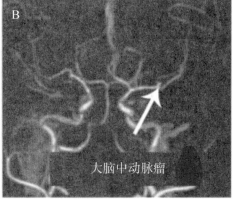

A图为CT检查,提示出血主要集中在左侧外侧裂池(黑色箭头),呈高密度影;B图为进一步CTA检查,提示左侧大脑中动脉分叉处有一个向外侧指向的凸起,考虑是左侧大脑中动脉瘤(白色箭头)。

图 1-3-4　大脑中动脉动脉瘤破裂出血的 CT 及 CTA 表现

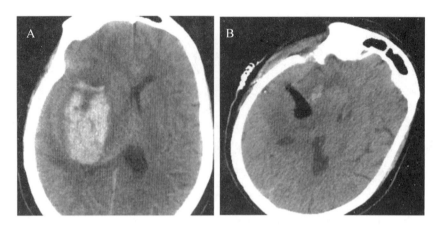

A 图为典型的基底节区脑出血,血肿在 CT 上呈现高密度影,位于右侧基底节区,向中线侧压迫豆状核、内囊、丘脑;B 图为血肿清除术后,原来高密度的血肿变为低信号的止血材料。

**图 1-3-5　右侧基底节区脑出血术前及术后 CT 表现**

2. **头颅 MRI 检查**　一般不作为急性期的首选,因为血肿在 MRI 表现多样,但对于海绵状血管瘤,MRI 检查有特殊的重要意义。海绵状血管瘤在 MRI 的 T2 相表现为典型的爆米花样改变(图 1-3-6)。MRI 对于动静脉畸形也有特殊意义。在 MRI 的 T2 相上可以看到血管杂乱的留空影(图 1-3-7),提示是动静脉畸形,同时 MRI 可提示动静脉畸形的位置,便于外科手术切除时的定位。在烟雾病中,MRI 表现可以提示是否存在脑梗,以及判断缺血型烟雾病的缺血部位。

3. **脑血管造影**　有 CTA 和 DSA 两种检查方式,其中 DSA 为金标准。两者均用于明确有无动脉瘤,以及动脉瘤的位置、大小、指向、单发或多发、有无血管痉挛,明确动脉畸形的供应动脉和引流静脉,判断烟雾病血管闭塞情况以及颅内外侧支循环情况,术后复查可了解夹闭是否完全、有无残留及血管痉挛情况等。DSA 对于小动脉瘤的判断更为准确,CTA 对于小动脉瘤的诊断率不及 DSA。头颅 CTA 检查耗时比核磁共振短,是一种无创地评估颅内脑血管情况的影像学手段,用于发现颅内动脉瘤和动静脉畸形。虽然说 DSA 是金标准,但并不是每家医院急诊都能做 DSA 检查,因此 CTA 检查对于颅内血管性疾病的诊断帮助仍然很大。

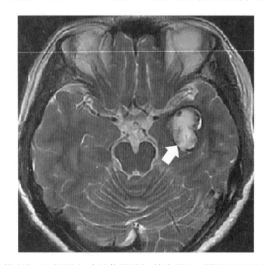

MRI 的 T2 相提示海绵状血管瘤位于左侧颞叶,病灶信号混杂(箭头所示),周围可见 T2 相低信号,为含铁血黄素沉积。

**图 1-3-6　左侧颞叶海绵状血管瘤 MRI 表现**

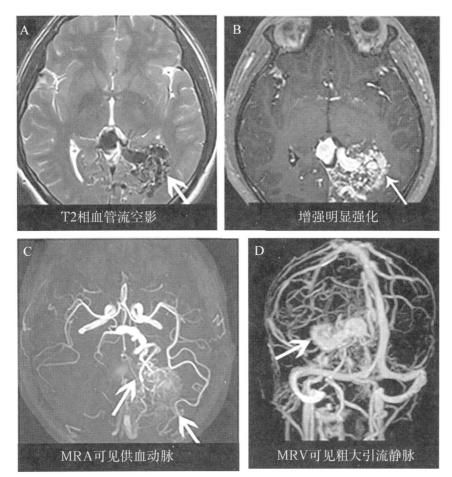

A 图中畸形血管团在核磁共振 T2 相表现为流空的低信号；B 图为增强后，畸形团明显强化；C 图为 MRA 结果，可见多根供血动脉向畸形团供血；D 图为 MRV 结果，可见粗大扭曲的引流静脉。

图 1-3-7　畸形血管团在核磁共振上的表现

4. 腰椎穿刺　此项检查手段主要针对疑似蛛网膜下腔出血或未明确的蛛网膜下腔出血。患者一旦经 CT 确诊为蛛网膜下腔出血，则不需要再做腰椎穿刺。动脉瘤未处理时，腰椎穿刺可能增加动脉瘤破裂的风险，因此术前一般不做腰椎穿刺检查。

【诊断】

颅内血管性疾病一般依靠症状、体征和完善的辅助检查不难做出临床诊断。

1. 诊断程序　做出颅内血管性疾病的临床诊断需要考虑这几个方面的问题：①颅内有没有出血；②是否需要急诊处理；③属于何种类型的颅内血管性疾病；④出血的原因是什么，若有多个动脉瘤，应注意责任动脉瘤的判断；⑤注意颅内血管性疾病与肿瘤卒中等疾病的鉴别。

2. 动脉瘤分类　临床上主要根据动脉瘤的位置或大小对其进行分类。

(1) 根据动脉瘤位置分类：①颈内动脉系统动脉瘤，约占颅内动脉瘤的 90%，包括颈内动脉-后交通动脉瘤、大脑前动脉-前交通动脉瘤、大脑中动脉瘤；②椎基底动脉动脉瘤，约占颅内动脉瘤的 10%，包括椎动脉-小脑后下动脉瘤、基底动脉瘤、大脑后动脉瘤等。

(2) 根据动脉瘤大小分类：动脉瘤直径＜0.5 cm 属小型动脉瘤，0.6～1.5 cm 为一般型动脉瘤，1.6～2.5 cm 为大型动脉瘤，＞2.5 cm 为巨型动脉瘤。

3. 诊断要点　主要包括以下几点。

(1) 符合急性脑出血的临床表现。

(2) 头颅 CT 平扫确诊蛛网膜下腔出血或脑出血，CTA、DSA 明确动脉瘤部位、数目、形态、内径等，同时注意有无继发性脑积水、脑血管痉挛。或者 CTA、DSA 明确血管畸形的供血动脉、引流静脉等，MRI 明确畸形团的部位。

(3) 判断责任动脉瘤。如果颅内动脉瘤只有一个，则该动脉瘤即责任动脉瘤。如果颅内有多个动脉瘤，就需要根据颅内血肿与动脉瘤的位置关系来判断。动脉瘤的形态、有无分叶、有无突起也有助于判断其是否是破裂的那个动脉瘤。

(4) 明确有无癫痫、神经源性肺水肿、上消化道出血、中枢性尿崩症等并发症，以及病情严重程度，是否脑疝。

(5) 动脉瘤、动静脉畸形、烟雾病未合并出血或脑梗时，可能无明显临床症状，或者以其他首发症状(包括癫痫、短暂性脑缺血发作、复视、眼睑下垂等)起病。

【鉴别诊断】

1. 颅内血管性疾病与脑肿瘤卒中　两者都可以表现为颅内出血，因此在 CT 上可能都是高密度影。动脉瘤和动静脉畸形团在核磁共振 T2 相多有流空信号。脑肿瘤卒中是肿瘤发生出血，肿瘤一般呈团块样占位，虽然增强时可以强化，但 T2 相流空相对少见，偶见于血供极其丰富的肿瘤组织。一般肿瘤的占位范围要比异常血管的范围大得多，也就是说，如果占位范围比异常血管范围大得多，那血管性疾病的可能性不大。

2. 大脑中动脉瘤合并基底节区血肿与单纯高血压脑出血　大脑中动脉瘤破裂出血可以导致外侧裂内高密度影(图 1-3-8B 中右侧略长箭头所示)，如果此动脉瘤出血量大，血肿就会积聚在基底节区，在 CT 上表现出一个基底节区血肿(图 1-3-8B 中左侧略短箭头所示)。因此，如果除了基底节区血肿外，还有典型的蛛网膜下腔出血的表现的话，大脑中动脉瘤可能性比较大。单纯高血压脑出血(图 1-3-8A)一般没有蛛网膜下腔出血的表现。

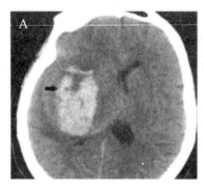 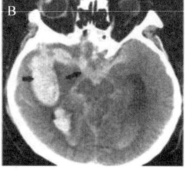

A 图为单纯高血压脑出血右侧基底节区血肿(箭头所示)；B 图为大脑中动脉瘤合并右侧基底节区血肿(左侧的短箭头提示基底节区血肿)，与单纯血肿(A)相比，动脉瘤出血一般有明显的蛛网膜下腔出血(B 图中右侧黑色箭头所示)。

图 1-3-8　单纯高血压脑出血与大脑中动脉瘤破裂伴侧裂区血肿的 CT 表现

3. 动静脉畸形与海绵状血管瘤　动静脉畸形与海绵状血管瘤的鉴别要点见表 1-3-1。

表 1-3-1　动静脉畸形与海绵状血管瘤的鉴别要点

| 动静脉畸形 | 海绵状血管瘤 |
| --- | --- |
| ① 畸形团血管在 MRI-T2 相一般有流空影；<br>② 有一根或者多根粗大的供血动脉和引流静脉；<br>③ 畸形团内有正常的脑组织；<br>④ 可以放射治疗 | ① T2 相可见病灶周围低信号，畸形团内混杂信号；<br>② 无粗大的供血动脉或者引流静脉；<br>③ 畸形团内无正常脑组织；<br>④ 放射治疗不敏感 |

4. 自发性蛛网膜下腔出血的常见原因　蛛网膜下腔出血的常见原因有颅内动脉瘤、脑血管畸形、动脉硬化、烟雾病、颅内肿瘤卒中、血液病、动脉炎、脑炎、脑膜炎及抗凝治疗并发症，其中前两者占 70% 以上，尤以动脉瘤最常见。

【治疗原则】

1. 动脉瘤性蛛网膜下腔出血　典型的蛛网膜下腔出血的 CT 表现，再加上 CTA 或者 DSA 确定责任动脉瘤后，破裂的颅内动脉瘤应积极治疗。对于 Hunt-Hess 分级（表 1-3-2）1、2、3 级病人，应争取急诊手术，4 级及 5 级病人需待病情好转后再进行手术治疗。因为一直维持在 4 级或者 5 级的病人，颅内压极高，不管是否手术，预后都很差，但一部分 4 级或者 5 级病人，在经过内科治疗后，有可能恢复至 3 级，此时需要果断急诊干预治疗。手术方法有开颅动脉瘤夹闭术（图 1-3-9）和血管内介入治疗（图 1-3-10）。

表 1-3-2　Hunt-Hess 分级

| 分级 | 病情 |
| --- | --- |
| 0 | 动脉瘤未破裂 |
| 1 | 无症状或轻微头痛/颈强直 |
| 2 | 中度或重度头痛/颈强直，除有脑神经麻痹外，无其他神经功能缺失 |
| 3 | 嗜睡或意识模糊，或轻度局灶性功能缺损 |
| 4 | 昏迷，中度至重度偏瘫 |
| 5 | 深昏迷，去脑强直，濒死状态 |

注：合并严重全身疾病（如高血压、糖尿病、严重动脉硬化、慢性阻塞性肺疾病）或血管造影发现严重血管痉挛者，加 1 级。

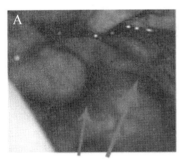
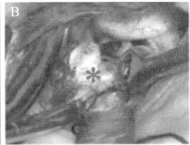
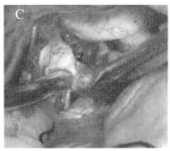

A 图为右侧蛛网膜下腔出血，打开脑膜后，可见脑组织表面红染，出血分布在蛛网膜下腔，严重的蛛网膜下腔出血可能导致无法看到正常的脑组织。B 图是一例未破裂动脉瘤，采用开颅夹闭的手术方式夹闭动脉瘤（"*"所示为血管上突起，动脉瘤）。C 图为一般动脉瘤破裂出血的破口在动脉瘤瘤顶处，瘤顶处一般是动脉瘤最薄弱的部位。手术时动脉瘤夹子缓慢释放，夹闭动脉瘤瘤颈，使动脉瘤瘤顶不再破裂出血。

图 1-3-9　动脉瘤的外科手术夹闭治疗

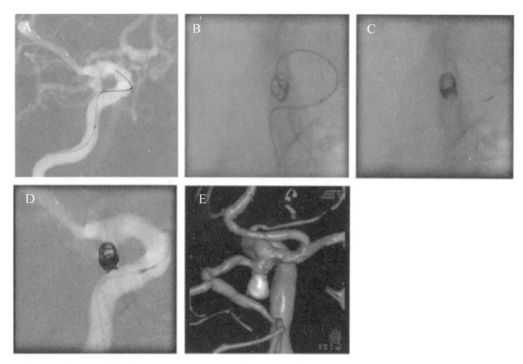

A 为 DSA 提示后交通动脉瘤,导管接近动脉瘤;B 为弹簧圈从导管内向动脉瘤内释放;C 为动脉瘤体内,弹簧圈逐渐成团;D 为继续用弹簧圈将动脉瘤体内填实;E 为术后 DSA 重建,提示动脉瘤腔内被弹簧圈填实。

**图 1-3-10　介入栓塞治疗后交通动脉瘤**

2. 动静脉畸形　手术切除是治疗颅内动静脉畸形最彻底的方法,不仅能杜绝病变出血,阻止畸形血管盗血,还能控制癫痫发作。但深部的动静脉畸形手术切除损伤较大,术后患者反应重。对于直径<3 cm 的动静脉畸形,可考虑立体定向放射治疗。放射治疗后,血管内皮增生,血管壁增厚,形成血栓闭塞畸形血管团,通常需 1～3 年才能见效,治疗期间有出血可能。介入栓塞治疗是通过应用氰基丙烯酸正丁酯或微弹簧圈等材料栓塞血管畸形(图 1-3-11),可单独作为治疗动静脉畸形的手段,或者作为外科手术切除前的辅助治疗手段。

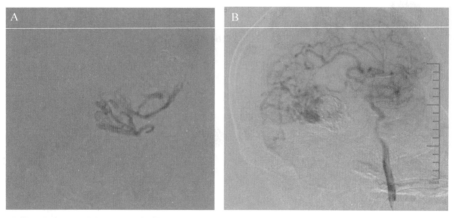

A 为沿着供血动脉注入填塞材料(黑色);B 为通过介入手术栓塞了最主要的粗大供血动脉。介入栓塞治疗为进一步手术切开提供了条件,降低了外科手术切除的风险。

**图 1-3-11　介入栓塞治疗血管畸形**

3. 海绵状血管瘤  海绵状血管瘤一般直径 1～5 cm，呈圆形致密肿块，边界清楚，内含钙化和血栓，良性，没有大的供血动脉和引流静脉，可反复小量出血。对无症状的海绵状血管瘤可定期观察，反复出血的病灶应手术切除。本病灶对放射治疗不敏感。

4. 单纯高血压脑出血  出血 80% 位于幕上，20% 位于幕下。单纯颅内出血的手术适应证为：小脑出血量≥15 mL，幕上血肿量≥30 mL。

5. 烟雾病  对脑缺血病人可给予血管扩张剂治疗。对出血型烟雾病，若出血量大，必要时行颅内血肿清除术。待患者度过脑梗死或者脑出血急性期后，可行颅内外血管搭桥术，以改善血运。

## 【复习思考题】

何谓蛛网膜下腔出血？其常见原因有哪些？

# 第二章 普通外科

## 第一节 甲状腺疾病

【见习项目】

1. 甲状腺癌(thyroid cancer)、单纯性甲状腺肿(simple goiter)、甲状腺腺瘤(thyroid adenoma)、桥本甲状腺炎(Hashimoto thyroiditis)、甲状腺功能亢进(hyperthyroidism)等疾病的示教。
2. 甲状腺疾病之间的鉴别；甲状腺疾病与颈部常见疾病之间的鉴别。

【见习目的与要求】

1. 掌握甲状腺手术切除的术后并发症及其治疗原则。
2. 掌握甲状腺癌的分型以及各分型的特点，掌握甲状腺癌的治疗原则与方法。
3. 掌握甲状腺癌围手术期的注意事项。
4. 掌握甲状腺功能亢进的临床表现和诊断。
5. 掌握甲状腺功能亢进围手术期的注意事项以及手术适应证。
6. 熟悉各种甲状腺疾病的鉴别诊断。

【见习地点】

见习医院普通外科(甲状腺乳腺疾病外科)。

【见习准备】

见习带教老师事先选好病例若干，分配好每一病例示教所占时间。根据病例数分小组。

【见习流程】

1. 带教老师对理论课知识、概念进行简要复习。
2. 每一病例由一个小组中选出一位同学进行病史采集，并结合甲状腺疾病特点进行重点的体格检查。
3. 各小组回到示教室选出代表汇报病史及阳性体征，提出下一步的辅助检查和可能的阳性结果，做出诊断和鉴别诊断，提出治疗原则和依据。之后进行各小组交流讨论，争取让每个小组成员都有发言的机会。
4. 带教老师分析总结，指出各组的优点和不足，提出思考题。

# ☆甲状腺癌

## 【病史采集要点】

### 一、现病史采集要点

1. 发病情况　了解甲状腺疾病是缓慢起病还是急性起病。
2. 发病诱因　询问是否长时间食用缺碘盐,是否有上呼吸道感染,女性是否处于妊娠期或绝经期。
3. 主要症状　重点询问何时发现或出现颈部肿块,肿块的部位,是否有压痛,肿块与吞咽之间的关系,有无加重或减轻的原因,是否有呼吸困难或咯血。
4. 病情演变　询问肿块是否突然增大并伴有明显疼痛加重。
5. 伴随症状　询问是否伴有食欲减退、全身不适、乏力,是否有手抖、多汗、烦躁,是否有发热、畏寒,是否有声嘶、呼吸困难、胸闷胸痛等。
6. 诊疗情况　了解患者之前是否就诊,在何处就诊,做过何种检查,检查结果如何,有无服药,治疗后病情有无变化。
7. 一般情况　了解患者精神状况及大小便、睡眠、饮食情况,体重有无减轻。

### 二、既往史和个人史等采集要点

(1) 有无高血压、糖尿病、心脏病等相关慢性疾病史。
(2) 有无肝炎、结核等传染病史。
(3) 有无外伤史、手术史、输血史;有无药物或食物过敏史。
(4) 了解出生地、现住址,有无疫区接触史,吸烟饮酒(红/白酒)史。
(5) 工作及职业情况。
(6) 家族中是否有相关疾病史。

## 【查体要点】

甲状腺癌的查体重点是甲状腺专科检查和颈部淋巴结触诊。

1. 视诊　观察患者颈部是否有肿块突出,若不可见肿块,嘱患者仰头,视诊是否有伴随吞咽动作的肿块上下移动。检查颈部是否有肿大淋巴结,是否有瘘管、溃疡、感染,是否有瞳孔缩小、眼球内陷、上睑下垂,是否有眼球突出。
2. 听诊　注意是否有血管震颤音。
3. 触诊　甲状腺肿物的位置、数量、大小、压痛、质地、光滑程度、粘连程度,以及伴随吞咽动作的移动情况;淋巴结触诊顺序为耳前、耳后、枕部、颌下、颏下、胸锁乳突肌前后,最后触诊锁骨上淋巴结,触诊时注意淋巴结有无肿大、压痛、粘连、融合。

(1) 甲状腺腺叶触诊:可分为患者前方和后方触诊。以触诊甲状腺左叶为例,前方触诊是指医师站在患者前面,左手四指并拢置于患者颈部,拇指以适中的力量将甲状软骨推挤至对侧(左侧),右手四指置于患者左侧胸锁乳突肌后缘,向前推挤胸锁乳突肌,使甲状腺腺叶向前移动,配合右手拇指触摸甲状腺腺叶,嘱患者做吞咽动作,触摸肿块。后方触诊是指医师站在患者后方,右手拇指置于患者右侧颈部,示指和中指将甲状软骨推至对侧,左手拇指置于左侧胸锁乳突肌后缘,向前推,嘱患者做吞咽动作,左手示指和中指触摸左侧甲状腺腺叶肿物。

(2) 甲状腺峡部触诊:无论在患者前方还是后方,触诊时均从患者胸骨上切迹沿气管进行触诊,并配合患者的吞咽动作,触诊是否有峡部增厚。

(3) 淋巴结触诊:滑动触诊。

注意:触诊时用指腹而非指尖。

【辅助检查】

1. B超 B超是甲状腺肿块初步诊断的首要检查方法。对于难以鉴别的甲状腺癌,可行B超引导下甲状腺肿瘤细针穿刺术,送常规病理,可明确甲状腺肿物的性质和病理类型,还可以观察颈部淋巴结是否有转移。

2. 颈部CT 颈部CT检查可明确甲状腺肿瘤周围或颈部淋巴结是否有肿大。

【诊断】

一般依靠症状和体征、肿物部位及性质,结合辅助检查不难做出临床诊断。

1. 诊断程序 做出甲状腺癌的临床诊断需要考虑以下四个层次的问题:①肿块是否随吞咽动作上下移动;②肿块是否来自甲状腺;③根据辅助检查或者病理检查诊断是哪一类型的甲状腺癌;④注意甲状腺癌与其他相关疾病的鉴别。

2. 诊断要点 ①甲状腺癌一般质地较硬;②一般无压痛,肿块与周围组织有粘连;③消炎对症治疗后不缓解;④肿块增大时可有呼吸困难、咯血,或者出现霍纳(Horner)综合征。

【鉴别诊断】

1. 甲状腺癌与甲状旁腺肿瘤 甲状旁腺肿瘤可有随吞咽动作上下移动的肿块,表面一般较光滑。两者仅通过临床表现和体征进行鉴别较困难,一般可行电解质或生化检查。甲状旁腺肿瘤一般出现高钙、低磷,血钙一般>3.0 mmol/L,血磷<0.65 mmol/L;而对于病理类型为髓样癌的甲状腺癌,其血生化或电解质表现为低钙、高磷。血甲状旁腺激素(PTH)也可进行鉴别;影像学检查多采用B超和核素成像($^{99}Tc^m$-MIBI)进行鉴别。

2. 甲状腺癌与甲状舌管囊肿 甲状舌管囊肿是与甲状腺发育相关的先天性畸形,一般多见于15岁以下儿童,男性多见,境界清楚,表面光滑,有囊性感,可随吞咽动作上下移动。一般来说,甲状舌管囊肿较甲状腺癌质地软,甲状腺癌一般边界不清楚,表面不光滑。穿刺检查可明确诊断,甲状舌管囊肿的囊内容物为透明、微混浊的黄色稀薄或黏稠性液体。

3. 甲状腺癌与结节性甲状腺肿 结节性甲状腺肿是由于患者长期处于缺碘或相对缺碘以及致甲状腺肿物质的环境中,引起甲状腺弥漫性肿大。一般来说,当发现结节性甲状腺肿时,甲状腺内结节为多发,部分结节可出现功能自主性,称为毒性结节性甲状腺肿或Plummer病。根据患者病史可初步鉴别,最终诊断可用穿刺活检来明确。

【治疗原则】

甲状腺肿块一旦确诊为恶性,原则上应手术治疗。对于病理类型为未分化癌的患者,因其预后非常差,不建议手术治疗,可予以化学治疗(简称"化疗")、放射治疗(简称"放疗")和免疫治疗。对甲状腺术后并发症应提高警惕并及时处理。

1. 手术治疗　手术是治疗甲状腺癌最重要的手段。根据肿瘤的病理类型以及侵犯的程度不同,手术方式有所差别。甲状腺全切或大部分切除的指征(有一个指征即可):①颈部有放射史;②远处转移;③肿瘤侵及双侧甲状腺;④侵犯甲状腺以外组织;⑤肿块直径在4cm以上;⑥其他不良病理类型。甲状腺腺叶切除的指征(满足以下所有条件):①颈部无放射史;②无远处转移;③无甲状腺外侵犯;④无不良病理类型;⑤肿块直径在1cm以内。颈部淋巴结清扫一般选择保留胸锁乳突肌、颈内静脉淋巴结,加上进行Ⅱ～Ⅵ区颈淋巴结清扫。手术治疗最重要的原则是选择个体化手术。

甲状腺术后主要有以下常见并发症。

(1) 呼吸困难和窒息:术后最严重的并发症。一般术后48小时内发生,可危及生命。症状轻者不易被发现,较重者可出现烦躁、坐立不安,更甚者可出现端坐呼吸、三凹征,甚至会出现严重组织缺氧的表现。该并发症发生的原因主要有:①术中止血不彻底或者结扎线脱落(表现为患者颈部肿胀,呼吸困难,可有发绀、切口渗血);②喉头水肿;③较大甲状腺压迫气管使气管变形(术前患者出现呼吸困难);④术中损伤喉返神经(术后患者不可发声)。在临床上,发生术后出血导致呼吸困难较为常见,敞开伤口、清除血肿是最重要的治疗方法,有条件者可行气管插管。

(2) 喉返神经损伤:肿瘤包裹、粘连较重,分离肿瘤时操作不慎,或者处理肿瘤下极血管时,太贴近腺体而处理不够细致,均可损伤喉返神经,一旦发现,应尽可能术中进行修补。一侧喉返神经损伤会导致声音嘶哑,双侧损伤可导致窒息,因此术后须注意观察患者的声音情况。另外,喉返神经损伤可能会因血肿情况导致症状出现延迟。对于喉返神经损伤的患者可予以气管切开,一般6个月左右可逐渐恢复。

(3) 喉上神经损伤:处理甲状腺上极血管时,与腺体离得太远可能会导致该神经的损伤。喉上神经有内外支,内支损伤会导致饮水呛咳,外支损伤会导致声音低钝,即"内支呛咳,外支声低"。因此,在处理喉返神经和喉上神经时,须注意遵循"上贴下离"的原则。

(4) 甲状旁腺功能减退:甲状旁腺误切除或甲状旁腺血供缺乏均可导致甲状旁腺功能减退,血钙浓度下降,患者表现为面、唇、手足出现针刺样麻木感或者发生强直;严重者可有骨骼肌的持续性痉挛,可导致窒息。这也是导致术后出现呼吸困难和窒息的一个原因。术中一旦发现误切,应检查甲状腺背面是否有残留的甲状旁腺,一般来说,误切下来的甲状旁腺可移植至胸锁乳突肌中段内侧。治疗主要以补充钙剂,口服维生素$D_3$、双氢速甾醇等方式为主。

(5) 甲状腺危象:术后严重的并发症,一般与术前准备不充分相关。患者可出现高热、脉速、烦躁、谵妄、呕吐等,发展迅速,可导致昏迷、休克、死亡。该病病死率较高,为20%～30%。治疗时予以镇静,降温,维持水、电解质平衡,补充能量。服用碘剂可降低血液中甲状腺素水平,肾上腺素能阻滞剂可减轻甲状腺危象,氢化可的松可拮抗甲状腺素的反应。

2. 放射性核素$^{131}$I治疗　$^{131}$I治疗可用于发现和治疗转移灶,清除残余肿瘤组织或治疗复发肿瘤。

3. 促甲状腺激素(TSH)抑制治疗　近全切或全切术后患者终身服用甲状腺素片或左甲状腺素片,以预防甲状腺功能减低及抑制TSH。

4. 放疗　主要用于未分化类型癌。

【复习思考题】

1. 甲状腺癌的病理分型及各种分型的特点是什么?
2. 甲状腺术后出现并发症的原因,以及各并发症的临床表现、诊断、治疗原则是什么?

## ☆甲状腺功能亢进

【病史采集要点】

### 一、现病史采集要点

1. **发病情况** 了解甲状腺疾病相关临床表现的发病是急还是缓。
2. **发病诱因** 询问是否长时间食用缺碘盐,女性是否处于妊娠期或绝经期,是否有上呼吸道感染。
3. **主要症状** 重点询问颈部是否有肿块,何时发现或出现颈部肿块,肿块的部位,是否有压痛,肿块与吞咽之间的关系,有无加重或减轻的原因。患者何时出现怕热、多汗、消瘦、性情改变,是否有饮食增加但体重减轻。
4. **病情演变** 询问症状是否有加重或者减轻。
5. **伴随症状** 询问是否伴有发热畏寒、全身不适、乏力等,是否有呼吸困难、声嘶,有无胸闷胸痛,有无手抖、多汗、烦躁。
6. **诊疗情况** 了解患者之前是否就诊,在何处就诊,做过何种检查,检查结果如何,有无服药,治疗后病情有无变化。
7. **一般情况** 了解患者精神状况及大小便、睡眠、饮食情况,体重有无减轻。

### 二、既往史和个人史等采集要点

(1) 有无高血压、糖尿病、心脏病等相关慢性疾病史。
(2) 有无肝炎、结核等传染病史。
(3) 有无外伤史、手术史、输血史;有无药物或食物过敏史。
(4) 了解出生地、现住址,有无疫区接触史,吸烟饮酒(红/白酒)史。
(5) 工作及职业情况。
(6) 家族中是否有相关疾病史。

【查体要点】

甲状腺功能亢进(简称"甲亢")的查体重点是甲状腺专科检查和颈部淋巴结触诊。

1. **视诊** 观察患者颈部是否有肿块突出,若不可见肿块,嘱患者仰头,视诊是否有伴随吞咽动作的肿块上下移动。检查颈部是否有肿大淋巴结,是否有瘘管、溃疡、感染,是否有瞳孔缩小、眼球内陷、上睑下垂,是否有眼球突出。
2. **听诊** 注意是否有血管震颤音。
3. **触诊** 甲状腺肿物的位置、数量、大小、压痛、质地、光滑程度、粘连程度,以及伴随吞咽动作的移动情况;淋巴结触诊顺序为耳前、耳后、枕部、颌下、颏下、胸锁乳突肌前后,最后触诊锁骨上淋巴结,触诊时注意淋巴结有无肿大、压痛、粘连、融合。

(1) 甲状腺腺叶触诊:可分为患者前方和后方触诊。以触诊甲状腺左叶为例,前方触诊是指医师站在患者前面,左手四指并拢置于患者颈部,拇指以适中的力量将甲状软骨推挤至对侧(左侧),右手四指置于患者左侧胸锁乳突肌后缘,向前推挤胸锁乳突肌,使甲状腺腺叶向前移动,配合右手拇指触摸甲状腺腺叶,嘱患者做吞咽动作,触摸肿块。后方触诊是指医师站在患者后方,右手拇指置于患者右侧颈部,示指和中指将甲状软骨推至对侧,左手拇指置于左侧胸锁乳突肌后缘,向前推,嘱患者做吞咽动作,左手示指和中指触摸左侧甲状腺腺叶肿物。

(2) 甲状腺峡部触诊:无论在患者前方还是后方,触诊时均从患者胸骨上切迹沿气管进行触诊,并配合患者的吞咽动作,触诊是否有峡部增厚。

(3) 淋巴结触诊:滑动触诊。

注意:触诊时用指腹而非指尖。

【辅助检查】

1. B超 B超是甲状腺疾病初步诊断的首要检查方法,可观察颈部淋巴结是否有转移。
2. 头、颈部CT和MRI CT和MRI检查可明确甲状腺周围或颈部淋巴结是否有肿大,检查气管的受压情况和突眼情况等。
3. 甲状腺基础代谢率 基础代谢率=脉率+脉压-111,正常值为±10%;+20%~+30%为轻度甲亢;+30%~+60%为中度甲亢;>+60%为重度甲亢。
4. 摄碘率 正常24小时摄碘率为30%~40%;甲亢患者2小时摄碘率>25%,24小时摄碘率>50%,且峰值提前。
5. 甲状腺功能 $T_3$可为正常值4倍以上,$T_4$仅可为正常值的2倍。$T_3$较为敏感。
6. 甲状腺核素 该项检查主要用于与结节性高功能腺瘤之间的鉴别。
7. 喉镜 喉镜主要用于检查声带。

【诊断】

一般依靠症状、体征和辅助检查不难做出临床诊断。

1. 诊断程序 做出甲亢的临床诊断需要考虑以下三个层次的问题:①甲状腺毒症的诊断;②是否来源于甲状腺功能亢进症;③确定甲亢的原因。
2. 诊断要点 ①高代谢;②甲状腺均匀性肿大;③甲状腺素水平增高,促甲状腺激素水平减低;④老年人仅有消瘦和心房颤动;⑤$T_3$型甲亢仅有$TT_3$增高;$T_4$型甲亢仅有$TT_4$增高。

【鉴别诊断】

1. 甲亢与亚急性甲状腺炎 亚急性甲状腺炎有分离现象,即甲状腺素浓度升高而摄碘率下降,可作为鉴别依据。
2. 原发性甲亢与甲状腺自主高功能腺瘤 原发性甲亢与甲状腺自主高功能腺瘤之间的鉴别诊断主要依靠放射性核素扫描和甲状腺B超。放射性核素扫描时,甲状腺自主高功能腺瘤仅在肿瘤区有核素浓聚,其他区域的核素分布稀疏。

**【治疗原则】**

一旦确诊甲亢,原则上首先判断是否有以下情况之一:①继发性甲亢或高功能腺瘤;②中度以上甲亢;③腺体较大,压迫气管或者胸骨后甲状腺;④药物治疗后症状不缓解或者过敏;⑤妊娠早中期($T_1$、$T_2$)的孕妇在不终止妊娠的情况下可手术[第九版《内科学》上提出妊娠 $T_1$ 期(1~3个月)和 $T_3$ 期(7~9个月)为手术禁忌证,因 $T_1$ 和 $T_3$ 期手术可出现流产和麻醉剂致畸副作用]。

1. **手术治疗** 手术采用双侧甲状腺次全切(80%~90%),术中应注意保护背面甲状旁腺。有以下情况时不可手术:①青少年病人;②患者症状较轻;③老年人不能耐受手术者。

2. **术前准备** 手术前的准备工作包括以下几个方面。

(1) 准备镇静剂和普萘洛尔。

(2) 完善相关检查,包括气管、声带、心电图、基础代谢率。

(3) 抗甲状腺素药物(ATD):重要环节。硫代酰胺类药物包括硫脲类和甲硫氧嘧啶类。术前准备主要使用硫脲类药物控制甲亢症状,后用碘剂两周。

(4) 碘剂(复方碘化钾):适合症状不重的继发性甲亢和高功能腺瘤。使用时从3滴开始,每日3次,逐日增加,每次增加1滴,直到16滴结束,一般维持此剂量2周。碘剂的作用包括:①抑制蛋白酶水解;②减少甲状腺球蛋白的分解;③抑制甲状腺素的释放;④减少甲状腺的血流量,使腺体缩小变硬。由于碘剂只抑制甲状腺素的释放,不抑制其合成,因此不准备手术的患者不可服用碘剂。

3. **术后注意事项** 密切关注患者的呼吸、脉搏、体温、血压的变化,预防甲状腺危象。术后应继续服用碘剂,每日3次,每次10滴;或者每日3次,每次16滴,逐日减少每次用量。

**【复习思考题】**

1. 甲状腺功能亢进的诊断依据及常见原因是什么?
2. 甲状腺功能亢进的手术指征和禁忌证以及术前准备有哪些?

## 第二节 乳 腺 疾 病

**【见习项目】**

1. 急性乳腺炎(acute mastitis)、乳腺纤维腺瘤(breast fibroadenoma)、乳腺癌(breast cancer)、乳腺囊性增生病(breast cystic hyperplasia)等疾病的示教。
2. 乳腺癌与乳腺纤维腺瘤之间的鉴别。

**【见习目的与要求】**

1. 掌握急性乳腺炎的诊断与治疗原则。
2. 掌握乳腺纤维腺瘤的治疗方式。
3. 掌握乳腺癌的分期与诊疗原则。
4. 熟悉乳腺疾病之间的鉴别要点。

## 【见习地点】

见习医院普通外科(甲状腺乳腺疾病外科)。

## 【见习准备】

见习带教老师事先选好病例若干,分配好每一病例示教所占时间。将不同类型乳腺疾病分至不同小组。

## 【见习流程】

1. 各小组可在网络上或教科书上找到相关疾病进行预习,可找相关疾病的图片进行展示。
2. 带教老师对理论课知识、概念进行简要复习。
3. 每一病例由一个小组中选出一位同学进行病史采集,并结合乳腺疾病特点进行重点的体格检查。
4. 各小组集中,回到示教室由各小组选出代表汇报病史及阳性体征,提出下一步的辅助检查和可能的阳性结果,做出诊断和鉴别诊断,提出治疗原则和依据。之后进行各小组间交流讨论,争取让每个小组成员都有发言的机会。
5. 带教老师分析总结,指出各组的优点和不足,提出思考题。课后各小组对各乳腺疾病的治疗要点进行整理并上交。

## 【病史采集要点】

### 一、现病史采集要点

1. **发病情况** 了解乳腺疾病相关临床表现的发病急缓。
2. **发病诱因** 询问患者是否为初孕妇,不适是否与月经有关,是否有其他部位感染。
3. **主要症状** 重点询问何时发现或出现乳腺及腋窝淋巴结肿块,肿块的部位,是否有压痛,肿块是否有波动感,有无加重或减轻的原因。
4. **病情演变** 询问肿块是否突然增大并伴有明显疼痛加重,以及是否有波动感。
5. **伴随症状** 询问是否伴有食欲减退、全身不适、乏力,有无发热畏寒,是否有呼吸困难。
6. **诊疗情况** 了解患者之前是否就诊,在何处就诊,做过何种检查,检查结果如何,有无服药,治疗后病情有无变化。
7. **一般情况** 了解患者精神状况及大小便、睡眠、饮食情况,体重有无减轻。

### 二、既往史和个人史等采集要点

(1) 有无高血压、糖尿病、心脏病等相关慢性疾病史。
(2) 有无肝炎、结核等传染病史。
(3) 有无外伤史、手术史、输血史;有无药物或食物过敏史。
(4) 了解出生地、现住址,有无疫区接触史,吸烟饮酒(红/白酒)史。
(5) 工作及职业情况。

(6) 家族中是否有相关疾病史。

【查体要点】

### 一、乳腺专科检查

1. 视诊　检查乳腺肿块是否突出,皮肤是否红肿,是否有皮肤凹陷和水肿,腋窝下是否可见明显肿块。

2. 触诊　检查乳腺肿块的位置、数量、大小、压痛、质地、光滑程度、粘连程度,以及伴随吞咽动作的移动情况。两侧乳腺的触诊均应遵从外上象限、外下象限、内下象限、内上象限的顺序,最后触诊中央区。触诊乳头时应轻柔,不可用力提拉。

### 二、腋窝淋巴结检查

触诊　采用滑动触诊法,检查时嘱患者叉腰,或者将双上肢置于枕上,一般采取站立位。双侧腋窝淋巴结的触诊需按照顺序进行,腋窝淋巴结包括五组,分别为中央淋巴结、腋尖淋巴结、外侧淋巴结、胸肌淋巴结、肩胛下淋巴结;最后触诊锁骨上淋巴结。

【辅助检查】

1. B超　B超是乳腺肿块初步诊断的首要检查方法,该检查对患者无明显不良影响。对于难以鉴别的乳腺肿块可行B超引导下细针穿刺术,送常规病理,可明确肿块的性质和病理类型。B超还可观察肿块周围的血供情况,观察腋窝淋巴结是否有转移。

2. 乳房X线摄影　目前不作为乳腺肿块的首选检查方法,可用于普查。X线摄影可发现钙化灶。

3. MRI　MRI可作为一种补充检查方法,评估病变的范围。

4. 活体组织检查　活体组织检查(简称"活检")是乳腺肿块最精准的诊断方法。

## ☆乳　腺　癌

【诊断】

一般依靠病史、查体以及辅助检查不难做出临床诊断。

1. 诊断程序　做出乳腺癌的临床诊断需要考虑以下几个层次的问题:①肿块的性质;②肿块和胸壁之间是否有粘连;③是否有压痛;④腋窝淋巴结是否有肿大和粘连;⑤影像学检查或者活检结果如何。

2. 诊断要点　①乳腺癌肿块一般质地较硬;②一般无压痛;③经消炎对症治疗后不缓解;④腋窝淋巴结可有肿大及粘连;⑤B超检查可初步诊断。

【鉴别诊断】

1. 乳腺癌与乳腺纤维腺瘤　乳腺癌好发于45岁以上女性,触诊时可感肿块边界不清,与周围组织粘连,通常质地较硬,一般好发于外上象限,腋窝下通常可见肿大淋巴结。乳腺纤维腺瘤好发于20~40岁女性,触诊时可感肿块边界较清,质较韧,如皮球,好发于外上象限,一般腋窝淋巴结不肿大。B超或穿刺活检可行初步诊断或确诊。

2. 乳腺癌与乳腺囊性增生病　乳腺囊性增生病一般不可触及肿块,诊断要点是乳房的疼痛和月经周期密切关联。

3. 乳腺癌与浆细胞性乳腺炎　浆细胞性乳腺炎是一种乳腺组织的无菌性炎症,炎症细胞以浆细胞为主,肿块增大时可呈橘皮样外观,也可出现乳头内陷和皮肤凹陷,一般抗炎治疗有效,必要时采取穿刺活检。

几种常见乳腺疾病之间的鉴别诊断要点见表2-2-1。

表 2-2-1　常见乳腺疾病之间的鉴别诊断要点

| | 乳腺纤维腺瘤 | 乳腺囊性增生病 | 乳腺癌 | 乳腺肉瘤 |
| --- | --- | --- | --- | --- |
| 好发年龄 | 青年 | 20~40岁 | 45岁以上 | 中年 |
| 病程 | 慢 | 慢 | 快 | 快 |
| 疼痛 | 无 | 周期性 | 有 | 无 |
| 肿块数目 | 常为单个 | 多数 | 常为单个 | 单个 |
| 肿块边界 | 清 | 不清 | 不清 | 清 |
| 移动度 | 可移动 | 可移动 | 不可移动 | 可移动 |
| 转移性病灶 | 无 | 无 | 局部淋巴结 | 血行转移 |

【治疗原则】

乳腺肿块一旦确诊为恶性,原则上应手术治疗,但对于已有远处转移、全身情况差、主要器官有严重疾病、年老体弱不能耐受手术者应禁止手术。

1. 手术治疗　乳腺癌的手术治疗有以下几种常见的方式。

(1) 乳腺癌根治术(Halsted 术式):手术切除范围为整个乳房、胸大小肌,以及腋窝和锁骨下淋巴结。

(2) 乳腺癌扩大根治术:在 Halsted 术式的基础上同时切除第2、3肋骨及相应的肋间肌、胸廓内血管、胸骨旁淋巴结。

(3) 乳腺癌改良根治术:①Patey 术式,术中保留胸大肌,切除胸小肌;②Auchincloss 术式,术中保留胸大、小肌,切除腋上淋巴结以外的淋巴结。

(4) 全乳房切除术:方法为切除整个乳腺,包括腋尾和胸大肌淋巴结。全乳房切除术适用于年龄较大者,以及微小癌、原位癌患者。

(5) 保留乳房的乳腺癌切除术:术中完整切除肿块,并进行腋淋巴结清扫。妊娠、多中心原发病灶、进展性病灶为该术式的禁忌证。

(6) 乳腺癌根治术后乳房重建。

2. 化疗　乳腺癌化疗的经典方案为 CMF(环磷酰胺、氨甲蝶呤、氟尿嘧啶)联合化疗方案。目前常用方案包括:①CAF(环磷酰胺、多柔比星、氟尿嘧啶);②TAC(多西他赛、多柔比星、环磷酰胺);③蒽环类和紫杉序贯疗法(AC-T/P,P 为紫杉醇)。化疗前需控制患者白细胞$>4\times 10^9$/L,Hb$>80$ g/L,血小板$>50\times 10^9$/L。

3. 内分泌治疗　乳腺癌的内分泌治疗主要针对 ER 受体的表达,绝经期前妇女用他莫昔芬,绝经期后妇女用芳香化酶抑制剂。

4. 放疗  乳腺癌术后放疗的指征包括：①原发肿瘤最大直径≥5 cm；②淋巴结转移≥4 枚；③淋巴结转移 1～3 枚的 $T_1/T_2$。

5. 生物治疗  曲妥珠单抗对 HER-2 过度表达的乳腺癌患者有良好效果。

【复习思考题】

1. 乳腺癌的治疗原则有哪些？
2. 乳腺癌是如何分期的？
3. 前哨淋巴结的作用及意义有哪些？

## ☆急性乳腺炎

【诊断】

诊断程序和要点  做出急性乳腺炎的临床诊断需要考虑以下几个层次的问题：①患者是否是初孕妇，有无乳腺皮肤红肿；②有无压痛、波动感；③有无腋窝淋巴结肿大及压痛；④穿刺抽脓情况如何。

【鉴别诊断】

本病诊断较为简单，无须鉴别。

【治疗原则】

急性乳腺炎的治疗原则为清除感染、排空乳汁。早期蜂窝织炎时，患者一般不需要手术治疗，可暂以抗菌药物治疗。若穿刺时抽出脓液，表示患处已形成脓肿，需要行细菌培养和药物敏感试验。

急性乳腺炎的主要病原菌一般为金黄色葡萄球菌，治疗时首选应用青霉素或者红霉素，禁用可被分泌至乳汁的抗生素，如四环素、氨基糖苷类、磺胺药和硝唑类等药物。

脓肿表面触及波动感时应行切开引流，乳晕及深部脓肿，以及乳房后脓肿应采用弧形切口，深部脓肿较大时可行对口引流。其他类型脓肿的引流切口选择放射状切口。

患者若处于哺乳期，治疗过程中不停止哺乳，但病侧乳房应停止哺乳，不可使乳汁淤积，否则影响婴儿生长发育。

【复习思考题】

急性乳腺炎的治疗原则是什么？脓肿切开引流时切口该如何选择？

# 第三节  腹　外　疝

【见习项目】

1. 各种腹外疝（external abdominal hernia），包括腹股沟疝（inguinal hernia）、股疝（femoral hernia）、脐疝（umbilical hernia）、白线疝（linea alba hernia）、切口疝（incisional

hernia)等疾病的示教。

2. 须与腹外疝鉴别的常见疾病的示教。

### 【见习目的与要求】

1. 掌握各种腹外疝的症状,重点掌握最常见的腹股沟斜疝的症状和体征,掌握正确的体格检查方法,并能做出正确的诊断。

2. 熟悉腹股沟管、直疝三角、股管的解剖概要。

3. 掌握腹股沟斜疝、腹股沟直疝及股疝的鉴别诊断要点。

4. 掌握腹股沟疝的治疗原则和常用治疗方法。

5. 熟悉须与腹外疝鉴别的各种疾病,如鞘膜积液、隐睾症、睾丸肿瘤、精索囊肿、腹股沟部淋巴结肿大、精索静脉曲张、寒性脓肿等的鉴别诊断要点。

### 【见习地点】

见习医院普通外科。

### 【见习准备】

见习带教老师事先选好病例(各种腹外疝以及腹外疝鉴别诊断疾病的病例)若干,分配好每一病例示教所占时间。根据病例数分小组。

### 【见习流程】

1. 带教老师对理论课知识、概念进行简要复习。

2. 每一病例由一个小组中选出一位同学进行病史采集,并结合腹外疝疾病特点进行重点的体格检查。

3. 各小组集中,回到示教室由当事同学报告病史及阳性体征,提出下一步的辅助检查和可能的阳性结果,做出诊断和鉴别诊断,提出治疗原则和依据。各小组间对所示教的病例开展讨论,指出各自小组的不足之处。

4. 带教老师分析总结,指出各组的优点和不足,提出思考题。

### 【病史采集要点】

#### 一、现病史采集要点

1. **发病情况** 了解疝是缓慢起病还是急性起病。

2. **发病诱因** 对于成年患者,应询问发病前是否有长期过重的体力劳动,或者是否患有慢性呼吸道疾病伴反复咳嗽,或者发病前有无慢性便秘病史等。对于小儿患者,应问发病前是否有严重哭闹或反复咳嗽。

3. **主要症状** 重点询问何时出现腹壁可复性肿块伴局部疼痛,肿块出现的部位、持续时间,有无促使肿块增大或缩小的诱因,是否和体位有关,是否有晨轻暮重的现象。

4. **病情演变** 如果是可复性的肿块,则需要问明肿块大小的变化、突出部位的变化、可回纳性的变化;肿块是否突然增大并伴有明显疼痛;是否有突然增大伴剧烈疼痛而难以回纳。

5. **伴随症状** 询问是否伴有食欲减退、全身不适、乏力等。如果肿块不能回纳,需询问患者是否伴有腹胀腹痛、肛门停止排气排便和恶心呕吐。

6. **诊疗情况** 了解患者之前是否就诊,在何处就诊,做过何种检查,检查结果如何,有无服药,治疗后病情有无变化。

7. **一般情况** 了解患者精神状况及大小便、睡眠、饮食情况,体重有无减轻。

## 二、既往史和个人史等采集要点

（1）有无药物过敏史。
（2）有无长期吸烟史。
（3）婴幼儿期有无类似病史。
（4）家族中近亲属是否有类似病史。
（5）工作及职业情况。
（6）有无手术外伤史(对切口疝的诊断尤为重要)。

## 【查体要点】

1. **可复性疝(reducible hernia)** 患处有肿块突出,当患者咳嗽或腹内压增加时,突出的肿块可增大,平卧或以手推纳后肿块即可回纳至腹腔。在肿块出现处用手指伸入,可扪及腹壁裂隙,咳嗽时有冲击感。检查时应注意尝试压迫内环口并观察肿块是否复现。肿块性状因疝内容物不同而异,如为大网膜,触诊时可扪及紧韧无弹性颗粒或结节状的肿块,叩之呈浊音,回纳缓慢;如为肠袢,则可触及柔软的肿物,表面平滑,叩之呈鼓音,听诊可有肠蠕动音,如予以缓慢回纳,常伴有咕噜声。疝块脱出和回纳时,患者可略有胀痛。体检时,对于腹股沟直疝和斜疝的鉴别方法为:检查者用手指紧压腹股沟管内环,然后嘱患者用力咳嗽,肿块不出现者为斜疝,肿块仍可出现则是直疝。

2. **难复性疝(irreducible hernia)** 其主要特点是肿块不能完全回纳,临床表现为胀痛稍重,但不引起严重症状。原因:①反复脱出,疝囊颈与周围粘连;②病程长、腹壁缺损大的巨大疝;③滑动疝。

3. **嵌顿性疝(incarcerated hernia)** 局部肿块不能回纳,患者有疼痛及压痛。疝内肠段坏死时,皮肤呈水肿、发红、发热等炎症现象,但压痛可能减轻,这一点不容忽视。嵌顿性疝可出现肠梗阻体征,以及腹痛、恶心、呕吐、肛门停止排气排便等症状。绞窄性疝还可以出现腹膜炎体征,严重者伴有脓毒症休克。严重时有毒血症症状,如脱水、脉速、体温上升、尿量减少、血压下降及程度不等的休克。局部炎症进展时,肠壁与其周围组织发生坏死,形成疝囊内脓肿,向外穿破可形成肠疝。

## 【辅助检查】

1. **B超** B超对疝的诊断有帮助,尤其对于阴囊内肿块,可鉴别其是腹股沟斜疝还是睾丸鞘膜积液。可复性疝行B超检查时,嘱患者站立位,或嘱患者屏气以增大腹内压,可使疝突出,同时检查到疝内容物,便于确立诊断。

2. **腹、盆腔CT** 对于腹壁缺损较大的腹外疝,CT可以看到腹壁肌层存在明显的缺损,即疝环。腹腔内脏器由疝环向腹腔外突出。对于嵌顿疝,CT还可以辨别嵌顿的疝内容物为小肠或者大网膜(图 2-3-1)。并发肠梗阻的,还可以看到明显的肠管内阶梯状气液平面。

【诊断】

一般依靠症状和体征、肿物部位及性质,结合辅助检查不难做出临床诊断。

1. 诊断程序  做出腹外疝的临床诊断需要考虑以下几个层次的问题:①是否为腹外疝;②根据发生部位判断是何种类型的腹外疝;③是否为嵌顿性疝或绞窄性疝,是否需要急诊处理;④注意与其他相关疾病的鉴别。

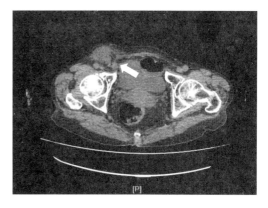

图 2-3-1  腹股沟斜疝嵌顿 CT 影像

2. 诊断要点  腹股沟疝为腹股沟区可复性肿块,疝囊颈在腹股沟韧带上方,伴坠胀不适,肿块随病程逐渐增大,病史较长者肿块可坠入阴囊。股疝的疝囊颈出现在腹股沟韧带下方,常因发生嵌顿就诊,以老年女性多见。可复性疝在腹内压增加时肿块明显,平卧时肿块消失,咳嗽时肿块有明显冲击感。嵌顿性疝、绞窄性疝的患者常剧痛难忍,有肠梗阻的表现。

【鉴别诊断】

1. 腹股沟斜疝与直疝  根据疝的部位及发病年龄可区别二者。斜疝多见于成年人,右侧为多;直疝多见于年老体弱者,多为双侧,肿块从海氏三角(直疝三角)突出,呈半球形,不降入阴囊。将疝回纳腹腔后,再以手指压迫腹股沟管内环处,嘱病人咳嗽,直疝仍有突出,斜疝不突出。

2. 腹股沟斜疝与股疝  腹股沟斜疝与股疝的鉴别诊断见表 2-3-1。

表 2-3-1  腹股沟斜疝与股疝的鉴别诊断

| 腹股沟斜疝 | 股疝 |
| --- | --- |
| ① 多见于儿童及青少年; | ① 多见于老年或体弱者,女性多见; |
| ② 疝块在耻骨棘内侧,经外环脱出,梨形; | ② 疝块完全在耻骨棘外侧,经股管在腹股沟韧带下方; |
| ③ 腹股沟管因疝的存在而膨胀(肿块脱出时); | ③ 腹股沟管是空的; |
| ④ 嵌顿情况较股疝相对少 | ④ 易发生嵌顿 |

3. 可复性疝与精索静脉曲张及先天性鞘膜积液  男性可复性疝要和精索静脉曲张及先天性鞘膜积液鉴别,三者的鉴别诊断见表 2-3-2。

表 2-3-2  可复性疝与精索静脉曲张及先天性鞘膜积液的鉴别诊断

| | 可复性腹股沟斜疝 | 精索静脉曲张 | 先天性鞘膜积液 |
| --- | --- | --- | --- |
| 年龄 | 任何年龄均可发生 | 任何年龄均可发生 | 多见于婴儿 |
| 形态 | 梨形 | 不规则 | 梨形 |
| 质地 | 软而有弹性 | 软如"一堆圆体虫" | 硬而有弹性 |
| 透光性 | 不透光 | 不透光 | 透光试验阳性 |
| 触诊 | 无波动 | 无波动 | 可有波动 |

续表

| | 可复性腹股沟斜疝 | 精索静脉曲张 | 先天性鞘膜积液 |
|---|---|---|---|
| 听诊 | 可听到肠蠕动声 | 无肠蠕动声 | 无肠蠕动声 |
| 可回纳性 | 可回纳到腹内 | 不可回纳到腹内 | 积液可能慢慢地被挤入腹腔内 |
| 平卧时肿块变化 | 可能全部消失 | 可消失 | 可消失 |
| 手指压迫内环时肿块变化 | 病人起立仍无肿块 | 可复现 | 复现很慢 |
| 咳嗽时表现 | 有冲击感 | 无冲击感 | 有冲击感 |

4. 腹股沟疝与精索囊肿  精索囊肿与鞘膜积液相似,触诊有波动感,且透光试验阳性,牵拉睾丸时肿块亦跟随活动。

5. 腹外疝与结核寒性脓肿  结核寒性脓肿多为脊柱结核引起,要检查脊柱(胸或腰椎畸形,疼痛,结核病史,红细胞沉降率加快),必要时可借 X 线或穿刺进行鉴别。

6. 腹外疝与淋巴结肿大  淋巴结肿大常伴有压痛,肿块境界清楚,按压时不缩小,咳嗽时无冲击感。

7. 腹外疝与隐睾症或睾丸肿瘤  未降的睾丸位于腹股沟管内时,肿块较小,边界清楚,挤压时有特殊的睾丸胀痛感,患侧阴囊内空虚,扪不到睾丸。睾丸肿瘤质地坚硬,上端不能进入腹股沟部。

【治疗原则】

除部分婴幼儿外,腹外疝不能自愈,且会随着疝块的增大,影响患者的生活质量和治疗效果,并可发生嵌顿和绞窄而威胁生命。因此,除少数特殊情况外,腹外疝均应尽早施行手术修补。

一、非手术治疗

婴儿在长大过程中,腹肌逐渐强壮,部分腹外疝有自愈可能,一般主张一周岁以内的婴儿患者可暂不手术。对于年老体弱或伴有其他严重心肺疾病而不宜手术者,可配用疝带。

嵌顿性疝原则上应紧急手术,以防止肠管坏死。手法复位可作为一种姑息性临时措施,但有一定的危险性,须严格掌握应用指征,操作时手法应轻柔。在手法复位时一般需注射止痛剂,待疼痛减轻,腹肌紧张消失,轻轻按摩疝环口,另一手辅助将疝内容物推入腹腔。切不可用蛮力推挤疝囊,防止挤压致疝内肠管破裂。手法复位成功后,建议患者尽早进行手术治疗,以防止复发。

二、手术治疗

择期手术的患者,术前如有慢性咳嗽、排尿困难、便秘、腹水、妊娠等腹内压增加情况,应先予处理,否则手术治疗后腹外疝易复发。

以腹股沟疝为例,手术治疗的术式及基本原则如下。

1. 传统的疝修补术  手术的基本原则是疝囊高位结扎,加强或修补腹股沟管。

（1）疝囊高位结扎术：在内环处暴露斜疝囊颈，在囊颈根部以粗丝线做高位结扎或贯穿缝合术，随即切去疝囊。此手术没有修补腹股沟部的薄弱区，因此仅适用于婴幼儿，因为婴幼儿在发育过程中腹肌逐渐强壮可使腹壁加强；对成年人不能预防疝复发。疝囊高位结扎术也适用于斜疝因绞窄而发生肠坏死伴局部严重感染的病例。

（2）加强或修补腹股沟管：成年腹股沟疝患者都存在不同程度的腹股沟管前壁或后壁的薄弱或缺损，单纯疝囊高位结扎不足以预防腹股沟疝的复发，只有通过加强或修补腹股沟管前壁或后壁，才能彻底治疗腹股沟疝。加强或修补腹股沟管前壁的方法以 Ferguson 法最常用，即在精索前方将腹内斜肌下缘和联合腱缝至腹股沟韧带；加强或修补腹股沟管后壁的方法以 Bassini 法最常用，即在精索后方将腹内斜肌下缘和联合腱缝至腹股沟韧带。近年来，由于无张力疝修补术在腹外疝的广泛应用，这些术式临床已很少使用。

（3）开放的无张力疝修补术：是治疗腹股沟斜疝的常见手术，常用的无张力疝修补术有平片无张力疝修补术和疝环充填式无张力疝修补术两种。

2. 腹腔镜疝修补术　腹腔镜疝修补术具有创伤小、恢复快、并发症少等优势，逐渐成为腹股沟疝的主流手术方式。该方法尤其是在复发疝、双侧疝的治疗上有明显的优势，术中还可以发现对侧隐匿性疝。手术方法有 4 种：经腹腔腹膜前修补术（transabdominal preperitoneal prosthesis，TAPP）、全腹膜外修补术（totally extraperitoneal，TEP）、腹腔内补片修补术（intraperitoneal onlay mesh，IPOM）以及单纯疝囊缝合术（此法只适用于小儿腹股沟疝）。

3. 嵌顿性和绞窄性疝的处理原则　嵌顿性疝需要行急诊手术，以防止疝内容物坏死，并解除伴发的肠梗阻。绞窄性疝的内容物坏死，有时可伴有感染性休克，更需要手术治疗。术前应做好必要的准备，患者如有脱水和电解质紊乱，应在术前予以积极纠正。手术的关键在于正确判断疝内容物，尤其是肠管的蠕动情况，以及肠管是否坏死，然后根据病情确定处理方法。伴有肠坏死的患者需要急诊行肠切除。

临床常见的腹外疝还有股疝、切口疝、脐疝以及白线疝等。

1. 股疝　股疝是指经股环、股管从卵圆窝突出的疝，中老年女性多见。股疝通常较小，呈半球形隆起，位于腹股沟韧带下方卵圆窝处，肥胖患者易被忽视。因股环狭小，疝内容物不易回纳而容易发生收缩，故股疝易发生嵌顿，急诊手术是唯一的治疗方法，最常用的手术是 McVay 修补法，即在精索（子宫圆韧带）后方把腹内斜肌下缘和联合腱缝至耻骨梳韧带上，也可以采用无张力疝修补术或经腹腔镜疝修补术。术中如回纳疝内容物困难，则需果断切断腹股沟韧带，以扩大股环，待疝内容物回纳后仔细修复被切断的腹股沟韧带。

2. 切口疝　切口疝是指发生于腹部手术切口部位的疝，多与切口感染，术后持续腹压增高，切口入路选择不当使腹壁血管、神经受损导致肌萎缩，手术缝合过程中组织层次对合不佳，切口缝合过紧，不恰当地放置引流，以及全身营养状况差等因素有关。治疗原则是手术修补。常用手术方法有直接缝合、人工材料修补及腹腔镜下修补术。

## 【复习思考题】

1. 如何鉴别腹股沟斜疝与腹股沟直疝？
2. 腹腔镜腹股沟斜疝修补术的常用术式有哪些？请比较它们的异同点。

## 第四节 腹部损伤

【见习项目】

1. 腹部损伤的病因,单纯腹壁损伤与腹内脏器损伤的临床表现、特征及早期诊断方法,诊断性腹腔穿刺术。
2. 腹部损伤的急救和治疗原则,手术适应证及手术时机的选择。肝、脾、胰破裂以及空腔脏器损伤的处理方法。

【见习目的与要求】

1. 了解腹部损伤的分类及病因。
2. 掌握腹部损伤的诊断步骤。
3. 掌握腹部损伤的急救、早期诊断和治疗原则。
4. 熟悉肝、脾和肠破裂的鉴别诊断。

【见习地点】

见习医院普通外科或相关亚专科。

【见习准备】

见习带教老师事先选好病例(各种腹部损伤以及腹部损伤鉴别诊断疾病的病例)若干,分配好每一病例示教所占时间。根据病例数分小组。

【见习流程】

1. 带教老师对理论课知识、概念进行简要复习。
2. 每一病例由一个小组中选出一位同学进行病史采集,并结合腹部损伤疾病特点进行重点的体格检查。
3. 各小组集中,回到示教室由当事同学报告病史及阳性体征,提出下一步的辅助检查和可能的阳性结果,做出诊断和鉴别诊断,提出治疗原则和依据。各小组对所示教的病例开展讨论,指出各自小组的不足之处。
4. 带教老师分析总结,指出各组的优点和不足,提出思考题。

【病史采集要点】

### 一、现病史采集要点

1. 发病情况　了解损伤发生的时间。
2. 发病诱因　了解车祸、坠落等受伤原因。
3. 主要症状　重点询问腹部疼痛情况,有无加重或缓解的因素,是否有呕吐(呕吐物的性质、量及呕吐的次数)及便血情况,是否有血尿出现,有无伤口。

4. 病情演变　了解损伤发生后病情有何变化,是否有加重。

5. 伴随症状　询问有无发热、昏迷、抽搐、四肢疼痛不能活动或反常活动,有无呼吸困难、烦躁不安或口渴现象。

6. 诊疗情况　了解患者之前是否就诊,在何处就诊,做过何种检查,检查结果如何,有无服药,治疗后病情有无变化。

7. 一般情况　了解患者精神状况及大小便、睡眠、饮食情况,体重有无减轻。

### 二、既往史和个人史等采集要点

(1) 有无药物过敏史、输血史。
(2) 有无手术、外伤史。
(3) 有无肝炎、结核史及血吸虫疫水接触史。

## 【查体要点】

1. 一般情况　检查患者的神志、心率、血压、呼吸、体温。
2. 专科情况　腹部损伤的专科检查主要包括三个方面。
(1) 局部损伤情况:需检查受伤的部位、范围,以及有无裂口、出血。
(2) 腹部以外的情况:头部损伤可出现意识障碍;胸部损伤可有呼吸困难、发绀、胸壁反常活动、气管移位,伤侧胸壁饱满、肋间隙增大、呼吸音减弱或消失;四肢骨折可见局部压痛、反常活动等。
(3) 腹部体征:检查压痛、肌紧张、反跳痛是否存在,其部位及范围、程度如何;有无移动性浊音,肝浊音界是否改变,以及肠蠕动情况、直肠指检情况如何。

## 【辅助检查】

1. 实验室检查　①外周血象:WBC 可升高达$(10\sim20)\times10^9/L$,提示感染,血红蛋白、红细胞比容可进行性下降,提示有内出血;②尿常规:可见红细胞,提示泌尿系统损伤;③粪常规:隐血试验阳性或血便提示消化道损伤;④血、尿淀粉酶升高提示胰腺损伤。

2. B超　B超主要用于实质性器官(肝、脾、胰、肾)损伤判定,能根据脏器的形状和大小判断损伤有无、部位和程度,可以动态观察周围积血、积液情况,但是对空腔脏器损伤的判断易受肠腔内气体干扰而使准确性受限。

3. 腹部X线　①胃肠道破裂穿孔可见膈下游离气体;②腹膜后的积气提示腹膜后十二指肠或直肠穿孔;③腹膜的血肿可见小肠浮动到腹部中央,肠间隙增宽;④脾破裂时可见胃右移,胃大弯有锯齿样压迫;⑤肝破裂时可见肝正常形态消失,右膈肌上抬。

4. 腹部CT　CT比超声更为精确,具有高度的敏感性、特异性和准确性,能够清晰地显示病变的部位及范围,为选择治疗方案提供重要依据。CT检查需要搬动病人,因此仅适用于病情稳定而又需要明确诊断者。CT对实质性脏器损伤及其范围、程度有重要的诊断价值。

5. 选择性腹腔内动脉造影　该项检查对实质性器官损伤的诊断意义大,并可进行选择性动脉栓塞来控制肝、脾、胃损伤出血。

6. 诊断性腹腔穿刺和腹腔灌洗术　该项检查阳性率可达90%以上,对判断腹腔内脏有无损伤以及是哪类脏器损伤有很大帮助。穿刺抽到液体后，应观察其性状（血液、胃肠内容物、混浊腹水、胆汁或尿液），借以推断是哪类脏器受损。疑有胰腺损伤时，可测定穿刺液淀粉酶含量。如果穿刺抽到不凝固血，提示脏器出血。

【诊断】

根据外伤史加上以下临床表现、辅助检查可做出诊断。

1. **实质性器官损伤** 实质性器官损伤的患者主要有以下表现。

（1）意识改变：可由脑外伤或休克引起。

（2）休克：由失血引起，有效循环血容量不足，表现为血压下降、脉压减小、尿量少、四肢冰凉、心率增快等。

（3）腹痛：常呈全腹性、持续性，疼痛常可忍受。

（4）腹膜刺激征：腹部压痛、轻度肌紧张、反跳痛，其中反跳痛为腹部损伤主要体征。有大肝管、胰腺损伤时可出现较强的腹膜刺激征。

（5）腹胀或腹式呼吸受限：提示腹腔内有出血。

（6）移动性浊音：是腹腔内出血的重要依据。

（7）血尿或排尿困难：提示泌尿系统损伤，特别要注意肾及膀胱情况。

2. **空腔脏器损伤** 空腔脏器损伤的患者主要有以下表现。

（1）腹痛：常较剧烈，可持续并逐渐加重。

（2）恶心呕吐：为消化道损伤的症状，特别是呕血，提示存在消化道损伤。

（3）便血：是消化道损伤的有力证据。

（4）休克：晚期可因发生弥漫性腹膜炎而出现休克，常有肠鸣音减弱或消失。

（5）腹胀或腹式呼吸消失：可由弥漫性腹膜炎引起。

（6）肝浊音界消失：提示肠穿孔引起气腹征。

（7）腹膜刺激征：表现为全腹压痛、肌紧张、反跳痛，常剧烈。

腹部损伤的诊断思路：先判定有无腹部损伤，再判断是否有腹内脏器损伤，是实质性还是空腔脏器损伤，是哪个脏器损伤，最后判断是否为多发性损伤。

【鉴别诊断】

1. **脾破裂** 在腹部闭合性损伤中，脾破裂占 20%～40%；在开放性损伤中，脾破裂占 10% 左右。按病理解剖，脾破裂可分为中央型破裂（脾实质深部破裂）、被膜下破裂（脾实质周边部分破裂）和真性破裂（破损累及被膜）3 种。临床所见脾破裂中约 85% 是真性破裂。破裂较多见于脾上极及膈面，有时在裂口对应部位有下位肋骨骨折存在。破裂如发生在脏面，尤其是邻近脾门者，有撕裂脾蒂的可能。

2. **肝破裂** 肝破裂在各种腹部损伤中占 15%～20%，右肝破裂较左肝为多。除左、右位置的差别外，肝破裂无论在致伤因素、病理类型和临床表现方面都和脾破裂极为相似，但因肝破裂后可能有胆汁溢入腹腔，故腹痛和腹膜刺激征常较脾破裂患者更为明显。单纯性肝破裂病死率约为 9%，合并多个脏器损伤和复杂性肝破裂的病死率可高达 50%。肝破裂后，血液有时可通过胆管进入十二指肠而出现黑便或呕血。肝被膜下破裂也有转为真性破裂的可能，而中央型肝破裂则更易发展为继发性肝脓肿。

3. 小肠破裂　小肠破裂者可在早期即产生明显的腹膜炎,故诊断一般并不困难。小肠破裂后,只有少数患者有气腹;如无气腹表现,不能否定小肠穿孔的诊断。一部分患者的小肠裂口不大,或穿破后被食物渣纤维蛋白甚至突出的黏膜所堵塞,可能无弥漫性腹膜炎的表现。

【治疗原则】

一、急救

1. 腹部创伤的急救与其他脏器伤的急救一样,应先注意检查有无威胁生命的情况存在,并迅速予以处理。

2. 穿透性开放损伤和闭合性腹内损伤多需手术。当发现腹部有伤口时,应立即予以包扎。对有内脏脱出者,一般不可随便回纳,以免污染腹腔,可用急救包或大块敷料严加遮盖,然后用碗(或用宽皮带作为保护圈)盖住脱出的内脏,防止受压,外面再加以包扎,紧急处理后再手术治疗。

3. 脱出的内脏如有破裂,为防止内容物流出,可在肠破口处用钳子暂时钳闭破口,将钳子一并包扎在敷料内。如果患者腹壁大块缺损,脱出脏器较多,在急救时应将内脏送回腹腔,以免因暴露而加重休克。

4. 在急救处理的同时,应用抗菌类药物,如破伤风抗毒素等。疑有内脏伤者,应一律禁食,必要时可放置胃肠减压管抽吸胃内容物。有尿潴留的伤员应导尿做检查,并留置导尿管,观察每小时尿量。

二、治疗

1. 内脏损伤的伤者很容易发生休克,故防治休克是治疗的重要环节。已发生休克的内出血患者要积极抢救,力争在收缩压回升至 90 mmHg(1 mmHg＝0.133 kPa)以上后进行手术。但若在积极抗休克治疗下,休克仍未能纠正,提示腹腔有进行性大出血,应当机立断,在抗休克治疗的同时,迅速剖腹止血。

2. 腹腔内脏损伤常需要进行手术治疗,即剖腹探查术。剖腹探查的适应证如下:①腹痛和腹膜刺激征有进行性加重或范围扩大者;②肠鸣音逐渐减弱、消失或出现明显腹胀者;③全身情况有恶化趋势,出现口渴、烦躁、脉率增快或体温及白细胞计数上升者,红细胞计数进行性下降者;④膈下有游离气体,肝浊音界缩小或消失,直肠指诊有明显触痛者;⑤血压由稳定转为不稳定甚至下降者;⑥胃肠出血者;⑦积极救治休克而情况不见好转或继续恶化者。

3. 术后处理:①腹部手术后,必要时行持续胃肠减压,直到肠蠕动功能恢复为止;②术后禁食,但要静脉输入适量的液体和电解质溶液,维持营养和水、电解质平衡;有贫血和低蛋白血症者要适当输入血浆、全血或蛋白制品,待胃肠功能恢复后,才能逐步进行流质、半流质饮食;③广谱抗菌类药物的全身应用或联合使用,一般延续到炎症消退为止。

【复习思考题】

1. 腹部实质性脏器损伤的临床表现及处理原则有哪些?

2. 腹部空腔脏器损伤的临床表现及处理原则有哪些？
3. 腹腔诊断性穿刺的意义及注意事项有哪些？

# 第五节　急性化脓性腹膜炎

【见习项目】

1. 继发性腹膜炎的病因、临床表现、诊断和治疗方案的示教。
2. 引起继发性腹膜炎的疾病之间的鉴别诊断。

【见习目的与要求】

1. 了解腹膜的解剖。
2. 了解原发性腹膜炎和继发性腹膜炎的病因、病理生理。
3. 掌握急性化脓性腹膜炎的临床表现、诊断与鉴别诊断。
4. 掌握急性化脓性腹膜炎的治疗方案。

【见习地点】

见习医院普通外科。

【见习准备】

每个学习小组分配一个模拟病人，并准备急性化脓性腹膜炎相关血常规、腹部立位X线、B超、腹部CT等典型辅助检查报告及图像。

【见习流程】

1. 带教老师对理论课知识、概念进行简要复习。带教老师在示教室向全体同学讲授腹膜的解剖以及原发性腹膜炎和继发性腹膜炎的发病病因、病理生理。
2. 带教老师重点讲授病史采集、体格检查要点及注意事项，由各组组长带领组员分别针对各组模拟病人进行病史采集及体格检查。
3. 各小组集中，回到示教室由各小组选出代表汇报病史及阳性体征，讨论明确诊断所需的辅助检查和可能的阳性结果，并由组内其他成员进行补充。
4. 带教老师对各组汇报结果进行指正，利用事先准备好的辅助检查报告进一步讲解。
5. 各组讨论该病的鉴别诊断以及进一步的处理方案。
6. 带教老师总结各组同学在该病的诊疗过程中的错误及注意事项，提出思考题。

【病史采集要点】

一、现病史采集要点

1. 发病情况　了解该病的起病时间、起病急缓。
2. 发病病因/诱因　询问发病前是否进食油腻食物，是否暴饮暴食、酗酒，是否有外伤；

是否是近期术后病人。

3. 主要症状　重点询问疼痛部位、性质、程度、持续时间,有无腰背部放射痛,疼痛与体位是否有关。

4. 病情发展与演变　了解疼痛有无位置变化,有无缓解或加重因素,频率有无增加或减少。

5. 伴随症状　询问有无腹胀、腹泻、恶心、呕吐,有无发热、寒战,有无黄疸、休克、黑便、血尿、胸闷、气促等不适。

6. 诊疗情况　了解患者之前是否就诊,在何处就诊,做过何种检查,检查结果如何,有无服药,治疗后病情有无变化。

7. 一般情况　了解患者精神状况及大小便、睡眠、饮食情况,体重有无减轻。

## 二、既往史和个人史等采集要点

(1) 有无高血压、糖尿病、心脏病等相关慢性疾病史。
(2) 有无肝炎、结核等传染病史。
(3) 有无外伤史、手术史、输血史;有无药物或食物过敏史。
(4) 了解出生地、现住址,是否有疫区接触史及吸烟饮酒史。
(5) 工作及职业情况。
(6) 家族中是否有相关疾病史。

## 【查体要点】

1. 一般情况　测量患者体温、脉搏、呼吸、血压、脉氧等生命指标,观察有无面色苍白、虚弱、眼窝凹陷、口干、大汗、脉速、呼吸浅快等症状。

2. 腹部专科查体　腹部的专科查体可从以下四个方面进行。
(1) 视诊:观察腹部是否平坦,有无膨隆,有无皮疹、瘢痕、静脉曲张,有无胃肠型和蠕动波。
(2) 听诊:检查肠鸣音是否正常,有无血管杂音。
(3) 叩诊:检查有无移动性浊音。
(4) 触诊:检查腹壁紧张度,有无压痛、反跳痛,有无腹部肿块,有无肝、脾肿大及墨菲征。

3. 急性化脓性腹膜炎查体表现　急性化脓性腹膜炎患者在查体时可有以下表现。
(1) 全身情况:感染中毒症状,可有高热、脉速、呼吸浅快、大汗、口渴、贫血等,常伴等渗性脱水、电解质紊乱及代谢性酸中毒。严重者可出现面色苍白或发绀、四肢冰凉、呼吸急促、脉搏微弱、体温骤升或下降、血压降低、神志不清等休克征象。
(2) 腹部体征:① 视诊可见腹部膨隆,腹式呼吸减弱或消失;② 听诊肠鸣音减弱或消失;③ 叩诊检查,胃肠胀气时呈鼓音;胃肠穿孔时可出现肝浊音界缩小或消失;腹腔积液较多时出现移动性浊音;④ 触诊可发现典型的腹膜刺激征,即腹肌紧张、压痛和反跳痛。腹膜刺激征的范围和程度常反映腹膜炎的严重程度,压痛和反跳痛以原发病变部位最为明显。腹肌紧张程度受病因及全身情况的影响,如胃十二指肠或胆囊穿孔,腹壁可呈"板样"强直;而年老体弱者或幼儿则腹肌紧张多不明显。

(3) 直肠指诊：直肠前窝饱满及触痛，表示盆腔已有感染或已形成盆腔脓肿。

【辅助检查】

1. 血常规　白细胞计数及中性粒细胞比例增高。
2. 立位腹部平片　上消化道穿孔时多可见膈下游离气体(图 2-5-1)。肠梗阻时表现为小肠普遍胀气并有多个小液平面。
3. 超声检查　可显出腹腔内有不等量的液体，若存在腹部包块，可了解肿物的大小、边界、囊性或实质性。另外，超声检查对胆囊结石的发现较为敏感。
4. 腹腔穿刺抽液或腹腔灌洗　可了解腹腔有无出血、胆汁、脓性分泌物、血性分泌物、粪便等，对急性化脓性腹膜炎的病因诊断具有重要意义。

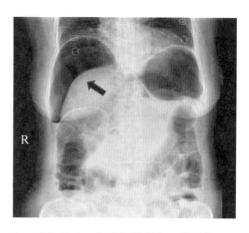

图 2-5-1　上消化道穿孔 X 线影像

(1) 腹腔穿刺部位的选择：一般在肚脐与左髂前上棘连线的中外三分之一交界处，还可以选择肚脐与耻骨联合上缘连线的中点上方 1 cm 再偏左或偏右 1 cm 处。这个位置没有重要脏器，而且穿刺后容易愈合。侧卧位时可选择脐平面与腋前线或腋中线的交点处。穿刺时需要根据病情和体位来选择穿刺部位。若积液量较少，可选择 B 超引导下穿刺抽液。

(2) 病因的判断：根据抽出液的性质来判断病因。若抽出草绿色透明腹水，考虑结核性腹膜炎可能。若抽出黄色、混浊、含胆汁、无臭味液体，考虑胃十二指肠急性穿孔可能。若抽出不凝血，考虑有腹腔内出血。若抽出液为全血且放置后凝固，需排除是否刺入血管。另外，饱食后穿孔时抽出液可含食物残渣。急性重症胰腺炎时抽出液常为血性且淀粉酶增高。急性阑尾炎穿孔时抽出液为稀薄脓性，略有臭味。绞窄性肠梗阻时抽出液为血性，臭味重。抽出液应做涂片镜检及细菌培养以协助诊断和治疗。

5. CT 检查　CT 对腹腔内实质性脏器病变的诊断帮助较大，对确定腹腔内液体量有帮助，诊断准确率可达 95%。腹膜炎时腹腔胀气明显，超声难以明确诊断，选择 CT 尤为重要。

【诊断】

根据患者腹痛、恶心呕吐、全身感染中毒症状和典型体征，结合白细胞计数、X 线、超声、CT 等辅助检查结果，腹膜炎的诊断比较容易。针对急性化脓性腹膜炎，更重要的是明确原发病灶，诊断困难时应用腹腔镜探查术有重要意义。

【鉴别诊断】

一、腹腔内疾病

1. 急性肠梗阻　单纯的急性肠梗阻多有明显的腹痛、腹胀、肠鸣音亢进等表现，但往往没有明显的肌紧张和腹膜刺激征，且单纯的急性肠梗阻全身感染症状并不明显。结合临床表现和 X 线、CT 等辅助检查区分并不困难。

2. 急性胃肠炎、中毒性痢疾等　患者多在腹痛前出现高热,可有阵发性腹痛、恶心、呕吐。腹部检查全腹虽有触痛,但肌紧张不明显,腹腔穿刺多阴性。

3. 急性胰腺炎　血清淀粉酶升高有重要诊断意义,对腹腔穿刺所得的液体进行检查有鉴别诊断价值。

4. 腹膜后炎症　包括泌尿系统结石、肾周围炎、结肠周围炎或腹膜后阑尾炎等。患者腹部触痛和肌紧张较轻,腰背部叩击痛明显。

## 二、腹腔外疾病

1. 大叶性肺炎、胸膜炎　腹部触痛和腹肌紧张不明显,腹痛多为神经反射性疼痛,体检时胸部多有阳性体征且不超过中线。

2. 心绞痛及急性冠状动脉栓塞　疼痛性质与溃疡病穿孔或急性胆囊炎相似,可表现为剧烈的剑突下及上腹痛。根据疼痛性质、持续时间、伴随症状,结合心电图检查可明确诊断。

【治疗原则】

急性化脓性腹膜炎的处理根据病情急缓及患者一般情况可分为非手术治疗和手术治疗。

## 一、非手术治疗

1. 非手术治疗指征　①病情较轻,或病程较长(超过 24 小时),且腹部体征逐渐减轻;②原发性腹膜炎或盆腔器官感染引起的腹膜炎;③伴有严重心肺等脏器疾病而不能耐受手术者。

2. 体位　休克病人取头、躯干抬高 20°~30°,下肢抬高 15°~20°的体位,这样可以使更多的血液回流入心脏。普通患者多取半卧位,可以促使腹腔渗出液流向盆腔,有利于局限和引流,减少吸收并减轻中毒症状,同时减轻因腹胀挤压膈肌而造成的对呼吸和循环的影响。

3. 禁食、胃肠减压　消化道穿孔病人必须禁食,以减少胃内容物流出。必要时留置胃管,持续胃肠减压,抽出胃肠道内容物和气体,以减少消化道内容物继续流入腹腔,减轻胃肠内积气,改善胃壁的血运,有利于炎症的局限和吸收。

4. 纠正水、电解质紊乱　腹膜炎常有大量液体渗出,易造成体内水和电解质紊乱。因此,通过补液纠正缺水和酸碱失衡至关重要。对于病情严重者,应输血浆及白蛋白以纠正低蛋白血症,贫血时可输血。补液时应注意监测脉搏、血压、尿量、中心静脉压等指标从而调整输液的成分和速度,特别是年龄偏大及心肺功能差的患者应特别注意。

5. 抗生素控制感染　继发性腹膜炎大多为混合感染,致病菌以大肠埃希菌、肠球菌和厌氧菌为主,抗生素的选择应考虑致病菌的种类。第三代头孢菌素足以杀死大肠埃希菌且无耐药性,因此初始阶段经验性应用单一广谱抗生素(第三代头孢)治疗大肠埃希菌的效果一般较好,之后可根据病情进展,按照细菌培养及药敏结果进一步调整。

6. 补充热量和营养支持　急性腹膜炎患者的代谢率较正常人明显增加,静脉输入葡萄糖、氨基酸、蛋白质、脂肪乳等可补充机体需要的热量及营养。对于长期不能进食的病人应尽早给予肠外营养。

7. 镇静、止痛、吸氧　根据患者一般情况予以镇静、吸氧等对症处理。若患者还未确诊或需进行观察,暂不能用止痛剂,以免掩盖病情。对诊断及治疗方案已明确的患者可酌情应用止痛剂以减轻病人的痛苦与恐惧心理。

## 二、手术治疗

1. 手术适应证　①腹腔内原发病灶严重,如腹内脏器破裂、肠穿孔、胆囊坏疽穿孔、绞窄性肠梗阻、术后胃肠吻合口瘘等;②腹膜炎病因不明确,且无局限趋势者;③患者一般情况差,感染中毒症状明显,出现肠麻痹、大量腹腔积液,特别是休克患者;④经保守治疗 6～8 小时(一般不超过 12 小时)后腹膜炎症状与体征均不见缓解,或反而加重者。

2. 原发病的处理　清除引起腹膜炎的原发病灶是手术治疗的主要目的。原则上手术切口应尽量靠近病灶部位,如不能确定原发病病灶,则以右旁正中切口为首选,开腹后根据病灶位置和腹腔情况可适当延长切口。

3. 彻底清洁腹腔　开腹后应尽可能地吸尽腹腔内脓汁,清除腹腔内食物残渣、粪便、异物等。可用甲硝唑及生理盐水冲洗腹腔至清洁。为避免粘连,关腹前一般不在腹腔内应用抗生素。

4. 充分引流　引流可使腹腔内较多渗液通过引流管排出体外,从而更好地控制炎症发展,防止腹腔脓肿发生。留置腹腔引流管的指征:①坏死病灶未能彻底清除或有大量坏死组织无法清除;②预防穿孔修补处、吻合口等部位术后发生渗漏;③手术部位有较多的渗液或渗血;④已形成局限性脓肿。通常采用的引流物有双套管、橡皮管、烟卷、橡皮片,放置位置一般在病灶附近和盆腔底部。

近年来腹腔镜手术在弥漫性腹膜炎诊疗方面的应用日益广泛,腹腔镜探查和治疗对原因不明的腹膜炎较开腹手术更有优势。

【复习思考题】

1. 原发性腹膜炎和继发性腹膜炎的区别有哪些?
2. 急性化脓性腹膜炎的诊断要点有哪些?
3. 急性化脓性腹膜炎的治疗原则有哪些?
4. 急性化脓性腹膜炎的手术指征有哪些?

## 第六节　胃十二指肠疾病

【见习项目】

1. 各种胃十二指肠疾病(gastroduodenal disease),包括胃十二指肠溃疡(gastroduodenal ulcer)、胃癌(gastric cancer)、胃淋巴瘤(gastric lymphoma)、胃肠道间质瘤(gastrointestinal stromal tumor)、胃的良性肿瘤(benign tumor of stomach)等疾病的示教。

2. 胃十二指肠良恶性疾病的临床表现、鉴别诊断和治疗。

【见习目的与要求】

1. 掌握胃十二指肠溃疡合并穿孔、出血及幽门梗阻等并发症的临床表现,同时掌握正确的体格检查,并做出正确的诊断。

2. 掌握胃十二指肠溃疡合并穿孔、出血及幽门梗阻等并发症的鉴别诊断要点。

3. 掌握胃十二指肠溃疡的外科治疗原则。

4. 掌握胃十二指肠溃疡的手术适应证,熟悉各种手术方法的原理、术式选择和术后并发症。

5. 掌握胃癌的临床表现、诊断与鉴别诊断以及治疗原则。

6. 掌握胃癌的手术方式。

7. 掌握其他胃肿瘤的诊治要点。

## 【见习地点】

见习医院普通外科。

## 【见习准备】

见习带教老师事先选好病例(胃十二指肠溃疡合并穿孔、出血和幽门梗阻,以及胃癌的病例)若干,分配好每一病例示教所占时间。根据病例数分小组。

## 【见习流程】

1. 带教老师对理论课知识、概念进行简要复习,讲授病史采集和体格检查要点。

2. 将学生分组带进病房,每个病例在一个小组中选出一位同学进行病史采集,并结合胃十二指肠溃疡疾病和胃癌的特点进行重点的体格检查。

3. 各小组集中到示教室,由当事同学汇报病史及阳性体征,提出下一步的辅助检查,并说明其目的。带教老师展示典型胃十二指肠溃疡和胃癌的胃镜照片、钡餐X线片和腹部CT片,并展示胃十二指肠常见并发症的典型腹部平片和CT片。

4. 学生归纳总结病例特点,做出诊断和鉴别诊断,提出治疗原则和依据。各小组对所示教的病例开展讨论,指出各自小组的不足之处。

5. 带教老师分析总结,指出各组的优点和不足,提出思考题。

## ☆胃十二指肠溃疡

### 【病史采集要点】

#### 一、现病史采集要点

1. **发病情况** 了解病例是缓慢起病还是急性起病。

2. **发病病因/诱因** 患者是否有长期口服非甾体抗炎药或皮质激素的病史;发病前是否有受凉、过量饮酒、不洁饮食或暴饮暴食史。

3. **主要症状** 重点询问有无腹痛,腹痛的部位、性质、持续时间和规律,以及是否与饮食相关;是否有呕吐,呕吐的性质、程度、方式和频次如何,呕吐物中是否有食物残渣、血或血凝块;有无血便或黑便。

4. **病情演变** 了解出现上述症状的时间、症状变化以及目前情况。

5. **伴随症状** 询问是否伴有发热、畏寒和寒战，是否伴有面色苍白、乏力、反酸和呕血，是否伴有消瘦。

6. **诊疗情况** 了解患者之前是否就诊，在何处就诊，做过何种检查，检查结果如何，有无服药，治疗后病情有无变化。

7. **一般情况** 了解患者精神状况及大小便、睡眠、饮食情况，体重有无减轻。

## 二、既往史和个人史等采集要点

(1) 有无药物过敏及输血史。

(2) 有无慢性疼痛、风湿病、高血压、糖尿病和冠心病等慢性病史，有无肝炎、肺结核和艾滋病等传染病史。

(3) 既往有无类似腹痛病史。

(4) 有无吸烟饮酒史，有无侵袭性操作史、静脉吸毒史和疫水接触史。

(5) 工作和职业情况。

(6) 家族中近亲属是否有类似病史。

【查体要点】

1. **急性胃十二指肠溃疡穿孔** 体检见病人表情痛苦，取屈曲体位，不敢移动。腹式呼吸减弱或消失，全腹压痛，但以穿孔处最重。腹肌紧张呈板状腹，反跳痛明显。肠鸣音减弱或消失。叩诊肝浊音界缩小或消失，可有移动性浊音。

2. **胃十二指肠溃疡大出血** 出血时患者通常无明显腹部体征。由于肠腔内积血刺激肠蠕动增加，患者可有肠鸣音增强。

3. **胃十二指肠溃疡瘢痕性幽门梗阻** 患者上腹部可见胃型，晃动上腹部可闻及振水音。

【辅助检查】

1. **电子胃镜** 电子胃镜能显示胃及十二指肠腔内形态、胃肠皱襞、黏膜、黏膜下血管形态和胃蠕动情况。溃疡一般呈现为圆形或椭圆形凹陷，边缘增厚，呈漏斗状，直径 0.5~1.5 cm，一般 <2.5 cm，底部覆盖纤维膜或脓苔，周围常伴充血、出血和水肿等。胃溃疡多发生于胃小弯侧，胃角处最为常见，亦可见于胃窦和胃体处，大弯侧溃疡最为少见；十二指肠溃疡多见于球部。对于胃十二指肠溃疡大出血，胃镜可明确出血部位和原因。对于胃十二指肠溃疡瘢痕性幽门梗阻，胃镜可明确诊断。但对于考虑急性穿孔患者，通常不做胃镜检查。

2. **立位 X 线** 急性胃十二指肠溃疡穿孔在立位平片上可见膈下新月状游离气体影。

3. **CT** 对于急性胃十二指肠溃疡穿孔，腹部 CT 可见到膈下及腹腔内游离气体影。对于大的溃疡，CT 可明确溃疡部位。对于胃十二指肠溃疡瘢痕性幽门梗阻，CT 可见到幽门处团块状增厚，幽门管狭窄甚至消失，整个胃腔明显扩张，胃壁水肿增厚，以及大量胃内容物充盈。

【诊断】

一般依靠临床表现、腹部体征和辅助检查不难做出临床诊断。

1. **诊断程序** 做出胃十二指肠溃疡合并穿孔、出血、幽门梗阻的临床诊断需要考虑以下几个层次的问题:①是否为胃十二指肠溃疡可能;②根据腹部体征及辅助检查判断是否合并穿孔、出血和幽门梗阻;③是否需要急诊手术处理;④注意与其他相关疾病的鉴别。

2. 诊断要点　根据胃十二指肠溃疡合并穿孔、出血、幽门梗阻的不同,其诊断要点也有所不同。

(1) 急性胃十二指肠溃疡穿孔:既往有溃疡病史,突发上腹部刀割样剧痛,加上典型的板状腹体征和X线检查提示膈下游离气体,可以确定诊断。

(2) 胃十二指肠溃疡大出血:溃疡性出血患者通常有溃疡病史。胃底食管静脉曲张破裂出血患者有肝硬化病史,此类患者通常面色灰暗,腹壁浅静脉显露,腹壁皮肤可见蜘蛛痣。应激性溃疡患者多有重度感染、创伤,或者使用激素、非甾体抗炎药等引起应激的病因。胃镜检查可明确出血部位和原因。选择性动脉造影也可用于明确出血部位。

(3) 胃十二指肠溃疡瘢痕性幽门梗阻:根据患者长期的溃疡病史以及典型的症状和临床表现,多可确定诊断。需区分是水肿性还是瘢痕性幽门梗阻,前者可以在水肿消退后通过正规的消化性溃疡药物治疗而避免手术。

【鉴别诊断】

1. 急性胆囊炎　主要为右上腹绞痛或持续性疼痛伴阵发加剧,疼痛向右侧肩背部放射,伴畏寒发热。右上腹局部压痛明显,炎症较重者可有反跳痛及肌卫,可触及肿大的胆囊,墨菲(Murphy)征阳性。胆囊坏疽穿孔时有弥漫性腹膜炎表现,但X线检查无膈下游离气体。腹部B超或CT检查提示胆囊炎或胆囊结石。

2. 急性胰腺炎　腹痛一般不如溃疡急性穿孔者剧烈,多位于上腹部偏左并向背部放射。腹痛由轻逐渐变重,肌紧张程度相对较轻。血、尿淀粉酶明显升高。X线检查无膈下游离气体,腹部CT、B超检查提示胰腺肿胀,周围渗出。

3. 急性阑尾炎　阑尾炎一般症状较轻,腹部体征局限于右下腹,一般无腹壁板样强直,X线检查无膈下游离气体。

4. 胃癌　胃癌早期症状常不明显,常有上腹部不适、隐痛、嗳气、泛酸、食欲减退、轻度贫血等一些不具有特异性的症状,容易被忽视或被误诊为胃十二指肠溃疡。胃十二指肠溃疡常有规律性疼痛,一旦胃溃疡疼痛性质发生了改变,成为持续性疼痛或者有所减轻,应警惕癌变的可能。胃癌常发生于40岁以上患者,伴黑便或持续大便隐血阳性,晚期患者可于上腹部触及肿大包块,胃镜检查及病灶活检可确诊。

【治疗原则】

一、外科治疗适应证

1. 胃溃疡外科治疗适应证　①非手术治疗失败、溃疡不愈合或短期内复发者;②合并溃疡急性穿孔、大出血和瘢痕性幽门梗阻等并发症;③溃疡巨大(直径>2.5 cm)或高位溃疡;④胃十二指肠复合性溃疡;⑤溃疡不能除外恶变或已经恶变者。

2. 十二指肠溃疡外科治疗适应证　①经正规内科治疗无效的顽固性十二指肠溃疡;②合并溃疡急性穿孔、大出血和瘢痕性幽门梗阻等并发症;③溃疡病史长、发作频繁或症状严重者;④胃镜提示溃疡深大、溃疡底部可见血管或附有血凝块;⑤X线钡餐检查提示十二指肠球部严重变形;⑥既往有严重溃疡并发症而溃疡仍反复活动者。

## 二、常用手术方式

1. 穿孔缝合术　适应证为胃或十二指肠溃疡急性穿孔。

近几年来,急性胃十二指肠溃疡穿孔通常首选腹腔镜手术,仅部分合并出血或腹腔严重感染者仍选择开放手术。术中沿胃或十二指肠纵轴在穿孔处一侧进针,贯穿全层,从穿孔处另一侧出针,通常缝合3针左右。溃疡穿孔缝合术需注意:①溃疡疑有恶变者需于穿孔处取组织送病理检查;②全层贯穿缝合时注意不要缝到对侧胃壁;③穿孔处胃壁通常水肿明显,打结时要松紧适度,避免切割;④缝合结扎后可将大网膜游离部分覆盖于修补部位,并再次结扎缝线。

2. 胃大部切除术　适应证为胃十二指肠溃疡保守治疗无效或者并发穿孔、出血、幽门梗阻、癌变者。

胃大部切除术,即远端胃大部切除术,是胃十二指肠溃疡的主要手术方式,包括胃组织的切除和胃肠道重建。胃切除的范围为远端2/3～3/4胃组织并包括幽门、近胃侧部分十二指肠球部。根据胃肠道重建的方式不同,胃大部切除术可分为三种:①毕(Billroth)Ⅰ式,残胃与十二指肠断端吻合,符合原来的解剖生理,注意吻合口不得有张力;②毕(Billroth)Ⅱ式,十二指肠断端缝闭,残胃与空肠吻合,可用于毕Ⅰ式吻合口有张力的情况;③胃空肠Roux-en-Y术式,胃大部切除后,十二指肠断端关闭,在距十二指肠悬韧带(Treitz韧带)10～15 cm处切断空肠,远断端与残胃吻合,近断端与距前胃肠吻合口45～60 cm的远断端空肠行端侧吻合。此术式可防止胆胰液流入残胃导致反流性胃炎。

3. 迷走神经切断术　该术式在国外曾广泛应用于单纯性溃疡病的治疗,目前已很少应用。

## 三、胃大部切除术后并发症

胃大部切除术后并发症可分早期和晚期并发症,早期并发症多与术中操作不当或术前准备不足有关;远期并发症多因手术导致的解剖、生理改变造成对机体的扰乱所致。

1. 术后早期并发症　胃大部切除术后的早期并发症主要有以下几种。

(1) 术后出血:包括胃肠道腔内出血和腹腔内出血。前者包括胃或十二指肠残端出血、吻合口出血等,多为胃周围结扎血管或网膜血管结扎线松脱出血,可通过胃镜检查明确出血部位并行内镜下止血。

(2) 术后胃瘫:通常发生在术后2～3天,多在饮食由禁食改为流质或流质改为半流质时出现。主要表现为恶心、呕吐,呕吐物多呈绿色。可放置胃管进行引流、减压,一般需放置1～2周,时间长者可达月余。胃管引流量减少,引流液由绿转黄、转清是胃瘫缓解的标志。可配合使用促胃动力药物,如胃复安和红霉素等。

(3) 术后胃肠壁缺血坏死、吻合口破裂或瘘:为避免此并发症的发生,术中需适当保留残胃大弯的胃短血管,同时注意保护十二指肠残端或空肠袢的血供。一旦此并发症发生,需立即禁食,放置胃管进行胃肠减压,并严密观察,严重者需进行手术探查。

(4) 十二指肠残端破裂:常见于十二指肠残端处理不当或毕Ⅱ式输入袢梗阻。主要表现为上腹部剧烈疼痛,腹膜刺激体征明显,腹腔穿刺可见引流液含胆汁。一旦确诊需立即手术。

(5) 术后肠梗阻：胃大部切除术后肠梗阻的鉴别见表 2-6-1。

表 2-6-1　胃大部切除术后肠梗阻的鉴别

| 梗阻部位 | 呕吐物性质 | 治疗方案 |
| --- | --- | --- |
| 吻合口梗阻 | 含食物，不含胆汁 | 保守治疗无效时手术治疗 |
| 输出袢梗阻 | 含食物和胆汁 | 保守治疗无效时手术治疗 |
| 急性完全性输入袢梗阻 | 量少，不含胆汁 | 立即手术治疗 |
| 慢性不全性输入袢梗阻 | 大量胆汁，几乎不含食物 | 保守治疗无效时手术治疗 |

2. 术后晚期并发症　胃大部切除术后的晚期并发症主要有以下几种。

(1) 倾倒综合征：胃大部切除术后，由于失去了幽门的节制功能，胃内容物排空过快，产生一系列临床症状，称为倾倒综合征，多见于毕Ⅱ式吻合。根据患者进食后出现症状的时间，倾倒综合征分为早期和晚期两种类型（表 2-6-2）。

表 2-6-2　胃大部切除术后倾倒综合征的类型

| | 早期倾倒综合征 | 晚期倾倒综合征 |
| --- | --- | --- |
| 发病时间 | 进食后半小时内 | 餐后 2~4 小时 |
| 发病机制 | 可能与高渗性胃内容物快速进入肠道导致肠道内分泌细胞大量分泌血管活性物质有关 | 食物进入肠道后刺激胰岛素大量分泌，继而导致反应性低血糖，故又称为低血糖综合征 |
| 临床表现 | 出现心悸、出冷汗、乏力、面色苍白等短暂血容量不足的相应表现，并伴有恶心和呕吐、腹部绞痛和腹泻 | 头晕、面色苍白、出冷汗、乏力、脉搏细数 |
| 治疗方案 | 调整饮食，少食多餐，避免过甜的高渗食品，症状重者可采用生长抑素治疗，手术宜慎重 | 调整饮食，减缓碳水化合物的吸收，严重病例可采用皮下注射生长抑素 |

(2) 碱性反流性胃炎：主要表现为胸骨后或上腹部烧灼痛，呕吐物含胆汁，一般抑酸剂治疗无效，多采用保护胃黏膜、抑酸、调节胃动力等综合措施，严重者可考虑手术治疗。

(3) 溃疡复发：先进行溃疡的正规保守治疗，若非手术治疗失败，可考虑再次手术。

(4) 营养性并发症：由于残胃容量明显减少导致消化吸收功能受影响，主要表现为上腹部饱胀、贫血、消瘦等。可采取调节饮食的方式治疗，少食多餐，选用高蛋白、低脂肪饮食，补充维生素、铁剂和微量元素。

(5) 残胃癌：良性疾病行胃大部切除术后 5 年以上，残胃出现原发癌称为残胃癌，发生率约 2%。多数患者残胃癌发生在前次因良性病变行胃大部切除术后 10 年以上。主要表现为进食后饱胀伴贫血、体重下降。胃镜检查可确诊。

【复习思考题】

1. 急性胃十二指肠溃疡穿孔的临床表现、主要鉴别诊断和治疗原则是什么？
2. 胃十二指肠溃疡大出血的临床表现、主要鉴别诊断和治疗原则是什么？
3. 胃十二指肠溃疡瘢痕性幽门梗阻的临床表现、主要鉴别诊断和治疗原则是什么？

# ☆胃癌及其他胃肿瘤

【病史采集要点】

## 一、现病史采集要点

1. 发病情况 了解病例是缓慢起病还是急性起病。
2. 发病病因/诱因 患者是否有长期口服非甾体抗炎药或皮质激素的病史；发病前是否有受凉、过量饮酒、不洁饮食或暴饮暴食。
3. 主要症状 重点询问有无上腹部不适、进食后饱胀恶心等非特异性的上消化道症状，有无腹痛，腹痛的部位、性质、持续时间和规律如何，是否与饮食相关；有无血便或黑便。
4. 病情演变 了解出现上述症状的时间、症状变化以及目前情况。
5. 伴随症状 询问是否伴有发热、畏寒和寒战，是否伴有面色苍白、乏力、反酸和呕血，是否伴有消瘦。
6. 诊疗情况 了解患者之前是否就诊，在何处就诊，做过何种检查，检查结果如何，有无服药，治疗后病情有无变化。
7. 一般情况 了解患者精神状况及大小便、睡眠、饮食情况，体重有无减轻。

## 二、既往史和个人史等采集要点

（1）有无药物过敏及输血史。
（2）有无慢性疼痛、风湿病、高血压、糖尿病和冠心病等慢性病史，有无肝炎、肺结核和艾滋病等传染病史。
（3）有无类似上腹部不适病史。
（4）有无吸烟饮酒史，有无侵袭性操作史、静脉吸毒史和疫水接触史。
（5）工作和职业情况。
（6）家族中近亲属是否有类似病史。

【查体要点】

1. 一般情况 检查患者的体温、血压、脉搏、呼吸情况。
2. 专科查体 需要检查的内容包括：①腹部外观有无异常，有无手术切口、疝等，腹部是否平坦，有无膨隆或凹陷，有无静脉曲张或胃肠蠕动波；②腹壁紧张度，腹部有无压痛，有无反跳痛及肌卫，有无肿块，左侧锁骨下淋巴结有无肿大；③腹部有无叩击痛；④有无振水音，肠鸣音是否正常（亢进、减弱或消失）。

【辅助检查】

1. 电子胃镜 镜下观察胃黏膜病变的部位和范围，对于可疑病灶可钳夹组织做病理检查，是确诊胃癌最有效的方法。超声胃镜可探查肿瘤浸润胃壁的深度以及壁外浸润情况，判断肿瘤T分期；可同时探查胃周淋巴结转移情况，用于术前临床分期，判断肿瘤是否可行内镜下切除。
2. X线钡餐 X线钡餐检查仍为诊断胃癌常用的辅助检查方法。X线征象主要有龛影、充盈缺损、胃壁僵硬、胃腔狭窄以及黏膜皱襞改变等；同时，钡餐检查对胃上部癌是否侵犯食管有诊断价值。

3. CT　腹部增强 CT 检查在评价胃癌病变范围、局部淋巴结转移和远处转移（如肝、卵巢）方面具有较高的价值，是手术前判断肿瘤 N 分期和 M 分期的首选方法。

【诊断】

一般依靠症状和体征，结合电子胃镜、腹部增强 CT 等辅助检查不难做出临床诊断。

1. 诊断程序　做出胃癌的临床诊断需要考虑以下几个层次的问题：①是否为胃癌；②根据胃镜病理结果，明确是否病理确诊为胃癌；③结合病灶部位以及胃镜、腹部增强 CT 等辅助检查结果，判断胃癌的临床分期，是否可行手术治疗以及采取何种手术方式；④注意胃癌与其他相关疾病的鉴别。

2. 诊断要点　①根据临床表现、腹部体征、辅助检查［胃镜＋病理、腹部增强 CT 和 X 线钡餐检查（图 2-6-1）］可明确诊断；②主要根据胃镜（或超声胃镜）、腹部增强 CT 等结果做出 cTNM 分期。

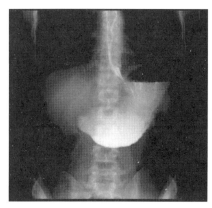
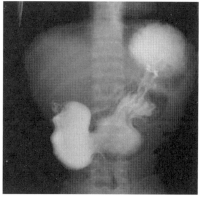

图 2-6-1　幽门梗阻 X 线钡餐影像

【鉴别诊断】

1. 慢性胆囊炎　不发作时通常无明显症状，或偶有右上腹隐痛不适，急性发作时可有腹痛、畏寒、发热及黄疸等症状，B 超或腹部 CT 检查可提示胆囊炎或伴胆囊结石。

2. 慢性胃炎　慢性胃炎 X 线钡餐造影也可出现黏膜粗乱、充盈缺损等表现，与胃癌相似。胃镜及病理活检可最终明确诊断。

3. 胃十二指肠溃疡　详见"胃十二指肠溃疡"部分相关内容。

4. 邻近器官的肿瘤　邻近脏器如肝脏、胰腺和结肠等发生肿瘤，较大者可于上腹部触及包块，压迫或侵犯胃壁后可出现腹痛、进食后饱胀不适和幽门梗阻等症状，X 线钡餐检查亦可出现与胃癌相似征象，腹部增强 CT 和胃镜可进行鉴别诊断。

【治疗原则】

手术治疗是目前胃癌的主要治疗方式。部分早期胃癌可行胃镜下切除；进展期胃癌应行胃癌根治术(胃切除＋淋巴结清扫)；化疗用于不可切除或术后复发的病人，也可用于胃癌根治术后的辅助治疗。

1. 早期胃癌的内镜下治疗　对于直径<2 cm 的无溃疡表现的分化型黏膜内癌，可在内镜下行胃黏膜切除术(EMR)或内镜下黏膜下剥离术(ESD)。目前临床上更推荐使用 ESD，方法为：将病灶周围黏膜用高频电刀环周切开，在黏膜下层和肌层间剥离。对于肿瘤浸润深度达到黏膜下层、无法完整切除和可能存在淋巴结转移的早期胃癌，不应盲目内镜下治疗，原则上应采用标准的外科根治性手术。

2. 手术治疗　手术治疗可分为根治性手术和姑息性手术。

（1）根治性手术：为达到根治的目的，应彻底切除胃癌原发灶，按临床分期标准清除胃周围的淋巴结，重建消化道。可采用开腹胃癌根治术和腹腔镜胃癌根治术，目前机器人辅助胃癌根治术也逐渐开展。

常用的胃切除术和胃切除范围：①全胃切除术，包括贲门和幽门的全胃切除；②远端胃切除术，包括幽门的胃切除术，保留贲门，标准手术为切除胃的 2/3 以上；③近端胃切除术，包括贲门的胃切除术，保留幽门。胃切除范围标准为胃切断线距肿瘤边缘至少 5 cm；远侧部癌应切除十二指肠第一部 3~4 cm，近侧部癌应切除食管下端 3~4 cm。保证切除后切缘无肿瘤残留。

关于淋巴结清扫范围，目前公认的胃癌根治手术的标准术式是 $D_2$ 淋巴结清扫的胃切除术。对于进展期胃癌，即临床分期为 $T_2$~$T_4$ 或临床发现/怀疑有淋巴结转移的肿瘤，均应行 $D_2$ 淋巴结清扫。

（2）姑息性手术：指原发灶无法切除，针对由于胃癌导致的梗阻、穿孔、出血等并发症状而做的手术，如胃切除术、胃空肠吻合术、空肠造口术、穿孔修补术等。

3. 化疗　早期胃癌根治术后原则上不必辅助化疗，而进展期胃癌根治术后无论有无淋巴结转移均需化疗。而对于不可切除性、复发性或姑息手术后等胃癌晚期患者，若患者身体能耐受，可建议行化疗。具体化疗方案可参照中国抗癌协会临床肿瘤学协作专业委员会(Chinese Society of Clinical Oncology，CSCO)指南。

4. 其他治疗　其他治疗方法包括放疗、免疫治疗、分子靶向治疗和中医中药治疗等。

【其他胃肿瘤诊治要点】

1. 胃淋巴瘤　原发性胃淋巴瘤是结外型淋巴瘤中最常见者，占胃恶性肿瘤的 3%~5%，仅次于胃癌而居第二位。发病以 45~60 岁男性居多。早期症状无特异性，最常见的临床表现为上腹痛，可伴恶心、呕吐、体重下降、消化道出血和贫血等表现。超声内镜可判断淋巴瘤浸润胃壁深度与淋巴结转移情况，结合胃镜下多部位较深取材活组织检查可显著提高诊断率，腹部增强 CT 亦可进一步鉴别诊断胃淋巴瘤和胃癌。手术治疗胃淋巴瘤有助于准确判断临床病理分期，病变局限的早期病人可获根治机会；姑息性切除也可减瘤，结合术后化疗可提高疗效、改善预后；胃淋巴瘤对化疗反应较好，化疗可提高 5 年生存率，最常用的化疗方案为 CHOP 方案。

2. 胃肠道间质瘤　胃肠道间质瘤(GIST)是消化道最常见的间叶源性肿瘤，占消化道肿瘤的 1%~3%，其中 60%~70% 发生在胃，20%~30% 发生在小肠，10% 发生在结直肠，也可发生在食管、网膜和肠系膜等部位。肿瘤较小时症状不明显，可有上腹部不适或类似溃疡病的消化道症状，瘤体较大时可扪及腹部肿块；肿瘤浸润到胃肠道腔内常有消化道出血表现;小肠的间质瘤易发生肠梗阻;十二指肠间质瘤可压迫胆总管引起梗阻性黄疸。X线钡餐造影和胃镜有助于 GIST 诊断;因 GIST 主要位于肌层,超声内镜可明确肿物来源;CT 和 MRI 有助于判断肿块位置及有无肿瘤转移;因 c-kit 基因编码 Kit 蛋白($CD_{117}$)是 GIST 的诊断标志物,组织标本免疫组化显示 $CD_{117}$ 和(或)DOG-1 过度表达可最终确诊。手术治疗是首选的治疗方式,术中应尽量完整切除肿块,避免瘤体破裂;中高危险度的 GIST 术后予以甲磺酸伊马替尼治疗,可控制术后复发,改善预后。

3. 胃的良性肿瘤　良性肿瘤约占全部胃肿瘤的 2%。按其组织来源可分为黏膜上皮细胞良性肿瘤和间叶组织良性肿瘤;前者包括胃腺瘤和腺瘤性息肉等,后者包括平滑肌瘤、纤维瘤、脂肪瘤、血管瘤、神经纤维瘤等;最常见的为平滑肌瘤,多见于胃体和胃窦部。常见的临床表现有上腹部饱胀不适、腹痛、消化道出血,肿瘤较大者可于上腹部扪及肿块或引起不全性梗阻症状。X线钡餐检查、胃镜、超声及 CT 检查等均有助于诊断,胃镜和病理活检有助于黏膜起源瘤的确诊,超声胃镜对黏膜下的间叶组织瘤更具诊断价值。手术切除是胃良性肿瘤的首选治疗方式。

【复习思考题】

1. 胃癌的临床表现、主要鉴别诊断和治疗原则有哪些?
2. 胃癌主要的手术方式有哪些?
3. 胃淋巴瘤、胃肠道间质瘤及胃良性肿瘤的诊治要点有哪些?

## 第七节　小　肠　疾　病

【见习项目】

1. 常见小肠疾病,重点是不同肠梗阻疾病的示教。
2. 须与小肠疾病鉴别的常见疾病示教。

【见习目的与要求】

1. 掌握肠梗阻的病因和分类,病理和病理生理变化,各种类型肠梗阻临床表现,诊断和治疗,要求会正确的体格检查,并能做出正确的诊断。
2. 熟悉肠道的解剖生理概要。
3. 掌握肠梗阻的鉴别诊断要点。
4. 掌握肠梗阻的治疗原则和常用治疗方法。
5. 熟悉须与肠梗阻鉴别的各种疾病的鉴别诊断要点。
6. 了解肠道炎性疾病的外科治疗。
7. 了解小肠肿瘤、肠息肉和息肉病的诊断和治疗。
8. 了解常见的先天性肠疾病。

【见习地点】

见习医院普通外科。

**【见习准备】**

带教老师事先选好病例(尽可能每次有 2～3 个病人),分配好每个病例所占的时间(可适当选 1～2 个须与肠梗阻鉴别的病例)。

**【见习流程】**

1. 带教老师对理论课知识、概念进行简要复习。

2. 每一病例由一个小组中选出一位同学进行病史采集,并结合肠梗阻疾病特点进行重点的体格检查。

3. 各小组集中,回到示教室由当事同学报告病史及阳性体征,提出下一步的辅助检查和可能的阳性结果,做出诊断和鉴别诊断,提出治疗原则和依据。各小组对所示教的病例开展讨论,指出各自小组的不足之处。

4. 带教老师分析总结,指出各组的优点和不足,提出思考题。

**【病史采集要点】**

**一、现病史采集要点**

1. *发病情况* 了解肠梗阻是急性起病还是慢性起病,慢性起病涉及功能性与器质性、良性与恶性疾病的鉴别。

2. *发病诱因* 患者发病前是否有暴饮暴食、饭后剧烈运动,以及是否有腹部手术史等。

3. *主要症状* 腹痛、腹胀、呕吐、肛门停止排气排便是肠梗阻最重要的症状。

4. *病情演变* 初发时腹痛可能较轻,以后逐渐加重,有增无减,呈阵发性,中间有缓解期,多数为绞痛,极难忍耐,患者可因腹痛在床上辗转不安。随着急性腹痛的发生即有呕吐,早期呕吐多数为反射性,吐出胃内容物,以后梗阻加剧,可将肠内容物呕出,甚至吐出粪便样物(低位肠梗阻时)。

5. *伴随症状* 了解患者是否伴有发热、乏力、心悸等。

6. *诊疗情况* 了解患者之前是否就诊,在何处就诊,做过何种检查,检查结果如何,有无服药,治疗后病情有无变化。

7. *一般情况* 了解患者精神状况及大小便、睡眠、饮食情况,体重有无减轻。

**二、既往史和个人史等采集要点**

(1) 有无药物过敏史。
(2) 有无长期吸烟史。
(3) 婴幼儿期有无类似病史。
(4) 家族中近亲属是否有类似病史。
(5) 工作及职业情况。

**【查体要点】**

肠梗阻患者常有脱水、眼球下陷、皮肤干燥、尿少等表现。如已发生肠管绞窄,梗阻部肠管坏死穿孔时,患者可出现苍白、出汗、脉微而速、血压下降、体温升高等脓毒症休克及腹膜炎征象。

腹部检查可见腹胀、肠型,并可见肠蠕动波。用手压迫腹部时有激惹现象,即诱发肠管急剧蠕动。听诊则有肠鸣音亢进,或金属音、气过水音等,腹痛发作时最易听到。触诊时有压痛,如肠管壁病变严重或已成弥漫性腹膜炎时,除压痛显著外,更有反跳痛、腹肌强直等腹膜刺激症状。

【辅助检查】

1. 立位腹部平片　患者站立时,腹部平片上可见肠管内多数液平面,有时呈现阶梯状,单个绞窄性肠袢在X线检查时亦可被发现(图2-7-1)。

2. 腹盆腔CT　肠梗阻最有效的检查方法之一,可显示肠梗阻的部位、程度和性质(图2-7-2)。

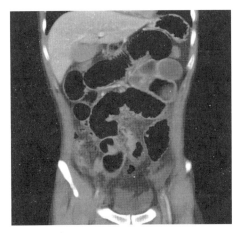

图2-7-1　小肠梗阻X线影像

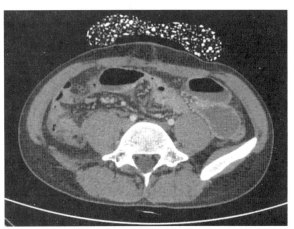

图2-7-2　小肠梗阻CT影像

【诊断】

一般依靠症状和体征、结合辅助检查不难做出临床诊断。

1. 诊断程序　根据临床症状和检查,在诊断肠梗阻过程中,需要解决下列几个问题:①是否有肠梗阻存在;②是机械性还是动力性(麻痹性或痉挛性)梗阻;③是单纯性还是绞窄性梗阻;④是小肠还是结肠梗阻(若是小肠梗阻,还应区别是高位小肠还是低位小肠梗阻);⑤梗阻的原因是什么。

2. 诊断要点　①机械性肠梗阻最常见,具有肠梗阻典型的临床表现,早期腹胀不明显,肠鸣音亢进;②动力性肠梗阻无阵发性绞痛,肠鸣音减弱或消失;③高位小肠梗阻的呕吐发生早而频繁,腹胀不明显;④低位小肠梗阻腹胀明显,呕吐出现晚而次数少。

【鉴别诊断】

1. 与其他急腹症鉴别　肠梗阻需要与以下疾病相鉴别。

(1) 溃疡病急性穿孔:既往有溃疡病史(有嗳气、反酸、饭前后上腹部疼痛表现),此次发病后坐卧不安,并有休克症状,多伴有恶心、呕吐、上腹部肌紧张,压痛及反跳痛显著,X线透视有膈下游离气体。肝浊音区消失。肠蠕动音减弱或消失。

(2) 急性胰腺炎：多数患者有上腹痛史，突然发作，背部疼痛显著，左侧为重。上腹部有腹膜刺激现象，血清淀粉酶增高，超过500苏木基(Somogyi)氏单位。肠蠕动音不亢进。

(3) 急性胆囊炎、胆石症：右季肋部疼痛和压痛，向右侧肩胛放射，可有非粪样呕吐，有发热，偶可有黄疸。有反复发作史。

(4) 急性胃炎：常有进食不洁食物史，腹痛以脐周为主，腹痛时有排便感，排便后腹痛可一时缓解，无腹肌紧张，大便内可发现脓细胞。

(5) 急性阑尾炎：突发腹痛，起于腹部中线，随后逐渐转移至右下腹，在右下腹有局限而显著的压痛和肌紧张。直接压痛及间接压痛存在。呕吐物不带粪臭味。

(6) 肾与输尿管结石：患侧腰部、季肋部阵发性疼痛，可向生殖器及大腿内侧放射。有尿频、尿急、血尿症状。既往有多次发作史，无腹胀及肠蠕动音亢进。肾区有压痛，B超可见结石影像。

2. 肠梗阻类型的鉴别诊断　在诊断肠梗阻时，需要对梗阻的类型进行鉴别。

(1) 机械性和麻痹性肠梗阻：机械性肠梗阻和麻痹性肠梗阻的鉴别见表2-7-1。

表2-7-1　机械性肠梗阻和麻痹性肠梗阻的鉴别

| | 机械性肠梗阻 | 麻痹性肠梗阻 |
| --- | --- | --- |
| 腹痛 | 阵发性绞痛显著而剧烈，有增无减 | 腹痛不呈阵发性绞痛，可有持续性胀痛 |
| 肠蠕动音 | 亢进，有气过水声 | 消失或明显减弱 |
| 原因 | 机械性因素 | 常为弥漫性腹膜炎 |
| X线所见 | 梗阻以上肠腔扩张、胀气 | 小肠、大肠全部都积气 |
| 治疗方针 | 多需要手术治疗 | 不需要手术治疗 |

(2) 单纯性和绞窄性肠梗阻：单纯性肠梗阻和绞窄性肠梗阻的鉴别见表2-7-2。

表2-7-2　单纯性肠梗阻和绞窄性肠梗阻的鉴别

| | 单纯性肠梗阻 | 绞窄性肠梗阻 |
| --- | --- | --- |
| 发病 | 腹痛发作较缓慢，呕吐相对轻 | 腹痛发作急骤、剧烈；呕吐出现早，剧烈、频繁 |
| 一般情况 | 相对较好 | 体温上升，脉率增快，WBC计数增加，低血容量明显，酸中毒 |
| 腹痛 | 阵发性疼痛，阵痛后可无持续性痛 | 阵痛后仍有疼痛或疼痛呈持续性 |
| 腹胀 | 腹胀对称，无腹膜刺激征 | 腹胀不对称，体征和X线检查可发现固定胀大肿块(肠袢)，压痛明显，可有明显腹膜刺激征 |
| 肠鸣音 | 亢进，可有金属音调、乐音和气过水音 | 可减弱或消失 |
| 呕吐及大便排出物或腹穿液 | 胃肠内容物，无血性内容物 | 腹水量多，可呈血性恶臭，可呕吐或大便排出血性内容物 |
| 休克现象 | 多无或晚期出现，易于纠正 | 出现早而严重，不易纠正 |
| 治疗 | 可先试用保守治疗 | 多需手术治疗 |

(3) 高位和低位肠梗阻:按照呕吐物性状、腹胀的部位、程度以及 X 线检查不难诊断,易于区别。

(4) 完全性和不完全性肠梗阻:根据症状的轻重、有无肛门排便排气,不难鉴别。

**【治疗原则】**

1. 纠正水和电解质平衡失调　主要需要纠正患者的脱水和酸碱中毒。

(1) 脱水:用5%葡萄糖及生理盐水补充。

(2) 酸碱中毒:按 $CO_2$ 结合力给予适量的乳酸钠或4.5%碳酸氢钠溶液纠正酸中毒。输入足量的生理盐水即可纠正碱中毒。按具体情况补充钾、钙盐。

2. 胃肠减压　多采用鼻胃管减压,持续负压吸引。

3. 应用抗生素　可减轻肠梗阻引起的细菌感染及中毒症状,对于晚期肠梗阻和绞窄性肠梗阻有使用抗生素指征。

4. 抑制胃肠道液体分泌　适当使用抑酸药甚至生长抑素等药物,有助于减少胃肠道液体分泌量,减轻梗阻症状。

5. 手术疗法　对于机械性肠梗阻,常须手术治疗。如能解除梗阻原因,治疗愈早,预后也愈好。手术方法的选择要依据梗阻程度、引起梗阻原因以及患者全身状况而决定。手术后必须待肠鸣音恢复且肛门排气后才能开始进食。开始进流食,以后逐渐改为半流质,以至普食。

6. 其他对症治疗　解痉、镇静、镇痛等。

**【复习思考题】**

1. 肠梗阻的分类有哪些?
2. 肠梗阻的典型表现和诊断思路分别是什么?

## 第八节　阑尾疾病

**【见习项目】**

1. 各种阑尾疾病,包括急性阑尾炎(acute appendicitis)、阑尾周围脓肿(appendiceal abscess)、小儿急性阑尾炎(acute appendicitis in infants and children)、老年人急性阑尾炎(senile acute appendicitis)等疾病的示教。

2. 需要与急性阑尾炎相鉴别的常见疾病的示教。

**【见习目的与要求】**

1. 熟悉急性阑尾炎的病理和临床分类。
2. 掌握急性阑尾炎的诊断、鉴别诊断和治疗。
3. 熟悉特殊型急性阑尾炎的临床特点、处理原则。
4. 了解慢性阑尾炎的诊断和治疗。

## 【见习地点】

见习医院普通外科。

## 【见习准备】

见习带教老师事先选好病例(阑尾疾病以及病房现有的阑尾疾病鉴别诊断疾病的病例)若干,分配好每一病例示教所占时间。根据病例数分小组。

## 【见习流程】

1. 带教老师对理论课知识、概念进行简要复习。
2. 每一病例由一个小组中选出一位同学进行病史采集,并结合阑尾疾病特点进行重点的体格检查。
3. 各小组集中,回到示教室由当事同学报告病史及阳性体征,提出下一步的辅助检查和可能的阳性结果,做出诊断和鉴别诊断,提出治疗原则和依据。各小组对所示教的病例开展讨论,指出各自小组的不足之处。
4. 带教老师分析总结,指出各组的优点和不足,提出思考题。

## 【病史采集要点】

### 一、现病史采集要点

1. **发病情况** 了解阑尾疾病是缓慢起病还是急骤起病。
2. **发病诱因** 部分患者发病前可有诱因。
3. **主要症状** 急性阑尾炎患者来就诊的主要症状为腹痛。
4. **病情演变** 典型的急性阑尾炎患者,腹痛起始位于上腹部,6~8小时后逐渐转移至右下腹,并形成固定的右下腹痛。腹痛固定之后,初发部位的疼痛可有所减轻。需要观察患者是否伴有发热。
5. **伴随症状** 了解患者是否有伴随症状,如腹胀不适、恶心呕吐、腰背疼痛、脉搏增快、便秘腹泻等。
6. **诊疗情况** 了解患者之前是否就诊,在何处就诊,做过何种检查,检查结果如何,有无服药,治疗后病情有无变化。
7. **一般情况** 了解患者精神状况及大小便、睡眠、饮食情况,体重有无减轻。

### 二、既往史和个人史等采集要点

(1) 有无药物过敏史。
(2) 有无长期吸烟饮酒史。
(3) 既往有无类似病史。
(4) 家族中近亲属是否有类似病史。
(5) 工作及职业情况。

## 【查体要点】

急性阑尾炎的查体体征重点包括以下几个方面。

1. 病灶触痛　病灶处的触痛为壁腹膜受炎症刺激的表现。
2. 右下腹压痛　早期腹痛未转移到右下腹时，右下腹便可出现固定压痛。压痛多数位于麦氏点（右髂前上棘与脐部连线的中、外1/3交界处），实际压痛取决于患者阑尾的位置，只要压痛点固定即为典型体征。老年人的压痛反应较轻；阑尾穿孔时，压痛可波及全腹。
3. 腹膜刺激征象　反跳痛、肌紧张、肠鸣音减弱或消失等。
4. 右下腹肿块　右下腹饱满、压痛，肿块固定，边界不清，提示阑尾周围脓肿。
5. 腹肌强直　腹肌强直提示阑尾炎较剧烈或阑尾已坏死，将穿孔，强直范围一般较压痛区域大。腹部触诊时进行左右、上下比较，能在病变部位感受到腹壁的强直或肌紧张现象。
6. 过敏反射　①早期阑尾炎，尤其是阑尾腔有梗阻时，右下腹第10～12胸髓节段神经支配区的皮肤（Sherren三角，即由髂嵴最高点、耻骨嵴和脐构成的三角形区域）可有过敏现象，阑尾坏死后过敏反射可消失；②加压麦氏点，阑尾坏疽时可见右侧睾丸向上收缩现象，压力继续维持，睾丸收缩现象始终存在，一旦麦氏点压力解除，睾丸即退回原位。
7. 辅助诊断的其他体征　患者的以下体征也有助于急性阑尾炎的诊断。
（1）结肠充气试验（Rovsing征）：患者仰卧位，检查者用右手压迫左下腹，用左手挤压近侧结肠，使结肠内气体传导至盲肠与阑尾，引起右下腹痛者即为阳性。阴性者可能为结肠内有粪块阻塞或阑尾根部已有穿孔，阴性症状不能排除急性阑尾炎。
（2）腰大肌试验（Psoas征）：病人左侧卧位，右大腿后伸，引起右下腹疼痛者为阳性，提示阑尾为盲肠后位或腹膜后位。
（3）闭孔内肌试验：患者仰卧位，右髋和右大腿屈曲，被动向内旋转，引起右下腹痛者为阳性，提示阑尾靠近闭孔内肌。
（4）经肛门直肠指诊：阑尾位置低至盆腔者，腹壁压痛可不明显，直肠指诊可发现压痛常位于右前方，阑尾穿孔时直肠前壁压痛广泛，阑尾脓肿形成时可触及压痛肿块。

【辅助检查】
1. 实验室检查　白细胞计数和中性粒细胞分类升高，升高程度与炎症严重程度不一定成正比。
2. 腹部X线　在阑尾炎并发局限性或弥漫性腹膜炎时，腹部X线可见盲肠扩张和气液平、右下腹软组织影或穿孔所致的气腹。右下腹软组织块影，由周围充气肠区衬托，边缘可以比较清晰。
3. B超　右下腹扫查可见阑尾纵断面呈管状，横断面呈"靶环"或"同心圆"结构，中心为无回声区，管壁增厚，腔增大。
4. 腹部CT　CT上可见阑尾增粗肿胀，增强扫描阑尾有明显强化。

【诊断】
急性阑尾炎的诊断主要依据三大临床表现，即腹痛、压痛和白细胞计数及中性粒细胞比例增高。凡腹痛、压痛及血液学检查三者均典型者，可列为诊断明确。对于临床表现不典型的病人，需考虑借助一些影像学检查手段，如腹部螺旋CT和腹部彩色多普勒超声检查，通过这些影像学检查，有些情况下可见直径>8 mm的增粗肿胀的阑尾，有些情况下还可见粪石堵塞于阑尾出口（图2-8-1）。最近的世界急诊外科学会（WSES）急性阑尾炎诊疗指南推荐使用临床评分（Alvarado评分，AIR评分，新成年人阑尾炎评分）来排除急性阑尾炎以及需要影像学诊断的中风险患者。

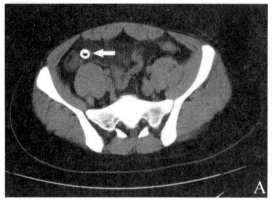
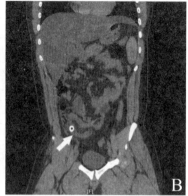

A. 横断位　B. 冠状位

图 2-8-1　急性阑尾炎、阑尾增粗伴阑尾粪石

## 【鉴别诊断】

阑尾疾病的鉴别诊断见表 2-8-1。

表 2-8-1　阑尾疾病鉴别诊断

| 疾病 | 病史 | 主要症状 | 腹痛 | 腹部压痛 | 腹肌紧张 | 其他症状体征 |
| --- | --- | --- | --- | --- | --- | --- |
| 急性阑尾炎 | 多有饮食无度 | 起于上腹的急性疼痛,伴恶心呕吐,后转移至右下腹 | 多有转移性右下腹痛,少数可无转移表现 | 局限的固定性压痛 | 腹肌紧张可持续存在 | 肠蠕动减弱,肠鸣音弱 |
| 急性肠胃炎 | 多有饮食不洁史 | 腹痛、恶心、呕吐,以呕吐、腹泻为主要症状,多早于腹痛 | 阵发性绞痛,排便后能暂时缓解,无右下腹转移 | 无明显腹部固定压痛 | 无腹肌紧张 | 肠鸣音亢进,尤其在腹痛时更加显著 |
| 过敏性紫癜 | 多有食物或药物过敏史 | 明显呕吐,呕吐物、尿液、粪便中可含有血液 | 腹痛突然,范围广,不一定局限于右下腹 | 腹壁压痛明显,范围较广,不局限于右下腹 | 腹肌紧张明显 | 常有关节痛,为此病特殊表现;腹壁和关节附近皮肤、口腔齿龈黏膜上多有小瘀点 |
| 急性肠系膜淋巴结炎 | 多有腹痛病史,常在上呼吸道感染后发作 | 在腹痛开始前后有高热,呕吐少见 | 腹痛起始即位于右下腹,多无转移性 | 触痛范围广于阑尾炎,部位高于阑尾炎 | 腹肌紧张不明显,反跳痛不显著 | 可触及腹内多个肿大淋巴结 |
| 输尿管结石 | 多有个体全身因素,尿路局部因素,生活环境、气候、水源饮食习惯等诱因 | 尿痛、尿频、尿急等泌尿系统症状较为明显,伴随向大腿内侧或阴囊放射的绞痛,早期绞痛就很剧烈 | 绞痛多位于右腰部,伴随明显叩击痛、深压痛 | 右下腹无压痛 | 无明显腹肌紧张 | 体温、白细胞多正常;X线多可显示结石影 |

续表

| 疾病 | 病史 | 主要症状 | 腹痛 | 腹部压痛 | 腹肌紧张 | 其他症状体征 |
|---|---|---|---|---|---|---|
| 卵巢滤泡或黄体的破裂出血 | 多发生在行经不久的少女,多发生在二次月经中期 | 突发性腹痛,起始即位于右下腹部,起始剧烈,随后缓解 | 突发性持续性腹痛,可有阵发性加剧,可放射到肩部 | 下腹部广泛压痛 | 腹肌紧张不明显 | 直肠指诊发现前壁有触痛;腹腔穿刺可发现血液 |
| 急性胆囊炎 | 过去多有相似发作史,平时消化不良,厌油腻 | 以腹痛为主要表现,腹痛多在右肋下缘,向右肩部放射,恶心呕吐也较重 | 腹痛开始即剧烈,持续且有阵发性加剧 | 压痛明显 | 腹肌紧张,腹壁压痛与腹肌紧张主要在右肋部胆囊区 | X线检查可能发现胆结石的存在 |
| 异位妊娠破裂 | 患者近期有月经不规律、阴道流血史 | 出血量少,仅右下腹局部刺激症状;出血量大,内出血休克症状明显 | 腹痛极突然,常伴会阴部坠痛 | 子宫区柔软且压痛明显 | 腹肌紧张轻微 | 妇科检查可发现阴道内有血液 |

【治疗原则】

单纯急性阑尾炎一般都做阑尾切除治疗,一旦急性阑尾炎诊断明确,应行早期手术切除阑尾。早期手术是指阑尾炎症还处于管腔阻塞或仅有充血水肿时就手术切除。

急性阑尾炎阑尾切除禁忌证:①阑尾脓肿经药物治疗后好转,不必急于手术;②阑尾坏疽伴周围脓肿尚未局限者;③术中见阑尾脓肿周围粘连致密等情形,不可强行剥离阑尾,少数情况下也行保守治疗。

一、保守治疗

急性阑尾炎只有在没有手术条件的情况下才行保守治疗。通过抗炎和补液等措施,也可达到炎症消散或病变局限化的目的。

二、手术治疗

1. 开放性阑尾切除术 该术式为传统的切除术,在开腹的情况下行阑尾切除。

(1)术前准备:术前应禁止口服食物,不必灌肠,可通过输液来纠正水和电解质紊乱,全身情况严重或急性腹膜炎者术前应用抗生素,单纯性阑尾炎者不宜常规使用抗菌药物。

(2)麻醉选择:以脊椎麻醉或硬脊膜外麻醉为主,小儿需全身麻醉。

(3)切口部位:麦氏点切口为阑尾切除术最常用的切口,切口方向与髂前上棘和脐部连线相垂直,切口的1/3在连线上方,2/3在连线下方。

(4)术后处理:术后24小时内除少量饮水外勿进食,待肠开始蠕动后才可逐步恢复进食。若初期患者呕吐不能饮水,可适量给予静脉补液以维持水、电解质平衡。抗生素主要针对革兰阴性菌。术后引流适应证包括:①阑尾坏疽伴穿孔;②伴腹膜炎和腹腔内积液、积脓;③阑尾残端周围组织水肿严重,经估计愈合不良而有肠内容物渗漏可能者。

2. 腹腔镜阑尾切除术 腹腔镜阑尾切除术禁忌证:①患者有严重的心、肝、肺等主要脏器功能不全,不能耐受全身麻醉;②严重凝血功能障碍;③妊娠期患者;④肠梗阻伴有明显腹胀;⑤阑尾穿孔合并急性腹膜炎;⑥腹腔广泛严重粘连等导致不能进行穿刺;⑦全身衰竭,如感染性休克等。

3. 其他临床类型阑尾炎的手术方法　对于其他类型的阑尾炎,应根据情况选择合适的手术方法。

(1) 单纯急性阑尾炎:行阑尾切除术,切口一期缝合。

(2) 急性化脓性或坏疽性阑尾炎:行阑尾切除术,腹腔有积液时,须冲洗净腹腔后关腹。保护切口,一期缝合。

(3) 穿孔性阑尾炎:右下腹经腹直肌切口,切除阑尾,清除腹腔脓液,彻底冲洗腹腔,据情况放置引流。术后观察切口,有感染时及时引流。

(4) 阑尾周围脓肿:脓肿未穿破时按急性阑尾炎处理,若已穿孔,则应促进脓肿消退。若脓肿扩大,无局限趋势,应在确定切口部位后行手术切开引流。手术目的以引流为主。

【其他特殊类型阑尾炎诊治要点】

1. 小儿急性阑尾炎　腹痛为常见症状,易被误诊为便秘、肠寄生虫病,导致阑尾的穿孔与感染的扩散。小儿急性阑尾炎常有上呼吸道感染、肠炎等诱因,故不一定以腹痛为最初症状。早期症状常为寒战、发热,发热可达39～40℃,且呕吐频繁,可呈持续性。患儿腹痛起始部位和转移病史不太典型,腹痛可波及全腹,患儿就诊时多已有弥漫性腹膜炎,典型局限性压痛不明显。故小儿有腹痛,甚至婴儿有呕吐、腹泻及不明原因发热时都应提高警惕。小儿急性阑尾炎腹肌强直现象多不明显,但腹部触痛及腹膜刺激征仍为体检的重要体征。诊断不明确时,应密切观察腹痛是否持续,腹壁压痛和腹肌紧张是否转趋明显,体温和白细胞计数是否继续升高,有上述情况者存在急腹症可能性甚大,特别需要考虑急性阑尾炎。小儿急性阑尾炎除非患儿全身情况较差,不耐受手术,否则几乎在任何情况均适宜手术治疗,术前应加强支持治疗。

2. 老年急性阑尾炎　老年患者血管大多硬化或发生退行性变,一旦发炎,容易栓塞,导致阑尾坏死。老年人免疫力低,炎症不易局限化。老年患者反应能力低下,症状和体征往往与阑尾实际病变程度不相符,因此即使病变发展到了急性腹膜炎,患者仍可无明显疼痛。患者起病多不明显,常以消化道不适为早期表现,腹痛多不剧烈,转移性腹痛多不典型。腹部检查一般能发现阑尾位置有压痛,位置不固定;因肌萎缩,腹肌强直不明显。体温、脉搏、白细胞计数变化不明显。老年急性阑尾炎也应早期施行手术,年龄非手术禁忌证。术中若发现阑尾坏死、粘连、水肿、充血,或形成脓肿,不必强行切除,可先放置引流,待坏死的阑尾自行脱落。

3. 妊娠妇女急性阑尾炎　妊娠可引起阑尾位置的改变,妊娠3个月后阑尾基底部位于髂嵴下二横指,5个月后达髂嵴水平,8个月时在髂嵴上二横指,分娩后10日开始返回原处。妊娠愈后期,阑尾移位愈明显,发炎的机会愈大。妊娠早期,急性阑尾炎腹痛与一般急性阑尾炎相同,后期疼痛位置逐渐升高,且前腹壁触痛不明显,后腰部触痛明显。阑尾受压位于腹腔深处,腹肌紧张不易查出。体温和脉搏的变化较白细胞和红细胞沉降率的变化更显著,更具有意义。妊娠后期,急性阑尾炎的触痛点一般较高,患者左侧卧位时子宫向左移位,若触痛点在子宫以外或触痛更为明显,则为急性阑尾炎可能性更大。治疗需要综合外科和产科,依据妊娠分期采取不同的治疗方式:①妊娠初期,治疗以手术切除阑尾为宜;②妊娠中期

（妊娠 4~7 个月），症状轻者使用保守治疗，严重者应手术；③妊娠晚期（妊娠 8 个月以上），多可采用手术疗法，最新的指南认为腹腔镜手术更可取。

4. 慢性阑尾炎　慢性阑尾炎包括间歇发作的亚急性阑尾炎和经常发作的慢性阑尾绞痛，二者的诊断要点如下。

（1）间歇发作的亚急性阑尾炎：患者有典型阑尾炎病史，之后平时无明显症状。患者主要症状为反复右下腹痛，偶发上腹部不适、反酸等类似溃疡症状，不如初次剧烈。

（2）经常发作的慢性阑尾绞痛：无典型急性发作史，只感到右下腹无明显诱因的经常发作的腹痛，可为绞痛或持续性隐痛不适，右下腹有局限性压痛；影像学检查对诊断帮助较小，诊断主要为排除性诊断。根据阑尾粘连的位置不同，患者疼痛的性质也不同，有时可伴有胃肠道紊乱症状。诊断时以下体征可参考：①Aaron 征，按压麦氏点时，上腹部或心前区有疼痛和不适感；②Bastedo 征，在结肠充气时回盲部有痛感；③Reder 征，直肠指诊时阑尾部位有压痛；④Rovsing 征，压迫左侧腹部时，于麦氏点能感到疼痛。一旦诊断为经常发作的慢性阑尾绞痛，可行阑尾切除术。

5. 阑尾周围脓肿　阑尾炎症扩散侵及阑尾周围组织，机体抵抗力使得阑尾周围炎症局限化，表现为阑尾周围粘连和大网膜包裹形成脓肿。

（1）回盲部脓肿：在急性阑尾炎局限性脓肿中最常见。脓肿初期不明显，3~4 天后脓肿开始出现，在右下腹或髂凹内扪及一个不能移动且具有触痛的浸润性肿块，全身明显持续发热和白细胞增多。病变进展恶化，肿块逐渐增大，腹壁可有水肿或红肿，触之有波动感。

（2）盆腔脓肿：脓液量少时无明显症状，脓液量多时可有体温升高、白细胞增高，还可有腹胀、里急后重、便中带黏液、尿频、尿急等症状。直肠指诊时发现肛门括约肌异常松弛，直肠前壁黏膜有水肿触痛。盆腔脓液不易吸收，易向周围形成瘘。

（3）腰部或结肠旁沟脓肿：脓液可完全局限在升结肠旁沟内，症状多不明显，大量脓液时腰部可隆起，局部压痛，皮肤水肿。

（4）盲肠或腹膜后脓肿：临床上难以触及浸润性肿块，脓液刺激腰大肌，致腰大肌挛缩，不能伸直。

（5）膈下脓肿：高位急性阑尾炎可在肝下或者肠下直接形成脓肿，患者除全身反应以外，多有右上腹或右胸部疼痛不适、呼吸困难、膈肌上抬、肝大、肝区压痛及皮肤水肿等症状。

【复习思考题】

1. 急性阑尾炎应与哪些常见疾病鉴别诊断？
2. 急性阑尾炎主要的临床表现有哪些？几种阑尾炎的主要治疗术式是什么？

## 第九节　结、直肠与肛管疾病

【见习项目】

1. 结、直肠癌的示教。
2. 常见肛管疾病，包括痔、肛瘘、直肠息肉等疾病的示教。

**【见习目的与要求】**

1. 掌握直肠、肛管的检查方法。
2. 掌握结肠癌、直肠癌的临床表现、诊断和处理原则。
3. 掌握痔、肛瘘、直肠息肉的临床表现、诊断和处理原则。

**【见习地点】**

见习医院普通外科。

**【见习准备】**

见习带教老师事先选好病例(结肠癌、直肠癌及各种肛管疾病病例)若干,分配好每一病例示教所占时间。根据病例数分小组。

**【见习流程】**

1. 带教老师对理论课知识、概念进行简要复习。
2. 每一病例由一个小组中选出一位同学进行病史采集,并结合结、直肠癌及肛管疾病的疾病特点进行重点的体格检查。
3. 各小组集中,回到示教室由当事同学报告病史及阳性体征,提出下一步的辅助检查和可能的阳性结果,做出诊断和鉴别诊断,提出治疗原则和依据。各小组对所示教的病例开展讨论,指出各自小组的不足之处。
4. 带教老师分析总结,指出各组的优点和不足,提出思考题。

## ☆结、直肠癌

**【病史采集要点】**

### 一、现病史采集要点

1. **发病情况** 了解病例是缓慢起病还是急骤起病。
2. **主要症状** 重点询问排便习惯与粪便性状改变(次数及性状、性质、发生形式、加重或缓解次数及程度、时间及规律、与饮食的关系)、腹部肿块(首发时间和部位、是否有增大、是否伴有疼痛及不适)等特点及持续时间(病程的长短)。是否呕吐,以及呕吐的性质、程度、内容物、方式、频度,呕吐物中是否有血或血凝块及有无食物残渣或粪样物。是否有黑便或便血,及其颜色、性状、发生时间、诱因、次数、与饮食及腹痛的关系。
3. **伴随症状** 了解是否有贫血、消瘦、发热、黄疸、腹水以及恶病质等全身症状。
4. **病情演变** 了解有无肠梗阻及肠出血等表现,何时首次出现上述情况,现在情况如何。
5. **诊疗情况** 了解患者之前是否就诊,在何处就诊,做过何种检查,检查结果如何,有无服药,治疗后病情有无变化。
6. **一般情况** 了解患者精神状况及大小便、睡眠、饮食情况,体重有无减轻。

## 二、既往史和个人史等采集要点

（1）有无药物过敏及输血史。
（2）有无高血压、糖尿病和冠心病等慢性病史，有无肝炎、肺结核和艾滋病等传染病史。
（3）有无结直肠腺瘤、溃疡性结肠炎等病史。
（4）有无长期吸烟饮酒史。
（5）家族中近亲属是否有类似病史。
（6）工作及职业情况。

【查体要点】

### 一、结肠癌

1. 症状　①排便习惯与粪便性状改变：常为最早出现的症状；②腹痛：也是早期症状之一，常为定位不确切的持续性隐痛，或仅为腹部不适、腹胀感，出现肠梗阻时腹痛加重或为阵发性绞痛；③腹部肿块：肿块大多坚硬呈结节状，固定或有一定的活动度；④肠梗阻症状：多为晚期症状，也可为早期症状，为不完全性肠梗阻，表现为腹痛、呕吐、腹胀、肛门停止排气排便；⑤全身症状：贫血、消瘦、发热、黄疸、腹水以及恶病质等全身症状，锁骨上淋巴结肿大等。右半结肠肠腔较宽大，粪便在此较稀，结肠血运及淋巴丰富，吸收能力强，癌肿多为软癌，易溃烂、坏死致出血感染，故临床表现以中毒症状为主，但在病情加重时也可出现肠梗阻表现。左半结肠肠腔相对狭小，粪便至此已黏稠成形，且该部位多为浸润型癌，肠腔常为环状狭窄，故临床上较早出现肠梗阻症状，有的甚至可出现急性梗阻。中毒症状表现轻，出现晚。

2. 体征　①腹部肿块：多位于上腹部或腹部两侧，呈条索状、不规则、硬、有压痛；②腹部移动性浊音：发生腹腔内播散转移时可出现腹水，腹部移动性浊音阳性；③肠梗阻体征：可见肠型和蠕动波；可闻及肠鸣音亢进、气过水声、高调金属音。

### 二、直肠癌

1. 症状　①直肠刺激症状：早期症状常为排便习惯改变，便意频繁，有便前肛门下坠感、排便不尽感，甚者有里急后重，晚期有下腹痛；②肠腔狭窄症状：粪便反常，如大便变细变形、出现压痕等，不完全肠梗阻症状；③癌肿破溃感染症状：血便、黏液便或脓血便；④侵犯周围组织症状：肿瘤侵犯前列腺、膀胱，可出现尿频、尿痛、血尿症状，侵犯骶前神经可出现骶尾部持续性疼痛；⑤全身症状：贫血、消瘦、发热、黄疸、血尿、腹水以及恶病质等全身症状，另外若有淋巴结转移，可有腹股沟淋巴结肿大等。

2. 体征　约70%的直肠癌在直肠指诊时可触及，一般指诊可达肛门以上 8 cm，取蹲位指诊可触及更高位置的病变。指诊时动作要轻柔，触及肠管全周，了解包块的大小、性质、活动度、浸润范围等，并注意指套有无脓血。

【辅助检查】

1. 大便隐血试验　大便隐血试验阳性，但对本病的诊断无特异性。
2. 直肠指诊　可扪及肠腔内菜花状硬块或边缘隆起中心凹陷的溃疡，或肠腔环状狭窄,指套常染有黏液或血。

3. 结肠镜检查　对本病有重要的诊断价值,可直接观察全结肠的肠壁、肠腔的改变,并确定肿瘤部位、大小及浸润范围,取活检可获确诊。

4. X线钡剂灌肠　可发现充盈缺损、肠腔狭窄、黏膜皱襞破坏等征象,显示癌的部位和范围。

5. 盆腔增强MRI　不但能评估肿瘤浸润肠壁深度、淋巴结是否转移,更重要的是能准确分辨直肠系膜筋膜是否受累(图2-9-1)。

6. 胸腹盆增强CT　主要用于评估多发于肝、肺的远处转移。盆腔CT对软组织的分辨能力不如MRI。

7. 癌胚抗原测定　并非特异性检查,用于术后判断预后和复发更有价值。

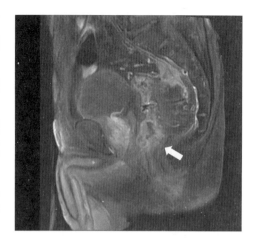

图 2-9-1　直肠癌 MR 影像

【诊断】

一、结肠癌

结肠癌的诊断要点包括以下几点:① 中年以上患者近期有大便习惯或大便性状改变;②有不明原因的贫血、体重减轻、疼痛、持续性大便隐血阳性;③腹部包块或出现肠梗阻现象;④钡剂灌肠造影或纤维肠镜发现结肠肿块;⑤纤维肠镜下活检病理学检查确诊。

二、直肠癌

直肠癌的诊断要点包括以下几点:① 有便血或脓血便史;②有大便习惯改变,稀便或便秘、排便困难、肛门坠胀等症状;③直肠指诊可触及肿块;④钡剂灌肠造影或纤维肠镜发现直肠肿块;⑤纤维肠镜下活检病理学检查确诊。直肠癌手术前必须取得病理学诊断,尤其是对需做永久人工肛门的患者,以避免良性病变如结核、炎症、寄生虫病等被当作癌肿处理。

【鉴别诊断】

一、结肠癌

1. 结肠良性肿物　病程较长,症状较轻,X线表现为局部充盈缺损,形态规则,表面光滑,边缘锐利,肠腔不狭窄,未受累的结肠袋完整。

2. 结肠炎性疾患(结核、血吸虫病肉芽肿、溃疡性结肠炎、痢疾等)　肠道炎症性病变病史方面各有其特点,粪便镜检都可能有其特殊发现,如虫卵、吞噬细胞等,痢疾可培养出致病菌。X线检查病变受累肠管较长,而癌肿一般很少超过10 cm。肠镜检查及病理组织学检查结果也不同,可进一步确诊。

3. 结肠痉挛　X线检查可见小段肠腔狭窄,为可复性。

4. 阑尾脓肿　有腹部包块,但X线检查提示包块位于盲肠外,患者有阑尾炎病史。

## 二、直肠癌

1. 痔　直肠癌的主要鉴别诊断。大约90%的直肠癌起初易被误诊为痔。直肠指诊与直肠镜检查可以明确诊断。
2. 直肠息肉　可表现为大便带血，并发感染时也可有脓血便。直肠指诊息肉多柔软、表面光滑。肠镜检查及病理组织学检查结果也不同，可进一步确诊。
3. 溃疡性结肠、直肠炎　肠道炎症性病变病史方面各有其特点，肠镜检查都可能有其特殊发现。肠镜检查及病理组织学检查结果也不同，可进一步确诊。

## 【治疗原则】

### 一、结肠癌

手术切除仍然是目前结肠癌的主要治疗方法，并可辅以化疗、免疫治疗以及其他支持治疗。

1. 手术治疗　应在充分术前准备的前提下，选择合适的术式进行结肠癌的手术治疗。

(1) 术前准备：除常规的术前准备外，结肠手术必须要做好肠道准备，包括清洁肠道和肠道消毒。清洁肠道有多种方法，可术前12～24小时口服复方聚乙二醇电解质散2 000～3 000 mL，或口服甘露醇，也可术前一天口服泻剂，如蓖麻油、硫酸镁或番泻叶液等。除非疑有肠梗阻，目前临床上较少采用反复清洁灌肠的肠道清洁方法。肠道消毒的目的为杀灭肠道内致病菌，可使用甲硝唑0.4 g，一日三次；新霉素1.0 g，一日两次，术前一天使用。不建议采用三天法肠道准备或抗生素灌肠准备。

(2) 手术方法：①右半结肠切除术适用于盲肠、升结肠及结肠肝曲部的癌肿；②左半结肠切除术适用于降结肠结肠脾曲部癌肿；③横结肠切除术适用于横结肠癌肿；④乙状结肠癌肿的根治切除，根据癌肿的具体部位，除切除乙状结肠外，还可能做降结肠切除或部分直肠切除；⑤伴有肠梗阻患者，术前做肠道准备后若肠内容物明显减少，患者情况允许，可做一期切除吻合，但术中要采取保护措施，尽量减少污染；若肠道充盈，患者情况差，可先做肿瘤近侧的结肠造口术，待患者情况好转后再行二期根治性切除术；⑥不能做根治术的患者，肿瘤局部浸润广泛，或与周围组织、脏器固定不能切除时，若肠管已梗阻或不久可能梗阻，可做肿瘤远侧与近侧的短路手术，也可做结肠造口术。如果有远处脏器转移而局部肿瘤尚允许切除，可局部姑息切除，以解除梗阻，缓解慢性失血、感染中毒等症状。

2. 化疗　对癌肿未能切除的患者行化疗，有一定减轻症状、控制肿瘤生长的作用，但效果较差，维持时间短，如患者一般情况差，化疗副作用显著，反而加重病情，则不宜应用。

3. 免疫治疗　可以提高患者抗肿瘤的能力，近年来发展很快，诸如干扰素、白细胞介素、转移因子、肿瘤坏死因子等，已逐渐广泛应用，不但可以提高患者的免疫能力，而且可以配合化疗的进行。

### 二、直肠癌

根治性切除仍然是目前直肠癌的主要治疗方法，其他治疗如药物治疗、免疫治疗等与结肠癌相同，但局部治疗、放疗均较结肠癌方便。

1. **手术治疗** 直肠癌手术的术前准备与结肠癌相同。手术方法:首先考虑肿瘤切除的彻底性,其次考虑兼顾患者的存活质量,即在肿瘤彻底切除的前提下力争保留肛门。若需做人工肛门,其设置要方便患者。对直肠各段癌肿的手术方法选择是:①高位直肠癌(癌下缘距齿状线 10 cm 以上),做经腹直肠及部分乙状结肠切除,直肠乙状结肠吻合术,也称前切除术(Dixon术);②低位直肠癌(腹膜返折以下的癌肿),宜做腹会阴联合直肠切除术(Miles术);③中位直肠癌(癌下缘距齿状线 5 cm 以上,10 cm 以下),可以借助吻合器争取做前切除术;④浸润周围器官组织,如精囊、前列腺、膀胱、子宫、阴道以及骶部等,如能与侵犯脏器或其部分一并切除,则尽量切除,如不能切除,可视癌肿梗阻情况做结肠造口术。有远处脏器转移的患者,只要局部能切除,可做姑息性切除术。

2. **局部治疗** 直肠癌的局部治疗方法有冷冻治疗和局部电灼两种。

(1) 冷冻治疗:用液氮(-196 ℃)冷冻癌肿。近年来冷冻治疗技术有很大发展,对较早期的癌肿冷冻后部分患者的癌肿可消除、缩小,有的局限化。该治疗还可提高患者的免疫能力。晚期癌肿,尤其是梗阻患者,冷冻后可解除梗阻,改善症状,延长生命。

(2) 局部电灼:对不能耐受手术患者的姑息性措施,冷冻治疗发展后已较少应用。

3. **放疗** 分为术前和术后放疗。

(1) 术前放疗:对某些术前估计肿瘤不能切除的患者进行放疗后肿瘤可以缩小松动,增加可手术切除的概率。

(2) 术后放疗:直肠癌术后复发多见于会阴部,放疗可延缓复发,提高患者生存率。对肿瘤不能切除或复发患者的放疗,只能暂时延缓病程发展,不能达到治愈目的。

4. **化疗** 以氟尿嘧啶为基础用药,一线化疗方案包括:①m-FOLFOX6 方案(奥沙利铂、亚叶酸钙及氟尿嘧啶);②XELOX 方案(奥沙利铂和卡培他滨);③Mayo 方案(氟尿嘧啶及亚叶酸钙)。

5. **其他治疗** 基因治疗、靶向治疗、免疫治疗等。

## ☆肛管疾病(痔、肛瘘)

### 【病史采集要点】

#### 一、现病史采集要点

1. **发病情况** 了解起病的缓急。
2. **主要症状** 需要询问以下内容。①排便与出血的情况,包括发生时间、诱因、次数、血与大便的关系、血与饮食的关系;②有无排便困难或便秘病史;③有无反复肛门周围肿痛及肛门坠胀或异物感(首发时间和部位、是否有增大、是否伴有疼痛及不适)等症状及持续时间(病程的长短)。
3. **伴随症状** 了解有无贫血、消瘦、发热、疼痛、全身症状。
4. **病情演变** 了解上述情况出现的时间及现状。
5. **诊疗情况** 了解患者之前是否就诊,在何处就诊,做过何种检查,检查结果如何,有无服药,治疗后病情有无变化。
6. **一般情况** 了解患者精神状况及大小便、睡眠、饮食情况,体重有无减轻。

## 二、既往史和个人史等采集要点

(1) 有无高血压、糖尿病和冠心病等慢性病史，有无肝炎、肺结核和艾滋病等传染病史。
(2) 有无长期吸烟史。
(3) 有无药物过敏史。
(4) 有无手术外伤史。
(5) 工作及职业情况。
(6) 家族中近亲属是否有类似病史。

【查体要点】

1. 一般情况　检查患者体温、脉搏、呼吸、血压等情况。
2. 专科情况　专科检查应包括以下几个方面。
(1) 便后鲜血或脓血，大便与血的关系须重点观察，尤其是与黑便的区别。
(2) 肛门视诊：痔常在肛周可见紫红色、质地软的痔块；肛瘘发生时，肛周外口有脓血性分泌物或粪便溢出，有时可见瘘口；直肠息肉常在排便时脱出肛门外，呈鲜红色，樱桃状，便后自行缩回。
(3) 直肠指诊：痔块可无异常发现，肛周常可扪及条索状肿块，直肠息肉有时可触及异常肿块，多为质软、有或无蒂、活动、外表光滑的球形肿物。
(4) 肛门镜检：可见到痔块及直肠下段肿块，并了解直肠黏膜情况。

【辅助检查】

### 一、痔

直肠镜或肛镜检查可见紫红色块状肿物，可伴有直肠黏膜充血、水肿、糜烂。同时，还可排除其他疾病，如直肠癌。

### 二、肛瘘

1. 肛镜或直肠镜检查　直视下看到齿状线全部，对可疑的肛隐窝可用银质圆头探针探入。
2. 探针检查　先于肛门内插入手指，用银质圆头探针由外口沿管道向肠腔方向轻轻探入，若为完全性肛瘘，肠腔内手指在齿状线附近可摸到探针确定内口。探查时切忌盲目用力，以免造成假道，使感染扩散。
3. 染色检查　将干纱布放入直肠内，将亚甲蓝1~2 mL徐徐注入，然后拉出纱布，纱布被染色，即证明内口存在。
4. 手术检查　手术切开瘘管，沿瘘管寻找内口，一般容易找到。

### 三、直肠息肉

直肠息肉的诊断主要靠直肠指诊和直肠乙状结肠镜或纤维结肠镜检查。指诊时在直肠内可触到质软、有或无蒂、活动、外表光滑的球形肿物。直肠乙状结肠镜可直接观察到息肉形态。因息肉经常是多发性的,见到息肉应进一步行纤维结肠镜检查,同时镜下取组织做病理检查,以确定息肉性质,决定治疗方式。

## 【诊断】

### 一、痔

痔的诊断要点主要包括:① 无痛性、间歇性便后出鲜血;②痔可脱出,便后可自行回纳或需用手回纳;③血栓性外痔表现为肛周突出,剧痛;内痔可有肛门口黏液溢出和排便不尽感。

1. 内痔　内痔的主要表现为出血和痔块脱出。无痛性、间歇性便后出鲜血是内痔的常见症状,部分患者可伴有排便困难。内痔好发部位为截石位 3、7、11 点(描述部位时应特别标明是截石位还是膝胸位)。内痔可分为 4 度:Ⅰ度为便时带血、滴血或喷射状出血,便后出血可自行停止,无痔脱出;Ⅱ度常有便血,排便时有痔脱出,便后可自行回纳;Ⅲ度偶有便血,便后久站、咳嗽、劳累、负重时痔可脱出,需用手回纳;Ⅳ度偶有便血,痔脱出后不能回纳或回纳后又脱出。

2. 外痔　主要表现为肛门不适、潮湿不净,有时可伴瘙痒。如有血栓形成或皮下血肿则可能伴有剧烈疼痛。

3. 混合痔　表现为内痔和外痔的症状同时存在。内痔发展到Ⅲ度以上可成为混合痔。此外,混合痔逐渐加重,呈环状脱出肛门外,脱出的痔块在肛周呈梅花状,称为环状痔。脱出痔块若被痉挛的括约肌嵌顿,以至水肿、缺血甚至坏死,临床上称为嵌顿性痔或绞窄性痔。

### 二、肛瘘

肛瘘的诊断要点主要包括:① 肛旁流脓或黏液,反复出现,伴有肛周瘙痒;②肛门旁发现肛瘘外口;③直肠镜、肛镜或造影等检查证实瘘管存在。

1. 症状　瘘口流出少量脓性、血性或黏液性分泌物为主要症状,液体多少与瘘管长短有关。新生瘘管流脓较多,分泌物刺激皮肤引起瘙痒不适。当外口阻塞或假性愈合时,瘘管内脓液积存,局部肿胀疼痛,甚至发热,之后封闭的外口破溃,症状才开始消退。若引流不畅,脓肿反复发作,也可溃破出现多个外口。较大、较高位的肛瘘,常有粪便或气体从外口排出。

2. 体征　检查时外口常为一乳头状突起或是肉芽组织的隆起,挤压有少量脓液排出,多为单一外口,在肛门附近。也可有多个外口,外口之间皮下瘘管相通,皮肤发硬并萎缩。也可多个外口位于两侧,瘘管呈马蹄形,直肠指诊在病变区可触及硬结或条索状物,有触痛,随条索状物向上探索,有时可扪及内口。若外口不整齐,不隆起,有潜行边缘,肉芽灰白色或有干酪样稀薄分泌物,应怀疑为结核性肛瘘。

### 三、直肠息肉

直肠息肉的诊断要点主要包括:① 便血,且多为间歇性出血;②直肠内可触到质软、有或无蒂、活动、外表光滑的球形肿物;③直肠镜、乙状结肠镜或纤维结肠镜检查证实。

1. 症状　直肠是息肉的多发部位,并常常合并有结肠息肉。小息肉很少引起症状,息肉增大后最常见症状为便血,多发生在排便后,为鲜红色血液,不与粪便相混。多为间歇性出血,且出血量较少,很少引起贫血。

2. 体征　直肠下段的息肉可在排便时脱出肛门外,呈鲜红色,樱桃状,便后自行缩回。直肠息肉并发感染时,可出现黏液脓血便、大便频繁、里急后重、排便不尽感。

【鉴别诊断】

## 一、痔

1. 直肠息肉　无痛性便血是常见症状,低位带蒂息肉可脱出肛门外,与痔脱出相混淆。指诊可扪及肿块,多数有蒂,多见于儿童。
2. 直肠癌　两者不难鉴别,只要认真做直肠指诊和肛镜检查,都可发现直肠癌块。
3. 直肠脱垂　排便时脱出,一般为全层直肠壁、黏膜呈同心环状皱襞。

## 二、肛瘘

1. 肛门周围化脓性汗腺炎　该病外口较多,病变范围较广,但无内口,与肛管无联系。
2. 直肠尿道瘘、直肠膀胱瘘、直肠阴道瘘　三者都有相应的病史,易于与肛瘘相鉴别。

## 三、直肠息肉

1. 痔　无痛性、间歇性便后出鲜血是内痔的常见症状,外痔主要表现为肛门不适、潮湿不净,有时可伴有瘙痒,如有血栓形成或皮下血肿则有可能伴有剧烈疼痛。
2. 直肠黏膜脱垂　排便时脱出,一般为全层直肠壁、黏膜呈同心环状皱襞。

【治疗原则】

## 一、痔

痔多数处于静止、无症状状态,只需注意饮食,保持大便通畅,养成良好的排便习惯,预防出现并发症等,必要时手术治疗。

1. 一般治疗　一般治疗在痔的初期和无症状静止期,只需增加纤维性食物,改变不良的排便习惯,保持大便通畅,防治便秘和腹泻。热水坐浴可改善局部血液循环。肛管内注入油剂或栓剂,有润滑和收敛作用,可减轻局部的痛痒不适症状。血栓性外痔有时经局部热敷或者外敷消炎止痛药物后,疼痛可缓解而不需手术。嵌顿痔初期也采用一般治疗,用手轻轻将脱出的痔块推回肛门内,阻止再脱出。
2. 注射疗法　适用于Ⅰ、Ⅱ度内痔,将硬化剂注射入内痔基部黏膜下层,发生无菌性炎症反应,使小血管闭塞和痔内纤维增生,硬化萎缩。操作方法:患者排空大便,胸膝位肛镜下暴露痔块,消毒后在齿状线上方针头刺入黏膜下层注药,每个痔块注射1～2 mL。
3. 红外线凝固疗法　适用于Ⅰ、Ⅱ度内痔。作用与注射疗法相似,通过红外线照射,使痔块发生纤维增生,硬化萎缩。但该方法治疗后复发率高,目前临床上应用不多。
4. 胶圈套扎疗法　可用于治疗Ⅰ、Ⅱ、Ⅲ度内痔。方法是将特制的胶圈套入内痔的根部,利用胶圈的弹性阻断痔的血运,使痔缺血、坏死、脱落而愈合。胶圈套扎器种类很多,可分为牵拉套扎器和吸引套扎器两大类。
5. 多普勒超声引导下痔动脉结扎术　适用于Ⅱ～Ⅳ度的内痔。方法为采用一种特制的带有多普勒超声探头的直肠镜,于齿状线上方 2～3 cm 处探测到痔上方的动脉直接进行结扎,通过阻断痔的血液供应以达到缓解症状的目的。

6. 手术治疗　痔脱出较严重者或混合痔环状脱垂者,手术治疗效果较好。常用方法有:①血栓外痔剥离术;②吻合器痔固定术;③痔单纯切除术;④痔环状切除术;⑤吻合器痔上黏膜环切术(PPH)。

### 二、肛瘘

1. 非手术治疗　急性感染发作期应用抗菌药物、局部理疗、热水坐浴,脓肿形成时应切开引流或采用堵塞法,瘘口内注入生物蛋白胶。

2. 瘘管切开术　适用于低位单纯性肛瘘和内外括约肌之间的外瘘。切开瘘管仅损失部分内括约肌、外括约肌皮下部及浅部,不会引起术后肛门失禁。一般在骶麻下,用探针由瘘管外口插入,通过瘘管的内口穿出,沿探针方向切开瘘管,将肉芽组织清除干净,为保证瘘管从底部向外生长,可将切口两侧皮肤剪去少许,呈底小口大的"V"形伤口。术中同时注意有无分支管道,如有,也应一一切开。

3. 挂线疗法　适用于高位单纯性肛瘘,即内口在肛管直肠环平面上方,手术切断可引起肛门失禁。采用瘘管挂线,使要扎断的括约肌与四周组织先产生粘连,因结扎后局部缺血、坏死,经 10～14 天后可自行断裂,此时不发生收缩失禁,瘘管敞开成创面,达到逐渐愈合的目的。方法为:将探针从外口穿入,经瘘管从内口穿出,探针引导一无菌粗丝线或橡皮筋,将此线从内口经瘘管而在外口引出,然后扎紧丝线。

4. 肛瘘切除术　适用于低位单纯性肛瘘,与切开术不同之处在于,此方法将瘘管及周围组织分开并切除,直至暴露健康组织创面,内小外大,一般不缝合,术后坐浴、换药,直至愈合。高位或复杂性肛瘘在手术中要注意保护肛管直肠环,避免术后大便失禁。

### 三、直肠息肉

1. 电灼切除　对息肉位置较高,无法自肛门切除者,通过直肠镜、乙状结肠镜或纤维结肠镜暴露息肉,有蒂息肉用圈套器套住蒂部电灼切除。广基息肉电灼切除不安全。

2. 经肛门切除　适用于直肠下段息肉。在骶麻下进行,扩张肛门后,用组织钳将息肉拉出,对带蒂的良性息肉,结扎蒂部,切除息肉;对广基息肉,应切除包括息肉四周的部分黏膜,缝合创面;若息肉属绒毛腺瘤,切缘距腺瘤不少于 1 cm。

3. 肛门镜下显微手术切除　适用于直肠上段的腺瘤和早期直肠癌的局部切除。麻醉后,经肛门插入显微手术用肛门镜,镜下切除息肉。与电灼切除相比较,其优点是切除后创面可缝合,避免了术后出血、穿孔等并发症。

4. 开腹手术　适用于镜下难以彻底切除、位置较高的癌变息肉,或直径>2 cm 的广基息肉。开腹做局部切除时,若发现腺瘤已癌变,应按直肠癌手术原则处理。家族性息肉病迟早将发展为癌,必须接受根治性手术,应根据直肠息肉的分布决定是否保留直肠;可行直肠切除或直肠黏膜剥除,经直肠肌鞘行回肠"J"形贮袋肛管吻合术等。

5. 其他炎性息肉的治疗　其他炎性息肉以治疗原发肠病为主;增生性息肉症状不明显,不需要特殊治疗。

【复习思考题】

1. 痔的诊断方法是什么？其分类有哪些？
2. 肛瘘的诊断和治疗原则是什么？

## 第十节　肝　疾　病

【见习项目】

肝脓肿(liver abscess)、原发性肝癌(primary liver cancer)等疾病的示教。

【见习目的与要求】

1. 熟悉肝脓肿的病因、诊断、鉴别诊断和治疗。
2. 熟悉肝恶性肿瘤的病因、诊断、鉴别诊断和治疗。

【见习地点】

见习医院普通外科。

【见习准备】

见习带教老师事先选好病例(肝恶性肿瘤、肝脓肿以及相关鉴别疾病的病例)若干，分配好每一病例示教所占时间。根据病例数分小组。

【见习流程】

1. 带教老师对理论课知识、概念进行简要复习。
2. 每一病例由一个小组中选出一位同学进行病史采集，并结合肝疾病特点进行重点的体格检查。
3. 各小组集中，回到示教室由当事同学报告病史及阳性体征，提出下一步的辅助检查和可能的阳性结果，做出诊断和鉴别诊断，提出治疗原则和依据。各小组对所示教的病例开展讨论，指出各自小组的不足之处。
4. 带教老师分析总结，指出各组的优点和不足，提出思考题。

### ☆肝　脓　肿

【病史采集要点】

一、现病史采集要点

1. **发病情况**　了解病例是缓慢起病还是急性起病。
2. **发病诱因**　发病前是否有感染史(肺炎、寄生虫感染等)或造成感染的诱因(受凉、淋雨等)。

3. 主要症状　重点询问何时出现腹痛或者肝区疼痛,询问疼痛的具体部位、性质、程度、加重及缓解的因素、疼痛发作的时间及规律。

4. 伴随症状　询问是否有伴随症状,如呕吐(内容物性质、呕吐方式、频率)、黑便或血便(颜色、性状、次数)、食欲下降、黄疸(程度、出现时间)。

5. 病情演变　询问首次出现上述情况的时间,就诊时病情情况。

6. 诊疗情况　了解患者之前是否就诊,在何处就诊,做过何种检查,检查结果如何,有无服药,治疗后病情有无变化。

7. 一般情况　了解患者精神状况及大小便、睡眠、饮食情况,体重有无减轻。

## 二、既往史和个人史等采集要点

(1) 有无高血压、糖尿病等慢性病史。
(2) 有无肝炎、结核等感染病史。
(3) 是否近期有腹部手术史。
(4) 家族中近亲属是否有类似病史。
(5) 工作及职业情况,是否有疫区疫水接触史。

【查体要点】

肝区压痛和肝大为肝脓肿的常见体征。右下胸部及肝区常可有叩击痛。脓肿巨大时,右季肋部或上腹部饱满,局部皮肤可见红肿、皮温增高,甚至局部可见局限性隆起。

【辅助检查】

1. 实验室检查　血常规检测对肝脓肿鉴别有一定指导意义。细菌性肝脓肿可见白细胞计数和中性粒细胞比例升高,阿米巴性肝脓肿常可见嗜酸性粒细胞计数升高,而棘球蚴性肝脓肿中性粒细胞和嗜酸性粒细胞均可增加。

2. X线　细菌性肝脓肿常见右侧膈肌上升,活动受限;阿米巴性肝脓肿肝形扩大,凸面局限性隆起,突入右肺下界,右膈抬高,活动受限。

3. 肿块B超　可表现为肝病变内部液性无回声暗区,内可见分隔,脓肿壁厚,呈强回声,内壁不光滑,病变后方回声增强。

4. CT　平扫呈现圆形或者卵圆形低密度区,脓液密度略高于水,边缘多不清晰;增强可见脓肿壁呈环形强化,脓液不强化(图2-10-1)。

5. MRI　脓肿可在T1加权相呈圆形或卵圆形低信号,T2加权相脓腔呈高信号。

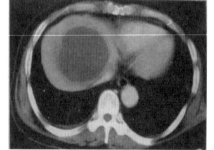

图 2-10-1　肝脓肿 CT 影像

【诊断】

根据病史,临床上的寒战高热、肝区疼痛、肝大,以及超声或影像学检查即可诊断本病。必要时可在肝区疼痛最剧烈处或超声引导下进行诊断性穿刺,可予以确诊。

**【鉴别诊断】**

1. 不同类型肝脓肿  细菌性肝脓肿、阿米巴性肝脓肿和棘球蚴性肝脓肿三者的鉴别见表 2-10-1。

表 2-10-1  细菌性、阿米巴性和棘球蚴性肝脓肿的鉴别

| | 细菌性肝脓肿 | 阿米巴性肝脓肿 | 棘球蚴性肝脓肿 |
|---|---|---|---|
| 病史 | 常继发于胆道感染或其他细菌性感染 | 有阿米巴痢疾病史 | 常继发于棘球蚴囊内感染 |
| 症状 | 起病急骤,全身中毒症状明显 | 起病较缓慢,病程较长 | 起病缓慢,病程长,可有过敏症状,全身中毒症状较轻 |
| 脓肿 | 较小,常为多发性 | 较大,多为单发 | 通常较大,多为单发伴钙化后壁 |
| 体征 | 肝大不明显,多无局限性隆起 | 肝大显著,可有局限性隆起 | 右肋略鼓出或上腹部有局限性隆起 |
| 脓液 | 多为黄白色脓液,涂片或培养有细菌 | 呈巧克力色,无臭味,可找到阿米巴滋养体 | 多为黄色糊状,和棘球蚴内囊皮混合 |
| 血象 | 白细胞计数及中性粒细胞均明显升高 | 嗜酸性粒细胞升高 | 嗜酸性及中性粒细胞均可增加,棘球蚴试验阳性 |
| 血清学 | 细菌培养阳性 | 若无混合感染,细菌培养阴性 | 细菌培养可阳性,多为混合感染 |
| 粪便检查 | 无特殊发现 | 部分病人可找到阿米巴滋养体 | 无特殊发现 |
| 诊断性治疗 | 抗感染治疗明显有效 | 抗阿米巴药物治疗有效 | 抗棘球蚴病药物治疗部分有效 |

2. 肝脓肿与肝癌  肝癌病程较慢,多无急性感染表现,肝脏肿大坚硬、表面高低不平而无明显压痛,血清甲胎蛋白测定常呈阳性,肝脏超声及 CT 增强检查有助于鉴别。肝癌并发高热或癌肿坏死合并感染可导致误诊。

**【治疗原则】**

1. 细菌性肝脓肿  细菌性肝脓肿是一种严重肝疾病,应当早诊断、早治疗。

(1) 积极治疗原发病。

(2) 全身支持治疗:给予充分营养,纠正水、电解质及酸碱平衡,必要时多次小剂量输血和血浆以增强机体抵抗力。

(3) 抗生素治疗:应较大剂量使用。细菌性肝脓肿多为大肠杆菌和金黄色葡萄球菌感染,在未确定病原菌时可经验性使用针对上述两种细菌的广谱抗生素,而后根据细菌培养及药敏结果及时调整用药方案。

(4) 经皮脓肿穿刺置管引流术:适用于单个较大脓肿。在 B 超引导下行穿刺,置管引流后第二日起即可用等渗盐水(可加入抗菌药物)缓慢冲洗脓腔,待冲洗至引流液体变清澈,每日引流量<50 mL 或 B 超检查脓腔直径<2 cm,即可拔管。

(5) 手术治疗:① 脓肿切开引流,适用于较大脓肿有穿破可能或已穿破引发腹膜炎、脓胸者,胆源性肝脓肿需同时处理胆道疾病者,以及慢性脓肿非手术治疗难以奏效者,术式有两种,分别为经腹腔切开引流和经腹膜外切开引流;② 肝叶、肝段切除术,适用于慢性厚壁肝脓肿经引流后脓肿壁不塌陷、留有无效腔或窦道长期不愈合、胆瘘或存在肝内胆管结石或

其他肝疾病需要同时切除累及肝叶或肝段者。

2. **阿米巴性肝脓肿** 阿米巴性肝脓肿是肠道阿米巴感染的并发症，多为单发，治疗上首先考虑非手术治疗，以抗阿米巴药物治疗和反复抽吸脓液以及支持治疗为主。手术治疗适应证同细菌性肝脓肿。

## 【复习思考题】

1. 肝脓肿有哪些类型？如何进行鉴别？
2. 肝脓肿的临床表现和治疗原则有哪些？

# ☆原发性肝癌

## 【病史采集要点】

### 一、现病史采集要点

1. **发病情况** 了解病例是缓慢起病还是急性起病。
2. **发病诱因** 发病前是否受凉，是否有全身感染史。
3. **主要症状** 重点询问何时出现腹痛或者肝区疼痛，询问疼痛的具体部位、性质、程度、加重及缓解的因素，以及疼痛发作的时间及规律。
4. **伴随症状** 询问是否有伴随症状，如呕吐（内容物性质、呕吐方式、频率）、黑便或血便（颜色、性状、次数）、食欲下降、黄疸（程度、出现时间）、体重下降、疲乏无力。
5. **病情演变** 询问首次出现上述情况的时间，就诊时病情如何。
6. **诊疗情况** 了解患者之前是否就诊，在何处就诊，做过何种检查，检查结果如何，有无服药，治疗后病情有无变化。
7. **一般情况** 了解患者精神状况及大小便、睡眠、饮食情况，体重有无减轻。

### 二、既往史和个人史等采集要点

(1) 有无高血压、糖尿病等慢性病史，尤其是有无肝硬化病史。
(2) 有无肝炎、结核等感染病史。
(3) 是否有吸烟饮酒史。
(4) 家族中近亲属是否有类似病史。
(5) 工作及职业情况。

## 【查体要点】

肝癌早期多无明显症状和阳性体征，多在中晚期出现相关体征。

1. **一般情况** 多有营养不良情况，可见肝病面容等表现。
2. **专科情况** 专科检查多可见以下表现。

(1) 肝大：肝脏呈不对称性肿大，表面有明显结节，质硬有压痛，可随呼吸上下移动。
(2) 黄疸：常为癌肿侵犯肝内胆管引起的梗阻性黄疸，癌肿广泛破坏肝细胞可引起肝细胞性黄疸。

(3) 腹水:查体时可见移动性浊音阳性。

(4) 肝硬化相关体征:合并肝硬化患者查体时可见相关体征,如肝掌、蜘蛛痣、脾大、腹壁静脉曲张等。

【辅助检查】

1. 实验室检查　主要包括血清甲胎蛋白(AFP)检测和血清酶学检查。

(1) 血清甲胎蛋白检测:诊断标准为 AFP≥400 ng/mL,排除慢性肝炎、肝硬化、睾丸或卵巢胚胎性肿瘤、怀孕等。

(2) 血清酶学检查:肝癌患者血清碱性磷酸酶、γ-谷氨酰转肽酶、乳酸脱氢酶的某些同工酶可升高,但缺乏特异性。

2. 影像学检查　超声、CT 等影像学检查手段对肝癌的诊断有一定的帮助。

(1) 超声:可显示肿瘤大小、形态、部位及脉管系统有无癌栓。

(2) CT:能显示肿瘤的大小、位置、数目以及与周围脏器和大血管的关系,可检出 1 cm 左右的早期肝癌,并有助于了解是否伴发肝外转移,如肝门淋巴结、胰头后淋巴结转移等。结合增强扫描可以判断病变的性质,对肝癌与肝血管瘤的鉴别有较大的价值(图 2-10-2)。平扫下肝癌多为低密度占位,边缘清晰或模糊,部分有包膜的肝癌可显示晕圈征。较大的肝癌可见更低密度的坏死区,少数肝癌可见钙化。由于肝癌主要由肝动脉供血,增强 CT 下癌肿呈"快进快出"表现,可与肝血管瘤进行鉴别。

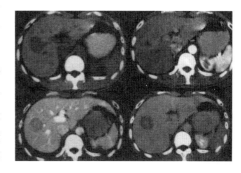

图 2-10-2　肝癌 CT 影像

(3) MRI:肝癌的磁共振信号有一定的特征性。在 T1 加权相,绝大多数病灶呈稍低信号。T2 加权相为高信号或稍高信号,部分较大的肿块内部信号可以不均匀。这种不均匀的信号,可以是局灶性的出血、液化坏死、纤维化和脂肪变所致。脂肪变在 T2 加权相呈稍高信号,T1 加权相为等信号。亚急性出血时,由于正铁血红蛋白的存在,T1 加权相可以呈现明显的高信号,T2 加权相也可以是高信号,因而容易辨认。液化坏死时,T1 加权相呈更低信号,T2 加权相为更高信号。有诊断价值的磁共振的征象还包括:①假包膜征;②镶嵌征;③血管内癌栓形成;④肝硬化现象;⑤癌灶内流空血管的显示。

(4) 肝动脉造影:准确率最高,但患者需要接受大量射线照射,且价格昂贵,仅在上述检查无法确诊时采用。

(5) X线:肝右叶肿瘤可发现右侧膈肌抬高、运动受限或局部隆起。肝左外叶或右肝下部巨大肝癌行钡餐造影时可见胃或结肠肝曲被推压征象。

3. 穿刺活检　有助于获得病理诊断。对诊断困难或不适宜手术者,可选该检查以指导下一步治疗。如不能排除血管瘤,该检查应禁用。

4. 腹腔镜检查　对于肝脏表面肿瘤具有诊断价值。

【诊断】

根据病史,临床上的肝区疼痛、肝大,以及超声等影像学检查可诊断本病。

【鉴别诊断】

1. 转移性肝癌　转移性肝癌一般 AFP 多为阴性，多无肝炎及肝硬化表现，多数病人有其他脏器原发肿瘤相应症状或手术史。

2. 肝硬化　大的肝硬化结节，影像学上可以表现为肝脏占位。特别是 AFP 阳性或者轻度升高时，较难鉴别，应予以注意。

3. 肝良性肿瘤　患者全身状况良好，病程较长，往往不伴有肝硬化病史，常见有肝海绵状血管瘤、肝腺瘤等，可借助 AFP、超声、CT、MRI 以及肝动脉造影进行鉴别。

【治疗原则】

1. 部分肝切除　部分肝切除是治疗肝癌首选和最有效的方法。肝切除可以通过开腹施行，也可有选择地采用经腹腔镜或机器人辅助施行。术前应对患者一般情况和肿瘤可切除性进行评估。

（1）患者一般情况评估：心脏状况较好，无明显心、肺、肾等重要脏器器质性病变；Child-Pugh 肝功能分级属 A 级或 B 级，经短期护肝治疗后肝功能恢复到 A 级；有条件的医院，术前可以做吲哚氰绿清除试验（ICG 检测）；评估肝切除后残肝体积，应确保手术后残肝足够维持肝功能。

（2）肿瘤可切除性评估。肿瘤可切除的情况主要包括：①没有肝外多处转移；②单发的微小肝癌和小肝癌；③单发的向肝外生长的大肝癌或巨大肝癌，受肿瘤破坏的肝组织少于 30%，肿瘤包膜完整，周围界限清楚；④多发肿瘤，但肿瘤结节少于 3 个，且局限在肝的一段或一叶内。

如技术条件允许，下述情况也可以行肝切除：①3～5 个多发性肿瘤，局限于相邻 2～3 个肝段或半肝内，影像学显示无瘤肝组织明显代偿性增大，达全肝的 50% 以上；如肿瘤分散，可分别做局限性切除；②左半肝或右半肝的大肝癌或巨大肝癌，边界较清楚，第一、二肝门未受侵犯，影像学显示无瘤侧肝代偿性增大明显，达全肝组织的 50% 以上；③位于肝中央区（肝中叶，或Ⅴ、Ⅵ、Ⅶ段）的大或巨大肝癌，无瘤肝组织明显代偿性增大，达全肝的 50% 以上；④Ⅰ段大肝癌或巨大肝癌；⑤肝门部有淋巴结转移者，如原发肿瘤可切除，应做肿瘤切除，同时进行肝门部淋巴结清扫；淋巴结难以清扫者，术后可进行放疗；⑥周围脏器（结肠、胃、腹肌或右肾上腺等）受侵犯，如原发肿瘤可切除，应连同受侵犯脏器一并切除；远处脏器单发转移性肿瘤（如单发肺转移），可同时切除原发癌和转移癌；⑦肝癌合并胆管癌栓、门静脉癌栓和（或）腔静脉癌栓时，如癌栓形成时间不长，病人一般情况允许，原发肿瘤可切除，应施行肝切除和癌栓取出术；⑧伴有中、重度脾功能亢进和食管静脉曲张的小肝癌病人，应同时做肝、脾切除和断流术。

2. 肝移植　由于同时切除肿瘤和硬化的肝，因此患者可以获得较好的长期治疗效果。鉴于供肝匮乏和治疗费用昂贵，原则上选择肝功能 C 级的小肝癌病例行肝移植。国际上大多按照米兰标准（单个肿瘤直径<5 cm；2 个或 3 个肿瘤，直径均<3 cm，无血管侵犯或肝外转移）选择肝癌病人行肝移植。

3. 肿瘤消融治疗　通常在超声引导下经皮穿刺行微波、射频、冷冻、无水乙醇注射（PEI）等消融治疗，适应证是不宜手术的原发性肝细胞癌，或术后复发、转移性肝癌，其优点是简便、创伤小,有些病人可获得较好的治疗效果。这些方法也可用于术中。

4. 经肝动脉和(或)门静脉区域化疗或经肝动脉化疗栓塞(TACE)　用于治疗不可切除的肝癌,或作为肝癌切除术后的辅助治疗。有些不适应一期手术切除的大或巨大肝癌,经此方法治疗后肿瘤缩小,部分患者可获得手术切除的机会。

5. 其他治疗方法　体内或体外放疗、全身化疗、靶向治疗(如索拉菲尼)和中药(如槐耳颗粒)治疗等。

【复习思考题】

1. 原发性肝癌的肿瘤标志物有哪些?
2. 原发性肝癌的手术适应证有哪些?

## 第十一节　门静脉高压症

【见习项目】

门静脉高压症的示教。

【见习目的与要求】

1. 掌握门静脉系与腔静脉系的四个门体交通支,门静脉高压症的临床表现、诊断和鉴别诊断。
2. 熟悉肝硬化门静脉高压症的病理学及相关手术方式,了解肝前型及肝后型门静脉高压症的相关知识。
3. 掌握食管胃底曲张静脉出血的非手术治疗和急诊手术适应证,三腔二囊管的使用方法,脾切除的适应证,以及相关治疗方式。

【见习地点】

见习医院普通外科。

【见习准备】

见习带教老师事先选好病例若干(每个小组1名门静脉高压症患者),准备好门静脉高压症相关的影像学资料。根据病例数分小组。

【见习流程】

1. 带教老师对理论课知识、概念进行简要复习。
2. 每一病例由一个小组中选出一位同学进行病史采集,并结合门静脉高压症的疾病特点进行重点的体格检查。
3. 各小组集中,回到示教室由当事同学报告病史及阳性体征,提出下一步的辅助检查和可能的阳性结果,做出诊断和鉴别诊断,提出治疗原则和依据。各小组对所示教的病例开展讨论,指出各自小组的不足之处。

4. 带教老师分析总结，指出各组的优点和不足，提出思考题。

## 【病史采集要点】

### 一、现病史采集要点

1. 发病情况　了解病例是缓慢起病还是急骤起病。
2. 发病原因/诱因　询问是否有肝炎病史、血吸虫病史、腹腔感染、缩窄性心包炎、右心衰竭、恶性肿瘤。
3. 主要症状　重点询问是否有腹胀、黑便、呕血、凝血功能障碍。
4. 伴随症状　了解是否有疲乏无力、嗜睡、厌食。
5. 病情演变　了解患者何时首次出现上述情况，现在情况如何。
6. 诊疗情况　了解患者之前是否就诊，在何处就诊，做过何种检查，检查结果如何，有无服药，治疗后病情有无变化。

### 二、既往史和个人史等采集要点

（1）有无药物过敏史。
（2）既往是否存在基础疾病。
（3）询问个人史时应注意侵袭性操作史、静脉吸毒史；注意职业史；注意饮酒史；注意接触史和传染致他人发病情况，疫水接触史及疫区生活史。

## 【查体要点】

1. 一般情况　患者全身情况一般较差，乏力、倦怠，面色灰黄，巩膜、皮肤可能有黄疸。若为上消化道出血就诊者，应检查其有无意识模糊、脉搏细速、四肢冰冷等情况。
2. 专科情况　专科检查时应注意检查以下几个方面。
（1）视诊腹部是否膨隆（局部或全腹）或凹陷，有无肠型、蠕动波、静脉曲张、手术切口、疝。
（2）检查肝、脾肋下是否可以触及，并描述具体数据（如：肝肋下、剑突下长度，脾的甲乙线、甲丙线和丁戊线长度），检查肝脾质地、光滑度、有无压痛等。
（3）检查有无肿块，以及肿块的位置、大小、质地、活动度、光滑度、压痛。
（4）检查腹壁紧张度、压痛区域（应从远离主要疼痛点开始，逐渐向疼痛点靠近，以明确具体范围）、有无反跳痛。
（5）检查肝区大小，有无叩击痛、腹水。
（6）检查有无振水音、肠鸣音亢进或消失、气过水音及高调金属音、移动性浊音。
（7）检查有无颈静脉怒张，有无双下肢水肿，有无心力衰竭，有无内外痔。
（8）检查有无黄疸、蜘蛛痣、肝掌、男性乳腺发育、睾丸萎缩等。

## 【辅助检查】

1. 血象　脾功能亢进时，白细胞、血小板或红细胞数减少；肝炎后肝硬化病人，乙型肝炎病毒（HBV）或丙型肝炎病毒（HCV）常为阳性。
2. 肝功能　检查可见白球比倒置。

3. **凝血功能** 凝血酶原时间可以延长。

4. **超声波检查** 可以显示肝脾大小、质地有无异常,有无腹水,门静脉内有无血栓等。门静脉高压症时,门静脉内径≥1.3 cm,半数以上患者肠系膜上静脉和脾静脉内径≥1.0 cm。彩色多普勒超声对确定手术方案有重要参考价值。

5. **食管X线钡餐检查和胃镜检查** 钡剂充盈时,曲张静脉使食管的轮廓呈虫蚀状改变,排空时曲张静脉表现为蚯蚓样或串珠状负影,阳性发现率为70%～80%。内镜下能确定静脉曲张的程度,以及是否有胃黏膜病变或溃疡等,表现更为明显。

6. **CT、MRI及血管造影** 这三项检查可帮助确定肝的体积,门静脉血流方向及血流量,静脉受阻部位及侧支回流情况。

【诊断】

门静脉高压症的诊断一般不困难,主要根据脾肿大,食管下段静脉曲张或上消化道出血和腹水三个特点。食管下段静脉曲张可以通过食管X线钡餐检查确定。

1. **脾肿大** 由于门静脉压力升高,脾静脉压力长期增高,脾脏发生充血性增大。脾肿大多合并有脾功能亢进症状,如贫血、血细胞及血小板减少等。一般而言,脾脏愈大,脾功能亢进愈显著。记录脾肿大有三个标志:①在左锁骨中线上,测量肋弓到脾脏下缘的距离;②测量从左锁骨中线与肋弓的交叉点到脾尖最远处之间的距离,即为脾长轴的距离;③测量脾右缘到正中线的最大距离。脾肿大的程度不一,血吸虫性的脾大多数很大,边缘可达脐部。肿大的脾早期质地柔软,活动度较大;晚期质地较硬,脾面可能与膈粘连,约90%以上患者显示贫血及白细胞和血小板减少。

2. **上消化道出血** 食管下端静脉曲张是门静脉高压症的重要表现。曲张的静脉位于黏膜下,常因溃疡、创伤而破裂出血。由于肝功能损害致患者凝血功能障碍,出血多不易停止。临床表现为呕血和柏油样便等上消化道大出血症状。诊断时须与胃十二指肠溃疡和胃癌出血相区别,应先从病史上排除溃疡病,在体格检查时应注意是否有肝脾肿大和腹水。上消化道X线钡餐摄影有助于诊断,必要时做食管镜检查。

3. **腹水** 肝内型门静脉高压症的晚期,腹水的出现是肝功能代偿不全的表现。肝外型门静脉梗阻的患者由于肝功能多属正常,一般没有腹水,在有腹水的患者中,腹壁浅静脉往往曲张较明显,有时伴有黄疸。记录腹水情况时可以采取每天测量在脐水平的腹围的方法。在确诊门静脉高压症后,还应判断门静脉梗阻所在部位,是肝内型还是肝外型;梗阻的原因是什么,有无脾功能亢进。各种肝功能检查结果如果正常,肝扫描显示肝脏大小正常,质软,一般为肝外型。如果有肝功能损害,肝扫描显示肝脏缩小或变形,一般为肝内型。在我国血吸虫病流行区,青壮年的门静脉高压症多为晚期血吸虫病引起;城市的患者以肝炎后肝硬化多见;对老年患者,则应考虑慢性门脉性肝硬化。需要特别指出的是,由于肝脏代偿能力强,且现有的肝功能试验都不太敏感,因此肝功能检查结果不能完全代表肝脏的实际情况。

【鉴别诊断】

食管静脉曲张破裂出血时,应与胃十二指肠溃疡、糜烂性胃炎、胃癌和呕吐源性食管黏膜破裂等相鉴别。诊断前要详细询问病史,进行全面查体和实验室检查,包括血象、肝功能检查、血氨测定等。胃十二指肠溃疡出血一般有溃疡病史,脾不肿大,肝功能正常,在大出血之后一般不出现黄疸、腹水,这些都有助于鉴别。当鉴别困难时,可借助 X 线钡餐检查、纤维胃镜检查或选择性腹腔动脉造影检查等做出诊断。

### 【治疗原则】

治疗原则是预防和控制食管胃底曲张静脉破裂出血。对有食管胃底静脉曲张而没有出血的病人,原则上不做预防性手术,重点应放在护肝治疗方面。

#### 一、非手术治疗

非手术治疗的适应证包括:①对于有黄疸、大量腹水、肝功能严重受损(C 级)的患者发生大出血,如果进行外科手术治疗,病死率可高达 60%～70%,应采用非手术治疗;②上消化道大出血一时不能明确诊断者,要一边进行积极的抢救,一边进行必要的检查,以明确诊断。

(1) 扩充血容量,严密观察血压、脉搏变化。如果收缩压低于 80 mmHg,估计失血量已达 800 mL 以上,应立即快速输血。

(2) 药物止血:主要应用内脏血管收缩剂(血管升压素、生长抑素)。

(3) 内镜治疗:包括曲张血管腔内注药和血管套扎。

(4) 三腔管压迫止血:原理是利用充气的气囊分别压迫胃底和食管下段的曲张静脉,以达止血目的。

#### 二、手术治疗

手术治疗一般分为两类:一类是通过各种分流术,降低门静脉压力;另一类是阻断门、奇静脉的反常血流,从而达到防治出血的目的。对于无黄疸和明显腹水的病人(肝功能 A、B 级)发生大出血,应争取及时手术;经非手术治疗 24～48 小时无效者也应立即行手术治疗。

(1) 门体分流术:是采用门静脉系统主干及其主要分支血管与腔静脉及其主要分支血管吻合的方法,使较高压力的门静脉血液分流入腔静脉中去。该方法能有效降低门静脉压力,是防治大出血的较为理想的方法。

(2) 断流术:一般采用腔内食管胃底静脉结扎术。

**附录:上消化道大出血紧急处理**

上消化道大出血是门静脉高压症十分严重的并发症。肝硬化患者中仅有 40% 出现食管胃底静脉曲张,而有食管胃底静脉曲张的患者中有 50%～60% 可并发大出血。大出血后,患者不仅可因急性大出血发生休克,还有发生肝性脑病的可能,抢救措施如下。

1. 非手术治疗 ①及时补足血容量,纠正休克;②使用止血药物,如卡巴克洛、维生素 K,若出血仍不止,可使用垂体后叶素 20 单位加入 5% 葡萄糖 200 mL,缓慢静脉滴注,必要时 4 小时后重复注射;③三腔管压迫止血,原理是利用充气的气囊分别压迫胃底和食管下段的曲张静脉,以达止血目的。

2. 手术治疗 经非手术治疗之后,若血压、脉搏不能恢复正常,三腔管胃管内抽出鲜血,甚至血压继续下降,则应考虑急诊外科手术治疗。手术方法一般采用胃底静脉结扎术、胃底横断术、脾切除术及胃小弯胃底贲门周围血管离断术。对肝功能及一般情况较好的患者,可争取做早期急诊分流术。对肝功能差、有轻度黄疸及少量腹水的患者,宜采用简单的止血手术,如脾切除加胃底贲门周围血管离断术。手术方法简单,易于掌握,止血效果一般较好。

【复习思考题】

1. 门静脉高压症的临床表现有哪些?
2. 门静脉高压症患者大出血的急诊手术适应证有哪些?
3. 门静脉高压症患者的手术方式有哪些?

## 第十二节 胆道疾病

【见习项目】

胆石症(cholelithiasis)、胆道感染(infection of biliary tract)等疾病的示教。

【见习目的与要求】

1. 掌握胆囊结石、胆管结石的临床表现、诊断、鉴别诊断和治疗原则。
2. 掌握急性胆囊炎、急性梗阻性化脓性胆管炎的临床表现、诊断、鉴别诊断和治疗原则。

【见习地点】

见习医院普通外科。

【见习准备】

见习带教老师事先选好病例(胆石症、胆道感染以及相关鉴别疾病的病例)若干,分配好每一病例示教所占时间。根据病例数分小组。

【见习流程】

1. 带教老师对理论课知识、概念进行简要复习。
2. 每一病例由一个小组中选出一位同学进行病史采集,并结合胆道疾病特点进行重点的体格检查。
3. 各小组集中,回到示教室由当事同学报告病史及阳性体征,提出下一步的辅助检查和可能的阳性结果,做出诊断和鉴别诊断,提出治疗原则和依据。各小组对所示教的病例开展讨论,指出各自小组的不足之处。
4. 带教老师分析总结,指出各组的优点和不足,提出思考题。

### ☆胆石症

【病史采集要点】

一、现病史采集要点

1. 发病情况　了解病例是缓慢起病还是急性起病。
2. 发病诱因　部分患者发病前可有诱因,如油腻饮食等。

3. **主要症状** 重点询问患者疼痛部位、性质、发作时间、与饮食的关系、与体位的关系、是否有放射痛等。

4. **伴随症状** 询问是否有伴随症状,如呕吐(内容物性质、呕吐方式、频率)、黑便或血便(颜色、性状、次数)、食欲下降、黄疸(程度、出现时间)。

5. **病情演变** 了解患者首次出现上述情况的时间,就诊时病情如何。

6. **诊疗情况** 了解患者之前是否就诊,在何处就诊,做过何种检查,检查结果如何,有无服药,治疗后病情有无变化。

7. **一般情况** 了解患者精神状况及大小便、睡眠、饮食情况,体重有无减轻。

## 二、既往史和个人史等采集要点

(1)既往是否常有上腹不适和疼痛病史。
(2)有无黄疸病史、胆道手术史。
(3)是否近期有腹部手术史。
(4)家族中近亲属是否有类似病史。
(5)是否有吸烟饮酒史。
(6)工作及职业情况,是否有疫区疫水接触史。

【查体要点】

1. **胆囊结石** 大多数患者无症状,称为无症状胆囊结石。胆囊结石合并胆囊炎发作时可表现出局部腹膜刺激征,腹式呼吸减弱或受限,右上腹或剑突下压痛,腹肌紧张或有反跳痛,以胆囊区较明显,部分患者可触及肿大而有压痛的胆囊,Murphy征阳性(图2-12-1)。胆囊结石如发生胆囊穿孔,患者可有弥漫性腹膜炎。部分患者可出现轻度黄疸。

2. **胆(肝)总管结石** 胆(肝)总管结石主要表现为疼痛及黄疸,胆管炎时,上腹剑突下或右上腹可有压痛,腹肌紧张较明显,肝脏肿大并有触痛,肝区叩痛阳性。部分患者可扪及肿大而又压痛的胆囊。如肝胆管长期梗阻,则会有胆汁性肝硬化、脾肿大。

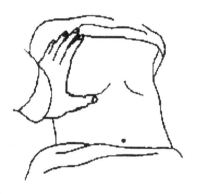

图2-12-1 Murphy征检查

3. **肝内胆管结石** 肝内胆管结石合并感染时可有黄疸、上腹剑突下压痛、患侧肝脏肿大、触痛、肝区叩击痛等表现。

【辅助检查】

1. **实验室检查** 胆石症继发感染时可出现白细胞计数升高,出现黄疸时可有血清胆红素、转氨酶、碱性磷酸酶升高。

2. **影像学检查** 影像学检查是胆石症诊断常用的辅助检查方法。

(1)超声检查:是诊断胆道疾病的首选方法。超声对胆囊结石及肝内胆管结石诊断准确率高达90%以上。胆囊结石典型超声表现为强回声光团后伴声影,可随体位移动。肝外胆管结石因胃肠道气体干扰,影响超声诊断准确率。超声可以根据胆管有无扩张、扩张部位和程度判断黄疸的性质以及胆道阻塞的部位。例如,肝内胆管直径＞4 mm,肝外胆管直径＞10 mm,提示胆管扩张;胆总管及以上胆管扩张,提示胆总管下端或壶腹部梗阻;肝内外胆管均不扩张,提示胆道没有梗阻。另外,超声对于急慢性胆囊炎、胆囊及胆管肿瘤等其他胆道疾病也有较高的诊断准确率。有些检查和治疗还可以在超声引导下进行,如胆囊穿刺置管术,经皮肝胆管穿刺造影、引流和取石等。手术中超声检查在胆道疾病的诊断及治疗中也发挥重要作用。

(2) X线检查:单纯腹部平片对胆道疾病的诊断价值有限,但腹部平片对鉴别胆道和其他腹内脏器疾病,如胃肠道穿孔、肠梗阻等有一定意义。

(3) 经皮穿刺肝胆道成像(PTC)和经皮肝穿刺胆管引流(PTBD,PTCD):PTC是在X线或超声引导下,经皮穿刺将导管置入肝内胆管,注射造影剂后使肝内外胆管迅速显影的方法。PTC可显示肝内外胆管病变部位、范围和程度等,有助于黄疸的诊断和鉴别诊断,以及胆道疾病的定性。常见并发症有胆汁漏、出血及胆道感染。另外,PTCD可用来进行术前减黄或放置胆管内支架用作治疗。

(4) 经内镜逆行胆胰管成像(ERCP):ERCP是在纤维十二指肠镜直视下通过十二指肠乳头将导管插入胆管和(或)肝管内进行造影的方法。经纤维十二指肠镜可直接观察十二指肠及乳头部的情况,发现病变后可取材活检;ERCP可显示胆管和肝管,帮助了解有无解剖变异、病变,必要时可收集十二指肠液、胆汁及胰液。通过这项技术,还可以对有些疾病进行治疗,如肝外胆管及胆总管结石可行内镜下奥迪(Oddi)括约肌切开术取石;对不明原因梗阻性黄疸可经内镜行鼻胆管引流术等。但ERCP有导致相关并发症(包括胰腺炎、出血、穿孔和胆道感染等)产生的风险。

(5) CT:能够显示胆道系统不同层面的图像,确定胆道梗阻的原因及部位,对肝内外胆管结石的诊断准确性优于超声(图2-12-2)。增强CT对于胆道系统肿瘤的诊断、术前和术后评估及分期有重要作用。

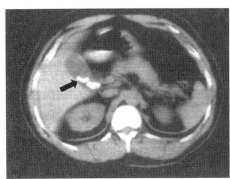 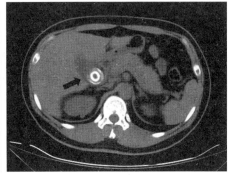

图2-12-2 胆囊结石CT影像

(6) MRI和磁共振胆胰管成像(MRCP):MRI无创且无辐射,可用于胆道肿瘤可切除性评估及复杂胆道系统疾病的鉴别诊断。由于胆汁中自由水在T2序列上的信号显著高于周围组织,因此MRCP能直观显示胆管分支形态,对胆管狭窄、胆管损伤、肝内外胆管结石、胆道系统变异以及胆道梗阻的定位均有重要价值。

(7) 超声内镜(EUS):可显示胆管及十二指肠肠壁的层次结构,对判断壶腹周围病变的性质和累及范围有重要价值。诊断困难时，可在超声引导下行穿刺活检，明确病理诊断。

【诊断】

通过患者临床表现和症状，辅以相关辅助检查，可对胆石症进行诊断。

【鉴别诊断】

1. 急性胃肠炎、消化性溃疡　除B超等影像学检查外，还可用胃镜检查来鉴别。
2. 胃十二指肠溃疡穿孔　本病多在消化性溃疡基础上发生，发病前患者常有暴饮暴食的诱因，发病突然，伴有剧烈腹痛，可出现板状腹体征，腹膜刺激征明显，X线检查可发现膈下游离气体。
3. 急性胰腺炎　急性胰腺炎有突发的上腹剧痛，伴有呕吐，查体可见腹膜刺激征，多见于左上腹，辅助检查可见淀粉酶升高，影像学检查可见胰腺水肿和坏死。
4. 右肾绞痛　疼痛始发于右腰或胁腹部，可向右股内侧或外生殖器放射，伴肉眼或镜下血尿，无发热，腹软，无腹膜刺激征，有右肾区叩击痛或脐旁输尿管行程压痛。腹部平片可显示肾、输尿管区结石。
5. 肠绞痛　疼痛以脐周为主。患者如为机械性肠梗阻，则伴恶心、呕吐、腹胀，无肛门排气排便。腹部可见肠型，肠鸣音亢进或可闻及气过水声；可有不同程度和范围的腹部压痛和（或）腹膜刺激征。腹部平片显示有肠胀气和气液平面。
6. 壶腹癌或胰头癌　黄疸者需做鉴别，该病起病缓慢，黄疸呈进行性加深；可无腹痛或腹痛较轻，或仅有上腹不适，一般不伴寒战高热。体检时腹软，无腹膜刺激征；肝大，常可触及肿大胆囊；晚期有腹水或恶病质表现。ERCP或MRCP和CT检查有助于诊断。EUS检查对鉴别诊断有较大帮助。

【治疗原则】

## 一、胆囊结石

对于无症状性胆囊结石，多采取非手术治疗，主要为抗感染、利胆、解痉、纠正水电解质及酸碱平衡紊乱。非手术治疗适用于：①初次发作的青年患者；②经非手术治疗症状迅速缓解者；③临床症状不典型患者；④发病已逾三天，无禁忌手术指征且非手术治疗症状好转者。

对于有症状和（或）并发症的胆囊结石，首选胆囊切除术治疗。腹腔镜胆囊切除(laparoscopic cholecystectomy)已是常规手术，手术指征包括：①结石数量多，结石直径≥2 cm；②胆囊壁钙化或瓷性胆囊(porcelain gallbladder)；③伴有胆囊息肉，息肉直径≥1 cm；④胆囊壁增厚(>3 mm)，即伴有慢性胆囊炎。

行胆囊切除时，有下列情况应同时行胆总管探查术：①术前病史、临床表现或影像学检查提示胆总管有梗阻，包括梗阻性黄疸，胆总管结石，反复发作胆绞痛、胆管炎、胰腺炎；②术中证实胆总管有病变，如术中胆道造影证实或扪及胆总管内有结石、蛔虫、肿块；③胆总管扩张直径超过1 cm，胆囊壁明显增厚，发现胰腺炎或胰头肿物，胆管穿刺抽出脓性、血性胆汁或泥沙样胆色素颗粒；④胆囊结石小，有可能通过胆囊管进入胆总管。

## 二、肝外胆管结石

肝外胆管结石仍以手术治疗为主。术中应尽量取尽结石,解除胆道梗阻,术后保持胆汁引流通畅。

1. 非手术治疗　可作为术前准备。治疗措施包括:①应用抗生素,应根据敏感细菌选择用药,经验治疗可选用在胆汁中浓度较高的、主要针对革兰阴性细菌的抗生素;②解痉;③利胆,包括一些中药或中成药;④纠正水、电解质及酸碱平衡紊乱;⑤加强营养支持和补充维生素,禁食病人应使用肠外营养;⑥护肝及纠正凝血功能异常。争取在胆道感染控制后才行择期手术治疗。

2. 手术治疗　肝外胆管结石的主要治疗方法。

(1) 胆总管切开取石、T管引流术:可采用腹腔镜或开腹手术。该手术适用于单纯胆总管结石,胆管上下端通畅,无狭窄或其他病变者。患者若伴有胆囊结石和胆囊炎,应同时行胆囊切除术。为防止和减少结石遗留,术中应做胆道镜、胆道造影或超声检查。术中应尽量取尽结石,如条件不允许,也可在胆管内留置橡胶T管(不提倡应用硅胶管),术后行造影或胆道镜检查、取石。术中应细致缝合胆总管壁和妥善固定T管,防止T管扭曲、松脱、受压。放置T管后应注意:①观察胆汁引流的量和性状,术后T管引流胆汁200~300 mL/d,较澄清。如T管无胆汁引出,应检查T管有无脱出或扭曲;如胆汁过多,应检查T管下端有无梗阻;如胆汁混浊,应注意有无结石遗留或胆管炎症未控制。②术后10~14天可行T管造影,造影后应继续引流24小时以上,再试行闭管。如病人无明显不适,即可关闭T管。③如胆道通畅无结石和其他病变,开腹手术者可于手术后4周左右拔管,腹腔镜手术者可适当延长拔管时间。推荐在拔管前行胆道镜检查,确认有无结石残留。④如造影发现有结石遗留,应在手术4~8周后待纤维窦道形成再施行胆道镜检查和取石。

(2) 胆肠吻合术:亦称胆汁内引流术。其适应证为:①胆总管远端因炎症而狭窄造成的梗阻无法解除,胆总管扩张;②胆胰管汇合部异常,胰液直接流入胆管;③胆管因病变而部分切除,无法再吻合。常用的吻合方式为胆管空肠Roux-en-Y吻合。胆囊已不能发挥其功能,故术中应同时将其切除;吻合口无类似Oddi括约肌的功能,因此应严格把握手术适应证。嵌顿在胆总管开口的结石不能取出时,可通过内镜或手术行Oddi括约肌切开取石。

## 三、肝内胆管结石

无症状的肝内胆管结石可不治疗,仅定期观察、随访即可。临床症状反复出现者应手术治疗,原则为尽可能取净结石、解除胆道狭窄及梗阻、去除结石部位和感染病灶、恢复和建立通畅的胆汁引流、防止结石的复发。手术方法包括以下三种。

(1) 胆管切开取石:是最基本的方法,应争取切开狭窄的部位,沿胆总管向上切开,切开位置甚至可达2级胆管,直视下或通过术中胆道镜取出结石,直至取净。

(2) 胆肠吻合术:不能作为替代对胆管狭窄、结石病灶的处理方法。当Oddi括约肌仍有功能时,应尽量避免行胆肠吻合手术。手术多采用胆管空肠Roux-en-Y吻合。适应证为:①狭窄胆管充分切开后整形、肝内胆管扩张并肝内胆管结石不能取净者;②Oddi括约肌功能丧失,肝内胆管结石伴扩张、无狭窄者;③为建立皮下空肠盲袢,术后再反复治疗胆管结石及其他胆道病变者。

(3) 肝切除术：肝内胆管结石反复并发感染，可引起局部肝的萎缩、纤维化和功能丧失。切除病变部分的肝，包括结石和感染的病灶、不能切开的狭窄胆管，去除了结石的发源地，并可防止病变肝段、肝叶的癌变，是治疗肝内胆管结石的积极的方法。适应证包括：①肝区域性的结石合并纤维化、萎缩、脓肿、胆瘘；②难以取净的肝段、肝叶结石伴胆管扩张；③不易手术的高位胆管狭窄伴有近端胆管结石；④局限性的结石合并胆管出血；⑤结石合并胆管癌变。

【复习思考题】

1. 胆石症有哪些类型？如何进行鉴别？
2. 胆囊结石术中胆总管探查的指征有哪些？

## ☆胆 道 感 染

【病史采集要点】

### 一、现病史采集要点

1. 发病情况　了解病例是缓慢起病还是急性起病。
2. 发病诱因　部分患者发病前可有诱因，如油腻饮食等。
3. 主要症状　重点询问患者疼痛的部位、性质、发作时间、与饮食的关系、与体位的关系，以及是否有放射痛等。
4. 伴随症状　询问是否有伴随症状，如呕吐（内容物性质、呕吐方式、频率）、黑便或血便（颜色、性状、次数）、食欲下降、黄疸（程度、出现时间）。
5. 病情演变　询问患者首次出现上述情况的时间，就诊时病情如何。
6. 诊疗情况　了解患者之前是否就诊，在何处就诊，做过何种检查，检查结果如何，有无服药，治疗后病情有无变化。
7. 一般情况　了解患者精神状况及大小便、睡眠、饮食情况，体重有无减轻。

### 二、既往史和个人史等采集要点

(1) 既往是否常有上腹不适和疼痛。
(2) 有无黄疸病史、胆道手术史。
(3) 是否近期有腹部手术史。
(4) 家族中近亲属是否有类似病史。
(5) 有无吸烟饮酒史。
(6) 工作及职业情况，是否有疫区疫水接触史。

【查体要点】

1. 急性胆囊炎　右上腹胆囊区域可有压痛，程度有个体间差异，炎症波及浆膜时可有腹肌紧张及反跳痛，Murphy征阳性。有些患者可触及肿大胆囊并有触痛。如胆囊被大网膜包裹，则形成边界不清、有固定压痛的肿块；如发生坏疽、穿孔，则出现弥漫性腹膜炎表现。

2. 急性梗阻性化脓性胆管炎　本病发病急骤,病情进展迅速,可分为肝外梗阻和肝内梗阻两种。肝外梗阻腹痛、寒战高热、黄疸均较明显,肝内梗阻主要表现为寒战高热,可有腹痛,黄疸较轻。本病常伴有恶心、呕吐等消化道症状。神经系统症状主要表现为神情淡漠、嗜睡、神志不清,甚至昏迷;合并休克时可表现为烦躁不安、妄语等。体格检查发现体温常呈弛张热,或持续升高达到 40 ℃以上,脉搏快而弱,血压降低。嘴唇发绀,指甲床青紫,全身皮肤可能有出血点和皮下瘀斑。剑突下或右上腹有压痛,可有腹膜刺激征。肝脏常肿大并有压痛和叩击痛。胆总管梗阻者胆囊肿大。

【辅助检查】

1. 实验室检查　①急性胆囊炎:患者可出现白细胞计数升高,老年患者可不升高。血清丙氨酸转移酶、碱性磷酸酶常升高,约 1/2 的患者血清胆红素升高,1/3 的患者血清淀粉酶升高。②急性梗阻性化脓性胆管炎:白细胞计数升高,可超过 $20\times 10^9$/L,中性粒细胞比例升高,细胞质内可出现中毒颗粒。肝功能有不同程度的损害,凝血酶原时间延长。动脉血气分析可有 $PaO_2$ 下降、氧饱和度降低。常见有代谢性酸中毒及缺水、低钾血症等电解质紊乱。

2. 影像学检查　详情可见胆石症影像学检查部分。

【诊断】

通过患者临床表现和症状,辅以相关辅助检查,可对胆道感染进行诊断。

【鉴别诊断】

需要与胆道感染相鉴别的疾病包括消化性溃疡穿孔、急性胰腺炎、高位阑尾炎、肝脓肿、胆囊癌、结肠肝曲癌或小肠憩室穿孔,以及右侧肺炎、胸膜炎和肝炎等疾病。

【治疗原则】

一、急性胆囊炎

1. 非手术治疗　非手术治疗可作为术前的准备。方法包括禁食、输液、营养支持、补充维生素、纠正水电解质及酸碱代谢失衡。抗感染可选用对革兰阴性细菌及厌氧菌有效的抗生素,同时用解痉止痛、消炎利胆的药物。对老年患者,应监测血糖及心、肺、肾等器官功能,治疗并存疾病。治疗期间应密切注意病情变化,随时调整治疗方案,如病情加重,应及时决定手术治疗。大多数患者经非手术治疗能够控制病情发展,待日后行择期手术。

2. 手术治疗　急性期手术力求安全、简单、有效,对年老体弱、合并多个重要脏器疾病者,选择手术方法应慎重。急诊手术的适应证:①发病在 48~72 小时内者;②经非手术治疗无效或病情恶化者;③有胆囊穿孔、弥漫性腹膜炎、急性化脓性胆管炎、急性坏死性胰腺炎等并发症者。手术方法主要有:①胆囊切除术,首选腹腔镜胆囊切除,也可应用传统的或小切口的胆囊切除方法;②胆囊部分切除术,如估计分离胆囊床困难或可能出血,可保留胆囊床部分胆囊壁,用物理或化学方法破坏该处的黏膜,切除胆囊其余部分;③胆囊造口术,对高危患者或局部粘连解剖不清者,可先行胆囊造口术减压引流,3 个月后再行胆囊切除术;④超声引导下经皮经肝胆囊穿刺引流术(PTCD),可减低胆囊内压,待急性期过后再择期手术,适用于病情危重又不宜手术的化脓性胆囊炎患者。

### 二、急性梗阻性化脓性胆管炎

急性梗阻性化脓性胆管炎的治疗原则是立即解除胆道梗阻并引流。当胆管内压降低后,患者情况常能暂时改善,有利于争取时间继续进一步治疗。

1. 非手术治疗　既是治疗手段,又可作为术前准备。主要包括:①维持有效的输液通道,尽快恢复血容量;②联合应用足量抗生素,应先选用针对革兰阴性杆菌及厌氧菌的抗生素;③纠正水、电解质紊乱和酸碱失衡;④对症治疗,如降温、使用维生素和支持治疗;⑤如经短时间治疗后患者仍不好转,可考虑应用血管活性药物以提高血压,应用肾上腺皮质激素保护细胞膜和对抗细菌毒素,应用抑制炎症反应的药物,吸氧以纠正低氧状态;⑥经以上治疗病情仍未改善者,应在抗休克的同时紧急行胆道引流治疗。

2. 紧急胆管减压　只有使胆道压力降低,才有可能中止胆汁或细菌向血液的反流,阻断病情的恶化。胆道减压主要为了抢救患者生命,应力求方法简单有效,包括胆总管切开减压加T管引流、鼻胆管引流(ENBD)、PTCD。

3. 后续治疗　急诊胆管减压引流一般不可能完全去除病因,如不做后续治疗,患者的病情可能会反复发作。如患者一般情况恢复,宜在1~3个月后根据病因选择彻底的手术治疗。

【复习思考题】

1. 急性梗阻性化脓性胆管炎的临床表现有哪些?
2. 急性胆囊炎手术指征有哪些?

## 第十三节　胰　腺　疾　病

【见习项目】

急性胰腺炎(acute pancreatitis)、胰腺癌(pancreatic cancer)等疾病的示教。

【见习目的与要求】

1. 掌握急性胰腺炎的临床表现、诊断、鉴别诊断和治疗原则。
2. 掌握胰腺癌的临床表现、诊断、鉴别诊断和治疗原则。

【见习地点】

见习医院普通外科。

【见习准备】

见习带教老师事先选好病例(急性胰腺炎、胰腺癌以及相关鉴别疾病的病例)若干,分配好每一病例示教所占时间。根据病例数分小组。

**【见习流程】**

1. 带教老师对理论课知识、概念进行简要复习。
2. 每一病例由一个小组中选出一位同学进行病史采集,并结合胰腺疾病特点进行重点的体格检查。
3. 各小组集中,回到示教室由当事同学报告病史及阳性体征,提出下一步的辅助检查和可能的阳性结果,做出诊断和鉴别诊断,提出治疗原则和依据。各小组对所示教的病例开展讨论,指出各自小组的不足之处。
4. 带教老师分析总结,指出各组的优点和不足,提出思考题。

## ☆急性胰腺炎

**【病史采集要点】**

### 一、现病史采集要点

1. **发病情况** 了解病例是缓慢起病还是急性起病。
2. **发病诱因** 询问患者是否有胆道疾病,发病前是否有油腻饮食或饮酒,是否有高脂血症等代谢性疾病。
3. **主要症状** 重点询问患者疼痛部位、性质、发作时间、与饮食的关系、与体位的关系,以及是否有放射痛等。
4. **伴随症状** 询问是否有伴随症状,如呕吐(内容物性质、呕吐方式、频率)、黑便或血便(颜色、性状、次数)、黄疸(程度、出现时间),是否有水、电解质及酸碱平衡紊乱和休克表现,是否有手足抽搐的表现。
5. **病情演变** 了解患者首次出现上述情况的时间,就诊时病情如何。
6. **诊疗情况** 了解患者之前是否就诊,在何处就诊,做过何种检查,检查结果如何,有无服药,治疗后病情有无变化。
7. **一般情况** 了解患者精神状况及大小便、睡眠、饮食情况,体重有无减轻。

### 二、既往史和个人史等采集要点

(1) 有无药物过敏史、手术史和输血史。
(2) 有无胆道疾病、上腹部外伤和医学性损伤史。
(3) 是否近期有腹部手术史。
(4) 家族中近亲属是否有类似病史。
(5) 有无吸烟饮酒史以及职业史情况。

**【查体要点】**

轻症急性胰腺炎可不发热或轻度发热,合并胆道感染常伴有寒战、高热。胰腺坏死伴感染时,持续性高热为主要症状之一。胆道结石嵌顿或肿大胰头压迫胆总管可出现黄疸。重症胰腺炎患者可有脉搏细速、血压下降,乃至休克。早期休克主要是由低血容量所致,后期继发感染使休克原因复杂化且难以纠正。伴急性肺功能衰竭时可有呼吸困难和发绀。胰腺坏死伴感染时,患者可出现腰部皮肤水肿、发红和压痛。少数严重患者胰腺的出血可经腹膜后途径渗入皮下,在腰部、季肋部和下腹部皮肤出现大片青紫色瘀斑,称 Grey-Turner 征;若瘀斑出现在脐周,称 Cullen 征。胃肠出血时可有呕血和便血。血钙降低时,可出现手足抽搐。严重者可有弥散性血管内凝血(DIC)表现及中枢神经系统症状,如感觉迟钝、意识模糊乃至昏迷。

【辅助检查】

1. 实验室检查  常用的实验室检查有淀粉酶测定、血清脂肪酶测定等。

(1) 淀粉酶测定:血清、尿淀粉酶测定是急性胰腺炎最常用的诊断方法。血清淀粉酶在发病数小时后开始升高,24 小时达高峰,4~5 天后逐渐降至正常;尿淀粉酶在发病 24 小时后才开始升高,48 小时到高峰,下降缓慢,1~2 周后恢复正常。不同的淀粉酶检测方法产生的诊断参考值不同,淀粉酶值越高,诊断准确率也越大。但淀粉酶升高的幅度和病变严重程度不成正相关。消化道穿孔、肠梗阻、胆囊炎、肠系膜缺血、腮腺炎和高淀粉酶血症等疾病血淀粉酶也可升高,而个别严重的急性胰腺炎淀粉酶水平也可能在正常参考值范围内,应注意鉴别。

(2) 血清脂肪酶测定:血清脂肪酶正常值 23~300 U/L,明显升高具有特异性,也是比较客观的诊断指标。

(3) 其他项目:其他检查结果包括白细胞计数增高、高血糖、肝功能异常、低血钙、血气分析异常等。诊断性腹腔穿刺若抽出血性渗出液,且淀粉酶值升高,对诊断很有帮助。C 反应蛋白增高(发病 48 小时>150 mg/h)提示病情较重。

2. 影像学检查  超声、CT 扫描和 MRI 均有助于急性胰腺炎的诊断。

(1) 超声:可发现胰腺肿大和胰周液体积聚。胰腺水肿时显示为均匀低回声,出现粗大的强回声提示有出血、坏死的可能。如发现胆道结石、胆管扩张,则胆源性胰腺炎可能性大。超声易受胃肠气体干扰,影响其诊断的准确性。

(2) CT 扫描:是最具诊断价值的影像学检查,不仅能诊断急性胰腺炎,而且能鉴别是否合并胰腺组织坏死(图 2-13-1)。在胰腺弥漫性肿大的基础上出现质地不均、液化和蜂窝状低密度区,则可诊断为胰腺坏死。

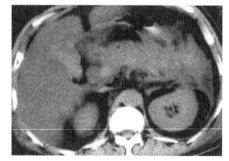

图 2-13-1  急性胰腺炎 CT 影像

(3) MRI:可提供与 CT 类似的诊断信息。MRCP 能清晰地显示胆管及胰管,对诊断胆道结石、胆管解剖异常等引起的胰腺炎有重要作用。

【诊断】

临床上符合以下 3 项特征中的 2 项,即可诊断为急性胰腺炎:①与急性胰腺炎临床表现相符合的腹痛;②血清淀粉酶和(或)脂肪酶活性至少高于正常上限值 3 倍;③符合急性胰腺炎的影像学改变。

1. 轻症急性胰腺炎(mild acute pancreatitis,MAP)  为水肿性胰腺炎,占急性胰腺炎的60%,无器官功能衰竭和局部或全身并发症。主要表现为上腹痛、恶心、呕吐,可有腹膜炎,但多局限于上腹部,体征较轻,经及时的液体治疗,通常在1～2周内恢复,病死率极低。

2. 中症急性胰腺炎(moderately severe acute pancreatitis,MSAP)　伴有一过性的器官功能衰竭(48小时内可以自行恢复),约占急性胰腺炎的30%,伴有局部或全身并发症。早期病死率低,后期如坏死组织合并感染,病死率增高。

3. 重症急性胰腺炎(severe acute pancreatitis,SAP)　约占急性胰腺炎的10%,伴有持续的器官功能衰竭(超过48小时),且不能自行恢复,涉及的器官包括呼吸系统器官、心血管和肾脏。SAP患者多为出血坏死性胰腺炎,除上述症状外,腹膜炎范围大,腹胀明显,肠鸣音减弱或消失;偶见腰肋部或脐周皮下瘀斑征。腹水呈血性或脓性。严重者发生休克,出现多脏器功能障碍,病死率高达30%。

【鉴别诊断】

1. 急性胃肠炎、消化性溃疡　除B超等影像学检查外,还可用胃镜检查鉴别。
2. 胃十二指肠溃疡穿孔　本病多在消化性溃疡基础上发生,发病前常有暴饮暴食的诱因,发病突然,伴有剧烈腹痛,可出现板状腹体征,腹膜刺激征明显,X线检查可发现膈下游离气体。
3. 肠绞痛　疼痛以脐周为主。患者如为机械性肠梗阻,则伴恶心、呕吐、腹胀,无肛门排气排便。腹部可见肠型,肠鸣音亢进或可闻及气过水声;可有不同程度和范围的腹部压痛和(或)腹膜刺激征。腹部平片显示有肠胀气和气液平面。
4. 壶腹癌或胰头癌　黄疸者需做鉴别,该病起病缓慢,黄疸呈进行性加深;可无腹痛或腹痛较轻,或仅有上腹不适,一般不伴寒战高热。体检时腹软,无腹膜刺激征;肝大,常可触及肿大胆囊;晚期有腹水或恶病质表现。ERCP或MRCP和CT检查有助于诊断。EUS检查对鉴别诊断有较大帮助。

【治疗原则】

根据急性胰腺炎的分型、分期和病因选择恰当的治疗方法。

1. 非手术治疗　适用于轻症胰腺炎及尚无外科干预指征的中度重症和重症急性胰腺炎。非手术治疗的措施主要包括:① 禁食、胃肠减压。持续胃肠减压可防止呕吐、减轻腹胀、降低腹内压。② 补液、防治休克。静脉输液,补充电解质,纠正酸中毒,预防低血压,维持循环稳定,改善微循环。③ 镇痛解痉。④ 抑制胰腺分泌。⑤ 营养支持,禁食期主要靠完全肠外营养(TPN)。待病情稳定,肠功能恢复后可早期给予肠内营养,酌情恢复饮食。⑥ 有感染证据时,可经验性或针对性使用抗生素。常见致病菌有大肠埃希菌、铜绿假单胞菌、克雷伯菌和鲍曼不动杆菌等。

2. 手术治疗　急性胰腺炎的手术适应证包括:①急性腹膜炎不能排除其他急腹症时;②伴胆总管下端梗阻或胆道感染者;③合并肠穿孔、大出血或胰腺假性囊肿;④胰腺和胰周坏死组织继发感染。

手术方式中最常用的是坏死组织清除加引流术。可选用开放手术(经腹腔或腹膜后小切口途径)或使用内镜(肾镜、腹腔镜等)行坏死组织清除引流。

胆源性胰腺炎的手术治疗目的是解除梗阻,通畅引流,依据是否有胆囊结石及胆管结石采用不同的处理方法。仅有胆囊结石且症状轻者,可在初次住院期间行胆囊切除。胰腺病情严重者需要等待病情稳定后再择期行胆囊切除。胆管结石合并胆道梗阻,且病情较严重或一般情况差、无法耐受手术者宜急诊或早期行内镜下 Oddi 括约肌切开、取石及鼻胆管引流术。

【复习思考题】

1. 急性胰腺炎的手术适应证有哪些?
2. 急性胰腺炎的治疗原则有哪些?

## ☆ 胰 腺 癌

【病史采集要点】

### 一、现病史采集要点

1. 发病情况　了解病例是缓慢起病还是急性起病。
2. 发病诱因　一般无特殊诱因。
3. 主要症状　重点询问上腹疼痛、恶心呕吐、食欲减退、腹胀等症状的特点及持续时间,黄疸出现的时间、部位、颜色、程度,以及消瘦出现的时间和程度。
4. 伴随症状　询问是否有伴随症状,如乏力、体重下降、低热和肿瘤恶病质的表现。
5. 病情演变　询问是否出现腹水、消化道出血等症状。
6. 诊疗情况　了解患者之前是否就诊,在何处就诊,做过何种检查,检查结果如何,有无服药,治疗后病情有无变化。
7. 一般情况　了解患者精神状况及大小便、睡眠、饮食情况,体重有无减轻。

### 二、既往史和个人史等采集要点

（1）有无药物过敏史、手术史和输血史。
（2）有无胆道疾病、上腹部外伤和医学性损伤史。
（3）是否近期有腹部手术史。
（4）家族中近亲属是否有类似病史。
（5）有无烟酒史以及职业史情况。

【查体要点】

胰腺癌,尤其是胰头癌,主要为黄疸表现。黄疸是由于癌肿压迫或浸润胆总管所致,特点是进行性加重。黄疸出现的早晚和肿瘤的位置密切相关,癌肿距胆总管越近,黄疸出现越早;胆道梗阻越完全,黄疸越深。患者可有小便深黄,大便陶土色,伴皮肤瘙痒,久之可有出血倾向。体格检查可见巩膜及皮肤黄染,肝大,多数患者可触及肿大的胆囊。

【辅助检查】

1. 实验室检查　主要包括血清生化学和免疫学检查。
（1）血清生化学检查:胰头癌导致胰管梗阻的早期可有血、尿淀粉酶的一过性升高,空腹或餐后血糖升高,糖耐量试验有异常曲线。胆道梗阻时,血清总胆红素和直接胆红素升高,碱性磷酸酶、转氨酶也可轻度升高,尿胆红素阳性。

(2) 免疫学检查:目前尚未找到有特异性的胰腺癌标志物,有几种血清学标志物在胰腺癌患者可升高,包括 CA19-9、CEA 等。其中 CA19-9 的临床意义较大,故常用于胰腺癌的辅助诊断和术后随访。

2. 影像学检查　影像学检查是胰腺癌的定位和定性诊断,以及确定有无淋巴结转移和远处转移的重要手段。

(1) CT:胰腺动态薄层增强扫描及三维重建是首选的影像学检查方法,可为胰腺肿瘤的定性、定位诊断提供非常重要的影像学依据,尤其在术前对胰腺肿瘤可切除性评估具有重要意义。胰头癌的 CT 影像表现见图 2-13-2、图 2-13-3。

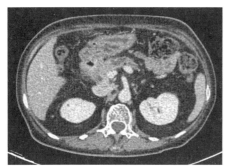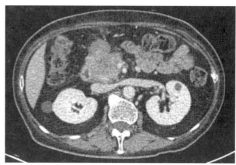

图 2-13-2　胰头癌 CT 影像

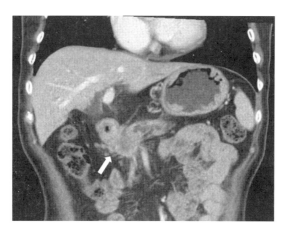

图 2-13-3　胰头癌 CT 影像(冠状位)

(2) MRI 和磁共振胆胰管成像(MRCP):单纯 MRI 诊断并不优于 CT。MRCP 能显示胰、胆管梗阻的部位和扩张程度。

(3) 超声内镜(EUS):为 CT 及 MRI 的重要补充,可发现直径<1 cm 的肿瘤,必要时可行 EUS 引导下穿刺活检,以鉴别肿物的良恶性。

(4) B 超:主要用于常规检查,对胰胆管扩张比较敏感,但对胰腺常显示不清。

(5) 正电子发射断层成像(PET):主要用于鉴别诊断,评估有无转移,以及判断术后肿瘤有无复发。

**【诊断】**

根据患者病史,结合辅助检查可明确诊断。胰腺癌根据肿块是否可切除分为可切除性胰腺癌、交界性胰腺癌和不可切除性胰腺癌。

**【鉴别诊断】**

1. 胃癌　以消化道症状为主,黄疸少见,通过胃镜可鉴别。
2. 胆石症和急性胆囊炎　以腹痛、寒战高热、黄疸为主,黄疸出现较晚,可通过B超、CT等影像学检查鉴别。

**【治疗原则】**

手术治疗是胰腺癌治疗的主要手段。胰头癌的主要术式为胰头十二指肠切除术(Whipple手术),经典胰头十二指肠切除术切除范围包括胰头(含钩突)、远端胃、十二指肠、上段空肠、胆囊和胆总管,需同时清扫相应区域的淋巴结。切除后再将胰尾、肝管和胃与空肠进行吻合,重建消化道。胰体尾癌主要术式为胰体尾切除术。对于合并胆道或十二指肠梗阻的不可切除胰腺癌,可采用介入治疗或胆肠、胃肠吻合解除梗阻。对于不确定是否可切除的胰腺癌,可先行辅助治疗,然后再评估可否手术切除。对于不可切除的胰腺癌,可采用化疗、放疗和免疫治疗等综合治疗手段,目前常用化疗药物有吉西他滨、氟尿嘧啶类和白蛋白紫杉醇等。对于不能耐受放化疗者,可采用营养支持、缓解疼痛等对症支持治疗。

**【复习思考题】**

1. 胰头癌的黄疸特点是什么?
2. 胰腺癌的治疗原则有哪些?

## 第十四节　脾疾病

**【见习项目】**

脾疾病的示教。

**【见习目的与要求】**

1. 了解脾脏的相关临床知识。
2. 掌握脾切除的适应证及其疗效。
3. 掌握脾切除的术后常见并发症。

**【见习地点】**

见习医院普通外科。

## 【见习准备】

见习带教老师事先选好病例(病房现有的脾切除病例)。根据病例数分小组,每个小组分配1名典型患者及1例典型普通外科脾切除病例。

## 【见习流程】

1. 带教老师讲授病史采集、体格检查要点,学生分组进行病史采集,并做体格检查。
2. 学生回示教室汇报病历摘要、阳性体征,提出必要的辅助检查并说明其目的;带教老师展示病例相关影像学检查及报告。
3. 学生归纳总结病例特点,做出诊断,并说明诊断依据。
4. 讨论治疗原则和方法。
5. 结合患者的具体实际,带教老师以小组间相互提问的方式进行小结。

## 【病史采集要点】

### 一、现病史采集要点

1. 发病情况  了解病例是缓慢起病还是急骤起病。
2. 发病原因/诱因  发病前是否有外伤、肿瘤、怀孕、醉酒、手术史。
3. 主要症状  重点询问是否有左侧腹部疼痛,以及疼痛的性质、发生形式、加重因素、程度、时间及规律;是否肿胀(性质、程度),是否有胸闷、胸痛及呼吸困难。
4. 伴随症状  询问发热情况,包括热度、热型、畏寒、寒战等;是否有消瘦、体重下降。
5. 病情演变  了解患者何时首次出现上述情况,现在情况如何。
6. 诊疗情况  了解患者之前是否就诊,在何处就诊,做过何种检查,检查结果如何,有无服药,治疗后病情有无变化。
7. 一般情况  了解患者精神状况及大小便、睡眠、饮食情况,体重有无减轻。

### 二、既往史和个人史采集要点

(1) 有无药物过敏史及输血史。
(2) 既往是否存在基础疾病,如糖尿病、血液病、艾滋病、肝病或支气管肺疾患及感染病史。
(3) 询问个人史时注意职业史;注意接触史和传染致他人发病情况,注意疫水接触史及疫区生活史。

## 【查体要点】

脾脏触诊检查是用于检查腹部脾脏是否正常的一项辅助检查方法。正常情况下脾脏不能触及。一旦触及,即提示脾脏肿大至正常2~3倍。

临床上以双手触诊法应用居多。检查时患者仰卧,两腿稍屈曲,检查者左手绕过患者腹前方,手掌置于其左胸下部分第9~11肋处,将后胸向前推动并与拇指共同限制胸廓运动。右手掌平放于脐部,自脐平面开始触诊,与左肋弓大致成垂直方向,如同触诊肝脏一样,配合患者呼吸,逐步向上,迎触脾尖,直至左肋缘。在脾脏轻度肿大而仰卧位不易触到时,可嘱患者取右侧卧位,双下肢屈曲,再用双手触诊则容易触及。

临床上一般将脾肿大分为轻、中、高三度。深吸气时,脾缘不超过肋下 2 cm,为轻度肿大;超过 2 cm 至脐水平线以上,为中度肿大;超过脐水平线或前正中线则为高度肿大,亦称巨脾。

## 【辅助检查】

详见鉴别诊断。

## 【诊断】

详见鉴别诊断。

## 【鉴别诊断】

1. 游走脾(wandering spleen) 又称异位脾。多为脾蒂和脾韧带先天性过长或缺失造成,脾沿左腹侧向下移动可至盆腔。主要表现为腹部可推动的肿块和压迫邻近脏器所引起的症状。约20%的游走脾并发脾蒂扭转,使脾充血肿大,以致急性梗死。临床表现为急性剧烈腹痛,可伴休克。

2. 脾囊肿(splenic cyst) 可分为真性和假性两种。真性囊肿有皮样囊肿、淋巴管囊肿或寄生虫性囊肿等,其中以包虫病囊肿较为常见。假性囊肿可为损伤后陈旧性血肿,或者由脾梗死后局限性液化形成,多位于脾被膜下。小的非寄生虫性和非肿瘤性脾囊肿不需要治疗。

3. 脾肿瘤(splenic tumor) 较少见。良性肿瘤多为血管瘤、内皮瘤。肿瘤小者多无明显症状,大者表现为脾肿大及压迫邻近器官等相关症状。良性肿瘤行手术切除效果好。恶性肿瘤多为肉瘤。肉瘤发展迅速,如未扩散,首选脾切除加放射治疗或化学疗法。脾也可发生转移性肿瘤,但少见。

4. 脾脓肿(splenic abscess) 多来自血行感染,为全身感染疾病的并发症。脾中央破裂有时可继发感染,形成脾脓肿。临床表现为寒战、发热,左上腹或左胸疼痛,左上腹触痛、脾区叩击痛。超声波、CT 检查可确定诊断。脾脓肿除抗生素治疗外,如脾脏已与腹壁粘连,可在超声或 CT 引导下行穿刺抽脓或置管引流术,也可行脾切除治疗。

5. 其他 其他如副脾、脾结核、脾梗死等疾病,必要时可行脾切除治疗。

## 【治疗原则】

脾原发性疾病,如脾肿瘤、脾囊肿等较少见。多为继发性病变,如门静脉高压症和某些造血系统疾病的继发性脾功能亢进等,治疗方法主要为脾切除术。

## 【复习思考题】

1. 脾疾病的查体要点有哪些?
2. 不同脾疾病的鉴别诊断要点有哪些?

## 第十五节 急 腹 症

【见习项目】

急腹症的示教。

【见习目的与要求】

1. 掌握急腹症的病因与分类。
2. 掌握急腹症的病史采集、相关体格检查及辅助检查。
3. 掌握急腹症的诊断与鉴别诊断。
4. 掌握急腹症的治疗。

【见习地点】

见习医院普通外科。

【见习准备】

见习带教老师事先选好病例(各种急腹症)若干,分配好每一病例示教所占时间。根据病例数分小组。

【见习流程】

1. 带教老师对理论课知识、概念进行简要复习。
2. 每一病例由一个小组中选出一位同学进行病史采集,并结合急腹症的特点进行重点的体格检查。
3. 各小组集中,回到示教室由当事同学报告病史及阳性体征,提出下一步的辅助检查和可能的阳性结果,做出诊断和鉴别诊断,提出治疗原则和依据。各小组对所示教的病例开展讨论,指出各自小组的不足之处。
4. 带教老师分析总结,指出各组的优点和不足,提出思考题。

【病史采集要点】

### 一、现病史采集要点

1. **性别和年龄** 胆囊及肠道的先天性疾病多见于婴幼儿;肠套叠、胆道蛔虫、蛔虫型肠梗阻等多见于幼儿。急性胃十二指肠溃疡穿孔、急性胰腺炎、急性阑尾炎多见于青壮年。胆囊炎、胆石症、消化道肿瘤以中、老年多见。异位妊娠破裂主要发生在生育期妇女。
2. **发病诱因及既往史** 了解患者是否有暴饮暴食、情绪巨变、饮食突变、腹内压增加因素(咳嗽、搬运重物、用力排便等)、慢性胃病史、吐蛔虫史、剧烈活动等。
3. **腹痛部位** 腹痛初始部位的内脏痛或躯体痛最显著的部位往往对确定病变脏器有指导意义。

4. 腹痛性质　持续性腹痛多因炎症、缺血、出血或肿瘤浸润引起；阵发性腹痛多为空腔脏器的平滑肌痉挛或梗阻所致；持续性腹痛伴阵发性加剧，多表示炎症和梗阻并存；刀割样腹痛是化学性腹膜炎的特点；胆道蛔虫病表现为钻顶样疼痛。

5. 伴随症状　患者可表现为急性腹痛伴腹胀、呕吐、肛门停止排气排便；腹痛伴血便；腹痛伴血尿；急性腹痛伴腹泻；急性腹痛伴寒战、发热。

6. 其他　育龄女性应询问月经及婚育史。

### 二、既往史和个人史等采集要点

(1) 有无药物过敏史。
(2) 有无长期吸烟史。
(3) 婴幼儿期有无类似病史。
(4) 家族中近亲属是否有类似病史。
(5) 工作及职业情况。

## 【查体要点】

1. 一般检查　检查患者的面容、体位、动作、皮肤黏膜、生命体征、意识状态。
2. 腹部检查　检查从以下五个方面进行。
(1) 视诊：可见弥漫性腹胀、局限性腹部膨隆、腹式呼吸、胃型、肠型及蠕动波。
(2) 听诊：可闻及振水音、肠鸣音、气过水声或金属音、肠鸣音减弱或消失、血管杂音等。
(3) 叩诊：检查有无叩痛，叩诊呈鼓音、浊音还是实音，检查有无移动性浊音以及肝浊音界情况。
(4) 触诊：应由无疼痛处开始，逐渐移向痛处，并由浅入深逐层触诊。腹部压痛、反跳痛和腹肌紧张是腹膜炎的重要体征，局限性或弥漫性代表腹膜炎的程度与范围。
(5) 直肠指诊：对于诊断不明确的患者，直肠指诊是必要的检查。

## 【辅助检查】

1. 血液学检查　血细胞比容测定、红细胞计数、血红蛋白定量等有助于鉴别出血性疾病，白细胞计数有助于了解机体抗感染能力，血电解质分析及血气分析有助于判断机体水、电解质及酸碱平衡状态。
2. 尿液、粪便检查　可检查有无血尿、脓尿、血便、柏油样便、脓血便等情况。
3. 诊断性腹腔穿刺或灌洗　移动性浊音阳性的患者可做腹腔穿刺。
4. X线检查　急腹症辅助诊断的重要项目之一。
5. 超声检查　对实质性脏器的损伤、破裂、占位性病变等具有重要诊断价值。
6. CT检查　普遍应用于某些急腹症的诊断。
7. 血管造影　常可确定出血或栓塞的部位和原因。
8. 内镜检查　对有消化道出血的患者行内镜检查可明确出血部位和病变性质。
9. 腹腔镜检查　对疑难急腹症可采用腹腔镜检查。

【诊断】

根据病史、体格检查和辅助检查，大部分的急腹症都能得到正确的诊断。常见急腹症的诊断要点见表 2-15-1。

表 2-15-1　常见急腹症的诊断要点

| 疼痛部位 | 疾病 | 最敏感和特异的确诊手段 |
| --- | --- | --- |
| 右上腹 | 胆囊炎 | 右上腹 B 超 |
|  | 胆绞痛 | 右上腹 B 超，口服胆囊造影 |
|  | 胆总管炎 | 右上腹 B 超 |
|  | 肝炎 | 肝功能检查，特别是转氨酶测定 |
|  | 肝脓肿或肿瘤 | 右上腹 B 超，CT 扫描，肝核素检查 |
|  | 右下叶肺炎 | X 线胸片 |
| 上腹正中 | 腹膜炎 | 腹腔穿刺液涂片及培养，剖腹检查 |
|  | 胰腺炎 | 血清淀粉酶，CT 扫描 |
|  | 十二指肠穿孔 | 立位或右侧屈曲位腹平片，上消化道水溶性造影剂造影，结合口服造影剂 CT 扫描 |
| 左上腹 | 心肌梗死 | 心电图，肌酸激酶同工酶测定 |
|  | 脾破裂 | 腹腔冲洗，CT 扫描 |
|  | 脾梗死 | CT 扫描 |
|  | 左下叶肺炎 | X 线胸片 |
| 季肋部 | 肾盂肾炎 | 尿检，尿涂片，革兰染色及培养 |
|  | 肾绞痛 | 尿检，排泄性尿路造影 |
|  | 肾梗死 | 尿检，肾扫描或血管造影 |
| 下腹部 | 阑尾炎 | 病史和体检，超声，剖腹探查 |
|  | 憩室炎 | 病史和体检，钡灌肠 |
|  | 异位妊娠 | 后穹隆穿刺，盆腔超声 |
|  |  | 妊娠实验+剖腹探查 |
|  | 输卵管炎 | 病史和体检，盆腔超声，后穹隆穿刺 |

【鉴别诊断】

1. 胃十二指肠溃疡急性穿孔　板状腹和 X 线检查提示膈下游离气体是溃疡穿孔的典型表现。患者既往有溃疡病史，突发上腹部刀割样疼痛，迅速蔓延至全腹部，明显腹膜刺激症状，典型的板状腹，肝浊音界消失，X 线检查提示膈下游离气体可以确诊。部分患者发病前无溃疡病史。

2. 急性胆囊炎　患者进食油腻食物后发作右上腹绞痛，向右肩和右腰背部放射。体检时右上腹有压痛、反跳痛、肌紧张，Murphy 征阳性。胆石症所致腹痛多在午夜发病，不少患者被误诊为胃病。超声检查可见胆囊壁炎症、增厚及胆囊内结石，有助于诊断。

3. 急性胆管炎　上腹疼痛伴高热、寒战、黄疸是急性胆管炎的典型表现。急性胆管炎由于胆管的近端是肝窦这一解剖特殊性，细菌很容易进入血液循环，导致休克和精神症状，宜尽早通过内镜进行经鼻胆管减压引流。如内镜插管失败，需立即改行手术进行胆管减压引流。

4. **急性胰腺炎** 常见于饮酒或暴食后。腹痛多位于左上腹,疼痛剧烈,呈持续性,可向肩背部放射。腹痛时伴有恶心、呕吐。呕吐后腹痛不缓解。血清和尿淀粉酶明显升高。增强 CT 可见胰腺弥漫性肿胀,胰周积液。胰腺有坏死时可见皂泡征。

5. **急性阑尾炎** 典型表现是转移性右下腹痛和右下腹固定压痛。疼痛始于脐周或上腹部,待炎症波及阑尾浆膜(脏腹膜),腹痛转移并固定于右下腹。阑尾炎病变加重达到化脓或坏疽时,可出现右下腹局限性腹膜炎体征。阑尾一旦穿孔,腹膜炎体征可扩大到全腹,但压痛仍以右下腹最重。

6. **急性小肠梗阻** 通常有腹痛、腹胀、呕吐和肛门停止排气排便四大典型症状,但症状视梗阻部位的不同有所变化。高位小肠梗阻症状以呕吐为主,腹胀可以不明显。反之,低位小肠梗阻时,腹胀明显,但呕吐出现较晚。小肠梗阻初期肠蠕动活跃,肠鸣音增强,可闻及气过水声。梗阻后期出现肠坏死时,肠鸣音减弱或消失。X 线立卧位平片可见气液平,肠腔扩张。超声检查对肠套叠引起的小肠梗阻有诊断意义,对其他类型小肠梗阻无诊断价值。

7. **腹部钝性损伤** 随着交通的发达,腹部钝性损伤的发生明显增加。腹部钝性损伤需鉴别有无合并腹腔实质性脏器破裂出血、空腔脏器破裂穿孔或血管损伤。有实质性脏器破裂出血或血管损伤者应伴有心率加快、血压下降等血容量减少的相应临床表现。合并空腔脏器破裂穿孔者应伴有腹膜刺激症状和体征。单纯的腹壁挫伤和轻度实质性脏器损伤,全身情况稳定者可以先行非手术治疗,加强观察。合并严重实质性或空腔脏器损伤者都应进行手术探查。

8. **妇产科疾病所致急性腹痛** ①急性盆腔炎:多见于年轻人,常由淋球菌感染所致。表现为下腹部疼痛伴发热,腹部有压痛和反跳痛,一般压痛点比阑尾点偏内、偏下。阴道分泌物增多,直肠指诊有宫颈提痛,后穹隆触痛,穿刺可抽得脓液,涂片镜检发现白细胞内有革兰阴性双球菌可确诊。②卵巢肿瘤蒂扭转:最常见为卵巢囊肿扭转。患者有卵巢囊肿病史,疼痛突然发作。出现腹膜炎体征提示有扭转肿瘤缺血、坏死。③异位妊娠:最常见为输卵管妊娠破裂。患者如有停经史,突发下腹疼痛伴腹膜炎体征,应警惕异位妊娠。患者有出血征象,如心率快、血压下降,提示发生内出血。腹部压痛和肌紧张可不明显,但反跳痛明显。阴道不规则流血,宫颈呈蓝色,后穹隆穿刺抽得不凝血可确诊。实验室检查人绒毛膜促性腺激素(HCG)阳性及盆腔超声也可协助确诊。

## 【治疗原则】

急腹症病情急重,需结合病史、体检、辅助检查迅速做出基本判断,并制定及时、有效的治疗方案。

(1) 首先要注意患者的全身情况,包括神志、呼吸、脉搏、血压等,如有休克表现,应尽快抢救休克,一旦休克好转,即根据病情转入下一步治疗。危重患者还应注意及时查血电解质、肝肾功能,必要时做血气分析。

(2) 值得提出的是,在有些情况下,休克的病因不去除,休克往往不能稳定地好转,如绞窄性肠梗阻时肠坏死继续发展,常常需要在抢救休克的同时进行手术治疗,去除休克病因,才能抢救患者的生命。

(3) 对诊断明确者,应考虑手术治疗。

(4) 对暂时难以明确诊断者,应积极对症治疗,密切观察病情变化,进行必要的抗休克治疗,纠正水、电解质紊乱和酸碱平衡失调,进行抗感染治疗。病情观察过程中,禁用吗啡类止痛药,以防掩盖病情;避免使用钡剂或灌肠,以免促使病情发展。

(5) 手术原则为争取做比较彻底的手术,一次性解决问题,如急性胆囊炎行胆囊切除术,肠坏死行肠切除术,胃十二指肠溃疡急性穿孔行胃大部切除术。但是否做彻底的手术也应根据具体情况决定,如患者病情危重,不能耐受彻底手术,或腹腔感染严重,不适合做彻底的手术,就应考虑分期手术。

【复习思考题】

1. 急腹症的常见鉴别诊断有哪些?
2. 急腹症的治疗原则是什么?

## 第十六节　周围血管疾病

【见习项目】

单纯性下肢静脉曲张及深静脉血栓形成等疾病的示教。

【见习目的与要求】

1. 掌握大隐静脉曲张的诊断、治疗原则和围手术期治疗。
2. 掌握深静脉血栓形成的概念、原因、临床表现和诊断。
3. 理解深静脉血栓形成的并发症以及治疗原则。

【见习地点】

见习医院普通外科。

【见习准备】

见习带教老师事先选好病例(大隐静脉曲张、深静脉血栓形成以及病房现有的周围血管疾病鉴别诊断疾病的病例)若干,分配好每一病例示教所占时间。根据病例数分小组。每个小组分配典型患者一名,以及典型大隐静脉曲张造影检查资料和典型深静脉血栓形成静脉彩超及CTV各一套。

【见习流程】

1. 带教老师对理论课知识、概念进行简要复习。
2. 每一病例由一个小组中选出一位同学进行病史采集,并结合大隐静脉曲张、深静脉血栓形成的特点进行重点的体格检查。
3. 各小组集中,回到示教室由当事同学报告病史及阳性体征,提出下一步的辅助检查和可能的阳性结果,做出诊断和鉴别诊断,提出治疗原则和依据。各小组对所示教的病例开展讨论,指出各自小组的不足之处。
4. 结合患者的具体实际,带教老师以提问的方式进行小结。

## ☆大隐静脉曲张

【病史采集要点】

### 一、现病史采集要点

1. 发病情况　了解病例是缓慢起病还是急骤起病。
2. 发病诱因　了解有无重体力劳动、怀孕、久站久坐等诱因。
3. 主要症状　重点询问何时出现下肢浅静脉增粗，是否有下肢行走后酸胀感(时间、程度)，是否有皮肤瘙痒，何时出现皮肤溃烂，是否存在皮肤色素沉着。
4. 病情演变　了解患者何时首次出现上述情况，现在情况如何。
5. 伴随症状　了解发热情况(热度、是否畏寒、寒战等)，是否伴有胸闷、气促、下肢麻木。
6. 诊疗情况　了解患者之前是否就诊，在何处就诊，做过何种检查，检查结果如何，有无服药，治疗后病情有无变化。
7. 一般情况　了解患者精神状况及大小便、睡眠、饮食情况，体重有无减轻。

### 二、既往史和个人史等采集要点

(1) 有无药物过敏史。
(2) 既往是否存在基础疾病，如糖尿病、血液病、艾滋病、肝病或支气管肺疾患及感染病史。
(3) 询问个人史时注意侵袭性操作史、静脉吸毒史；注意接触史和传染致他人发病情况，疫水接触史及疫区生活史。
(4) 家族中近亲属有无相似病史。

【查体要点】

专科检查可见下肢浅静脉增粗，曲张成团；皮肤色素沉着常见于静脉淤积的下肢小腿远侧1/3的"足靴"区。有色素沉着的皮肤，对创伤和感染的抵抗力减弱，容易形成溃疡。静脉性溃疡的主要病因是静脉高压、血液淤滞，好发于下肢"足靴"区，面积一般较大，也可呈点状，单发或多发，呈圆形或不规则形，底部常有湿润的肉芽组织覆盖，易出血，周围有淤积性皮炎、皮下脂质硬化和色素沉着等改变。

(1) 大隐静脉瓣膜功能试验(Trendelenburg 试验)：患者平卧，抬高患肢使静脉排空，在大腿根部扎止血带，阻断大隐静脉，然后让患者站立，迅速释放止血带，如出现自上而下的静脉逆向充盈，提示瓣膜功能不全。应用同样的原理，在腘窝部扎止血带，可以检测小隐静脉瓣膜的功能。如在未放开止血带前，止血带上方的静脉在30秒内已充盈，则表明有交通静脉瓣膜关闭不全。

(2) 深静脉通畅试验(Perthes 试验)：用止血带阻断大腿浅静脉主干，嘱患者用力踢腿或做下蹲活动连续10余次，迫使静脉血液向深静脉回流，使曲张静脉排空。如在活动后浅静脉曲张更为明显，张力增高，甚至有胀痛，则表明深静脉不通畅。必要时选用超声多普勒、容积描记、下肢静脉压测定和静脉造影检查等，可以更准确地判断病变性质。

(3) 交通静脉瓣膜功能试验(Pratt 试验)：患者仰卧抬高患肢，在大腿根部扎止血带，从足趾向腘窝缠绕第一根弹力绷带，从止血带向下缠绕第二根弹力绷带，让患者站立，一边向下解开第一根绷带，一边向下缠第二根绷带，如两根绷带之间出现曲张静脉，表示该处交通静脉功能不全。

【辅助检查】

1. 静脉造影　下肢静脉顺行造影显示下列特点：深静脉全程通畅，呈竹节状形态；Valsalva 屏气试验时，可见含有造影剂的静脉血自瓣膜近心端向瓣膜远侧逆流。在下肢静脉逆行造影中，根据造影剂向远侧逆流的范围，分为如下五级：0 级，无造影剂向远侧泄露；Ⅰ级，造影剂逆流不超过大腿近端；Ⅱ级，造影剂逆流不超过膝关节平面；Ⅲ级，造影剂逆流超过膝关节平面；Ⅳ级，造影剂向远侧逆流至小腿深静脉，甚至达踝部。0 级，示瓣膜关闭功能正常；Ⅰ～Ⅱ级逆流，应结合临床表现加以判断；Ⅲ～Ⅳ级，表示瓣膜关闭功能明显损害。

2. 下肢活动静脉压测定　可间接地了解瓣膜功能，常作为筛选检查。正常时，站立位活动后足背浅静脉压平均为 10～30 mmHg，原发性下肢静脉曲张为 25～40 mmHg。

3. 超声多普勒检查　可以观察瓣膜关闭活动及有无逆向血流。原发性深静脉瓣膜关闭不全应与深静脉血栓形成后综合征相鉴别，二者临床表现相似，但处理方法不尽相同。鉴别要点：前者无深静脉血栓形成病史，浅静脉曲张局限于下肢，Perthes 试验阴性，下肢静脉造影示深静脉通畅、扩张、呈直筒状、瓣膜影模糊；后者有深静脉血栓形成病史，浅静脉曲张范围广泛，可涉及下腹壁，Perthes 试验大部分阳性，下肢静脉造影示深静脉部分或完全再通，形态不规则，侧支开放，瓣膜影消失。

【诊断】

根据临床症状、体征以及辅助检查可做出诊断。

【鉴别诊断】

1. 原发性下肢深静脉瓣膜功能不全　症状相对严重，超声多普勒检查或下肢静脉造影可观察到深静脉瓣膜关闭不全的特殊征象。

2. 下肢深静脉血栓形成后综合征　有深静脉血栓形成病史，浅静脉扩张伴有肢体明显肿胀。如鉴别诊断仍有困难，应做双功能彩色多普勒超声或下肢静脉造影检查。

3. 动静脉瘘　患肢皮肤温度升高，局部有时可扪及震颤或有血管杂音，浅静脉压力明显上升，静脉血的含氧量增高。

【治疗原则】

1. 非手术治疗　患肢穿医用弹力袜或用弹力绷带，借助远侧高而近侧低的压力差，使曲张静脉处于萎瘪状态。此外，患者还应避免久站、久坐，间歇抬高患肢。非手术治疗仅能改善症状，适用于：①症状轻微又不愿手术者；②妊娠期发病，鉴于分娩后症状有可能消失，可暂行非手术治疗；③手术耐受力极差者。

2. 硬化剂注射和压迫疗法　利用硬化剂注入排空的曲张静脉后引起的炎症反应使曲张静脉闭塞。硬化剂注射也可作为手术的辅助疗法，处理残留的曲张静脉。硬化剂注入后，局部用纱布压迫,自足踝至注射处近侧穿弹力袜或缠绕弹力绷带,立即开始主动活动。大腿部维持压迫1周,小腿部维持6周左右。应避免硬化剂渗漏造成组织炎症、坏死或进入深静脉并发血栓形成。

3. 手术治疗　诊断明确且无禁忌证者都可施行手术治疗,手术方法有大隐或小隐静脉高位结扎及主干与曲张静脉剥脱术。已确定交通静脉功能不全的,可选择筋膜外、筋膜下或借助内镜做交通静脉结扎术。

## 【复习思考题】

1. 大隐静脉曲张的查体要点有哪些?
2. 大隐静脉曲张的手术方式有哪些?

# ☆深静脉血栓形成

## 【病史采集要点】

### 一、现病史采集要点

1. 发病情况　了解病例是缓慢起病还是急骤起病。
2. 发病原因/诱因　发病前是否有外伤、肿瘤、怀孕、醉酒、手术史。
3. 主要症状　重点询问是否有下肢疼痛(部位、性质、发生形式、加重因素、程度、时间及规律、与行走的关系),是否肿胀(性质、程度),是否有胸闷、胸痛、呼吸困难。
4. 伴随症状　了解发热情况(热度、热型、是否畏寒、寒战等),是否有消瘦、体重下降。
5. 病情演变　了解患者何时首次出现上述情况,现在情况如何。
6. 诊疗情况　了解患者之前是否就诊,在何处就诊,做过何种检查,检查结果如何,有无服药,治疗后病情有无变化。
7. 一般情况　了解患者精神状况及大小便、睡眠、饮食情况,体重有无减轻。

### 二、既往史和个人史等采集要点

(1) 有无药物过敏史及输血史。
(2) 既往是否存在基础疾病,如糖尿病、血液病、艾滋病、肝病或支气管肺疾患及感染病史。
(3) 询问个人史时注意侵袭性操作史、静脉吸毒史;注意职业史;注意接触史和传染致他人发病情况,疫水接触史及疫区生活史。

## 【查体要点】

1. 全身情况　早期深静脉血栓形成患者,全身无明显变化,后因肿胀、疼痛,可出现发热、白细胞升高等。
2. 专科情况　一侧肢体突然发生肿胀、疼痛、浅静脉扩张,都应怀疑下肢深静脉血栓形成。根据不同部位深静脉血栓形成的临床表现,一般不难做出临床诊断。
(1) 根据急性期血栓形成的解剖部位分型:①中央型,即髂-股静脉血栓形成。起病急骤,全下肢明显肿胀,患侧髂窝、股三角区有疼痛和压痛,浅静脉扩张。患肢皮温及体温均升高。左侧发病多于右侧。②周围型,包括股静脉或小腿深静脉血栓形成。局限于股静脉的血栓形成,主要特征为大腿肿痛,由于髂-股静脉通畅,故下肢肿胀往往并不严重。局限在小腿部的深静脉血栓形成,临床特点为突然出现小腿剧痛,患足不能着地踏平,行走时症状加重;小腿肿胀且有深压痛,做踝关节过度背屈试验可致小腿剧痛(Homans 征阳性)。③混合型,即全下肢深静脉血栓形成。主要临床表现为全下肢明显肿胀、剧痛,股三角区、腘窝、小腿肌层都可有压痛,常伴有体温升高和脉率增加(股白肿)。如病程继续进展,肢体极度肿胀,对下肢动脉造成压迫或引起动脉痉挛,导致下肢动脉血供障碍,出现足背动脉和胫后动脉搏动消失,进而小腿和足背往往出现水泡,皮肤温度明显降低并呈青紫色(股青肿),如不及时处理,可发生静脉性坏疽。

(2) 根据临床病程演变分型:下肢深静脉血栓形成后,随着病程的延长,从急性期逐渐进入慢性期。根据病程可分为以下四型:①闭塞型,疾病早期,深静脉腔内阻塞,以下肢明显水肿和胀痛为特点,一般无小腿营养障碍性特征。②部分再通型,病程中期,深静脉部分再通。此时,肢体肿胀与胀痛减轻,但浅静脉扩张更明显,或呈曲张,可有小腿远端色素沉着出现。③再通型,病程后期,深静脉大部分再通,下肢肿胀减轻,但活动后加重,明显的浅静脉曲张,小腿出现广泛色素沉着和慢性复发性溃疡。④再发型,在已再通的深静脉腔内,再次有急性深静脉血栓形成。如果患者踝关节背屈,引起小腿剧痛,即为 Homans 征阳性,多见于急性下肢深静脉血栓形成。患者仰卧屈膝,足跟平置床上,检查者用手指挤压腓肠肌深部组织,如有疼痛,即为 Neuhof 征阳性。深静脉通畅试验(Perthes 试验)用于检查深静脉是否通畅,在患肢大腿上 1/3 处扎止血带,阻断大隐静脉向心回流,然后嘱患者用力踢腿或做下蹲活动 10 余次,以促进下肢血液从深静脉系统回流,若曲张的浅静脉明显减轻或消失,说明深静脉通畅;若曲张静脉不减轻,甚至加重,说明深静脉阻塞。

【辅助检查】

1. 超声多普勒检查　采用超声多普勒检测仪,利用压力袖阻断肢体静脉,放开后记录静脉最大流出率,可以判断下肢主干静脉是否有阻塞。双功能彩色多普勒超声可显示静脉腔内强回声、静脉不能压缩或无血流等血栓形成的征象。如重复检查,可观察病程变化及治疗效果。

2. 下肢静脉顺行造影　能显示静脉形态,做出确定诊断。主要的 X 线征象为:①闭塞或中断,深静脉完全堵塞而不显影,或出现造影剂在静脉某一平面突然受阻的征象。一般说来,见于血栓形成的急性期。②充盈缺损,主干静脉腔内持久的、长短不一的圆柱或类圆柱状造影剂密度降低区域,边缘可有线状造影显示形成"轨道征",是静脉血栓的直接征象,为急性深静脉血栓形成的诊断依据。③再通,静脉管腔呈不规则狭窄或细小多枝状,部分可显示扩张,甚至扩张扭曲状。上述征象见于血栓形成的中、后期。④侧支循环形成,邻近阻塞静脉的周围,有排列不规则的侧支静脉显影。大、小隐静脉是重要的侧支,呈明显扩张。

【诊断】

肢体突发肿胀、疼痛是诊断深静脉血栓形成的依据。彩超及静脉造影、CTV 检查可以证实临床诊断。因此,详细地询问疾病发展过程,系统地进行体格检查极为重要。但必须指出,在某些病例中,这些典型症状不可能完全表现出来,甚至有可能与其他一些疾病混淆,如心力衰竭、营养不良、淋巴水肿、下肢感染等。因此,准确的诊断对深静脉血栓形成十分重要。

## 【鉴别诊断】

鉴别诊断主要在于区分肢体肿胀、疼痛的部位和性质,以及判断是否存在肺栓塞等。鉴别诊断时需要考虑以下几个层面的问题:①是否有肢体静脉血栓形成存在,是急性期还是慢性期;②是周围型还是中心型;③是否存在肺栓塞;④静脉血栓形成的原因。

## 【治疗原则】

手术、制动、血液高凝状态是发病的高危因素,给予抗凝、祛聚药物,鼓励患者做四肢的主动运动和早期离床活动,是主要的预防措施。治疗方法可分为非手术治疗和手术取栓两类,选用何种治疗方法应根据病变类型和实际病情而定。

1. 非手术治疗  通常可采用一般处理、药物、抗凝、溶栓等治疗方法。

(1) 一般处理:卧床休息、抬高患肢,适当使用利尿剂,以减轻肢体肿胀。病情允许时,着医用弹力袜或使用弹力绷带后起床活动。

(2) 祛聚药物:如阿司匹林、右旋糖酐、双嘧达莫(潘生丁)、丹参等。该类药物能扩充血容量、降低血黏度,防治血小板聚集,常作为辅助治疗。

(3) 抗凝治疗(anticoagulation therapy):抗凝药物具有降低机体凝血功能、预防血栓形成、防止血栓繁衍的作用,以利血栓形成的静脉再通。通常先用普通肝素或低分子肝素(分子量<6 000)静脉或皮下注射,达到低凝状态后改用香豆素衍化物(如华法林)口服,一般维持2个月或更长时间。

(4) 溶栓疗法(thrombolytic therapy):链激酶、尿激酶、组织型纤溶酶原激活剂等,能激活血浆中的纤溶酶原成为纤溶酶,使血栓中的纤维蛋白裂解,达到溶解血栓的治疗目的。可经外周静脉滴注,或经插至血栓头端的静脉导管直接给药。早期(2~3天)患者的溶栓效果优于病期较长者,但病程较长(10~15天)者也可试用本法。根据静脉开放的比例评价溶栓治疗的效果,Ⅰ级<50%,Ⅱ级>50%,Ⅲ级完全溶解。出血是抗凝、溶栓治疗的严重并发症,且剂量的个体差异很大,应严密观察患者凝血功能的变化,凝血时间(CT)不超过正常(8~12 min)的2~3倍,活化部分凝血活酶时间(APTT)延长1.5~2.5倍,凝血酶时间(TT)不超过60 s(正常16~18 s),凝血酶原时间(PT)不超过对照值1.3~1.5倍,国际标准化比值(INR)控制在2.0~3.0。纤溶治疗时,尚需测定纤维蛋白原,不应低于0.6~1.0 g/L(正常2~4 g/L)。一旦出现出血并发症,除了停药外,还应采用硫酸鱼精蛋白对抗肝素、维生素K对抗口服抗凝剂;使用10%6-氨基己酸、纤维蛋白原制剂或输新鲜血,对抗纤溶治疗引起的出血。

2. 手术治疗  取栓术最常用于下肢深静脉血栓形成,尤其是髂-股静脉血栓形成的早期病例。临床和实验研究认为,发病后3天内,血栓与静脉内腔面尚无明显粘连,超过5天则粘连明显,因此取栓术的时机为发病后3~5天内。对于病情继续加重,或已出现股青肿,即使病期较长,也可施行手术取栓力求挽救肢体。手术方法主要是采用Fogarty导管取栓,术后辅以抗凝、祛聚疗法2个月,防止再发。

3. 长期治疗　深静脉血栓患者需长期行抗凝等治疗以防血栓蔓延和(或)血栓复发。

## 【复习思考题】

1. 何谓深静脉血栓形成？其发病机制有哪些？
2. 深静脉血栓形成的临床表现及主要鉴别诊断、治疗原则有哪些？

# 第三章 胸 外 科

## 第一节 胸 部 外 伤

【见习项目】

1. 胸部外伤各种疾病的临床示教。
2. 胸腔闭式引流原理以及临床示教。

【见习目的与要求】

1. 熟悉胸部外伤的分类和病理生理变化。
2. 掌握胸部外伤的常见类型(肋骨骨折,创伤性血胸、气胸及血气胸,心脏挫伤,心脏破裂)的急救处理原则。
3. 熟悉胸腔闭式引流装置的原理和使用方法。
4. 掌握开胸探查的手术指征。
5. 掌握膈肌损伤及创伤性窒息的急诊处理。

【见习地点】

见习医院胸外科。

【见习准备】

见习带教老师事先选好病例(典型胸部损伤,包括肋骨骨折,外伤性血胸、气胸及血气胸,心脏挫伤,心脏破裂,膈肌损伤及创伤性窒息)若干,并准备好所需要的 X 线胸片、胸部 CT 片,准备好已放置胸腔闭式引流的患者,分配好每一病例示教所占时间。根据病例数分小组。

【见习流程】

1. 带教老师对理论课知识、概念进行简要复习。
2. 每一病例由一个小组中选出一位同学进行病史采集,并结合胸部外伤疾病特点进行重点的体格检查。
3. 各小组集中,回到示教室。负责采集病史的同学报告病史及阳性体征,提出下一步的辅助检查和可能的阳性结果,做出诊断和鉴别诊断,提出治疗原则和依据。各小组对所示教的病例开展讨论,指出各自小组的不足之处。
4. 带教老师分析总结,指出各组的优点和不足,提出思考题。

## 【病史采集要点】

### 一、现病史采集要点

1. **发病情况** 了解是缓慢起病还是急性起病（一般均是外伤）。
2. **发病诱因** 询问受伤时间、受伤原因、致伤方式及致伤物体的形状，如致伤刀具的长度。如果是从高处坠落摔伤，要详细询问坠落高度、地面情况、身体着地部位等情况。如果是穿透性损伤，应详细询问致伤物体的长度以及刺入身体的部位、方向和深度。
3. **主要症状** 重点询问胸闷、胸痛、呼吸困难等症状；胸痛的部位和程度，胸痛与呼吸的关系，疼痛的加剧和缓解因素；发病过程中有无昏迷。
4. **病情演变** 询问是否有突发的剧烈胸痛和呼吸困难，有无休克表现。
5. **伴随症状** 询问是否伴有咯血、血尿，是否伴有食欲缺乏、全身不适、乏力等。
6. **诊疗情况** 了解患者曾在何处就诊过，做过何种检查，结果如何，以及用过何种药物，接受过何种治疗，用药治疗后效果如何。
7. **一般情况** 了解患者精神、体力、饮食、大小便等情况。

### 二、既往史和个人史等采集要点

（1）有无药物过敏史、输血史。
（2）有无长期吸烟史（烟龄、烟草种类、每日吸烟数量、戒烟时间）。
（3）工作及职业情况。
（4）有无手术外伤史。
（5）有无血液系统疾病史。

## 【查体要点】

1. **全身情况** 查体时首先要对患者的全身情况进行检查，主要包括以下内容。
（1）体温（T）、心率（P）、呼吸（R）、血压（BP）的连续测量。呼吸检查除记录呼吸频率外，还应该注意呼吸的深浅度与呼吸节律。
（2）患者的神志是否清醒，有无贫血貌、口唇发绀情况及呼吸性鼻翼扇动；头颈部有无出血点及颈静脉是否怒张。
（3）四肢检查主要是检查上肢的活动情况。
（4）腹部检查主要是排除合并的腹部脏器损伤，这在胸腹联合损伤中尤为重要。
2. **专科检查** 从视、触、叩、听四个方面进行相应的专科查体。
（1）视诊：观察胸部是否有伤口，胸壁是否肿胀、淤血、塌陷，胸廓是否对称及有无反常呼吸运动。胸部伤口是否有活动性出血，有无漏气（用头发丝或羽毛贴近伤口观察是否被吹动）或合并气泡的血液渗出。心尖跳动位置是否异常。
（2）触诊：检查气管有无偏移；用手指贴近伤口是否有气流吹动的感觉；皮下是否有捻发感。受伤的局部是否有明显压痛，是否有间接压痛（胸廓挤压痛、挤压试验，但对已经明确的肋骨骨折患者不可使用）。检查双肺语音颤动的改变，心尖搏动强度及位置的变化。
（3）叩诊：胸部叩诊主要是排除胸腔积液，并初步判断积液的量，或者胸腔有积气者有无纵隔移位。急诊情况下一般查体时间有限，心脏叩诊较少被采用，但仍须掌握。

（4）听诊：贴近伤口是否听到气流声，伤侧肺呼吸音是否消失或减弱；是否听到湿啰音；是否听到心音的改变和心脏节律的改变。

【辅助检查】

1. 胸片  可以判断有无肋骨骨折及骨折部位和数量；是否合并气胸、积液及气液的量；肺实质是否损伤。可床边完成检查，无须搬动患者，以便于连续观察病情变化。

2. 胸部 CT  可早期显示肺实质损伤的情况以及肺挫裂伤的部位和程度。在患者无法站立的情况下，胸部 CT 能准确提供气胸及积液的量，以及肺的萎陷情况。准确提供纵隔损伤情况，如心包积液、大血管损伤。

3. 超声  可排除心包积液，对胸腹联合损伤者可确定是否合并腹腔及腹膜后脏器损伤。

4. 心电图  胸外伤后有心电图变化者提示可能有心脏损伤，需进一步检查治疗。

【诊断】

一般依靠症状和体征，受伤部位及性质，以及辅助检查不难做出临床诊断。

1. 诊断程序  做出胸部损伤的临床诊断需要考虑以下四个层次的问题：①是否有胸部外伤史；②根据发生情况、体格检查及辅助检查确定有无肋骨骨折、气胸、血气胸；③是否有需要急诊处理的反常性呼吸、张力性气胸、进行性血气胸、心脏破裂；④注意与其他相关疾病的鉴别。

2. 诊断要点  典型的胸部外伤包括肋骨骨折、外伤性血胸、气胸、心脏破裂；多有胸部外伤史，并有胸痛、胸闷或呼吸困难，男性多见。常规的体格检查和辅助检查基本可确诊。

（1）肋骨骨折的诊断：①有明确的胸部外伤史，明确的胸部疼痛部位；②受伤部位直接压痛及间接压痛明显，可有骨擦音；③胸片可以确诊肋骨骨折及骨折部位、数量，但不能显示前胸肋软骨骨折。

（2）气胸的诊断：①有胸部外伤史；②胸部有伤口（开放性气胸），用头发丝贴近伤口时有发丝被吹动，贴近伤口时听到气流声；③气管向健侧移位，叩诊呈鼓音，听诊有伤侧肺呼吸音减弱或消失；④胸片检查确诊气胸，胸腔穿刺可抽出气体；⑤张力性气胸往往合并皮下气肿，胸腔穿刺可抽出高压气体。

（3）血胸的诊断：①有胸部外伤史；②气管向健侧移位，胸部叩诊为浊音，听诊有伤侧肺呼吸音减弱或消失；③胸片检查确诊胸腔积液，胸腔穿刺可抽出不凝的血液；④判断胸膜腔内有无进行性出血的指征包括持续脉搏加快、血压降低，或虽然经过补充血容量，但血压仍不稳定；胸腔引流血量每小时多于 200 mL，连续 3 小时；血红蛋白、红细胞计数和红细胞比容进行性降低，胸腔引流出的血液中血红蛋白及红细胞计数与外周血相近，且血液可迅速凝固。

（4）气管、支气管损伤诊断：①有气管、支气管的损伤因素（开放性胸外伤或严重胸部挤压伤、气管-食管瘘或气管-无名动脉瘘）；②有进行性呼吸困难，伴有咳嗽、咯血或血痰，体检有大量气胸或张力性气胸；③支气管镜检查可明确损伤的部位和裂口大小。

（5）心脏挫伤和心脏破裂诊断：心脏挫伤是由前胸壁受到快速猛烈的暴力作用所致。

暴力作用使心脏处于前胸壁和脊柱的挤压之下,引起心肌纤维出血、水肿甚至坏死。心脏破裂多由火器伤或锐器伤所致,也可见于心导管检查或心内膜活检,右心室破裂最常见,常导致急性心脏压塞,危及生命。诊断依据包括:①胸部暴力外伤史或心导管检查史;②心前区疼痛,但与呼吸及体位无关,且伴有心悸、呼吸困难等;心电图提示有心肌损伤表现,ST段异常,心肌酶谱异常,体检发现心脏低排,有时有心脏压塞;③心包穿刺阳性结合心脏超声可明确心脏破裂。

(6) 创伤性窒息诊断:创伤性窒息是指胸部遭受猛烈的暴力挤压时,声门反射性紧闭,胸膜腔内压骤然升高,使无静脉瓣的上腔静脉内血流反向冲击,造成头颈部、胸部和上肢的毛细血管破裂。诊断依据包括:①患者有胸部遭受暴力挤压史;②头颈、胸部皮肤有紫红色瘀斑,眼结膜和口腔黏膜有淤血和出血点;③可发生昏迷。

(7) 膈肌损伤诊断:下胸部和上腹部穿透性损伤都可能累及膈肌,造成穿透性膈肌损伤,除了有伤口大量出血、失血性休克等表现外,还可能同时存在血胸、血气胸、心包积血、腹腔积血、空腔脏器穿孔及腹膜炎体征。胸腹部 X 线和 CT 有助于明确金属异物存留、血气胸、腹内脏器疝入胸腔、膈下游离气体和腹腔积血。床边超声可快速、准确判断胸腹腔积血情况。胸腔穿刺和腹腔穿刺是判断胸腹腔积血的简单有效措施。钝性膈肌损伤多是由于膈肌附着的胸廓突发下移和胸腹腔之间压力梯度骤增引起的膈肌破裂。此类患者可有肺受压、纵隔移位、腹腔脏器嵌顿和绞窄等腹部体征。膈肌破裂初期可能不易诊断,临床体征和胸部 X 线检查均缺乏特异性,CT 检查有助于明确诊断。怀疑膈疝时应谨慎做胸腔穿刺或胸腔闭式引流,怀疑创伤性膈疝时,禁用抗休克裤。

【鉴别诊断】

对于胸部外伤而言,首先要排除或诊断致命性损伤,如心脏大血管损伤大出血、急性心脏压塞。其次,要注意排除或诊断合并的其他部位脏器损伤。

【治疗原则】

1. **肋骨骨折**　根据骨折肋骨的数量不同,治疗时需要采取不同的措施。
(1) 单根闭合性肋骨骨折治疗:固定胸廓,减少肋骨断端活动,缓解疼痛。
(2) 闭合性多根多处肋骨骨折治疗:需有效缓解疼痛,包括硬膜外镇痛、静脉镇痛、肋间神经阻滞和胸膜腔内注药镇痛;预防和治疗呼吸道感染,此是连枷胸治疗的核心;纠正反常呼吸运动,运用厚敷料固定包扎适用于软化胸壁范围较小的情况或紧急处理时暂时使用;手术内固定适用于合并有胸内脏器损伤需开胸手术的患者和长期不能脱离呼吸机的患者,术中采用 Judet 夹板、克氏针或不锈钢等固定肋骨断端,目前临床上较多使用电视胸腔镜下导入钢丝的方法固定浮动的胸壁。

2. **气胸**　根据气胸是闭合性还是开放性的不同,采取相应的治疗措施。
(1) 闭合性气胸:小量的闭合性气胸可自行吸收,不需要特别处理,但应注意观察其发展变化。中大量的气胸应放置胸腔闭式引流。
(2) 开放性气胸:须急救处理,根据患者当时所处现场条件,尽快封闭胸壁伤口,将开放性气胸变为闭合性气胸;进一步处理时,首先补充血容量,纠正休克,进行吸氧等治疗,纠正呼吸和循环功能紊乱,同时检查和明确伤情,尽早行清创术并放置胸腔闭式引流;清创既要彻底，又要尽量保留健康组织，胸膜腔闭合要严密，如怀疑胸腔内脏器损伤或进行性出血，则需要行开胸探查手术。

3. 血胸　非进行性血胸可根据积血量多少，采用胸腔穿刺或胸腔闭式引流术，及时排出积血，促使肺膨胀，改善呼吸功能，并使用抗生素预防感染。胸腔闭式引流术在腋中线第6～8肋间放置胸管，在改善呼吸循环功能的同时，可通过胸腔引流观察出血的动态变化。进行性血胸要在输血、补液、纠正低血容量休克的同时，及时开胸探查，或在电视胸腔镜下进行手术止血。凝固性血胸应及时开胸取出血块，同时进行胸腔引流。

4. 气管、支气管损伤　一经确诊，立即做纵隔气肿排气或同时做胸腔闭式引流。对经排气减压后症状无改善或有呼吸道梗阻者，立即行气管插管或气管切开，辅助呼吸，保持呼吸道通畅。

5. 心脏挫伤和心脏破裂　心脏挫伤患者需要禁食，平卧位，吸氧，动态监测生命体征变化。心脏破裂患者需要在积极抗休克治疗的同时立即施行手术抢救。有心脏压塞时可先做心包腔穿刺引流，同时输血输液，为手术争取时间。

6. 膈肌损伤和创伤性窒息　对有呼吸困难者给予吸氧；窒息者立即予以心肺复苏，包括气管插管、呼吸机辅助呼吸、人工心脏按压。当有颅脑症状，怀疑有脑积水时，应进行脱水治疗，待患者生命体征平稳后转入ICU进一步复苏治疗。对穿透性膈肌损伤应急诊手术治疗。一旦高度怀疑或确诊为创伤性膈肌破裂或膈疝，应尽早进行手术探查和膈肌修补术。手术方式应视具体伤情选择经胸、腹或胸腹联合手术径路。

胸腔闭式引流指征包括：①中大量气胸、开放性气胸、张力性气胸；②经胸腔穿刺术治疗，患者下肺无法复张者；③需使用机械通气或人工通气的气胸或血气胸者；④拔除胸腔引流管后气胸或血胸复发者；⑤剖胸手术。方法为：根据临床诊断确定安置引流管的部位，气胸引流一般在前胸壁锁骨中线第2肋间隙，血胸引流则在腋中线与腋后线间第6或第7肋间隙。消毒后在局部胸壁全层进行局部浸润麻醉，切开皮肤，钝性分离肌层，经肋骨上缘置入带侧孔的胸腔引流管。引流管的侧孔应深入胸腔2～3 cm。引流管外接闭式引流装置，保证胸腔内气、液体克服0.3～0.4 kPa（3～4 cmH$_2$O）的压力能通畅引流出胸腔，而外界空气、液体不会被吸入胸腔。术后经常挤压引流管以保证管腔通畅，密切观察气体和液体引流情况，记录每小时或24小时引流量。引流后若肺膨胀良好，已无气体和液体排出，可在患者深吸气屏气时拔除引流管，并封闭伤口。

急诊开胸手术指征需要根据每个患者的具体情况而定，常见的急诊手术指征：①大量的进行性胸膜腔出血；②枪伤或刀刺伤造成的心脏压塞，心包穿刺抽血后无缓解或很快又出现症状；③纵隔增宽合并左侧血胸，或血管造影证实为主动脉破裂；④气管破裂；⑤大面积胸壁缺损合并开放性气胸；⑥大量的胸膜腔漏气，皮下气肿，咳血或一侧肺完全不张，诊断为支气管破裂；⑦心脏房室间隔或瓣膜损伤后急性心衰；⑧明显的心脏和大血管损伤，即使呼吸或心跳停止不久，也应该紧急开胸抢救。

【复习思考题】

1. 胸腔闭式引流的适应证是什么？如何通过引流量的变化掌握急诊胸腔内探查手术指征？
2. 开放性胸外伤的处理原则是什么？

3. 张力性气胸的形成原因是什么？如何处理张力性气胸？
4. 简述肋骨骨折的临床表现、诊断和治疗方法。

## 第二节　胸壁胸膜疾病

**【见习项目】**

先天性胸壁畸形（漏斗胸、鸡胸）、非特异性肋软骨炎、胸壁结核、胸壁胸膜肿瘤、脓胸等疾病的示教。

**【见习目的与要求】**

1. 掌握漏斗胸和鸡胸的症状和体征，要求会做体格检查，并能做出正确的诊断。
2. 熟悉非特异性肋软骨炎、胸壁结核、胸壁胸膜肿瘤的诊断和治疗。
3. 熟悉脓胸的临床表现和治疗方法。

**【见习地点】**

见习医院胸外科。

**【见习准备】**

见习带教老师事先选好病例（各种漏斗胸、鸡胸、非特异性肋软骨炎、胸壁结核、胸壁胸膜肿瘤、脓胸疾病的病例）若干，分配好每一病例示教所占时间。根据病例数分小组。

**【见习流程】**

1. 带教老师对理论课知识、概念进行简要复习。
2. 每一病例由一个小组中选出一位同学进行病史采集，并结合示教疾病特点进行重点的体格检查。
3. 各小组集中，回到示教室。采集病史的同学报告病史及阳性体征，提出下一步的辅助检查和可能的阳性结果，做出诊断和鉴别诊断，提出治疗原则和依据。各小组对所示教的病例开展讨论，指出各自小组的不足之处。
4. 带教老师分析总结，指出各组的优点和不足，提出思考题。

**【病史采集要点】**

### 一、现病史采集要点

1. **发病情况**　询问是缓慢起病还是急性起病。
2. **发病诱因**　询问患者活动时有无心悸、胸闷、心率增快，甚至心前区疼痛。
3. **主要症状**　重点询问有无反复呼吸道感染症状，如胸闷、呼吸困难、咳嗽、咳痰等。
4. **病情演变**　此类先天性胸壁畸形多自幼存在，症状是逐渐加重的。
5. **伴随症状**　询问是否伴有全身不适、乏力、胸闷、心悸等，症状是否能缓解。

6. **诊疗情况** 了解患者曾在何处就诊过,做过何种检查,结果如何。
7. **一般情况** 了解患者精神、体力、饮食、大小便等情况。

## 二、既往史和个人史等采集要点

(1) 有无药物过敏史。
(2) 有无长期吸烟史。
(3) 婴幼儿期有无类似病史。
(4) 家族中近亲属是否有类似病史。
(5) 工作及职业情况。

【查体要点】

1. **漏斗胸** 患处胸骨凹陷,是一种先天性疾病,常有家族性特征,属于半显性遗传,3~5岁时畸形明显,40岁以上少见。前胸下部向内向后凹陷,呈漏斗状。胸骨柄和肋骨多数无改变,漏斗中心可在中心线,也可偏斜,心尖搏动左移,在肺部后下方可闻及啰音。

2. **鸡胸** 一般认为鸡胸畸形与漏斗胸一样与遗传有关,多数人认为是肋骨和肋软骨过度生长造成的。除了对患者造成精神负担,影响性格外,畸形本身往往也对呼吸和循环功能有严重损害。查体主要可见:①前下胸壁及上腹壁有无反常呼吸;②胸骨的中下 1/3 交界处向前隆起,剑突尖指向背部,常合并两侧下部肋软骨的凹陷;③胸骨柄及上部肋软骨向前突出,胸骨体及下部肋软骨凹陷,剑突指向前面,胸骨侧面呈"S"形;④一侧有几个肋软骨突出,胸骨体无明显凹凸,仅有沿纵轴向健侧的旋转,对侧肋软骨显示有相对下陷倾向。

3. **非特异性肋软骨炎** ①肋软骨出现单发或多发的增粗隆起,好发于第 2~4 肋软骨;②患处有明显局部压痛;③检查有无骨擦感及皮下气肿,以排除肋骨损伤。

4. **胸壁结核** 体检可触及囊性包块,初期位于壁层胸膜外,穿破肋间隙进入皮下,形成葫芦状或哑铃状。无混合感染时局部红肿并不明显,病变进一步发展可引起脓肿破溃不愈合。

5. **胸壁胸膜肿瘤** 良性肿瘤境界清,光滑,活动度好;脂肪瘤质地软,光滑,活动度好。依据肿瘤的质地可初步判断肿瘤的来源,质软者为脂肪瘤,质硬者为纤维瘤和骨瘤,液性者为血管瘤。肿瘤境界不清,活动度差,与周围有粘连者,恶性可能性大。

6. **脓胸** 急性脓胸呼吸急促,患侧胸廓饱满,呼吸运动减弱,语颤减弱,叩诊有浊变,呼吸音减弱或消失,气管、纵隔向对侧移位。慢性脓胸可见患侧胸壁下陷,肋间隙变窄,呼吸运动受限,叩诊有实变,听诊患侧呼吸音减弱或消失,纵隔移位,有脊柱侧弯及杵状指。

【辅助检查】

联合应用胸部 X 线、超声、胸部 CT、胸腔穿刺和胸腔闭式引流术多可诊断。

【诊断】

1. **漏斗胸** 通过观察外观即可确诊。典型的体征是凹胸,凸腹,颈肩前倾,背平或圆。年龄稍大者脊柱多有侧弯,女性患者可有凹陷侧乳房发育不良。

2. **鸡胸** 患者体型瘦弱,常伴发呼吸、循环系统的疾病,有家族史。体格检查即可明确诊断,X线可显示胸部畸形。

3. 非特异性肋软骨炎　中青年多见,唯一症状是局部疼痛,有时可向肩部放射,以第2、3肋软骨多见,咳嗽和上肢活动时疼痛加重。体检发现肋软骨单发或多发的增粗隆起,伴有明显疼痛与压痛。需要排除以下3种疾病:肋骨骨折、心脏病、乳房疾病。

4. 胸壁结核　①有肺或胸膜结核病史,或有结核感染的全身反应症状。②胸壁出现无痛性肿块,按压有波动感,多发生在锁骨中线与腋后线之间的第3~7肋间。病变多见于胸前壁。③穿刺抽出无臭、稀薄、黄白色的脓液即可确诊,有时有干酪样物。穿刺时注意进针应在脓肿的上部分,针尖穿透皮肤后再平行潜行少许进脓腔,避免因穿刺而从针眼处形成窦道。④怀疑肿瘤可能,需要送病理检查。

5. 胸壁胸膜肿瘤　肿瘤生长缓慢,表面光滑,活动度好者可考虑为良性肿瘤。生长迅速,表面不光滑,活动度差,或伴有纵隔、肺等转移性结节者,应考虑为恶性肿瘤。胸壁肿瘤常需要与胸壁结核、肋骨畸形、肋软骨炎、胸膜间皮瘤等鉴别。

6. 脓胸　急性脓胸根据病史(胸内及邻近脏器的原发病灶)、临床表现、胸部影像学检查可做出诊断。诊断性胸腔穿刺抽到脓液并做细菌学检查,可获得明确诊断。慢性脓胸依据病史、临床表现及影像学征象,诊断不困难。急性脓胸病程超过6周,脓腔持续存在、不缩小,胸部X线和CT检查发现胸膜增厚,胸廓塌陷,肋间隙变窄,纵隔移位,患侧膈肌抬高,可诊断。

## 【治疗原则】

1. 漏斗胸　畸形程度较轻者无须特殊处理,随年龄增长多可自行矫正。严重畸形不仅影响生长发育和呼吸、循环功能,还可造成患儿心理负担,应进行手术治疗。常用的传统手术方法有:①胸骨抬举术(Ravitch);②胸骨翻转术(Wada手术);③带蒂胸骨翻转术。近年来微创手术(NUSS手术)已广泛应用于临床,并基本上取代了以上3种创伤较大的手术方式。

2. 鸡胸　治疗包括锻炼身体塑性矫形、胸廓动力按压装置矫形和手术矫形等方法。早期矫形治疗对鸡胸患儿效果明显,但有复发可能,多需要长时间佩戴矫形装置。经保守治疗效果不佳或严重畸形患者则需要手术治疗。手术方法有胸骨翻转法和胸骨沉降法,近年来逐步开展的鸡胸微创手术(NUSS手术)已取得较好的治疗效果。

3. 胸壁结核　全身结核的局部表现,首先采用全身抗结核药物治疗。有活动性结核时不可进行手术治疗。在全身治疗的基础上,胸壁结核脓肿可行穿刺排脓并注入抗结核药物。手术治疗胸壁结核的原则是彻底切除病变组织和肉芽组织,反复冲洗后用健康带蒂肌瓣充填消除残腔。结核脓肿合并化脓性感染时,应切开引流,待局部感染控制后再按上述原则处理。

4. 胸壁胸膜肿瘤　对于诊断明确的良性原发性胸壁肿瘤,如无症状且肿瘤较小,可暂不处理,定期随访观察。无法确定性质的原发性胸壁肿瘤均应手术切除明确诊断。转移性胸壁肿瘤若原发病变已经切除,也可采用手术治疗。恶性肿瘤应进行包括受累组织在内的整块切除,切除后胸壁缺损面积较大者应同期进行胸廓重建术。胸膜肿瘤包括原发性和继发性胸膜肿瘤,治疗应针对原发性肿瘤,但在大量胸腔积液引起呼吸困难时,应行胸腔穿刺抽液或闭式引流术,以减轻肺组织受压,同时向胸腔内注射药物或生物制品以减少胸液渗出。

5. **急性脓胸** 治疗原则是控制原发感染,依据致病菌对药物的敏感性,选用有效抗生素,同时彻底排净脓液,促使肺组织尽快复张。治疗方法有胸腔穿刺和胸腔闭式引流两种。

6. **慢性脓胸** 治疗原则是通过手术方法消灭致病原因和脓腔,促进肺复张,恢复肺通气功能。常用的手术方法有胸膜纤维板剥脱术、胸廓成形术、胸膜肺切除术。

【复习思考题】

1. 如何治疗先天性胸壁畸形?
2. 如何判断胸壁胸膜肿瘤的良恶性?
3. 急、慢性脓胸的治疗原则是什么?

## 第三节 肺部疾病

【见习项目】

肺气肿和肺大疱、支气管扩张、肺脓肿、肺结核和肺部肿瘤(肺癌为主)等疾病的示教。

【见习目的与要求】

1. 掌握肺气肿和肺大疱的症状,重点掌握肺大疱的临床症状,能做出正确的诊断。
2. 熟悉支气管扩张的外科治疗。
3. 熟悉肺结核的诊断和治疗要点。
4. 熟悉肺癌的临床表现。
5. 了解肺部疾病的病因和病理生理特点。

【见习地点】

见习医院胸外科。

【见习准备】

见习带教老师事先选好病例(各种肺部疾病病例)若干,分配好每一病例示教所占时间。根据病例数分小组。

【见习流程】

1. 带教老师对理论课知识、概念进行简要复习。
2. 每一病例由一个小组中选出一位同学进行病史采集,并结合疾病特点进行重点的体格检查。
3. 各小组集中,回到示教室。当事同学报告病史及阳性体征,提出下一步的辅助检查和可能的阳性结果,做出诊断和鉴别诊断,提出治疗原则和依据。各小组对所示教的病例开展讨论,指出各自小组的不足之处。
4. 带教老师分析总结,指出各组的优点和不足,提出思考题。

## 【病史采集要点】

### 一、现病史采集要点

1. **发病情况** 询问是缓慢起病还是急性起病。
2. **发病诱因** 成年患者发病前是否有长期吸烟史、长期慢性呼吸道疾病史。
3. **主要症状** 重点询问何时出现症状,症状持续时间,有无诱因促使其加重或缓解,是否和体位有关。
4. **伴随症状** 询问是否伴有咳嗽咳痰、咯血、呼吸困难、发热等全身不适。
5. **诊疗情况** 了解患者曾在何处就诊过,做过何种检查,结果如何。
6. **一般情况** 了解患者精神、体力、饮食、大小便等情况。

### 二、既往史和个人史等采集要点

(1) 有无药物过敏史。
(2) 有无长期吸烟史。
(3) 家族中近亲属是否有类似病史。
(4) 工作及职业情况。

## 【查体要点】

1. **肺大疱** 小的肺大疱无明显体征,较小的、数目少的单纯肺大疱可无明显症状,多在胸部 X 线检查时发现。较大的肺大疱在胸部叩诊时有过度回响,呼吸音减弱或消失,有胸闷气短等症状。巨大肺大疱、张力性肺大疱或肺大疱破裂并发自发性气胸时,可有气胸体征,有呼吸困难。少数肺大疱继发感染时,可有咳嗽咳痰及发热。

2. **支气管扩张** 早期或轻症患者常无明显体征,较重或继发感染时,可在肺部病变区闻及湿啰音,于咳痰后或体位引流排痰后减轻或消失。慢性、病程长者可有杵状指。患者浓痰多有腥臭味,静置后分层,上层为唾液泡沫,中层为黏性液体,下层为化脓与坏死组织的沉淀物。

3. **肺脓肿** 早期无明显体征。脓肿形成后,病变部位叩诊呈浊音或实音,可听到啰音和管状呼吸音。血源性肺脓肿体征大多阴性,慢性患者胸廓塌陷,叩诊呈浊音,呼吸音降低,病灶局部体表可听到血管杂音。可有杵状指,少数患者可发生肥大性骨关节炎。

4. **肺结核** 病变范围不大者,可无阳性体征。病变范围较大而又浅表者叩诊可呈浊音,语颤增强,可有湿啰音。肺部有较明显纤维化或病变侵及胸膜导致胸膜增厚者,可见病侧胸廓下陷,是因气管、纵隔向病侧移位所致。渗出性胸膜炎有大量胸腔积液,患侧胸廓饱满,叩诊呈浊音,语颤及呼吸音降低,气管及纵隔移向健侧。

5. **肺部肿瘤(肺癌为主)** 可有恶病质表现、贫血、消瘦。可有肺不张的体征,如一侧呼吸音减低、气管移位。肺癌转移至双侧锁骨上及颈部淋巴结时,可触及肿大的淋巴结。肿块压迫颈交感神经丛可出现 Horner 综合征。肿瘤压迫上腔静脉,可出现颈静脉怒张、胸腔积液、心包积液征象。患者可出现肺外体征,如增生性骨关节病、杵状指、肌无力、男性乳房发育症、库欣综合征等。

【辅助检查】

1. 胸部 X 线  肺大疱患者肺野透亮度增加,可见肺大疱呈圆形或类圆形的透亮度增高区,疱内无肺纹理,疱壁为纤细的头发丝样阴影。继发感染时可见液平面。可清楚显示大疱的轮廓和周围肺组织受压移位情况。支气管扩张患者可见肺下部纹理增粗紊乱,有时可见蜂窝状阴影,少数囊性扩张可见到液平面。中心型肺癌可见肺门肿块影,边缘大多毛糙,有时有分叶。周围型肺癌呈小片状阴影或结节状影像,球形病灶或硬币灶,边缘清楚,外缘有毛刺。

2. 胸部 CT  胸部 CT 比 X 线更能清晰地显示肺大疱的范围,也有助于气胸的鉴别诊断,提供病变部位和病变范围的证据。肺脓肿患者可发现空洞或空腔,并清楚显示部位及大小,内容物与引流支气管的关系。特别是对显示位于心脏后、脊柱旁沟、肺尖和近膈肌面肋骨头部位病灶有帮助。

3. 支气管造影  支气管造影是明确支气管扩张最重要而可靠的依据。选择性肺血管或支气管动脉造影不作为肺癌患者常规检查,支气管造影能准确显示肿瘤的大小,有无胸膜增厚和淋巴结转移等。

4. 纤维支气管镜检查  纤维支气管镜检查有助于发现病因,若为支气管肿瘤,可摘取做活检,如见到异物可摘出,使引流恢复通畅,也可采样做细菌培养,吸引脓液。吸取分泌物或灌洗液中查找抗酸杆菌。中央型肺癌患者一般可以通过活检明确诊断。

5. 结核菌素试验  可用旧结核菌素(OT)或纯蛋白衍生物(PPD)做皮试,强阳性结果对诊断有帮助。

6. 痰脱落细胞学检查  该检查方法简单、有效而易于普及。中心型肺癌阳性率可达 90%,周围型肺癌阳性率约 50%。

【诊断】

一般依靠症状和体征,肿物部位及性质,加上辅助检查不难做出临床诊断。

1. 肺大疱  有胸闷气急等临床症状,有一侧呼吸音减弱或消失、鼓音、气管移位等原发性气胸的体征。X 线、CT 检查可明确诊断。

2. 支气管扩张  有典型的临床症状,反复咳嗽,浓痰,痰中带血或发热。支气管造影是明确支气管扩张最重要而可靠的依据。诊断时需排除以下疾病:①肺脓肿,有全身感染症状,胸部 X 线摄片、CT 可显示空洞和肺部肿块影;②肺结核,诊断依赖辅助检查,细菌学检查是诊断的主要方法,结核病患者大多为午后低热,抗结核治疗有效;③肺癌,患者大多痰中带血,反复肺部感染,胸片和 CT 大多能确诊;④先天性肺囊肿疾病,多数患者无感染症状,胸片和 CT 能确诊。

3. 肺脓肿  有高热、畏寒、咳嗽、气促、乏力等全身症状,咳大量脓臭痰和不同程度咯血,X 线、CT 可见空洞形成伴液平面。注意排除肺癌、支气管扩张症、先天性肺囊肿、肺结核等疾病的可能。

4. 肺结核  病变范围较小时可以没有任何体征;渗出性病变范围较大或干酪样坏死时,可以有肺实变体征,如触觉语颤增强、叩诊浊音、听诊闻及支气管呼吸音及细湿啰音;有较大范围的纤维条索形成时,气管向患侧移位、患侧胸廓塌陷、叩诊浊音、听诊呼吸音减弱并可闻及湿啰音。结核性胸膜炎有胸腔积液体征,即气管向健侧移位,患侧胸廓视诊饱满、触觉语颤减弱、叩诊实音、听诊呼吸音弱。患者可因长期的结核消耗而出现消瘦、营养状况差、贫血。

5. 肺部肿瘤（肺癌为主）　①肺部表现有咳嗽、咳痰、咯血或痰中带血、胸痛、支气管阻塞综合征（发热、寒战、脓痰等）；②局部晚期表现有胸痛、胸闷或呼吸困难、恶性胸腔积液、心包积液、上腔静脉阻塞综合征、声音嘶哑、Horner 综合征、Pancoast 综合征；③远处转移症状，如骨痛、脊柱痛、肢体瘫痪、头痛、昏迷、神经定位症状、肝区疼痛、皮下结节、淋巴结肿大（锁骨上淋巴结多见）；④副瘤综合征、骨关节综合征（杵状指、骨关节炎等）、神经-肌肉损害、肌无力综合征、皮肤损害（类天疱疮）、异源性内分泌综合征、类癌综合征等。

【鉴别诊断】

1. 肺大疱　肺大疱表现为肺野内大小不等、数目不一的薄壁空腔，腔内肺纹理稀少或仅有条索状阴影，肺大疱周围可有受压致密的肺组织。大的肺大疱胸片上类似气胸，气胸的胸片可见局部肺野透亮度增高，完全无肺纹理，且肺组织向肺门方向压缩，其内侧是与胸壁平行的弧形线状肺边缘，弧度与肺大疱相反。

2. 肺癌　肺癌在诊断时须与下列疾病鉴别。

（1）与肺部良性肿瘤鉴别。肺部良性肿瘤患者多无明显临床症状，病程较长，影像学上多为类圆形占位影，直径较小，边缘光滑，轮廓较为规则，密度均匀，可以有钙化点，多无恶性征象。

（2）与肺结核鉴别。肺结核常发生于 40 岁以下的年轻人，一般病程较长，多有结核病史或接触史，部分患者可以出现结核中毒症状，发病部位多见于双肺上叶尖后段或下叶背段。影像学上表现为边缘光滑、密度均匀，多有钙化灶，肺内常另有散在结核卫星灶，偶有病变出现干酪样坏死排空，形成薄壁中心性空洞，内壁较为光滑。

（3）肺癌合并阻塞性肺炎需要与支气管肺炎鉴别。支气管肺炎常有上呼吸道感染史，起病较急，感染症状较重，X 线表现为边界模糊片状影或斑点状阴影，密度不均，CT 可见不局限于一个肺段或肺叶的肺实变影。

（4）与肺脓肿鉴别。肺脓肿在急性期常有明显的感染中毒症状，痰量较多，呈脓性，影像学多表现为中心型空洞，周围伴有炎症，常有液平面。

（5）肺占位性病变尚需要与肺真菌感染、肺内结节病、纵隔淋巴瘤、肺内转移瘤等疾病进行鉴别。

【治疗原则】

1. 肺大疱　手术治疗指征包括：①巨大型肺大疱（容积占据胸腔容积的 1/3～1/2）、肺大疱压迫较多的功能性肺组织，造成呼吸功能不全者，或无功能性肺组织范围呈进行性扩大者；②肺大疱破裂引起自发性气胸或血气胸者；③肺大疱合并反复感染者。

2. 支气管扩张　支气管扩张的内科治疗包括抗生素、支气管扩张剂和物理治疗，同时积极控制相关疾病，如鼻窦炎、胃食管反流等。当患者出现严重的咯血时，需紧急处理，支气管镜下球囊封堵可作为紧急手段稳定患者的情况，受累肺叶或肺段可行急诊手术切除，也可行支气管动脉栓塞，但该方法术后复发率较高。

3. 肺脓肿　对早期急性肺脓肿可积极行内科综合治疗。有以下情况应行手术治疗：①慢性肺脓肿并发支气管扩张者；②病情超过 3 个月，经积极内科治疗后效果不佳，病变不见好转,持续反复发作,症状明显者;③并发支气管扩张或支气管阻塞,感染难以控制消除者;④突发大咯血有可能发生呼吸道梗阻引起窒息,或大咯血经积极药物治疗不能控制者;⑤不能排除有肺癌、肺结核、肺霉菌感染同时并存者。

4. **肺结核** 经正规抗结核治疗后,病变范围较前缩小、局限、包裹,病变处于稳定期,无排菌,达到以下标准需要手术治疗:①体积较大(直径>3 cm),有临床症状,已局限、持久的空洞型肺结核;②合理化学治疗无效,多重耐药的厚壁空洞;③已毁损的肺叶或一侧全肺;④支气管狭窄、支气管结核;⑤大咯血,结核性脓胸;⑥不能排除恶性肿瘤。

5. **肺部肿瘤(肺癌为主)** 肺癌治疗方案的选择依据是肿瘤病理学类型,临床分期(cTNM)、病理学分期(pTNM),以及患者身体状态。采取多学科综合治疗模式,合理选择治疗方式能够最大限度地控制肿瘤,改善生活质量,延长患者的生存期。肺癌手术最常用的标准术式为肺叶切除加淋巴结清扫术;不能耐受肺叶切除的早期周围型肺癌可采用亚肺叶切除,包括肺楔形切除术和肺段切除术。肿瘤浸润范围广者,可行复合肺叶切除或全肺切除术。若肿瘤累及叶支气管口,为保留更多肺组织,需行支气管袖式切除;若肿瘤同时累及肺动脉主干,需要行支气管肺动脉联合袖式肺叶切除术;若肿瘤侵犯胸壁组织、心包、大血管等邻近组织,则需要行扩大性肺切除术。

【复习思考题】

1. 肺大疱的治疗原则是什么?
2. 阐述肺结核和肺癌的鉴别诊断以及肺癌的治疗方法。
3. 简述肺结核肺切除术的适应证。

## 第四节 食管疾病

【见习项目】

贲门失弛缓症、损伤性食管狭窄和食管良性肿瘤、憩室、食管囊肿、食管癌等疾病的示教。

【见习目的与要求】

1. 熟悉食管的解剖概要。
2. 掌握贲门失弛缓症的症状,要求会做体格检查,并能做出正确的诊断。
3. 掌握损伤性食管狭窄的预防和治疗方法。
4. 掌握当前食管癌的治疗原则和常用治疗方法。
5. 熟悉鉴别食管癌、食管良性肿瘤、憩室、食管囊肿等的方法。

【见习地点】

见习医院胸外科。

【见习准备】

见习带教老师事先选好病例(贲门失弛缓症、损伤性食管狭窄和食管癌、食管良性肿瘤、憩室、食管囊肿等疾病的病例)若干,分配好每一病例示教所占时间。根据病例数分小组。

## 【见习流程】

1. 带教老师对理论课知识、概念进行简要复习。
2. 每一病例由一个小组中选出一位同学进行病史采集,并结合食管疾病特点进行重点的体格检查。
3. 各小组集中,回到示教室。当事同学报告病史及阳性体征,提出下一步的辅助检查和可能的阳性结果,做出诊断和鉴别诊断,提出治疗原则和依据。各小组对所示教的病例开展讨论,指出各自小组的不足之处。
4. 带教老师分析总结,指出各组的优点和不足,提出思考题。

## 【病史采集要点】

### 一、现病史采集要点

1. **发病情况** 询问是缓慢起病还是急性起病。
2. **发病诱因** 成年患者发病前是否有长期吞咽困难、进行性吞咽困难或长期患慢性呼吸道疾病致反复咳嗽史。
3. **主要症状** 重点询问何时出现吞咽困难,有无吞咽疼痛及持续时间,有无诱因促使其加重或缓解,是否和体位有关。
4. **病情演变** 如果是逐渐加重,则需了解首次出现症状的时间以及目前主要的不适主诉。
5. **伴随症状** 询问是否伴有食欲减退、全身不适、乏力、体重减轻等。
6. **诊疗情况** 了解患者曾在何处就诊过,做过何种检查,结果如何。
7. **一般情况** 了解患者精神、体力、饮食、大小便等情况。

### 二、既往史和个人史等采集要点

(1) 有无药物过敏史。
(2) 有无长期吸烟史。
(3) 既往婴幼儿期有无类似病史。
(4) 家族中近亲属是否有类似病史。
(5) 工作及职业情况。

## 【查体要点】

1. **贲门失弛缓症** 患者有吞咽不畅,偶然发作,或间断发作,或进行性加重,掌握这些对鉴别诊断很有帮助。长期病变患者会有体重下降、消瘦、贫血等营养不良表现。如有肺部感染,患者可闻及双肺湿啰音和痰鸣音。
2. **损伤性食管狭窄** 这类患者可在口唇、舌、口腔及咽部发现灼伤,且急性期过后的患者由于营养摄入困难,可出现身体消瘦,并可有贫血表现。
3. **食管良性肿瘤、憩室、食管囊肿** 此类患者会有呃逆、进食后哽咽感、反酸、恶心、呕吐、胸闷及胸痛等表现。常规查体无明显特殊表现,多使用影像学检查明确诊断。

4. 食管癌 早期食管癌患者多无明显的阳性体征发现,如果肿瘤扩散,出现远处转移,可查及颈部肿大的淋巴结,并可触及肝脾肿大以及腹部包块。肿瘤压迫气管和支气管可出现喘鸣音,并可出现血性胸腔积液、腹水及黄疸等。

【辅助检查】

1. X线 贲门失弛缓症在X线平片中有时可见到扩张的食管、胃泡消失,还可见到因反复反胃或呕吐导致的支气管炎、肺炎、肺脓肿、肺纤维化等肺部并发症。X线钡餐检查中晚期食管癌表现为病变段的充盈缺损、管腔狭窄、管壁僵硬、黏膜紊乱、溃疡龛影和梗阻,且病变上段食管有不同程度的扩张。

2. 食管钡餐 贲门失弛缓症主要特征为食管体部蠕动消失,吞咽时远端括约肌无松弛反应,钡剂在食管胃结合处停留,呈典型的鸟嘴样改变。该项检查可作为鉴别食管良恶性肿瘤的一种方法。

3. B超和CT B超和CT对食管病变诊断意义不大,但腹部B超检查能发现腹膜后淋巴结转移、肝转移等;CT可发现气管、支气管、心包及主动脉有无受侵犯,以及纵隔、腹腔淋巴结和肝脏有无转移。

4. 食管镜 贲门失弛缓症无特殊征象。对食管癌进行食管镜检查时,晚期病例确诊率可达100%,表现为结节状或菜花样肿物,肿物质地脆且硬,触之易出血,还可见溃疡、管腔狭窄。早期食管癌主要是黏膜病变。

5. 食管脱落细胞 该项检查适用于大规模的人群普查,方法简便,可直接发现癌细胞。

6. 食管测压 食管测压是诊断贲门失弛缓症最准确和特异的方法,可见吞咽后食管体部正常蠕动消失,食管下括约肌不松弛或松弛不完全,食管内静息压正常或上升。

【诊断】

一般依靠症状和体征,肿物部位及性质,加上辅助检查不难做出临床诊断。

1. 贲门失弛缓症 ①有吞咽困难、反胃及呕吐、胸痛等症状;②有长期进食困难导致的体重下降、贫血等营养不良表现;③X线检查可见胃内气泡消失,典型病例行钡餐检查可见食管下端呈鸟嘴样改变;④食管测压检查显示食管舒缓功能障碍,食管内静息压力正常或上升。食管测压检查是诊断该病的金标准。

2. 损伤性食管狭窄 ①有吞服化学腐蚀剂史或食管损伤病史;②吞服腐蚀剂后出现不同程度的吞咽困难并逐渐加重;③X线检查和食管镜检查发现有不同程度的食管狭窄。

3. 食管良性肿瘤、憩室、食管囊肿 ①轻者无任何症状,重者会有进食哽咽,有偶然发作或间歇发作,或进行性加重;②吞咽困难、呕吐,部分患者有胸骨后疼痛或烧灼感,伴体重减轻;③食管镜检查多可明确诊断。

4. 食管癌 ①多见于50岁以上老年男性,有进行性的吞咽困难病史,伴有局部疼痛症状;②有恶性肿瘤的高消耗性以及吞咽困难所导致的营养不良,进行性消瘦;③X线钡餐造影检查可见食管黏膜紊乱、管壁僵硬,有龛影或充盈缺损,局部可见软组织影;④内镜检查可以直接发现病灶并了解病变范围情况,同时进行活检确诊。

## 【鉴别诊断】

1. **贲门失弛缓症** 贲门失弛缓症须与下列疾病相鉴别。

（1）弥漫性食管痉挛：是一种病因不明的原发性食管神经肌肉紊乱疾病之一，多见于中年人或有神经质的女性。病变特点很像贲门失弛缓症，病变范围累及食管下 2/3 部分并引起严重的运动障碍，但食管下括约肌对吞咽动作弛缓反应良好。食管造影显示食管中下 2/3 部分呈节段性痉挛收缩，无食管扩张现象。发作时食管可呈螺旋状。食管测压检查的特点是食管上 1/3 蠕动正常，而下部蠕动波被一个延长的升高波代替，但很多患者的上、下括约肌对吞咽动作的弛缓是正常的。

（2）贲门癌或食管下段癌：在一般情况下，二者的鉴别并不困难，但是有时浸润型癌肿引起的狭窄段较为光滑规则，可造成和本病鉴别的困难。诊断上主要依靠食管钡餐造影、食管镜检查和活检。

（3）假性贲门失弛缓症：是一种吞咽困难综合征，X线检查显示食管扩张、远端括约肌不能松弛，测压检查可发现贲门失弛缓症的特征，如食管体部无蠕动。X线检查显示无蠕动波最常见的原因是胃癌浸润。

2. **食管良恶性病变** 食管良恶性病变的鉴别诊断见表 3-4-1。

表 3-4-1 食管良恶性病变的鉴别诊断

| | 食管良性病变 | 食管恶性肿瘤 | 邻近外压病变 |
| --- | --- | --- | --- |
| 发病年龄 | 30～60 岁 | 40～65 岁 | 各个年龄段 |
| 病史 | 长 | 较短 | 不定 |
| 主要症状 | 吞咽困难或胸骨后不适 | 进行性吞咽困难、消瘦 | 除吞咽不适外可有原发病症状：发热、胸痛 |
| 钡餐透视 | 瘤体表面黏膜无破坏，有典型的涂抹症等 | 黏膜破坏，食管僵硬，梗阻等 | 类似平滑肌瘤的表现 |
| 食管镜检查 | 黏膜局限性隆起，黏膜光滑 | 黏膜破坏，可见溃疡、糜烂 | 类似平滑肌瘤的表现 |
| 胸部 CT | 发现质地均匀的食管壁内肿瘤，纵隔无肿大淋巴结 | 食管内占位，可见肿大纵隔淋巴结 | 可见纵隔内原发病的影像，如肿大淋巴结、纵隔肿瘤等 |
| 食管超声 | 均匀低回声黏膜完整 | 欠均匀低回声，黏膜破坏，局部淋巴结肿大 | 主动脉瘤可用多普勒技术鉴别，肿大淋巴结位于食管外 |

## 【治疗原则】

食管憩室是指食管壁的一层或多层由食管腔向外突出，形成与食管腔相通的囊状突起。无症状的食管中段牵引型憩室应对症治疗，定期复查。症状明显和不易排空的囊袋状憩室，或并发穿孔、癌变以及瘢痕狭窄者，应行手术治疗。

食管良性肿瘤的治疗原则为：对于一些小的、无症状、确诊为食管良性肿瘤的病例，可随访观察；大部分食管良性肿瘤应采取积极的治疗手段，治疗的方法取决于肿瘤位置、大小以及涉及正常食管的范围。

### 一、非手术治疗

贲门失弛缓症的治疗目的是缓解吞咽困难的症状，改善胃排空。目前仍无一种治疗方法被认为可以根治贲门失弛缓症,任何方法都是姑息治疗,因为食管下括约肌的功能是不能完全恢复的。

### 二、手术治疗

1. 贲门失弛缓症　手术适应证如下:①小儿及青少年贲门失弛缓症;②重症贲门失弛缓症,食管明显扩张且屈曲明显;③有反复吸入性肺炎病史;④精神性贲门失弛缓症,长期保守治疗无效者;⑤无法行扩张者或扩张失败者;⑥与贲门癌无法鉴别者。手术方式有 Heller 手术入路和改良 Heller 手术入路。

2. 憩室　不易排空的囊袋状憩室首选手术治疗。手术适应证如下:①憩室较大,排空不畅,有较严重的憩室炎或食管炎的症状,为防止发生出血、穿孔等严重并发症,应予以手术治疗;②食管中段憩室形成食管气管瘘或食管支气管瘘;③憩室逐渐增大,经 X 线检查或食管镜检查,怀疑有恶变者,应及时手术治疗。

3. 食管平滑肌瘤　食管平滑肌瘤的常规治疗方法是手术治疗,手术方式有平滑肌瘤摘除术、食管部分切除食管重建术及经胸腔镜平滑肌瘤摘除术。开胸食管平滑肌瘤摘除术是最常被采用的术式。游离出食管后,在肿瘤的上方切开肌层,通过钝性分离多可摘除肿瘤,但要避免损伤黏膜层。位于颈段食管的平滑肌瘤多经颈部切口,食管上段者可选择右胸前切口,根据肿瘤位置也可选择左胸切口,位于食管中段者选择右胸切口比较方便,而位于食管下段者经左胸开胸较多。

4. 食管癌　20 世纪 80 年代前,食管癌的治疗原则是:只要诊断为食管癌,就应手术。但单纯手术的疗效较差,5 年生存率不足 30%。目前单纯手术仅限于较早期食管癌(T2N1 以下),而多数局部晚期患者需要以手术为主的多学科治疗,总的 5 年生存率可达 50% 左右。放疗是食管癌治疗的第二种选择。食管癌单纯放疗的 5 年生存率 <10%,因此单纯放疗只在下列情况下选用:①病变适合手术,但因内科疾病不能耐受手术或患者拒绝手术;②患者拒绝手术;③作为术前诱导治疗(1/2 量)或术后补充治疗(辅助治疗);④高位食管癌。化疗只用于术前诱导治疗或术后补充治疗,包括术前化放疗或术前单纯化疗。术前化疗的优势在于:消灭潜在的转移病灶,可使肿瘤局部降期,以增加 R0 切除率;可评估化疗方案是否有效;术前易于耐受,便于完成治疗计划;与营养治疗及营养教育同时进行,从而达到改善远期疗效的目的。常见手术方式有 Mckeown 手术、Ivor-Lewis 手术以及 Sweet 手术。

### 【复习思考题】

1. 简述食管的解剖结构。
2. 贲门失弛缓症的治疗原则和治疗方法有哪些?
3. 简述食管腐蚀性损伤的急诊处理原则。
4. 食管癌的临床表现有哪些?常用术式有哪些?如何发现早期食管癌?

## 第五节 纵隔疾病

【见习项目】

1. 胸内甲状腺肿、畸胎瘤、胸腺瘤、神经源性肿瘤等疾病的示教。
2. 重症肌无力的外科治疗。

【见习目的与要求】

1. 掌握各种纵隔疾病的症状，重点掌握最常见的胸腺瘤的症状和体征，要求会做体格检查，并能做出正确的诊断。
2. 熟悉纵隔的解剖概要。
3. 掌握胸内甲状腺肿的诊断以及鉴别诊断要点。
4. 掌握胸腺瘤的治疗原则和常用治疗方法。
5. 熟悉重症肌无力的外科治疗。

【见习地点】

见习医院胸外科。

【见习准备】

见习带教老师事先选好病例（各种纵隔疾病以及病房现有的胸腺瘤鉴别诊断疾病的病例）若干，分配好每一病例示教所占时间。根据病例数分小组。

【见习流程】

1. 带教老师对理论课知识、概念进行简要复习。
2. 每一病例由一个小组中选出一位同学进行病史采集，并结合疾病特点进行重点的体格检查。
3. 各小组集中，回到示教室。当事同学报告病史及阳性体征，提出下一步的辅助检查和可能的阳性结果，做出诊断和鉴别诊断，提出治疗原则和依据。各小组对所示教的病例开展讨论，指出各自小组的不足之处。
4. 带教老师分析总结，指出各组的优点和不足，提出思考题。

【病史采集要点】

### 一、现病史采集要点

1. 发病情况　询问是缓慢起病还是急性起病。
2. 发病诱因　成年患者发病前是否有胸痛或长期患慢性呼吸道疾病致反复咳嗽或声音嘶哑等病史。
3. 主要症状　重点询问何时出现咳嗽、声音嘶哑、胸痛，疼痛出现的部位、持续时间，有无诱因促使其加重或缓解,是否和体位有关,是否有晨轻暮重现象。

4. 病情演变　症状是否突然加重;是否有突然剧烈疼痛而声音嘶哑等。
5. 伴随症状　询问是否伴有食欲减退、全身不适、呼吸困难、乏力等。
6. 诊疗情况　了解患者曾在何处就诊过,做过何种检查,结果如何。
7. 一般情况　了解患者精神、体力、饮食、大小便等情况。

## 二、既往史和个人史等采集要点

（1）有无药物过敏史。
（2）有无长期吸烟史。
（3）既往婴幼儿期有无类似病史。
（4）家族中近亲属是否有类似病史。
（5）工作及职业情况。

【查体要点】

1. 胸内甲状腺肿　常可发现颈部甲状腺肿大,下极降至胸廓入口以下,边界不清。肿物随吞咽上下移动,部分完全性胸内甲状腺肿者,如让其平卧,头低位屏住呼吸,有时可触及肿物上界,个别病例肿物可完全还纳至颈部。
2. 畸胎瘤　体检时可发现气管移位,肿瘤靠近前胸壁占据胸腔容积较大时,可有呼吸音减弱或消失、叩诊实音等。
3. 胸腺瘤　本病患者仅表现为肿瘤压迫、侵犯周围组织所引起的症状,无特异性的体征。
4. 神经源性肿瘤　本病患者仅表现为肿瘤压迫、侵犯周围组织所引起的症状,无特异性的体征。
5. 重症肌无力　主要临床特征是骨骼肌易疲劳或无力。随着病情发展,受损肌肉可产生永久性无力。主要表现为变化不定的肌肉无力,一般晨起轻,活动后加重,可累及眼外肌及全身的骨骼肌。

【诊断】

一般依靠症状和体征,肿物部位及性质,加上辅助检查不难做出临床诊断。

1. 胸内甲状腺肿　多发生于40～50岁女性,临床表现与肿瘤的大小、位置、是否压迫邻近脏器有关,严重时出现咳嗽、喘鸣、呼吸困难、声嘶及上腔静脉综合征。影像学表现如下:①大多数病例的X线表现为气管的左或右上方可见肿块影,80%～90%以上有气管移位,与胸内其他病变所致气管移位不同,胸内甲状腺肿引起的气管移位多为颈段气管移位。肿块阴影多呈圆形或卵圆形,在透视下可见肿块随吞咽动作而上下移动。②CT可见胸内肿块与颈部甲状腺之间有明显而清晰的连接或延续现象,胸内肿块边界清楚,可见有点状的或粗糙的或环状的钙化影,在肿块内可见密度不均匀、散在分布的低密度区,可能是由于甲状腺滤泡扩张、破裂及出血等原因所造成。③胸内甲状腺肿一般不需要行MRI检查,但此项检查可以清楚显示肿块与胸内大血管之间的关系,以及肿块与颈部甲状腺的连接关系。④甲状腺放射性核素扫描对胸内甲状腺肿的诊断有重要价值,可以显示甲状腺的位置、大小和有无病变。根据甲状腺吸收放射性核素的情况,还能判断甲状腺的功能,当肿瘤发生囊性变或无内分泌功能时,放射性核素扫描为阴性。

2. **畸胎瘤** 大多数患者无明显临床症状,体检时发现纵隔肿块,X线、CT能进一步明确诊断。影像学表现如下:①X线检查显示前纵隔内圆形或卵圆形有时呈分叶状、边缘光滑、境界清楚的肿块阴影,肿块向一侧胸腔突出,部分向两侧胸腔不对称突出。侧位片上可见肿块阴影紧贴胸骨后前胸壁上,瘤体较大时肿块可自前向中后纵隔突出,巨大时甚至占据一侧胸腔。因内容物不同,密度可均匀或不均匀。囊性成熟型畸胎瘤可表现为边缘弧线状、条索样、半月形钙化阴影。有时在胸部透视检查时可见传导性搏动,从而术前不易与主动脉瘤鉴别。实质性畸胎瘤瘤内可见骨骼或牙齿阴影。②CT是畸胎瘤诊断最好的检查手段,典型表现是肿块中脂肪部分居于上方,而液体部分在下方,两者之间有脂肪-液体平面,在此界面处可见线状或索状混杂密度的圆形影为毛发团。大约四分之一的患者可见肿块中或边缘有钙化。③MRI检查发现前纵隔见圆形或卵圆形肿块,因瘤内含有多个胚层组织的衍生物,典型表现为混杂有高、中、低信号的肿块。恶性畸胎瘤常为分叶状、轮廓参差不齐的肿块阴影。成熟型畸胎瘤表现为圆形或卵圆形、边界非常清楚的高信号肿块。囊内有少量毛发时,可见高信号与不规则低信号影混杂。④成熟型畸胎瘤经皮针吸活检可抽出黄色、黄褐色浆液性或含皮脂样物的液体,穿刺后瘤体缩小,穿刺物细胞学检查有时可明确囊肿的类型。未成熟畸胎瘤可查到癌细胞或恶性肿瘤细胞,因其组织类型复杂,分类困难。

3. **胸腺瘤** ①胸部X线检查一般拍正侧位胸片,表现为前上纵隔的圆形或椭圆形阴影,多数边界清楚,多贴近胸骨,位于心影上部,主动脉弓附近。②胸部增强CT可进一步明确肿物的大小、范围、密度及外侵情况,并可判断囊、实性。③MRI通常采用T1轴位、冠状位加权相。此项检查对病变涉及血管的受压和受侵犯情况显示较好。④活检包括针吸细胞学检查、纵隔镜和胸腔镜等方法,可确定病变良、恶性。

4. **神经源性肿瘤** 诊断主要靠X线检查,肿块在胸部正位片上表现为脊柱旁肿块影,侧位片上与脊柱重叠,可呈圆形、半圆形或轮廓边缘不清楚,同时伴有相应的骨质改变。CT检查是诊断的主要依据,能准确地反映本病的特征。通过CT检查观察位于椎旁区的病变是否有向椎管内蔓延扩张的征象。MRI能从冠状面、矢状面及纵向三个方向来确定肿块侵犯的范围,显示椎管内神经结构,从而区分纵隔内正常脊髓与肿块组织。增强的T1和T2影像上,神经纤维瘤有一高密度特征外周区和中等密度的中央区,而神经鞘瘤为不匀质的高密度区。诊断标准:①大多数患者无症状,多在体检时发现;②肿瘤大的患者可出现呼吸症状或食管压迫症状,少数可出现神经系统的症状,如脊髓压迫、声音嘶哑、Horner征、肋间神经痛或臂丛神经痛;③恶性肿瘤发展速度快,预后差,临床症状多无特异性;④胸片上可发现位于后纵隔的圆形或椭圆形肿物影,其密度均匀,边缘清楚,部分肿瘤影内可以发现局灶性钙化或囊性变,受累的骨质可显示骨受破坏征象。

5. **重症肌无力** 重症肌无力患者重复活动后症状可加重,休息后缓解,病症晨轻暮重。90%的患者发病始于成年期,常在35岁以前。抗胆碱酯酶药物(新斯的明)试验阳性。电生理肌电图检查,重复电刺激反应减退。90%以上的患者乙酰胆碱受体抗体和调节抗体水平升高。X线和CT检查可确定是否存在胸腺肿瘤或胸腺增生。

【鉴别诊断】

1. 胸内甲状腺肿　胸内甲状腺肿向右上突出时,应与无名动脉瘤、奇静脉叶鉴别,向左纵隔突出时,应与主动脉瘤相鉴别。胸内甲状腺肿如位于后上纵隔,应与神经源性肿瘤鉴别。胸腺瘤也位于前纵隔,但位置较胸内甲状腺肿偏低,应注意鉴别。

2. 畸胎瘤　须与下列疾病鉴别。

(1) 胸腺瘤:是原发于胸腺的肿瘤,CT检查发现肿瘤呈圆形或卵圆形,边缘清晰锐利,或有分叶,位于前上纵隔心底部,贴近于胸骨后,可合并重症肌无力。而畸胎瘤位置可能略低于胸腺瘤,单侧较多,肿块中央或边缘有钙化可以鉴别。

(2) 胸内甲状腺肿:多位于前上纵隔,其来源多为颈部甲状腺肿经胸骨后间隙坠入前上纵隔,或是胚胎期残存的组织、异位甲状腺逐渐发展而来。在透视下可见肿块随吞咽运动而上下移动。CT、放射性核素扫描等检查有助于诊断。

(3) 纵隔淋巴瘤:临床上常有发热和其他部位浅表淋巴结肿大,CT显示一侧或双侧上纵隔和肺门淋巴结肿大,并且融合成分叶状、波浪状突入肺野,邻近血管被推移或包绕,脂肪间隙消失。

(4) 纵隔囊肿:主要是前纵隔囊肿,比较常见的有胸腺囊肿及囊状淋巴管瘤,诊断主要依据CT检查,表现为壁较薄的低密度占位,边缘光滑清晰,呈半圆形或圆形。有时易与囊性畸胎瘤发生混淆,手术前不能确诊。

(5) 胸主动脉瘤:动脉瘤患者有典型的症状和体征,如胸前区震颤和杂音,气管牵拉、喉返神经麻痹和X线透视见搏动肿块易于鉴别,对可疑患者应当行心脏血管造影检查明确诊断。

3. 胸腺瘤　须与下列疾病鉴别。

(1) 纵隔精原细胞瘤:原发于生殖腺外的精原细胞瘤以纵隔多见,X线片上可见偏向一侧的上纵隔阴影,呈弧形突出,密度均匀,边缘光滑,呈分叶状。

(2) 中央型肺癌:CT能更准确地判断肿瘤在肺内还是肺外,纤维支气管镜可直接窥见肿瘤,痰脱落细胞检查可为阳性。

(3) 纵隔淋巴结核:有低热、潮热、盗汗、干咳、咯血、消瘦等症状,发病年龄较轻。结核菌素试验阳性,抗结核治疗有效。

(4) 主动脉瘤:X线检查可见主动脉弓增宽,主动脉局部有凸出或隆起。心超检查显示主动脉后壁增宽,主动脉造影可显示有两个通道。

(5) 其他:还要与椎旁冷脓肿、纵隔内转移性肿瘤、食管平滑肌瘤、巨大淋巴结增生等鉴别。

4. 神经源性肿瘤　须与下列疾病鉴别。

(1) 中央型肺癌:有咳嗽、咳痰等呼吸道症状,X线表现为肺门肿块,呈半圆形或分叶状。支气管检查常能见到肿瘤,痰中可查到肿瘤细胞。

(2) 纵隔淋巴结核:多见于儿童或青少年,常无临床症状。少数伴有低热、盗汗等轻度中毒症状。在肺门处可见到圆形或分叶状肿块,常伴有肺部结核病灶。有时在淋巴结中可见到钙化点。鉴别困难时可做结核菌素试验或给予短期抗结核药物治疗。

(3) 主动脉瘤:多见于年龄较大的患者,体检时可听到血管杂音,透视可见扩张性搏动,逆行主动脉造影可明确诊断。

【治疗原则】

1. 胸内甲状腺肿　胸内甲状腺肿公认的治疗方法是采用外科手术切除。禁用放射性碘治疗，因为放射性碘不但能加重已有的气管受压症状，而且几乎不可能减轻较大的多发甲状腺肿造成的气管移位或受压。

2. 畸胎瘤　手术切除是治疗畸胎瘤的主要方法，一经诊断，即应手术治疗。手术指征如下：①纵隔畸胎瘤有较高的恶变倾向；②容易继发感染；③体积较大时压迫邻近重要脏器或结构；④畸胎瘤可破溃至心包、胸膜腔、支气管和肺内。畸胎瘤有病程越长手术越困难的特点，因此一经诊断，应尽早择期手术切除。

3. 胸腺瘤　胸腺瘤一经诊断，应外科手术切除。不能切除的恶性胸腺瘤可取病理活检指导术后治疗，部分切除者术后放疗可缓解症状，延长患者存活期。

4. 神经源性肿瘤　诊断明确后需手术治疗。手术适应证如下：①后纵隔良性肿瘤、后纵隔神经纤维瘤和神经鞘瘤是胸腔镜手术的最佳适应证之一。②对于恶性肿瘤，胸腔镜多处活检可明确诊断并确定肿瘤分期，以指导进一步治疗。对体积较小的恶性肿瘤，如无明显外侵，可行肿瘤根治性切除，术后加行放化疗；如果肿瘤外侵明显，与纵隔内重要器官关系密切，分离困难，则可酌情行肿瘤部分切除或活检术。③肿瘤直径<5 cm，无明显外侵者一般均可经胸腔镜切除；肿瘤直径>5 cm，或粘连明显、显露困难的，可辅以小切口行肿物切除。

5. 重症肌无力　手术指征包括：①合并胸腺瘤；②年轻，病程短，肌无力严重，药物治疗效果不易控制；③对药物耐受，药物剂量逐渐增加而症状无明显改善。手术方法除了胸腔镜入路外，还可采用开胸入路。但有些患者不宜切除胸腺，因胸腺在免疫系统的发育中起重要作用，故儿童不宜采用；高血压、糖尿病、心脏病或伴发较重感染者不宜手术；病情较重或有肌无力危象者不宜手术，但待药物治疗病情缓解后仍可手术；身体虚弱的老年患者不宜手术。

【复习思考题】

1. 如何鉴别胸腺瘤？
2. 胸腺瘤合并重症肌无力的外科治疗方法有哪些？

# 第四章　心脏大血管外科

## 第一节　体外循环和心肌保护

【见习项目】

体外循环(cardiopulmonary bypass)和心肌保护(myocardial protection)的示教。

【见习目的与要求】

1. 掌握体外循环的组成和心肌保护的方法。
2. 熟悉心脏停搏液的灌注方法。

【见习地点】

见习医院心脏大血管外科。

【见习准备】

1. 见习带教老师事先准备好体外循环机器及其管路,以及各种插管。
2. 见习带教老师事先准备好心脏停搏液。

【见习流程】

带教老师对理论课知识、概念进行复习,然后学生熟悉体外循环的组成、原理及心肌保护的相关知识。

【知识要点】

1. 体外循环的组成　血泵、氧合器、变温器、滤器、贮血器、各种血管插管等。
2. 体外循环的建立　常规升主动脉插管+上下腔静脉插管+左心房引流管;股动静脉插管+上腔静脉插管+左心房引流管;必要时加右侧腋动脉或右锁骨下动脉或右侧无名动脉插管进行脑部灌注。
3. 低温　①浅低温(32～35 ℃);②中低温(26～31 ℃);③深低温(21～25 ℃);④超深低温(15～20 ℃)。
4. 体外循环中的监测　①平均动脉压(MAP)维持在50～70 mmHg之间;②中心静脉压(CVP)评估血容量的高低及体外循环中上腔静脉的引流程度;③全血活化凝血时间(ACT)维持在480～600 s;④其他包括体温、尿量、血气分析及电解质等。
5. 心脏停搏液　①冷晶体停搏液;②稀释冷血停搏液,血:晶体=4:1,维持血钾浓度

20～24 mmol/L；③HTK 液，单次灌注心肌保护时间长，用于复杂心脏手术；④其他停搏液，Del Nido 等。

6. **心脏停搏液灌注方法** ①经升主动脉插管或升主动脉切开行冠状动脉顺行灌注；②经冠状静脉窦逆行灌注；③顺行-逆行联合灌注；④经桥血管灌注，用于冠状动脉旁路移植病人。

## 第二节 房间隔缺损

【见习项目】

1. 先天性心脏病房间隔缺损（atrial septal defect）的示教。
2. 须与房间隔缺损鉴别的常见疾病示教。

【见习目的与要求】

1. 掌握房间隔缺损的血流动力学变化、临床表现、病理生理变化、诊断与鉴别诊断。
2. 熟悉房间隔缺损的治疗原则和常用治疗方法。

【见习地点】

见习医院心脏大血管外科。

【见习准备】

1. 见习带教老师事先选好房间隔缺损病例若干，根据病例数分小组，每小组一例。
2. 准备房间隔缺损病例的 X 线胸片、心脏超声报告等，每小组一套。

【见习流程】

1. 带教老师对理论课知识、概念进行简要复习。
2. 每一病例由一个小组中选出一位同学进行病史采集，并结合房间隔缺损的特点进行重点的体格检查。
3. 各小组集中，回到示教室。当事同学报告病史及阳性体征，提出下一步的辅助检查和可能的阳性结果，做出诊断和鉴别诊断，提出治疗原则和方法。各小组对所示教的病例开展讨论，指出各自小组的不足之处。
4. 带教老师分析总结，指出各组的优点和不足，提出思考题。

【病史采集要点】

### 一、现病史采集要点

1. **发病情况** 询问是缓慢起病还是急性起病。
2. **发病诱因** 发病前是否有受凉感冒，是否有过度劳累。
3. **主要症状** 重点询问婴幼儿期是否易患感冒、小儿肺炎，何时出现胸闷气促，是否出现过心力衰竭。

4. 病情演变　询问感冒、小儿肺炎的发生是否增加。
5. 伴随症状　是否伴有发绀或差异性发绀、蹲踞及杵状指/趾。
6. 诊疗情况　了解患者曾在何处就诊过,做过何种检查,结果如何,用药情况及疗效如何。
7. 一般情况　了解患者精神、体力、饮食、大小便,以及体重变化等情况。

### 二、既往史和个人史等采集要点

(1) 有无药物过敏史。
(2) 有无反复呼吸道感染史。
(3) 有无家族史。

## 【知识要点】

1. **血流动力学改变**　正常左心房压力(8~10 mmHg)高于右心房(3~5 mmHg)。血液经房间隔缺损左向右分流,一般情况下无发绀。小量分流可无血流动力学变化。大量左向右分流时,高压血流冲向肺动脉,导致肺动脉痉挛,产生动力型肺动脉高压,随时间延长,逐渐出现肺小动脉管壁增生、管壁增厚,形成阻力型肺动脉高压,此时左向右分流减少,最后引起双向或反向分流出现青紫。当右心房压力高于左心房时,血液右向左分流,导致艾森曼格综合征。

2. **临床症状**　房间隔缺损主要有以下临床表现。
(1) 一般情况下无发绀,并发肺动脉高压时可出现发绀。
(2) 肺循环充血:易出现胸闷气急,易患呼吸道感染疾病。
(3) 体循环血量减少:生长发育落后,活动能力降低。

3. **临床体征**　由于异常分流导致右心系统容量及压力负荷增加,导致右心房、心室壁增厚,容积增大,造成心前区局部隆起,心尖搏动位置出现改变。一般触诊可无震颤,胸骨左缘2~3肋间可闻及2~3/6级吹风样收缩期杂音。肺动脉瓣区第二心音亢进和分裂。

## 【查体要点】

1. **一般情况**　检查有无发育不良的表现。
2. **专科情况**　胸骨左缘2~3肋间可闻及2~3/6级收缩期吹风样杂音。

## 【辅助检查】

1. **胸部X线摄片**　右心房、右心室增大,肺动脉段突出,主动脉结缩小。肺血增多,透视下可见肺门舞蹈征。原发孔型房间隔缺损可见左心室增大。
2. **心电图**　继发孔型房间隔缺损电轴右偏,右心房、右心室肥大。原发孔型房间隔缺损电轴左偏,左心室肥大。晚期可出现心房颤动、心房扑动。
3. **心脏超声**　心脏超声是诊断该病的重要手段,可显示房室腔的大小,房间隔缺损的位置、大小、异常分流的方向,估测肺动脉压力。原发孔型房间隔缺损可显示合并二尖瓣前叶裂隙及反流情况。

4. **右心导管** 当患者有明显肺动脉高压时,行右心导管检查,主要用于测定肺动脉压力和计算肺血管阻力。同时可测定各房室腔的压力变化。

## 【诊断】

一般依靠症状和体征及辅助检查不难做出临床诊断。

1. **病史** 患者易出现胸闷气急,平素易感冒,生长发育落后,活动耐力差。
2. **体格检查** 胸骨左缘 2～3 肋间可闻及 2～3/6 级吹风样收缩期杂音。肺动脉瓣区第二心音亢进和分裂。
3. **辅助检查** 心脏 X 线摄片、心电图、心脏超声、心导管检查等辅助检查选择的原则是从简单到复杂。

## 【鉴别诊断】

1. **原发孔型房间隔缺损** 原发孔型房间隔缺损症状出现更早,且较严重,病情进展快,早期出现心脏增大和严重肺部淤血等现象,心脏二尖瓣听诊区可闻及全收缩期吹风样杂音,肺动脉瓣听诊区可闻及第二心音亢进和分裂。心脏超声有助于鉴别。
2. **房间隔缺损合并肺动脉狭窄** 肺动脉瓣听诊区有粗糙的收缩期杂音,并常触及收缩期震颤,但肺动脉瓣听诊区第二心音反而减弱,甚至消失。心导管检查发现右心室与肺动脉压力阶差大于 20 mmHg 即为两者同时存在。
3. **室间隔缺损** 室间隔缺损杂音性质更加响亮,位于胸骨左缘 3～4 肋间,多伴有震颤,有左心室肥大,左心室负荷过重。心脏超声及心导管检查可以进一步明确诊断。

## 【治疗原则】

原则上诊断明确后应该争取早日手术治疗,避免发生严重肺动脉高压及其他并发症。手术不受年龄限制,理想手术年龄为 2～5 岁。对缺损大、有充血性心力衰竭、合并感染性心内膜炎及肺动脉高压趋势者,应在改善心功能的基础上尽早手术治疗。原发孔型房间隔缺损应尽早手术治疗。艾森曼格综合征是手术禁忌证。

1. **非手术治疗** 加强护理,进行强心利尿改善心功能、控制心律失常等治疗。
2. **介入治疗** 介入封堵或经胸封堵,在 X 线或超声引导下植入封堵器封闭房间隔缺损。该方法无须体外循环,有创伤小、恢复快等优点,但需选择合适的患者。
3. **手术治疗** ① 全麻体外循环心内直视下房间隔缺损修补手术或胸腔镜下房间隔缺损修补手术;② 原发孔型房间隔缺损修复二尖瓣前叶裂,再用补片修补房间隔缺损。

## 【复习思考题】

1. 如何鉴别原发孔型房间隔缺损和继发孔型房间隔缺损?
2. 房间隔缺损的病理生理特点是什么?

## 第三节 室间隔缺损

【见习项目】

1. 先天性心脏病室间隔缺损(ventricular septal defect)的示教。
2. 须与室间隔缺损鉴别的常见疾病示教。

【见习目的与要求】

1. 掌握室间隔缺损的血流动力学变化、病理生理变化、临床表现、诊断与鉴别诊断。
2. 熟悉室间隔缺损的治疗原则和常用治疗方法。

【见习地点】

见习医院心脏大血管外科。

【见习准备】

1. 见习带教老师事先选好室间隔缺损病例若干,根据病例数分小组,每小组一例。
2. 准备室间隔缺损病例的 X 线胸片、心脏超声报告等,每小组一套。

【见习流程】

1. 带教老师对理论课知识、概念进行简要复习。
2. 每一病例由一个小组中选出一位同学进行病史采集,并结合室间隔缺损的特点进行重点的体格检查。
3. 各小组集中,回到示教室。当事同学报告病史及阳性体征,提出下一步的辅助检查和可能的阳性结果,做出诊断和鉴别诊断,提出治疗原则和方法。各小组对所示教的病例开展讨论,指出各自小组的不足之处。
4. 带教老师分析总结,指出各组的优点和不足,提出思考题。

【病史采集要点】

### 一、现病史采集要点

1. 发病情况　询问是缓慢起病还是急性起病。
2. 发病诱因　发病前是否有受凉感冒,是否有过度劳累。
3. 主要症状　重点询问婴幼儿期是否易患感冒、小儿肺炎,何时出现胸闷气促,是否出现过心力衰竭。
4. 病情演变　询问感冒、肺炎的发生是否增加。
5. 伴随症状　是否伴有发绀或差异性发绀、蹲踞及杵状指/趾。
6. 诊疗情况　了解患者曾在何处就诊过,做过何种检查,结果如何;用药情况及疗效如何。
7. 一般情况　了解患者精神、体力、饮食、大小便,以及体重变化等情况。

## 二、既往史和个人史等采集要点

（1）有无药物过敏史。
（2）有无反复呼吸道感染史。
（3）有无家族史。

【知识要点】

1. 血流动力学改变　正常右心室收缩压仅为左心室收缩压的 1/6～1/4，肺循环阻力为体循环的 1/10。血液经室间隔缺损从左向右分流。小量分流可无血流动力学变化。大量左向右分流时，高压血流冲向肺动脉，导致肺动脉痉挛，产生动力型肺动脉高压，随时间延长，逐渐出现肺小动脉管壁增生、管壁增厚，形成阻力型肺动脉高压，此时左向右分流减少，最后引起双向或反向分流出现青紫，即艾森曼格综合征。

2. 临床症状　室间隔缺损主要有以下临床表现。
（1）缺损小、分流量少者，一般无明显临床症状。
（2）肺循环充血：患者易出现胸闷气急、充血性心力衰竭，易患呼吸道感染疾病。
（3）体循环减少：患者生长发育落后，活动耐量差，逐渐出现发绀和右心衰竭。

3. 临床体征　由于异常分流导致右心系统容量及压力负荷增加，导致右心房、心室壁增厚，容积增大，造成心前区局部隆起，心尖搏动位置出现改变。常有收缩期震颤，胸骨左缘 2～4 肋间可闻及 3/6 级粗糙、响亮的全收缩期杂音。肺动脉瓣区第二心音亢进和分裂。

【查体要点】

1. 一般情况　检查患者有无发育不良的表现。
2. 专科情况　常有收缩期震颤，胸骨左缘 2～4 肋间可闻及 3/6 级粗糙、响亮的全收缩期杂音。

【辅助检查】

1. 胸部 X 线摄片　室间隔缺损较大者有左心室增大，肺动脉段突出，主动脉结缩小。肺血增多，透视下可见肺门舞蹈征。阻力型肺动脉高压时可有残根征。
2. 心电图　心电图显示左心室高电压，肺动脉高压时可有双心室肥大。
3. 心脏超声　心脏超声可显示房室腔的大小，室间隔缺损的位置、大小、异常分流的方向，估测肺动脉压力，是确诊的重要手段。
4. 右心导管　当患者有明显肺动脉高压时，可行右心导管检查，测定肺动脉压力并计算肺血管阻力，同时测定各房室腔的压力变化。

【诊断】

一般依靠症状和体征及辅助检查不难做出临床诊断。
1. 病史　患者易出现胸闷气急，平素易感冒，生长发育落后，活动耐力差。
2. 体格检查　患者常有收缩期震颤，胸骨左缘 2～4 肋间可闻及 3/6 级粗糙、响亮的全收缩期杂音。

3. 辅助检查　心脏X线摄片、心电图、心脏超声、心导管检查等辅助检查选择的原则是从简单到复杂。

**【鉴别诊断】**

1. 肺动脉瓣口狭窄　其杂音与震颤位置较高，肺动脉瓣区第二心音减弱，肺动脉有狭窄后扩张，肺纹理减少，心脏超声及右心室造影可鉴别。
2. 房间隔缺损　其杂音性质柔和，位于胸骨左缘第二肋间，多无震颤，右心室肥大而无左心室肥大，心脏超声有助于鉴别。
3. 动脉导管未闭　其杂音性质为连续性，收缩期和舒张期均有杂音，位置偏高，主动脉结增大，脉压差增大，心脏和左心室造影有助于鉴别。

**【治疗原则】**

对小的室间隔缺损可随访观察，一旦患者出现心脏扩大、肺部充血严重，应积极手术治疗。对中等室间隔缺损及大的室间隔缺损，应在改善心功能的基础上尽早手术治疗。年龄和体重不是手术的决定因素。艾森曼格综合征是手术禁忌证。

1. 非手术治疗　加强护理，进行强心利尿改善心功能、控制心律失常等治疗。
2. 介入治疗　介入封堵或经胸封堵，在X线或超声引导下植入封堵器封闭室间隔缺损。该方法无须建立体外循环，有创伤小、恢复快等优点，但需选择合适的患者。
3. 手术治疗　可采用全麻体外循环心内直视下室间隔缺损修补手术或胸腔镜下室间隔缺损修补手术。

**【复习思考题】**

1. 室间隔缺损的分型是什么？
2. 室间隔缺损的病理生理特点是什么？

## 第四节　主动脉窦动脉瘤破裂

**【见习项目】**

1. 主动脉窦动脉瘤破裂（rupture of aortic sinus aneurysm）的示教。
2. 须与主动脉窦动脉瘤破裂鉴别的常见疾病示教。

**【见习目的与要求】**

1. 掌握主动脉窦动脉瘤破裂的血流动力学变化、临床表现、诊断与鉴别诊断。
2. 掌握主动脉窦动脉瘤破裂的治疗原则和常用治疗方法。

**【见习地点】**

见习医院心脏大血管外科。

## 【见习准备】

1. 见习带教老师事先选好主动脉窦动脉瘤破裂病例若干，根据病例数分小组，每小组一例。
2. 准备主动脉窦动脉瘤破裂病例的X线胸片、心脏超声报告等，每小组一套。

## 【见习流程】

1. 带教老师对理论课知识、概念进行简要复习。
2. 每一病例由一个小组中选出一位同学进行病史采集，并结合主动脉窦动脉瘤破裂的特点进行重点的体格检查。
3. 各小组集中，回到示教室。当事同学报告病史及阳性体征，提出下一步的辅助检查和可能的阳性结果，做出诊断和鉴别诊断，提出治疗原则和方法。各小组对所示教的病例开展讨论，指出各自小组的不足之处。
4. 带教老师分析总结，指出各组的优点和不足，提出思考题。

## 【病史采集要点】

### 一、现病史采集要点

1. **发病情况** 询问是缓慢起病还是急性起病。
2. **发病诱因** 发病前是否有诱因，如剧烈活动、外伤等。
3. **主要症状** 重点询问有无胸闷、气急等症状，以及是如何起病的。
4. **病情演变** 重点询问症状是否逐渐加重，以及病情的进展情况如何。
5. **伴随症状** 是否伴有胸痛、头晕、蹲踞及杵状指/趾。
6. **诊疗情况** 了解患者曾在何处就诊过，做过何种检查，结果如何；用药情况及疗效如何。
7. **一般情况** 了解患者精神、体力、饮食、大小便，以及体重变化等情况。

### 二、既往史和个人史等采集要点

（1）有无药物过敏史。
（2）有无发绀及蹲踞史。
（3）有无家族史。

## 【知识要点】

1. **血流动力学改变** 主动脉窦动脉瘤一旦破裂，主动脉血流流入右心房或者右心室，形成持续性左向右分流，右心室、左心室容量负荷增加，肺动脉血流增加，引起心力衰竭及肺动脉高压；另外，主动脉舒张压降低，可引起心绞痛等冠状动脉供血不足表现。
2. **临床症状** 主要有以下临床表现。
（1）主动脉窦动脉瘤未破裂者一般无明显临床症状。
（2）本病发病一般较突然，有明确的病因及诱因，表现为突发胸闷气急、端坐呼吸等心力衰竭表现。

（3）少数主动脉窦动脉瘤较大的患者，可压迫右心室流出道引起右心室流出道梗阻症状。

3. 临床体征　由于异常分流导致右心系统容量及压力负荷增加，导致右心房、心室壁增厚，容积增大，造成心前区局部隆起，心尖搏动位置发生改变。常有收缩期震颤，胸骨左缘3～4肋间可闻及3～4/6级连续性机器样杂音。有水冲脉、毛细血管搏动征等周围血管征，脉压增大，并有肝脏增大、下肢水肿等右心衰竭表现。

【查体要点】

1. 一般情况　检查有无发绀及发育不良的表现。
2. 专科情况　①常有收缩期震颤，胸骨左缘3～4肋间可闻及3～4/6级连续性机器样杂音。②常有周围血管征、脉压增大及右心衰竭表现。

【辅助检查】

1. 胸部X线摄片　X线表现为左心室或双心室增大，肺动脉段突出，肺血增多。
2. 心电图　心电图显示电轴左偏，有左心室或双心室肥大。
3. 心脏超声　心脏超声可显示房室腔的大小，主动脉窦动脉瘤破裂的位置、破裂口大小、异常分流的方向，估测肺动脉压力。
4. 右心导管　当患者有明显肺动脉高压时，可行右心导管检查，测定肺动脉压力并计算肺血管阻力。导管检查结果显示右心房或右心室血氧含量增加。
5. 升主动脉造影　升主动脉造影见造影剂进入右心房或右心室可明确诊断。

【诊断】

一般依靠症状和体征及辅助检查不难做出临床诊断。

1. 病史　本病发病一般较突然，有明确的病因及诱因，表现为突发胸闷气急、端坐呼吸等心力衰竭表现。
2. 体格检查　常有收缩期震颤，胸骨左缘3～4肋间可闻及3～4/6级连续性机器样杂音。常有周围血管征、脉压增大及右心衰竭表现。
3. 辅助检查　心脏X线摄片、心电图、心脏超声、心导管检查等辅助检查选择的原则是从简单到复杂。

【鉴别诊断】

1. 动脉导管未闭　该病患者一般无突发病史，自幼有心脏杂音，杂音位置更高，心导管检查可见肺动脉的血氧含量明显高于右心室。逆行主动脉造影可明确诊断。
2. 房间隔缺损　其杂音性质柔和，无连续性杂音，多无震颤，右心室肥大而无左心室肥大，心脏超声有助于鉴别。
3. 冠状动脉-肺动脉瘘　该病患者一般无突发病史，杂音强度轻，以舒张期为主，右心导管造影及逆行主动脉造影可明确诊断。

**【治疗原则】**

主动脉窦动脉瘤破裂一经诊断,应尽早手术治疗,尤其在发生药物不能控制的急性心力衰竭时应急诊手术治疗。对未破裂、较小的主动脉窦动脉瘤,可随访观察。未破裂主动脉窦动脉瘤患者有右心室压迫梗阻症状时需手术治疗。

1. 非手术治疗　加强护理,进行强心利尿改善心功能、控制心律失常等治疗。
2. 手术治疗　全麻体外循环心内直视下手术治疗,一般切除瘤壁,较小的窦瘤口可以直接缝合,较大的窦瘤口应用自体心包或人工补片修补。

**【复习思考题】**

1. 主动脉窦动脉瘤破裂的病理生理特点是什么?
2. 主动脉窦动脉瘤破裂的诊断要点是什么?

## 第五节　法洛四联症

**【见习项目】**

1. 先天性法洛四联症(tetralogy of Fallot)的示教。
2. 与法洛四联症鉴别的常见疾病示教。

**【见习目的与要求】**

1. 掌握法洛四联症的血流动力学变化、临床表现、诊断与鉴别诊断。
2. 掌握法洛四联症的手术适应证和常用的治疗方法。

**【见习地点】**

见习医院心脏大血管外科。

**【见习准备】**

1. 见习带教老师事先选好法洛四联症病例若干,根据病例数分小组,每小组一例。
2. 准备法洛四联症病例的X线胸片、心脏超声报告等,每小组一套。

**【见习流程】**

1. 带教老师对理论课知识、概念进行简要复习。
2. 每一病例由一个小组中选出一位同学进行病史采集,并结合法洛四联症的特点进行重点的体格检查。
3. 各小组集中,回到示教室。当事同学报告病史及阳性体征,提出下一步的辅助检查和可能的阳性结果,做出诊断和鉴别诊断,提出治疗原则和方法。各小组对所示教的病例开展讨论,指出各自小组的不足之处。
4. 带教老师分析总结,指出各组的优点和不足,提出思考题。

## 【病史采集要点】

### 一、现病史采集要点

1. 发病情况　询问是缓慢起病还是急性起病。
2. 发病诱因　发病前是否有受凉感冒或过度劳累。
3. 主要症状　重点询问婴幼儿期是否易患感冒、小儿肺炎；有无发绀及发绀出现的时间；何时出现胸闷气促；是否出现过心力衰竭。
4. 病情演变　询问感冒、肺炎的发生是否增加。
5. 伴随症状　询问平素是否有蹲踞，有无杵状指/趾（重要体查项目）。
6. 诊疗情况　了解患者曾在何处就诊过，做过何种检查，结果如何；用药情况及疗效如何。
7. 一般情况　了解患者精神、体力、饮食、大小便，以及体重变化等情况。

### 二、既往史和个人史等采集要点

（1）有无药物过敏史。
（2）有无反复呼吸道感染史。
（3）有无家族史。

## 【知识要点】

1. 血流动力学改变　法洛四联症包括四种病理解剖异常：肺动脉口狭窄、室间隔缺损、主动脉骑跨、右心室肥厚。其病理生理主要取决于它的特征性肺动脉狭窄和室间隔缺损两种畸形的相互影响及其后果。①两心室收缩期相等是四联症血流动力学的主要特征。由于室间隔缺损巨大和右心室流出道阻塞相当严重，所以右心室压力增高也只能等于而不超过体循环压力。②四联症经室间隔缺损分流方向取决于体循环血管阻力和右心室射血阻力的比值。大多数四联症患者的右心室流出道阻塞相当严重，心内分流的多少和方向往往以自右向左分流为主，仅有少数是双向等量或自左向右分流为主。③肺部血流的减少主要取决于肺动脉狭窄的严重程度，其对本症血流动力学和临床症状起决定性作用。右室流出道阻塞越重，则肺血流越少，自右向左分流越多，动脉血氧饱和度越低，发绀和红细胞增多症越重。④慢性低氧血症是四联症血流动力学产生的后果，可导致红细胞增多症和肺部侧支循环血管增粗。

2. 临床症状　法洛四联症主要有以下临床表现。

（1）发绀：是四联症的主要症状，在运动或哭闹时加重，在平静时减轻。

（2）呼吸困难和活动耐力差：缺氧发作在发绀型先天性心脏病中，以四联症最为多见。其特点是呼吸困难，发绀加重，昏厥，有时昏迷，抽搐和心脏骤停而致命。一般四联症患儿多举止缓慢，不愿意玩耍，性格喜静。

（3）蹲踞：是四联症患者的特征性姿态。蹲踞时，发绀和呼吸困难减轻，并可防止缺氧发作。

3. 临床体征　法洛四联症可见以下临床体征。

（1）生长和发育：生长发育迟缓主要见于严重肺动脉瓣狭窄的病例。

(2) 杵状指/趾：是四联症的常见体征。
(3) 胸骨左缘可触及右心室的搏动增强；肺动脉第二心音减弱，甚至消失；胸骨左缘 3～4 肋间可闻及收缩期杂音，是由右心室流出道阻塞引起的。

**【查体要点】**

1. 一般情况　检查有无发育不良的表现。
2. 专科情况　可见发绀和杵状指/趾，肺动脉第二心音减弱，甚至消失；胸骨左缘 3～4 肋间可闻及收缩期杂音。

**【辅助检查】**

1. 血常规　四联症患者往往有红细胞计数、血红蛋白和红细胞比容升高，并与发绀轻重成比例。
2. 胸部 X 线摄片　X 线表现为心影呈靴形，肺部血管细小，肺血减少，肺纹理稀疏，透过度增强。
3. 心电图　心电图显示均为电轴右偏和右心室肥厚，常伴有右心房肥大。
4. 心脏超声　心脏超声检查可显示主动脉骑跨程度、室间隔缺损的类型、室内分流的方向、有无合并完全性房室隔缺损，以及左心室功能和左心室腔的大小。通过测量肺动脉宽度来推测肺动脉的发育情况。
5. 右心导管和选择性右心室造影　对所有需要手术的四联症患者，都要做右心导管和选择性右心室造影检查，了解室间隔缺损的位置、肺动脉狭窄的部位和严重程度、周围肺动脉发育情况。

**【诊断】**

一般依靠症状和体征及辅助检查不难做出临床诊断。
1. 病史　早期出现发绀、呼吸困难和活动耐力差。
2. 体格检查　有发绀和杵状指/趾，肺动脉第二心音减弱，甚至消失；胸骨左缘 3～4 肋间可闻及收缩期杂音。
3. 辅助检查　血常规显示红细胞计数、血红蛋白和红细胞比容升高，并与发绀轻重成比例。心电图显示均为电轴右偏和右心室肥厚，胸片显示心影呈靴形，肺部血管细小，肺血减少，心脏超声见肺动脉口狭窄、室间隔缺损、主动脉骑跨、右心室肥厚。

**【鉴别诊断】**

1. 大动脉错位　患儿出生后即出现发绀，大血管蒂变窄，心脏增大，肺部血管增多或减少。
2. 三尖瓣闭锁　患儿较早出现发绀，心电图显示左心室肥大，电轴左偏，P 波高大，心脏超声提示无三尖瓣回声波，心血管造影可明确诊断。
3. 永存动脉干　患儿有小的肺动脉或无肺动脉，依靠心血管造影和心脏超声检查可鉴别。

**【治疗原则】**

1. 非手术治疗　加强护理，进行强心利尿改善心功能、控制心律失常等治疗。

2. 手术治疗 根治手术必须具备两个条件:①左心室发育正常,左心室舒张末期容积指数≥30 mL/m$^2$;②肺动脉发育良好,McGoon 指数≥1.2 或 Nakata 指数≥150 mm$^2$/m$^2$。对于不具备上述条件的,应先行姑息性手术。

(1) 姑息性手术:①体循环-肺循环分流术。经典手术方式为 Blalock-Taussig 分流术,即应用 4~5 mm 人工血管连接右锁骨下动脉和右肺动脉。②右心室流出道疏通术。在体外循环下切开右心室和肺动脉,切除右心室流出道肥厚的肌肉,应用自体心包补片或人工补片拓宽右心室和肺动脉。

(2) 根治手术:体外循环下切除肥厚的壁束及隔束肌肉,疏通右室流出道,修补室间隔缺损,将骑跨的主动脉隔入左心室,并加宽右心室流出道、肺动脉瓣环或肺动脉主干及其分支。

## 【复习思考题】

1. 法洛四联症由哪些畸形组成?
2. 法洛四联症的病理生理变化有哪些?

# 第六节 肺动脉口狭窄

## 【见习项目】

先天性肺动脉口狭窄(pulmonary stenosis)的示教。

## 【见习目的与要求】

1. 掌握肺动脉口狭窄的血流动力学变化、临床表现、诊断与鉴别诊断。
2. 掌握肺动脉口狭窄的手术适应证和常用的治疗方法。

## 【见习地点】

见习医院心脏大血管外科。

## 【见习准备】

1. 见习带教老师事先选好肺动脉口狭窄病例若干,根据病例数分小组,每小组一例。
2. 准备肺动脉口狭窄病例的 X 线胸片、心脏超声报告等,每小组一套。

## 【见习流程】

1. 带教老师对理论课知识、概念进行简要复习。
2. 每一病例由一个小组中选出一位同学进行病史采集,并结合肺动脉口狭窄的特点进行重点的体格检查。
3. 各小组集中,回到示教室。当事同学报告病史及阳性体征,提出下一步的辅助检查和可能的阳性结果,做出诊断和鉴别诊断,提出治疗原则和方法。各小组对所示教的病例开展讨论,指出各自小组的不足之处。

4. 带教老师分析总结,指出各组的优点和不足,提出思考题。

## 【病史采集要点】

### 一、现病史采集要点

1. **发病情况** 询问是缓慢起病还是急性起病。
2. **发病诱因** 发病前是否有受凉感冒或过度劳累。
3. **主要症状** 平素是否易患感冒、小儿肺炎;有无发绀及发绀出现的时间;是否出现过心力衰竭。
4. **病情演变** 询问胸闷气急症状是否逐渐加重。
5. **伴随症状** 询问平素是否有蹲踞,有无杵状指/趾。
6. **诊疗情况** 了解患者曾在何处就诊过,做过何种检查,结果如何;用药情况及疗效如何。
7. **一般情况** 了解患者精神、体力、饮食、大小便,以及体重变化等情况。

### 二、既往史和个人史等采集要点

(1) 有无药物过敏史。
(2) 有无反复呼吸道感染史。
(3) 有无家族史。

## 【知识要点】

1. **血流动力学改变** 肺动脉口狭窄包括右心室漏斗部狭窄、肺动脉瓣膜狭窄、肺动脉瓣环狭窄、肺动脉主干及其分支狭窄。肺动脉口狭窄导致右心室向肺动脉排血受阻,长期右心室压力超负荷导致右心室肥厚,右心室腔缩小,加重右室流出道狭窄,晚期右心室心肌收缩力下降,三尖瓣关闭不全,引起右心衰竭。静脉血瘀滞在外周,形成周围性发绀。严重肺动脉口狭窄合并房间隔缺损或室间隔缺损的患者,形成右向左分流,引起中央型发绀。
2. **临床症状** 肺动脉口轻度狭窄者可无症状。肺动脉口中、重度狭窄者可出现活动后胸闷气促,甚至晕厥,活动耐力下降。晚期患者出现肝大、下肢水肿、腹水等右心衰竭表现。
3. **临床体征** 生长发育迟缓见于严重肺动脉口狭窄的病例。胸骨左缘第2肋间可触及收缩期震颤,听诊可闻及收缩期杂音,肺动脉第二心音减弱,甚至消失。

## 【查体要点】

1. **一般情况** 检查有无发育不良的表现。
2. **专科情况** 胸骨左缘第2肋间可触及收缩期震颤,听诊可闻及收缩期杂音,肺动脉第二心音减弱,甚至消失。

## 【辅助检查】

1. **胸部X线摄片** X线表现为肺血减少,右心房、右心室增大。
2. **心电图** 心电图显示电轴右偏和右心室肥厚,P波高尖。
3. **心脏超声** 心脏超声起主要诊断作用,能明确肺动脉口狭窄的部位和严重程度,并估算跨瓣压差。

4. **右心导管和选择性右心室造影** 该项检查能测定肺动脉到右心室各个部位的压力,明确肺动脉狭窄的部位和严重程度,并观察周围肺动脉发育情况。

## 【诊断】

一般依靠症状和体征及辅助检查不难做出临床诊断。

1. **病史** 可出现活动后胸闷气促,甚至晕厥,活动耐力下降。晚期患者出现肝大、下肢水肿、腹水等右心衰竭表现。
2. **体格检查** 胸骨左缘第 2 肋间可触及收缩期震颤,听诊可闻及收缩期杂音,肺动脉第二心音减弱,甚至消失。
3. **辅助检查** 心脏超声能明确肺动脉口狭窄的部位和严重程度,并估算跨瓣压差。

## 【鉴别诊断】

1. **房间隔缺损** 其杂音位置低且较柔和,第二心音亢进及分裂,多无震颤、右心增大,肺血管影增多,心脏超声检查有助于鉴别。
2. **动脉导管未闭** 其杂音呈连续性机器样,多数有脉压差增大和周围血管征。心电图显示左心室肥大,逆行主动脉造影见导管存在。
3. **三尖瓣下移畸形** 在肺动脉瓣区无杂音,右心室无肥大,甚至缩小,右心房极度扩大。心脏超声见三尖瓣隔瓣附着点下移。

## 【治疗原则】

1. **非手术治疗** 轻度狭窄者不需要手术治疗,可予以吸氧、利尿、控制心律失常等治疗。
2. **手术治疗** 中重度狭窄、有明显的临床症状、右心室肥厚、右心室与肺动脉压力阶差大于 50 mmHg 者应择期手术治疗。

(1) 经皮肺动脉瓣球囊扩张术:适应于单纯肺动脉瓣狭窄且瓣膜病变较轻的患者。

(2) 体外循环下心内直视手术:对瓣膜狭窄者,应行交界切开术;对右心室漏斗部狭窄者,可切开右心室,切除右心室流出道肥厚的壁束和隔束心肌,应用自体心包补片或人工补片拓宽右心室流出道;对肺动脉瓣环狭窄者,应切开瓣环,做右心室流出道至肺动脉的跨瓣环补片加宽;对肺动脉主干及其分支狭窄者,应用自体心包补片或人工补片拓宽。

## 【复习思考题】

1. 肺动脉口狭窄程度如何分级?
2. 肺动脉口狭窄的诊断要点是什么?

# 第七节 风湿性二尖瓣狭窄

## 【见习项目】

1. 风湿性二尖瓣狭窄(mitral stenosis)的示教。

2. 须与风湿性二尖瓣狭窄鉴别的常见疾病示教。

## 【见习目的与要求】

1. 掌握风湿性二尖瓣狭窄的病理生理、临床表现、诊断与鉴别诊断。
2. 掌握风湿性二尖瓣狭窄的手术适应证和常用治疗方法。

## 【见习地点】

见习医院心脏大血管外科。

## 【见习准备】

1. 见习带教老师事先选好风湿性二尖瓣狭窄病例若干，根据病例数分小组，每小组一例。
2. 准备风湿性二尖瓣狭窄病例的 X 线胸片、心脏超声报告等，每小组一套。

## 【见习流程】

1. 带教老师对理论课知识、概念进行简要复习，讲授病史采集及体格检查要点。
2. 每一病例由一个小组中选出一位同学进行病史采集，并结合风湿性二尖瓣狭窄的特点进行重点的体格检查。
3. 各小组集中，回到示教室。当事同学报告病史及阳性体征，提出下一步的辅助检查和可能的阳性结果，做出诊断和鉴别诊断，提出治疗原则和方法。各小组对所示教的病例开展讨论，指出各自小组的不足之处。
4. 带教老师分析总结，指出各组的优点和不足，提出思考题。

## 【病史采集要点】

### 一、现病史采集要点

1. 发病情况　询问是缓慢起病还是急性起病。
2. 发病诱因　发病前是否有受凉感冒或过度劳累。
3. 主要症状　询问是否有呼吸困难、咯血、咳嗽、胸闷、端坐呼吸或夜间阵发性呼吸困难，以及这些症状出现的时间。
4. 病情演变　询问呼吸困难、咯血、咳嗽等症状是否逐渐加重，是否出现过黄疸、下肢水肿、腹水等右心功能不全的症状。
5. 伴随症状　询问是否有头晕、胸痛、食欲减退、消瘦等。
6. 诊疗情况　了解患者曾在何处就诊过，做过何种检查，结果如何；用药情况及疗效如何。
7. 一般情况　了解患者精神、体力、饮食、大小便，以及体重变化等情况。

### 二、既往史和个人史等采集要点

(1) 有无药物过敏史。
(2) 有无吸烟饮酒史。
(3) 有无链球菌感染或风湿热及关节炎病史。

【知识要点】

1. **病理生理改变** 正常成年人二尖瓣瓣口面积为 $4\sim 6\ cm^2$，$<1.5\ cm^2$ 者即可出现血流障碍，$<1\ cm^2$ 者血流障碍更加严重，左心房压力升高，出现显著的左心房-左心室舒张压力阶差。左心房逐渐扩大，肺静脉和肺毛细血管扩张、淤血，造成肺部慢性梗阻性淤血，影响肺泡换气功能。当肺毛细血管压力升高超过正常血浆渗透压 30 mmHg 时，可产生急性肺水肿。由于肺静脉和肺毛细血管压力升高，可引起肺小动脉痉挛，血管壁增厚，管腔狭窄，肺小动脉阻力升高，肺动脉压力也显著升高。当瓣口面积 $<1\ cm^2$ 时，肺动脉收缩压可明显升高，使右心室排血负担加重，逐渐肥厚、扩大，最终发生右心衰竭；另外，左心排血量减少，可出现体循环供血不足表现。

2. **临床症状** 二尖瓣轻度狭窄者可无症状。二尖瓣瓣口面积 $<1.5\ cm^2$ 时，患者的主要症状是呼吸困难、咯血、咳嗽，多在劳累后出现。急性肺水肿引起的咯血为粉红色泡沫痰液。晚期患者出现肝大、下肢水肿、腹水等右心衰竭表现。此外，胸痛、心悸、头晕和乏力等均为常见症状。

3. **临床体征** 慢性肺淤血病例常有面颊与口唇轻度发绀，即二尖瓣面容。心尖部可闻及第一心音亢进和舒张中期隆隆样杂音。肺动脉瓣区第二心音常增强，有时轻度分裂。右心衰竭患者可有肝大、腹水、颈静脉怒张等。

【查体要点】

1. **一般情况** 检查有无二尖瓣面容、心源性恶病质表现。
2. **专科情况** 心尖部可闻及第一心音亢进和舒张中期隆隆样杂音。肺动脉瓣区第二心音常增强，有时轻度分裂。右心衰竭病人可有肝大、腹水、颈静脉怒张等。

【辅助检查】

1. **胸部 X 线摄片** 轻度狭窄者的 X 线表现可无明显异常。中度以上狭窄者可显示主动脉弓缩小，肺动脉圆锥突出，左心房扩大，右心室扩大。在心脏右缘可见双房影。心胸比扩大。可见 Kerley B 线。吞钡食管摄影可见左心房扩大，压迫食管下段，心后三角消失。

2. **心电图** 电轴右偏，P 波增宽和出现切迹（即二尖瓣型 P 波）。肺动脉高压患者出现右束支传导阻滞及右心室肥厚。心房颤动比较常见。

3. **心脏超声** 心脏超声起主要诊断作用，能明确二尖瓣狭窄的程度、各房室腔的大小及心房有无血栓，并能显示瓣膜的病理形态及其活动受限的功能状态。

4. **心导管检查** 一般情况下不需要行心导管检查。当患者合并严重肺动脉高压、多瓣膜病变而需确定二尖瓣狭窄是否为主要病变，决定行手术治疗时，可考虑行心导管检查。

【诊断】

一般依靠症状和体征及辅助检查不难做出临床诊断。

【鉴别诊断】

1. **二尖瓣重度狭窄伴三尖瓣关闭不全** 临床上此类患者较常见，一般三尖瓣的收缩期杂音范围不超过腋前线。三尖瓣的收缩期杂音在吸气时有增强现象,即所谓 Valsalva 试验阳性。结合心电图、心脏超声所见可明确诊断。

2. 二尖瓣狭窄伴主动脉瓣狭窄　临床上此类患者较常见,主动脉瓣的收缩期杂音多在收缩中期出现,可向颈部传导,呈喷射性,结合心电图、心脏超声所见可明确诊断。

3. 左心房黏液瘤　两者临床表现类似,但左心房黏液瘤杂音性质随体位的改变而改变,心脏超声检查可予以鉴别。

## 【治疗原则】

1. 非手术治疗　无症状或心功能Ⅰ级者无须手术。
2. 手术治疗　有症状且心功能Ⅱ级以上者应手术治疗。
（1）经皮球囊扩张术及闭式二尖瓣交界分离术:适用于瓣叶活动好、无钙化、无房颤及左房内血栓者。
（2）体外循环下心内直视手术:二尖瓣置换术或修复术,适用于二尖瓣狭窄伴关闭不全或明显的主动脉瓣病变,或者有房颤、严重瓣叶病变、钙化、左房内血栓者。

## 【复习思考题】

1. 二尖瓣狭窄程度的分级是什么?
2. 纽约心功能临床分级是什么?

# 第八节　二尖瓣关闭不全

## 【见习项目】

二尖瓣关闭不全(mitral insufficiency)的示教。

## 【见习目的与要求】

1. 掌握二尖瓣关闭不全的血流动力学变化、临床表现、诊断与鉴别诊断。
2. 掌握二尖瓣关闭不全的手术适应证和常用治疗方法。

## 【见习地点】

见习医院心脏大血管外科。

## 【见习准备】

1. 见习带教老师事先选好二尖瓣关闭不全病例若干,根据病例数分小组,每小组一例。
2. 准备二尖瓣关闭不全的X线胸片、心脏超声报告等,每小组一套。

## 【见习流程】

1. 带教老师对理论课知识、概念进行简要复习。
2. 每一病例由一个小组中选出一位同学进行病史采集,并结合二尖瓣关闭不全的特点进行重点的体格检查。

3. 各小组集中,回到示教室。当事同学报告病史及阳性体征,提出下一步的辅助检查和可能的阳性结果,做出诊断和鉴别诊断,提出治疗原则和方法。各小组对所示教的病例开展讨论,指出各自小组的不足之处。

4. 带教老师分析总结,指出各组的优点和不足,提出思考题。

【病史采集要点】

一、现病史采集要点

1. 发病情况　询问是缓慢起病还是急性起病。
2. 发病诱因　发病前是否有受凉感冒或过度劳累。
3. 主要症状　询问平素是否出现呼吸困难、咯血、咳嗽,以及这些症状出现的时间;是否出现过心力衰竭。
4. 病情演变　询问呼吸困难、咯血、咳嗽症状是否逐渐加重。
5. 伴随症状　询问是否有头晕、胸痛等。
6. 诊疗情况　了解患者曾在何处就诊过,做过何种检查,结果如何;用药情况及疗效如何。
7. 一般情况　了解患者精神、体力、饮食、大小便,以及体重变化等情况。

二、既往史和个人史等采集要点

(1) 有无药物过敏史。
(2) 有无反复呼吸道感染史。
(3) 有无家族史。

【知识要点】

1. 血流动力学改变　收缩期一部分血液反流入左心房,使左心房血量增多,压力升高,左心室前负荷加重,逐渐产生左心房代偿性扩大,二尖瓣瓣环也相应扩大,使二尖瓣关闭不全加重,左心室长期负荷加重,最终导致左心衰竭。同时肺静脉淤血,肺循环压力升高,引起右心衰竭。

2. 临床症状　病变轻、心功能代偿好者可无症状。病变重或历时较久者可出现乏力、心悸、劳累后气促等症状,后期可出现心功能不全的症状。

3. 临床体征　心尖搏动增强并向左下移位,心尖区可闻及全收缩期杂音。肺动脉瓣区第二心音亢进,第一心音减弱或消失。晚期右心衰竭时可出现肝大、腹水等。

【查体要点】

专科检查可发现心尖搏动增强并向左下移位,心尖区可闻及全收缩期杂音。肺动脉瓣区第二心音亢进,第一心音减弱或消失。晚期右心衰竭时可出现肝大、腹水等。

【辅助检查】

1. 胸部 X 线摄片　X 线表现为左心房、左心室增大,肺动脉段突出,左心房呈双房影,左心室向左下扩大。

2. 心电图　心电图显示电轴左偏和左心室肥厚，二尖瓣型 P 波。

3. 心脏超声　心脏超声对诊断起决定性作用，能明确二尖瓣关闭不全的部位和严重程度，能描绘各房室腔的大小。

【诊断】

一般依靠症状和体征及辅助检查不难做出临床诊断。

【鉴别诊断】

1. 风湿性二尖瓣关闭不全　单纯风湿性二尖瓣关闭不全较少见，常常合并有二尖瓣狭窄或主动脉瓣狭窄，心脏超声检查有助于鉴别。

2. 缺血性二尖瓣关闭不全　该病多为心肌梗死后乳头肌断裂，或心室扩张、心功能障碍影响乳头肌功能引起。

【治疗原则】

1. 非手术治疗　给予强心、利尿、纠正电解质紊乱、控制心室率等治疗。

2. 手术治疗　症状明显、心功能Ⅱ级以上、心脏扩大明显、感染性心内膜炎药物治疗不能控制者应手术治疗。

（1）二尖瓣修复成形术：包括瓣膜修复术和瓣环缝缩术。

（2）二尖瓣置换术：合并有二尖瓣狭窄的患者，瓣膜病变严重，如瓣膜增厚畸形，游离边缘硬化卷缩，腱索粘连融合，乳头肌功能障碍者应行二尖瓣置换术。

【复习思考题】

1. 二尖瓣关闭不全程度的分级是什么？
2. 二尖瓣关闭不全常见病因有哪些？

## 第九节　主动脉瓣狭窄

【见习项目】

主动脉瓣狭窄（aortic stenosis）的示教。

【见习目的与要求】

1. 掌握主动脉瓣狭窄的血流动力学变化、临床表现、诊断与鉴别诊断。
2. 掌握主动脉瓣狭窄的手术适应证和常用治疗方法。

【见习地点】

见习医院心脏大血管外科。

## 【见习准备】

1. 见习带教老师事先选好主动脉瓣狭窄病例若干,根据病例数分小组,每小组一例。
2. 准备主动脉瓣狭窄的 X 线胸片、心脏超声报告等,每小组一套。

## 【见习流程】

1. 带教老师对理论课知识、概念进行简要复习。
2. 每一病例由一个小组中选出一位同学进行病史采集,并结合主动脉瓣狭窄的特点进行重点的体格检查。
3. 各小组集中,回到示教室。当事同学报告病史及阳性体征,提出下一步的辅助检查和可能的阳性结果,做出诊断和鉴别诊断,提出治疗原则和方法。各小组对所示教的病例开展讨论,指出各自小组的不足之处。
4. 带教老师分析总结,指出各组的优点和不足,提出思考题。

## 【病史采集要点】

### 一、现病史采集要点

1. 发病情况　询问是缓慢起病还是急性起病。
2. 发病诱因　发病前是否有受凉感冒或过度劳累。
3. 主要症状　询问平素是否出现乏力、眩晕、心绞痛、呼吸困难、咯血、咳嗽,以及这些症状出现的时间;是否出现过心力衰竭。
4. 病情演变　询问乏力、眩晕、心绞痛、呼吸困难、咯血、咳嗽症状是否逐渐加重。
5. 伴随症状　询问是否有头晕、胸痛等。
6. 诊疗情况　了解患者曾在何处就诊过,做过何种检查,结果如何;用药情况及疗效如何。
7. 一般情况　了解患者精神、体力、饮食、大小便,以及体重变化等情况。

### 二、既往史和个人史等采集要点

(1) 有无药物过敏史。
(2) 有无反复呼吸道感染史。
(3) 有无家族史。

## 【知识要点】

1. 血流动力学改变　正常主动脉瓣口面积为 $2.6\sim3.5\ cm^2$,由于主动脉瓣狭窄,左心室排血遇到阻碍,左心室壁逐渐增厚,最终导致左心衰竭;重度狭窄病例,由于左心室高度肥厚,心肌耗氧量增加,主动脉舒张压又低于正常,进入冠状动脉的血流量减少,常出现心肌血液供应不足的症状;晚期病例,左心室心肌纤维拉长呈肌原性扩张,心腔明显增大,心排血量明显减少,进入失代偿期。
2. 临床症状　轻度狭窄病例可无症状。中、重度狭窄者可有乏力、眩晕、心绞痛、劳累后气促、端坐呼吸、肺水肿等症状,并可出现感染性心内膜炎或猝死。

3. 临床体征　主动脉瓣区可闻及喷射性收缩期杂音,主动脉瓣区第二心音延迟并减弱。重度狭窄患者常呈现脉搏细小、血压偏低和脉压小。

【查体要点】

专科检查发现主动脉瓣听诊区闻及喷射性收缩期杂音,主动脉瓣区第二心音延迟并减弱。重度狭窄患者常呈现脉搏细小、血压偏低和脉压小。

【辅助检查】

1. 胸部 X 线摄片　早期病例 X 线表现可无异常。晚期病例表现为左心室扩大、心脏左缘向左下延长。
2. 心电图　电轴左偏、左心室肥大、劳损、T 波倒置,部分可出现左束支传导阻滞、房室传导阻滞或心房颤动。
3. 心脏超声　心脏超声起主要诊断作用,能明确左心室大小及主动脉瓣狭窄严重程度。

【诊断】

一般依靠症状和体征及辅助检查不难做出临床诊断。

【鉴别诊断】

1. 梗阻性肥厚型心肌病　该病患者多有家族史,表现为左心室肌肥厚,以室间隔为甚,胸骨左缘第 4 肋间可闻及收缩中晚期喷射性杂音,常伴有震颤,心脏超声见二尖瓣前叶向前移位(SAM 现象)。
2. 先天性主动脉瓣瓣上狭窄　该病是先天性左心梗阻性疾病中较少见的类型,是 Williams 综合征中的一种表现。心脏超声有助于鉴别。

【治疗原则】

临床上出现心绞痛、晕厥、心力衰竭者,一旦出现症状,应及早手术。

1. 非手术治疗　没有症状的轻度狭窄、跨瓣压力阶差不明显者不需要手术治疗,但需定期随访。
2. 手术治疗　中、重度狭窄者及晕厥、心绞痛症状反复发作者需要手术治疗。
(1) 开胸体外循环下主动脉瓣置换术。
(2) 经心尖途径的导管主动脉瓣植入术(TAVR 术):是治疗单纯主动脉瓣狭窄的新兴方法。该术式有避免体外循环、创伤小、恢复快的优点,其缺点是费用高,不能置换机械瓣膜,无法用于年轻患者。

【复习思考题】

1. 主动脉瓣狭窄程度如何分级?
2. 主动脉瓣狭窄的诊断要点是什么?

## 第十节　主动脉瓣关闭不全

**【见习项目】**

主动脉瓣关闭不全（aortic insufficiency）的示教。

**【见习目的与要求】**

1. 掌握主动脉瓣关闭不全的血流动力学变化、临床表现、诊断与鉴别诊断。
2. 掌握主动脉瓣关闭不全的手术适应证和常用治疗方法。

**【见习地点】**

见习医院心脏大血管外科。

**【见习准备】**

1. 见习带教老师事先选好主动脉瓣关闭不全病例若干，根据病例数分小组，每小组一例。
2. 准备主动脉瓣关闭不全病例的 X 线胸片、心脏超声报告等，每小组一套。

**【见习流程】**

1. 带教老师对理论课知识、概念进行简要复习。
2. 每一病例由一个小组中选出一位同学进行病史采集，并结合主动脉瓣关闭不全的特点进行重点的体格检查。
3. 各小组集中，回到示教室。当事同学报告病史及阳性体征，提出下一步的辅助检查和可能的阳性结果，做出诊断和鉴别诊断，提出治疗原则和方法。各小组对所示教的病例开展讨论，指出各自小组的不足之处。
4. 带教老师分析总结，指出各组的优点和不足，提出思考题。

**【病史采集要点】**

### 一、现病史采集要点

1. **发病情况**　询问是缓慢起病还是急性起病。
2. **发病有无诱因**　发病前是否有剧烈活动或过度劳累。
3. **主要症状**　询问是否胸闷气急，是何时出现的；是否出现过心力衰竭症状。
4. **病情演变**　询问胸闷气急症状是否逐渐加重，活动耐量是否逐渐下降。
5. **伴随症状**　询问是否伴有胸痛等心绞痛症状，是否有头晕、晕厥等脑供血不足症状。
6. **诊疗情况**　了解患者曾在何处就诊过，做何种检查，结果如何；用药情况及疗效如何。
7. **一般情况**　了解患者精神、体力、饮食、大小便，以及体重变化等情况。

### 二、既往史和个人史等采集要点

(1) 有无药物过敏史。

(2) 有无家族史。

## 【知识要点】

1. 血流动力学改变　主动脉瓣关闭不全在血流动力学上可发生如下改变。

(1) 主要的血流动力学改变是舒张期主动脉的血液反流入左心室,左心室同时接受来自左心房和主动脉的血液,心室过度充盈,左心室逐渐增大。在心功能代偿期,左心室排血量可以高于正常。在心功能失代偿期,排血量减少,左心房压力增高,肺部淤血,出现左心衰竭。

(2) 舒张期主动脉的血液反流入左心室,舒张压下降,冠脉供血减少,心脏增大,心肌肥厚,耗氧量增加,心肌供血不足。

2. 临床症状　主动脉瓣轻度关闭不全者可无症状。中、重度关闭不全者可出现胸闷气促、活动耐力下降。重度患者常伴有心前区疼痛等心肌供血不足表现和端坐呼吸等急性左心衰竭表现。

3. 临床体征　心尖部可见抬举性搏动,心界向左下扩大,主动脉瓣听诊区可闻及舒张期杂音。主动脉瓣重度关闭不全者可有水冲脉、毛细血管搏动征、大动脉枪击音等周围血管征。

## 【查体要点】

1. 一般情况　检查病程较长的患者有无发育不良的表现。

2. 专科情况　主动脉瓣听诊区可闻及舒张期杂音。重度关闭不全者可有水冲脉、毛细血管搏动征、大动脉枪击音等周围血管征。

## 【辅助检查】

1. 胸部 X 线摄片　X 线表现为左心室增大、向左下方扩大,主动脉结隆起,纵隔影增宽。

2. 心电图　电轴左偏和左心室肥大,可有心肌缺血改变。

3. 心脏超声　心脏超声起主要诊断作用,可显示主动脉瓣对合不良,明确主动脉瓣关闭不全的程度及心室腔大小,评估心室收缩功能。

4. 升主动脉造影　可根据造影剂反流情况,估算主动脉瓣关闭不全的程度,但该项不作为常规检查项目。

## 【诊断】

一般依靠症状和体征及辅助检查不难做出临床诊断。

1. 病史　患者有胸闷气促,活动耐力下降。重度患者常伴有心前区疼痛等心肌供血不足表现和端坐呼吸等急性左心衰竭表现。

2. 体格检查　主动脉瓣听诊区可闻及舒张期杂音。重度关闭不全者可有水冲脉、毛细血管搏动征、大动脉枪击音等周围血管征。

3. 辅助检查　心脏超声能显示主动脉瓣对合不良,明确主动脉瓣关闭不全的程度及心室腔大小,评估心室收缩功能。

【鉴别诊断】

1. 主动脉夹层合并主动脉瓣关闭不全　该病患者突发胸背痛,CTA可见主动脉夹层形成,脉压差增大,主动脉根部增粗,心脏超声可见主动脉瓣关闭不全,多见于马方综合征患者。

2. Austin-Flint杂音与二尖瓣狭窄的舒张中晚期杂音鉴别　中、重度主动脉瓣关闭不全患者可产生Austin-Flint杂音,其常紧随第三心音后,第一心音减弱;二尖瓣狭窄的舒张中晚期杂音常紧随开瓣音后,第一心音亢进。

【治疗原则】

1. 非手术治疗　轻度关闭不全者不需要手术治疗,可予以强心、利尿、控制心律失常等治疗。

2. 手术治疗　对有明显的临床症状,如心绞痛、左心衰竭症状等,以及主动脉瓣反流中度及以上、左心室增大者,应行手术治疗。

(1) 开胸体外循环下主动脉瓣置换术或主动脉瓣成形术。

(2) 经心尖途径的导管主动脉瓣植入术(TAVR术):是治疗单纯主动脉瓣关闭不全的新兴方法。该术式有避免体外循环、创伤小、恢复快的优点,其缺点是费用高,不能置换机械瓣膜,无法用于年轻患者。

【复习思考题】

1. 主动脉瓣关闭不全的常见病因是什么?
2. 经心尖途径的导管主动脉瓣植入术常见并发症有哪些?

## 第十一节　心脏黏液瘤

【见习项目】

心脏黏液瘤(cardiac myxoma)的示教。

【见习目的与要求】

1. 掌握心脏黏液瘤的血流动力学变化、临床表现、诊断与鉴别诊断。
2. 掌握心脏黏液瘤的治疗原则。

【见习地点】

见习医院心脏大血管外科。

【见习准备】

1. 见习带教老师事先选好心脏黏液瘤病例若干,根据病例数分小组,每小组一例。
2. 准备心脏黏液瘤的X线胸片、心脏超声报告等,每小组一套。

【见习流程】

1. 带教老师对理论课知识、概念进行简要复习。
2. 每一病例由一个小组中选出一位同学进行病史采集,并结合心脏黏液瘤的特点进行重点的体格检查。
3. 各小组集中,回到示教室。当事同学报告病史及阳性体征,提出下一步的辅助检查和可能的阳性结果,做出诊断和鉴别诊断,提出治疗原则和方法。各小组对所示教的病例开展讨论,指出各自小组的不足之处。
4. 带教老师分析总结,指出各组的优点和不足,提出思考题。

【病史采集要点】

一、现病史采集要点

1. **发病情况** 询问是缓慢起病还是急性起病。
2. **发病诱因** 发病前是否有体位变化、受凉感冒或过度劳累。
3. **主要症状** 询问平素是否出现乏力、眩晕、心绞痛、呼吸困难、咯血、咳嗽,以及这些症状出现的时间;是否出现过心力衰竭。
4. **病情演变** 询问乏力、眩晕、心绞痛、呼吸困难、咯血、咳嗽症状是否逐渐加重。
5. **伴随症状** 询问是否有头晕、胸痛等。
6. **诊疗情况** 了解患者曾在何处就诊过,做过何种检查,结果如何;用药情况及疗效如何。
7. **一般情况** 了解患者精神、体力、饮食、大小便,以及体重变化等情况。

二、既往史和个人史等采集要点

(1) 有无药物过敏史。
(2) 有无家族史。

【知识要点】

1. **血流动力学改变** 心脏黏液瘤起源于心内膜下具有多向分化潜能的间叶细胞,多数为良性,少数为恶性。主要病理生理改变是突入心包腔内的瘤体阻碍正常血流;瘤体阻塞瓣口,影响瓣膜开合;瘤体脱落或血栓脱落导致重要脏器栓塞。
2. **临床症状** 最常见的是房室瓣血流受阻引起的心悸、气急等;右心房黏液瘤造成三尖瓣瓣口阻塞时可呈现颈静脉怒张、肝大、腹水、下肢水肿等表现;移动度较大的黏液瘤如突然阻塞房室瓣瓣孔,患者可突发晕厥、抽搐,甚至猝死。黏液瘤变性、出血、坏死,引起全身免疫反应,常有发热、消瘦、贫血、食欲缺乏、关节痛、荨麻疹、无力、红细胞沉降率增快、血清蛋白的电泳改变等。少数病例可出现栓塞现象。
3. **临床体征** 黏液瘤阻塞二尖瓣瓣口可闻及心尖部收缩期或舒张期杂音,肺动脉瓣区第二心音增强。瘤体活动度较大的病例,杂音的响度和性质可随体位改变。

【查体要点】

1. **一般情况** 检查有无营养不良的表现。

2. 专科情况　黏液瘤阻塞二尖瓣瓣口可闻及心尖部收缩期或舒张期杂音,肺动脉瓣区第二心音增强。瘤体活动度较大的病例,杂音的响度和性质可随体位改变。

**【辅助检查】**

1. 心电图　大多显示为窦性心律。
2. 心脏超声　心脏超声起主要诊断作用,能显示肿瘤的大小、质地、部位、蒂附着处及活动度。可与其他心脏内肿块,如血栓、恶性肿瘤等相鉴别。

**【诊断】**

一般依靠心脏超声检查不难做出临床诊断。

**【鉴别诊断】**

1. 二尖瓣狭窄　该病患者多有风湿热病史,病程长,症状、体征不随体位改变而改变,依据心脏超声检查有助于鉴别。
2. 三尖瓣病变　右心房黏液瘤可出现右心衰竭、肝大、腹水、下肢水肿等表现,须与三尖瓣狭窄、缩窄性心包炎或三尖瓣下移畸形等疾病鉴别。

**【治疗原则】**

一经诊断,应尽早手术。

**【复习思考题】**

1. 心脏黏液瘤出现杂音的原理是什么?
2. 左心房黏液瘤患者的体位管理要求是什么?

## 第十二节　慢性缩窄性心包炎

**【见习项目】**

慢性缩窄性心包炎(chronic constrictive pericarditis)的示教。

**【见习目的与要求】**

1. 掌握慢性缩窄性心包炎的血流动力学变化、临床表现、诊断与鉴别诊断。
2. 掌握慢性缩窄性心包炎的手术适应证和常用治疗方法。

**【见习地点】**

见习医院心脏大血管外科。

**【见习准备】**

1. 见习带教老师事先选好慢性缩窄性心包炎病例若干,根据病例数分小组,每小组一例。

2. 准备慢性缩窄性心包炎的 X 线胸片、心脏超声报告等，每小组一套。

### 【见习流程】

1. 带教老师对理论课知识、概念进行简要复习。

2. 每一病例由一个小组中选出一位同学进行病史采集，并结合慢性缩窄性心包炎的特点进行重点的体格检查。

3. 各小组集中，回到示教室。当事同学报告病史及阳性体征，提出下一步的辅助检查和可能的阳性结果，做出诊断和鉴别诊断，提出治疗原则和方法。各小组对所示教的病例开展讨论，指出各自小组的不足之处。

4. 带教老师分析总结，指出各组的优点和不足，提出思考题。

### 【病史采集要点】

#### 一、现病史采集要点

1. **发病情况** 询问是缓慢起病还是急性起病。

2. **发病诱因** 发病前是否有结核、感染性心包炎等。

3. **主要症状** 询问平素是否出现乏力、眩晕、呼吸困难、咯血、咳嗽，以及这些症状出现的时间；是否出现过下肢水肿、腹水等。

4. **病情演变** 询问乏力、眩晕、呼吸困难、咯血、咳嗽症状是否逐渐加重。

5. **伴随症状** 询问是否有头晕、胸痛等。

6. **诊疗情况** 了解患者曾在何处就诊过，做过何种检查，结果如何；用药情况及疗效如何。

7. **一般情况** 了解患者精神、体力、饮食、大小便，以及体重变化等情况。

#### 二、既往史和个人史等采集要点

（1）有无药物过敏史。

（2）有无结核等感染史。

（3）有无家族史。

### 【知识要点】

1. **病理生理** 增厚缩窄的心包束缚心脏，限制心脏舒张，使心脏充盈血量减少，静脉血回流受阻，体静脉系统压力增高，脏器淤血。同时，心脏充盈血量减少，心脏长期受瘢痕组织束缚使心肌萎缩，心肌收缩力降低，心排血量减少，各脏器供血不足；肾血流量减少，造成水钠潴留，使血容量增加，静脉压进一步增大，出现肝大、腹水、胸腔积液、下肢水肿等；左心束缚，使肺静脉血流受阻，致肺淤血、肺静脉及肺动脉压力增高。

2. **临床症状** 主要是右心功能不全的表现。常见的有乏力、咳嗽、气促、腹部饱胀和胃纳不佳。肺部明显淤血者可有端坐呼吸。

3. **临床体征** 颈静脉怒张、肝大、腹水、下肢水肿、心脏搏动减弱或消失，心浊音界一般不大。心音遥远，脉搏细速，有奇脉。收缩压较低，脉压小。

## 【查体要点】

1. 一般情况　检查有无营养不良的表现。
2. 专科情况　颈静脉怒张、肝大、腹水、下肢水肿、心脏搏动减弱或消失,心浊音界一般不大。心音遥远,脉搏细速,有奇脉。收缩压较低,脉压小。

## 【辅助检查】

1. 胸部 X 线摄片　X 线表现为心影大小接近正常、左右心缘变直、主动脉弓缩小,部分可见心包钙化影,部分病例可见心包积液。
2. 心电图　各导联 QRS 波低电压,T 波平坦或倒置。部分患者有心房颤动。
3. 心脏超声　心脏超声检查可显示心包增厚、粘连或积液,心室缩小,心功能减退等。
4. CT 和 MRI　CT 和 MRI 检查可清楚显示心包增厚及钙化的程度和部位。

## 【诊断】

一般依靠症状和体征及辅助检查不难做出临床诊断。

## 【鉴别诊断】

1. 风湿性心脏瓣膜病　风湿性心脏瓣膜病引起的心力衰竭患者往往心影扩大,并有瓣膜疾病的特征,如有杂音等。心脏超声有助于鉴别。
2. 结核性腹膜炎或肝硬化门静脉高压　患者腹部症状肝大、腹水最为明显,而颈静脉怒张、静脉压升高、脉压减小和奇脉不存在。

## 【治疗原则】

1. 非手术治疗　予以利尿、营养支持治疗,以纠正电解质紊乱。对活动性肺结核患者进行抗结核治疗,同时也是为手术做准备。
2. 手术治疗　缩窄性心包炎一经诊断,都有手术治疗的适应证。手术采用胸骨正中切口,先切开左心前区心包,再切开左心室前壁心尖部心包,然后游离右心室,最后剥离上下腔静脉入口的缩窄环。剥离范围两侧达膈神经,上方达大血管基部,下方达心包膈面。

## 【复习思考题】

1. 缩窄性心包炎的病理生理是什么?
2. 缩窄性心包炎的术前准备包括哪些?

# 第十三节　主动脉夹层

## 【见习项目】

1. 主动脉夹层(aortic dissection)的示教。
2. 须与主动脉夹层鉴别的常见疾病示教。

## 【见习目的与要求】

1. 掌握主动脉夹层的病理生理、临床表现、诊断与鉴别诊断。
2. 掌握主动脉夹层的手术适应证和常用治疗方法。

## 【见习地点】

见习医院心脏大血管外科。

## 【见习准备】

1. 见习带教老师事先选好主动脉夹层病例若干，根据病例数分小组，每小组一例。
2. 准备主动脉夹层病例的X线胸片、心脏超声报告等，每小组一套。

## 【见习流程】

1. 带教老师对理论课知识、概念进行简要复习。
2. 每一病例由一个小组中选出一位同学进行病史采集，并结合主动脉夹层的特点进行重点的体格检查。
3. 各小组集中，回到示教室。当事同学报告病史及阳性体征，提出下一步的辅助检查和可能的阳性结果，做出诊断和鉴别诊断，提出治疗原则和方法。各小组对所示教的病例开展讨论，指出各自小组的不足之处。
4. 带教老师分析总结，指出各组的优点和不足，提出思考题。

## 【病史采集要点】

### 一、现病史采集要点

1. 发病情况　询问是缓慢起病还是急性起病。
2. 发病诱因　发病前是否有外伤、剧烈活动。
3. 主要症状　询问是否有胸痛、背痛、腹痛，疼痛的性质如何。
4. 病情演变　询问疼痛症状是否有缓解。
5. 伴随症状　询问是否有消化道出血和四肢血压明显差别，瞳孔是否等大，有无精神症状。
6. 诊疗情况　了解患者曾在何处就诊过，做过何种检查，结果如何；用药情况及疗效如何。
7. 一般情况　了解患者精神、体力、饮食、大小便，以及体重变化等情况。

### 二、既往史和个人史等采集要点

(1) 有无高血压病史。
(2) 有无血管炎病史。
(3) 有无家族史、马方综合征。

## 【知识要点】

1. 病理生理　主动脉中层发生撕裂，使血液在撕裂层（假腔）中流动，原有的主动脉腔称真腔。真假腔之间由内膜和部分中层分隔，并有一个或数个破口相通。动脉夹层可引起主动脉破裂、主动脉瓣关闭不全、冠脉供血障碍及其他重要脏器供血障碍。

Stanford 分型：A 型夹层累及升主动脉，无论远端范围如何；B 型夹层累及锁骨下动脉开口以远的降主动脉。

2. 临床症状　主动脉夹层主要有以下临床表现。

(1) 疼痛：大多数为胸背部撕裂样剧痛，难以忍受，伴大汗淋漓。疼痛部位与主动脉夹层发生部位密切相关，并随夹层的发展沿主动脉走行方向扩展。

(2) 主动脉破裂的症状：失血表现，心脏压塞，胸腔积血，腹腔积血等。

(3) 主动脉关闭不全的症状：可有心悸、气短，严重者可有咳粉红色泡沫痰等急性左心衰竭的表现。

(4) 主要脏器供血不足的症状：冠状动脉供血不足引起的心绞痛、心肌梗死。头臂干受累引起脑供血障碍时出现晕厥、昏迷、偏瘫等。肋间后动脉供血障碍可引起截瘫。腹腔脏器供血障碍可引起腹痛、腹胀、肠麻痹、肠坏死、肾功能不全等。

3. 临床体征　主动脉夹层可见以下临床体征。

(1) 可有双上肢或双下肢血压不等、血压下降。

(2) 合并主动脉瓣关闭不全可闻及主动脉瓣听诊区舒张期吹风样杂音。胸腔大量积血可出现器官向健侧偏移，患侧叩诊浊音，呼吸音减弱。双肺湿啰音提示左心衰竭。

(3) 腹腔脏器供血障碍可造成肠麻痹、肠坏死，表现为腹部膨隆、叩诊鼓音、广泛压痛、反跳痛及肌紧张。脑供血障碍者出现淡漠、嗜睡、昏迷、偏瘫。脊髓供血障碍者可有下肢肌力减弱甚至截瘫。

【辅助检查】

1. 胸部 X 线摄片　可有主动脉增宽、胸腔积液、心影增大等 X 线表现。

2. 心电图　大多为窦性心律，合并心肌梗死时出现 ST 段异常。高血压者可有左心室高电压。

3. 心脏超声　心脏超声可发现主动脉瓣关闭不全、升主动脉内膜片漂浮和心包积液等，同时可观察心室壁活动情况。

4. 主动脉 CTA　该项检查是主动脉夹层诊断的首选方法和治疗后随访评价的主要技术，能明确夹层的真假腔、夹层范围、破口位置及有无脏器缺血等。

5. MRI　MRI 是诊断主动脉夹层的有效手段，但其检查时间较长，受到一定限制。

6. 主动脉造影　这是一种有创的检查，不作为常规检查手段。在施行主动脉腔内修复术时常规行主动脉造影。

【诊断】

一般依靠症状和体征及辅助检查不难做出临床诊断。

【鉴别诊断】

1. 心肌梗死　患者一般表现为心前区疼痛，为压迫性闷痛，向左肩背部放射，心肌酶谱增高，心电图出现典型 ST 段改变，心脏超声见心室壁活动异常，必要时行冠状动脉造影相鉴别。但主动脉夹层合并心肌梗死往往容易被漏诊。

2. 急性肺栓塞　患者多有深静脉血栓病史，主要表现为呼吸困难、呼吸急促、肺动脉第二心音亢进，具有咳血、发绀等体征。肺动脉 CTA 检查可见肺动脉及分支充盈缺损。

【治疗原则】

1. 非手术治疗　予以镇痛、降压、绝对卧床、控制心室率等治疗。
2. 手术治疗　主动脉夹层一经诊断，都有手术治疗的适应证。A 型主动脉夹层应急诊手术治疗。B 型主动脉夹层应采用积极的药物治疗或介入治疗。有以下情况应急诊手术：①有主动脉破裂征象（大量胸腔积血、出血性休克）；②有主动脉破裂倾向（药物治疗不能控制高血压，疼痛不能缓解，主动脉直径短期内迅速增大）；③重要脏器供血障碍者。

【复习思考题】

1. 什么是主动脉夹层的 Stanford 分型？
2. 主动脉夹层诊断要点有哪些？

## 第十四节　冠状动脉粥样硬化性心脏病

【见习项目】

冠状动脉粥样硬化性心脏病（coronary atherosclerotic heart disease）的示教。

【见习目的与要求】

1. 掌握冠状动脉粥样硬化性心脏病的病理生理、临床表现、诊断与鉴别诊断。
2. 掌握冠状动脉粥样硬化性心脏病的治疗原则和常用治疗方法。

【见习地点】

见习医院心脏大血管外科。

【见习准备】

1. 见习带教老师事先选好冠状动脉粥样硬化性心脏病病例若干，根据病例数分小组，每小组一例。
2. 准备冠状动脉粥样硬化性心脏病的 X 线胸片、心脏超声报告、冠脉造影图像等，每小组一套。

【见习流程】

1. 带教老师对理论课知识、概念进行简要复习。
2. 每一病例由一个小组中选出一位同学进行病史采集，并结合冠状动脉粥样硬化性心脏病的特点进行重点的体格检查。
3. 各小组集中，回到示教室。当事同学报告病史及阳性体征，提出下一步的辅助检查和可能的阳性结果,做出诊断和鉴别诊断,提出治疗原则和方法。各小组对所示教的病例开展讨论,指出各自小组的不足之处。

4. 带教老师分析总结,指出各组的优点和不足,提出思考题。

【病史采集要点】

### 一、现病史采集要点

1. 发病情况　询问是缓慢起病还是急性起病。
2. 发病诱因　发病前是否有劳累、情绪激动、受凉等。
3. 主要症状　询问是否有胸骨后压榨样疼痛,疼痛是否向颈肩部放射。
4. 病情演变　询问加重或缓解的因素。
5. 伴随症状　询问是否伴有呼吸困难、头晕。
6. 诊疗情况　了解患者曾在何处就诊过,做过何种检查,结果如何;用药情况及疗效如何。
7. 一般情况　了解患者精神、体力、饮食、大小便,以及体重变化等情况。

### 二、既往史和个人史等采集要点

(1) 有无药物过敏史。
(2) 既往有无高血压、糖尿病、高脂血症、吸烟等。
(3) 有无家族史。

【知识要点】

1. 病因及发病机制　由于冠状动脉内膜脂质沉着、局部结缔组织增生、纤维化或钙化,造成管壁增厚、管腔狭窄或阻塞,冠状动脉供血供氧不能满足心肌需要,造成心肌缺血缺氧。
2. 临床症状　管腔轻度狭窄者可无临床表现,狭窄严重时可出现心绞痛症状。心肌缺血可造成心肌梗死,并可引起严重心律失常、心源性休克、心力衰竭、心室壁破裂、室壁瘤等。病变累及乳头肌,或腱索断裂,可产生二尖瓣关闭不全。病变波及心室间隔,可致室间隔穿孔。心肌长期缺血缺氧,可引起心肌广泛变性和纤维化,导致心脏扩张,称缺血性心肌病。

【辅助检查】

1. 胸部 X 线摄片　一般无特异性 X 线表现。
2. 心电图　可见缺血部位相应导联 ST 段抬高或压低,出现病理性 Q 波等。
3. 心脏超声　心肌梗死部位可有节段性运动异常,可评价心功能及瓣膜功能。
4. 冠脉 CTA　冠脉 CTA 可显示冠状动脉狭窄的部位及程度,但不如冠状动脉造影准确。
5. 冠状动脉造影　该项检查是冠心病诊断的金标准,可直接显示冠状动脉狭窄的部位及程度。

【诊断】

一般依靠患者症状、体征及冠状动脉造影结果不难做出临床诊断。

【鉴别诊断】

1. 主动脉夹层　患者多表现为突发胸背部剧烈疼痛,多有高血压病史或马方综合征家族史,主动脉CTA检查见血管真假腔形成,即可明确诊断。
2. 急性肺栓塞　该病患者多有深静脉血栓病史,主要表现为呼吸困难、呼吸急促、肺动脉第二心音亢进,有咳血、发绀等体征。肺动脉CTA检查可见肺动脉及分支充盈缺损。

【治疗原则】

1. 药物治疗　主要采用硝酸酯类药物、他汀类药物、抗血小板药物、控制心室率药物等进行治疗。
2. 介入治疗　冠状动脉支架植入术、冠状动脉球囊扩张术等。
3. 手术治疗　冠状动脉旁路移植术。手术指征包括:①狭窄程度>50%的左主干病变;②类左主干病变,即前降支和回旋支近端同时存在>75%的狭窄;③三支病变,狭窄75%以上;④冠心病合并左心功能不全;⑤介入治疗失败或再狭窄。

心肌梗死并发症的外科治疗包括室壁瘤切除术、室间隔穿孔修补术、二尖瓣成形术或置换术。

【复习思考题】

1. 冠状动脉旁路移植术的手术指征有哪些?
2. 冠状动脉旁路移植术常用的桥血管都有哪些?

# 第五章 泌尿外科

## 第一节 泌尿、男性生殖系统外科检查和诊断

【见习项目】

1. 病例示范:询问病史,进行泌尿、男性生殖系统检查。
2. 泌尿外科常用器械,膀胱镜结构,膀胱镜检查的适应证、禁忌证。
3. 泌尿系统常见疾病的读片。

【见习目的与要求】

1. 掌握泌尿、男性生殖系统外科疾病的各项症状和特征。
2. 掌握尿频、血尿的原因和血尿的定位。
3. 了解各种不同症状与泌尿、男性生殖系统各种疾病的关系。
4. 熟悉泌尿外科器械检查、尿路造影检查和有关特殊检查的适应证及注意事项。

【见习地点】

见习医院泌尿外科。

【见习准备】

见习带教老师事先选好病例若干,分配好每一病例示教所占时间。根据病例数分小组。准备好示教用的泌尿外科常用器械。

【见习流程】

1. 带教老师对理论课知识、概念进行简要复习。
2. 每一病例由一个小组中选出一位同学进行病史采集,并结合泌尿、男性生殖系统外科特点进行重点的体格检查。
3. 各小组集中,回到示教室。当事同学报告病史及阳性体征,提出下一步的辅助检查和可能的阳性结果,做出诊断和鉴别诊断,提出治疗原则和依据。各小组对所示教的病例开展讨论,指出各自小组的不足之处。
4. 带教老师分析总结,指出各组的优点和不足,提出思考题。
5. 带教老师介绍泌尿外科常用器械。

【查体要点】

泌尿生殖器官多具有对称性,体检时应特别注意左右对比,这样可以排除一些假象的干扰并减少主观性。许多男性外生殖系统疾病仅靠体检即可做出诊断。

1. 肾脏检查　可从视、触、叩、听四个方面对肾脏进行检查。

(1) 视诊:首先应观察两侧肾区及上腹部是否对称,有无局部隆起,有无脊柱侧凸及皮肤异常。对于新生儿或小儿患者,通过透光试验常可鉴别肾的含积液疾病(肾积水或肾积脓)与实质性病变。

(2) 触诊:肾脏双手合诊时,患者可取仰卧位,屈髋屈膝,检查者置于腰背部的左手向上推挤肾脏,右手触摸。正常情况下,肾脏常不能触及,偶可触及右肾下极。肾脏肿大、下垂、异位或肾脏肿块时,则可被触及,此时应注意其大小、质地、活动度及表面情况等。

(3) 叩诊:检查者左手掌贴于脊肋角区,右拳叩击左手背,如引发疼痛,则提示该侧肾脏或肾周围炎症、肾结石或肾积水。叩诊时避免暴力,尤其对肾外伤等患者。

(4) 听诊:听诊不常用。肾动脉狭窄、肾动静脉瘘或肾动脉瘤患者中,有时可在上腹部肋弓下方与腹直肌外缘交界处的肾动脉投影区听到吹风样血管杂音。

2. 输尿管检查　输尿管位于腹膜后脊柱两侧,视诊很少有阳性发现,经前腹壁也无法触及。当输尿管有病变时,腹直肌外缘可有深压痛。着重检查输尿管压痛点:上输尿管压痛点位于腹直肌外缘平脐水平;中输尿管压痛点位于髂前上棘与脐连线中外 1/3 交界内下 1.5 cm 处;下输尿管压痛点,直肠指诊时位于直肠前壁、前列腺外上方处;女性行阴道双合诊时,压痛位于阴道前壁穹隆部侧上方。输尿管压痛点提示输尿管病变。

3. 膀胱检查　对膀胱的检查从视诊、触诊和叩诊三个方面进行。

(1) 视诊:患者取仰卧位,充分暴露全腹部。下腹正中看到明显隆起时,膀胱容量通常已超过 500 mL。

(2) 触诊:多采用双合诊,即检查者一手放于膀胱区,另一手示指经直肠或阴道行触诊。该方法可以了解膀胱肿瘤或盆腔肿瘤大小、浸润范围、膀胱活动度,以及判断手术切除病灶的可能性。如有压痛,则提示膀胱有炎症、结核或结石。当尿液量≥150 mL 时,膀胱可在耻骨联合水平上被触及;尿液量≥500 mL 时,耻骨联合上区可触及球状包块,囊性感。

(3) 叩诊:膀胱叩诊应从紧邻耻骨联合上缘开始,逐渐向上,直到叩诊音由浊音变为鼓音为止,此时为膀胱的上缘。叩诊是诊断膨胀膀胱的主要方法。

4. 尿道检查　男性尿道位于阴茎腹侧,外口位于阴茎头中央。观察尿道外口的位置与大小。

5. 阴茎检查　观察阴毛分布、阴茎发育和包皮情况。常态下成年人阴茎头外露,阴茎长 4.0~14.5 cm,直径约 2.6 cm,勃起时长度可增加 1 倍(14~21 cm)。阴茎长度与身高无关。包皮过长者检查完毕应将包皮复位,以免造成包皮水肿或嵌顿。

6. 阴囊及其内容物检查　主要包括视诊和触诊两个方面的检查。

(1) 视诊:观察阴囊的颜色以及两侧的对称性,注意有无溃疡、炎症、结节、瘘管及湿疹样病变。阴囊肿块或精索静脉曲张也能在视诊中被发现。

(2) 触诊:阴囊内容物触诊时首先检查睾丸,然后是附睾及索状结构,最后是腹股沟外环。检查时应用大拇指、示指和中指来完成。注意睾丸存在与否、体积、形状、硬度以及有无结节和压痛等。测量睾丸体积的标准方法是应用睾丸模型进行对照式测量。附睾纵向贴附于睾丸的后外侧。检查时应自上而下依次触诊头、体和尾部,注意有无压痛、肿大和结节。检查输精管是否存在、有无结节。触诊精索时,受检者应采取直立位,注意有无精索静脉曲张,精索内有无结节。怀疑精索静脉曲张时还应采用 Valsalva 方法检查,即患者站立,屏气增加腹压,可以触摸到曲张的静脉。

7. **直肠指诊** 检查前患者排空膀胱,取膝胸位、侧卧位和直立弯腰位。检查者戴上橡皮手套,将示指缓缓滑入肛门。首先应注意肛门括约肌功能,再在示指所及范围内检查有无新生物。在直肠前壁依次触摸前列腺的左侧沟、左侧叶、中央沟、右侧叶和右侧沟及前列腺尖部下方的膜部尿道。检查前列腺大小、形态、质地、表面是否光滑,是否有结节及压痛,中央沟是否存在及变浅。精囊在正常情况下触不到。正常前列腺形状和大小如同栗子,表面平滑,质地柔韧似橡皮。

【**泌尿外科常用器械**】

由于泌尿器官位置较深,所以对这些器官疾病的诊断,用一般检查方法不能达到目的,需要特殊器械,如尿道膀胱镜,用以检查深部器官,某些器械还兼有手术和摄影之用。

1. **尿道膀胱镜** 根据不同用途,可采用不同角度(0°、5°、30°、70°、120°)的窥镜,观察前尿道、后尿道、膀胱颈和整个膀胱病变,光源采用光学纤维导光束。工作件通过各种附件(活组织钳、异物钳、碎石钳、输尿管导管等)进行各种诊断与治疗。

尿道膀胱镜结构:① 镜鞘,顶端有观察窗口;② 闭孔器,为一金属杆,可以闭塞镜鞘窗口,避免损伤尿道黏膜;③ 窥镜,包括三个主要部分,即接物镜、中间镜和接目镜,分别由棱镜、集光镜、双凸镜组成,专供观察病变之用;④ 工作件,有输尿管导管、活体组织钳、活体组织剪等装置。

2. **肾盂镜** 其结构包括接物镜、接目镜、棱镜等。肾盂镜经皮穿刺通过肾实质到达肾盏,进行观察和取石。

3. **输尿管肾镜** 输尿管肾镜经膀胱、输尿管到肾盂肾盏,可观察病变,进行活检,取输尿管、肾盂结石。

4. **电切镜** 电切镜由镜鞘、闭孔器、操作镜、高频电箱等组成。操作镜可进行膀胱肿瘤和前列腺电切,并电凝出血点。

5. **其他特殊器械** 主要包括各种导尿管、尿道扩张器、探丝等泌尿外科常用的特殊器械。

(1) 普通导尿管:是一种长 40 cm 的橡皮管,顶端有一孔或数孔作导尿或注液之用。一般导尿管有粗细之分,并用一定的标度表示其直径的大小,例如以法制(Fr)为计量单位表示直径为数值的1/3。成人常用 Fr.18 号,儿童用 Fr.12 号,直径分别为 6 mm 和 4 mm。

(2) 伞状导尿管:导管的顶端有伞状分开,是用于肾造瘘及膀胱造瘘的留置管。在导管中插入一钢丝芯,将伞状导管顶端拉平,可以顺利放入瘘口,放入后取出钢丝芯,导管顶端又重新分开,以防止导管脱落。

(3) 金属导尿管:系由金属制成的导尿管,为了便于放入男性尿道,顶端略弯曲。

(4) 尿道扩张器:又称为尿道探杆,用于尿道狭窄和膀胱尿道结石的患者,管径大小成套,使用时依序递增,一般使用的有 Fr.11~28 探杆。

(5) 探丝:又称为丝状探子,是一种塑料器械(一般使用的有 Fr.3,4,5),其末端有凹入的金属螺纹(应用前检查探丝是否完整,尤其应注意靠近螺纹处有无损坏)。可以连接特别的金属探杆,可用于较严重的尿道狭窄患者。

(6) 气囊导尿管:有两种类型。一种为双腔气囊导管,它有两个管腔,一个通气囊,一个引流尿液。气囊大小分为 10 mL、30 mL、50 mL、75 mL 等数种。另一种导管为三腔气囊导管,除有以上两个管腔外,另一个管腔用来灌洗膀胱。

(7) 耻骨上三腔气囊导尿管:具有三腔和气囊,用于耻骨上前列腺切除术,有压迫止血、灌洗膀胱、引流尿液的功能。导管不经尿道插入,而经膀胱造瘘放入。

(8) 阴茎夹:供尿道麻醉或造影时钳阴茎之用。

(9) 膀胱冲洗器:装置分为三部分。第一部分为冲洗瓶,容量为 1~2 L;第二部分为连接皮管,可通到膀胱;第三部分则接至冲洗皮球。

【膀胱尿道镜检查】

一、适应证

膀胱尿道镜检的主要目的是直视下对膀胱和尿道腔内解剖和大体病理进行观察,并可获得活检标本进行组织病理学检查;也可以通过输尿管插管留取上尿路尿样、进行逆行造影来了解上尿路病变,从而做出临床诊断。通过膀胱镜还可以对某些尿路疾病进行简单的治疗。

1. 诊断方面 膀胱尿道镜适用于根据病史、体检、实验室检查、影像学检查等仍不能明确诊断的尿道、膀胱及上尿路疾病。其作用包括:①明确血尿的出血部位和原因;②诊断膀胱尿道肿瘤,包括肿瘤的部位、数量、大小、形状,并取活检;③膀胱尿道移行上皮肿瘤保留膀胱手术后定期复查;④诊断膀胱尿道的结石、异物、畸形、尿道狭窄、膀胱瘘等;⑤明确膀胱周围脏器病变对膀胱的影响;⑥上尿路逆行造影诊断肿瘤、结石、梗阻的部位和程度;也可从上尿路获取尿样进行尿常规、细胞学、细菌培养、抗酸杆菌等检查。

2. 治疗方面 膀胱尿道镜的作用包括:①取出异物,粉碎并取出较小的结石;②通过输尿管导管向肾盂灌注药物治疗乳糜尿;③放置输尿管导管或支架管,以引流尿液、预防和治疗输尿管狭窄等。

二、禁忌证

膀胱尿道镜检查的禁忌证包括:①泌尿、男性生殖系统急性感染,如急性膀胱炎、尿道炎、前列腺炎、附睾炎等是绝对禁忌证;②膀胱容量过小,<50 mL 时观察不满意,存在膀胱穿孔的危险;结核性膀胱挛缩则是绝对禁忌证;③尿道狭窄是造成膀胱镜检失败的主要原因,如果未考虑到此情况,可造成尿道损伤、假道、直肠损伤等;④未控制的全身出血性疾病;⑤女性月经期;⑥不能取膀胱截石位者;⑦因某些原因不能耐受检查者,如体质极度虚弱、精神病患者。

三、检查方法

1. 膀胱尿道镜插入方法 男性和女性因生理结构的不同,在检查时膀胱尿道镜的插入方法有所不同。

(1) 男性：采取膀胱截石位。向尿道内注入 2% 利多卡因 10~20 mL，用阴茎夹或橡皮筋夹住阴茎头 5 分钟。将镜鞘涂抹适量润滑油。左手向上拉直阴茎悬垂部，与腹壁成直角，以消除尿道的耻骨前弯曲。右手以示指和中指夹持镜鞘后端，将镜鞘插入舟状窝；然后将镜体竖直轻轻滑入或插入尿道，至尿道球部时受阻；此时左手适当牵拉阴茎头，同时右手将镜鞘后端向下压至水平，以使镜鞘克服尿道的耻骨下弯曲，自行滑入后尿道和膀胱。一旦进入膀胱，镜鞘前后移动和左右转动应该没有阻力。

(2) 女性：采取膀胱截石位。用棉签蘸取 1% 的利多卡因插入尿道口内，放置 5 分钟。左手分开小阴唇暴露尿道外口，右手以示指和中指夹持镜鞘后端，插入尿道外口内。镜鞘进入尿道外口后，前端略向下压以绕过耻骨联合，即很容易进入膀胱。镜鞘进入膀胱后，后端可稍向下放。

2. 观察方法　镜鞘进入膀胱后，撤出闭孔器，测定残余尿，观察尿液性状，留取尿样培养等。根据观察镜的视角，通过镜子的进退、旋转等进行观察。首先找到膀胱三角区及其远侧的输尿管间嵴，在输尿管间嵴两侧 1~2 cm 处分别寻找两侧输尿管开口。再将膀胱镜后退至近膀胱颈部，整体观察膀胱一遍。一般观察顺序为：三角区、右侧壁、前壁和气泡、左侧壁、后壁，然后重点观察病变部位及输尿管开口喷尿的性质。退镜时，边退镜边观察整个尿道。

## 【X 线读片要点】

1. 泌尿系统 X 线读片要点　先注意摄片部位，是肾、输尿管还是膀胱；然后注意摄片方式，如平片、逆行静脉造影；最后注意投影位置（前后位、侧位、斜位）。如遇静脉肾盂造影，要注意摄影的时间次序。

阅片次序：以肾盂造影为例，先注意骨骼系统、腰大肌轮廓，然后观察肾、肾盂肾盏系统、输尿管和膀胱。

2. 尿路平片介绍　尿路平片的读片要点主要有以下几点。

(1) 平片摄片范围要包括上面的肾上腺区域和下面的耻骨。一般成人要用 14 英寸×17 英寸（1 英寸＝2.54 cm）大小的胶片。

(2) 注意肾脏轮廓是否清晰，正常肾脏的中点（肾门）应位于第 1、2 腰椎横突平面。

(3) 注意两侧腰大肌的阴影，输尿管跨越其上，但在平片上不显影。

(4) 注意脊柱有无畸形、侧弯、脊柱裂、破坏等。

(5) 在盆腔内注意膀胱及前列腺，一般无阴影可见。

(6) 尿路平片多用于观察肾脏大小、形态和位置，以及尿路结石，但须与钙化的淋巴结和静脉石互相鉴别。

3. 静脉肾盂造影　静脉肾盂造影的读片要点主要有以下几点。

(1) 正常静脉造影时间为 7、15 和 25 分钟，各摄一片，注意其显影，以了解肾脏的排泄功能。

(2) 造影片中主要观察肾盂肾盏的轮廓和分布情况。一般肾盏分上、中、下三个大盏，每一大盏又分 2~5 个小盏，共计 8~16 个小盏，小盏喇叭状，两侧突起称为穹隆，中间凹陷称为乳头，小盏两侧壁收缩呈漏斗状，称为漏斗部。各小盏因位置关系，在造影上可重叠而不全显影。

(3) 正常肾盂容量为 7~15 mL,造影时可见充盈显影,与输尿管交界,常为结石所在地。

(4) 输尿管跨越在腰大肌阴影上,造影时常部分显影。

(5) 膀胱在造影的末张片上常可显影,其下缘适在耻骨弓之上,膀胱上界常有压迹。

4. 尿路结核的 X 线表现　由于肾结核病理变化发展过程不同,其 X 线征象可分为以下几类。

(1) 皮质病变:在肾盂造影片上皮质脓疡有一边缘不规则的小块造影剂充填区,与肾盏尖端有细茎相连,脓疡壁可能有钙化现象。

(2) 溃疡空洞型结核:早期变化为一个或数个小盏轮廓呈不规则虫蚀样改变。肾盏颈可有狭窄,以后逐渐发展为数个有病变的肾盏合并形成空洞。

(3) 肾盂积脓:由于输尿管的痉挛、狭窄或瘢疤梗阻可形成肾盂积脓。结核性肾盂积脓与单纯肾盂积水的区别主要在于前者的肾盏外貌参差不齐,呈广泛性虫蚀样,输尿管受累时有不规则扩大及僵直。

(4) 干酪空洞型结核:肾脏多扩大,肾区可见轮廓模糊的钙质阴影,密度逐渐增高,形成所谓结核性肾自截,肾功能完全丧失。

(5) 肾无功能:由于肾组织严重破坏,肾盂或输尿管梗阻,肾脏的功能完全丧失,于排泄性尿路造影时可无肾盂肾盏显影。

(6) 结核性输尿管:在造影片中常见有管壁僵直、狭窄、扩张积水。

(7) 结核性膀胱:常有容量缩小,边缘不整齐,有结核性膀胱痉挛或结核性膀胱炎。

5. 尿路结石的 X 线表现　尿路结石的检查以平片为主,95% 以上可显影。

(1) 肾结石大多位于肾盂或下部肾盏。结石小者多呈现圆形,大者则呈鹿角形状,少数病例结石可嵌入肾乳头实质中。

(2) 输尿管结石多呈现椭圆形,其位置常在输尿管三个狭窄处,即肾盂输尿管交界、输尿管跨越髂血管处及输尿管膀胱交界处。

(3) 膀胱结石外形较大,有时可见到轮样形态,常位于下腹部正中。

(4) 对尿路结石患者进行静脉肾盂造影时常可见到肾盏扩张或积水现象。

(5) 对 X 线检查阴性的尿路结石可利用肾输尿管充气造影进行检查。

6. 尿路肿瘤的 X 线表现　不同的尿路肿瘤在 X 线检查的表现如下。

(1) 肾肿瘤:肾实质肿瘤可见肾盂肾盏受压而移位,或者有细长改变;肾盂肿瘤则呈现充盈残缺的变化。

(2) 输尿管肿瘤:除可见造影剂充盈残缺阴影外,有时还可见肾盂扩张或积水。

(3) 膀胱肿瘤:在造影时可见充盈残缺阴影改变。

【特殊检查介绍】

1. X 线检查　主要包括常用的各种造影检查。

(1) 静脉尿路造影(IVU):用量可分为大、中、小剂量,造影剂分别为 20 mL(小剂量)、40 mL(中剂量),大剂量以每千克体重 2 mL 计算。大剂量造影适于肾功能欠佳者。

(2) 逆行造影(RP):经膀胱镜分别插入两侧输尿管导管,注射造影剂 7~10 mL,摄片较静脉肾盂造影(IVP)清晰,但不能测定肾功能。

(3) 腹膜后充气造影:腹膜后充气量按每千克体重 15~21 mL 计,最好使用二氧化碳或氧气,气体达肾脏周围后即可摄片。该项检查可了解肾脏大小及形态,多用于检查肾上腺有无肿瘤。

(4) 腹主动脉、肾动脉造影:由股动脉插管,可以为腹主动脉、肾动脉造影。前者导管插至第 11 胸椎水平,注射造影剂,使腹主动脉和两肾动脉同时显影。后者导管插入肾动脉,注入造影剂,仅使肾动脉显影。造影剂常使用 76% 复方泛影葡胺 1 mL/kg,用 9 kg/cm² 的高压注射器快速注入,同时每秒内连续摄片 2~3 张,共摄 3~4 秒。肾血管肿瘤,血管均可显现,了解肾血管分布情况,检查肾肿瘤、肾囊肿及血管性病变。亦可注射栓塞剂,对肾肿瘤、肾外伤进行治疗。

(5) 膀胱尿道造影:通常使用 3%~6% 碘化钠 150~200 mL 注入膀胱,摄片了解膀胱有无病变。尿道造影可顺患者自行排出膀胱内造影剂时摄片,或从尿道口注入造影剂时摄片,了解尿道有无狭窄、肿瘤、憩室等。

(6) 肾盂穿刺造影:适用于肾积水患者。于肾区直接穿刺至肾盂,注入造影剂,了解肾积水程度、梗阻部位等情况。

(7) 精道造影:经尿道镜由两侧射精管口插入导管,或直接切开输精管,或用精管穿刺术插入针头,注入造影剂 2~3 mL,患者有尿意时摄片。精道造影可了解输精管、精囊、射精病变,适用于不育症、前列腺癌等。

(8) 淋巴造影:足背部皮下注入少许亚甲蓝,淋巴管吸收后,即显出呈蓝色条状的淋巴管。随后切开皮肤,插入针头,注射碘油 2~3 mL。髂血管旁腹主动脉旁淋巴结,乳糜池显示碘油后摄片。阴茎癌、睾丸肿瘤淋巴结转移及乳糜尿患者均可采用。

2. 超声波　B 型超声波能显示肾脏正常形态和位置,以及肾积水、肾肿瘤、肾结石、膀胱肿瘤、前列腺大小等,并可测定膀胱残余尿量。

3. CT　每间隔 1~1.5 cm 横断面摄片,对泌尿系统肿瘤的诊断有极大帮助。CT 对肾实质内占位病变(实质性和囊性)及肾盂内肿瘤的诊断准确率高,并可显示肿瘤肾内转移病变。CT 还可诊断膀胱肿瘤、肿瘤浸润程度,以及盆腔转移情况,前列腺增生或恶性肿瘤。

【复习思考题】

1. 简述血尿的定位诊断。
2. 膀胱尿道镜检查的适应证和禁忌证有哪些?

## 第二节　泌尿系统损伤

【见习项目】

1. 泌尿系统损伤的概况和类型。
2. 肾、膀胱损伤的病理、症状、诊断、非手术治疗与手术适应证。
3. 从局部解剖说明尿道损伤与尿外渗的关系。
4. 尿道损伤的诊断及治疗原则,尿道狭窄的预防。

## 【见习目的与要求】

1. 熟悉膀胱损伤的症状、诊断、鉴别诊断及治疗原则。
2. 掌握闭合性肾损伤的症状、诊断及治疗原则。
3. 掌握尿道损伤的病理、诊断及急诊处理原则。
4. 了解泌尿系统各部位损伤的发病、原因及有关病理解剖。

## 【见习地点】

见习医院泌尿外科。

## 【见习准备】

见习带教老师事先选好病例(肾损伤、膀胱损伤、尿道损伤等病例)若干,分配好每一病例示教所占时间。根据病例数分小组。

## 【见习流程】

1. 带教老师对理论课知识、概念进行简要复习。
2. 每一病例由一个小组中选出一位同学进行病史采集,并结合泌尿系损伤特点进行重点的体格检查。
3. 各小组集中,回到示教室。当事同学报告病史及阳性体征,提出下一步的辅助检查和可能的阳性结果,做出诊断和鉴别诊断,提出治疗原则和依据。各小组对所示教的病例开展讨论,指出各自小组的不足之处。
4. 带教老师分析总结,指出各组的优点和不足,提出思考题。

## 【查体要点】

1. 肾损伤  对所有创伤患者首先应该积极监测各项生命体征的变化,定时监测患者的血压、脉搏、呼吸及意识等。如果患者的收缩压<90 mmHg,应该考虑有发生休克的可能。在进行全面体格检查时,注意观察创伤的部位和创伤程度。如果受伤部位在下胸部、上腹部、腰部并伴随有血尿等症状时,应考虑有肾损伤的可能。腰部或腹部触及肿块表明有严重肾损伤和腹膜后出血的可能。对于体表或体内有利器残留的患者,应该观察利器扎入体内的深度,是否伴随有血液或尿液样体液的流出,以及利器是否随呼吸移动等特征。因肾损伤合并腹部脏器损伤发生率高达80%,临床检查时要判断是否合并腹部脏器损伤。对于已经明确有腹部脏器损伤的患者,应该注意有无同时发生肾损伤的可能。

2. 膀胱损伤  膀胱损伤常被腹部、骨盆外伤引起的症状干扰或被其所掩盖。若患者诉耻骨上或下腹部疼痛,排尿困难,结合外伤、手术史,耻骨上区触疼,腹肌紧张,以及肠鸣音减弱等,应考虑膀胱损伤的可能。

3. 前尿道损伤  会阴部骑跨伤、尿道内操作或检查后出现尿道出血、排尿困难者首先要想到尿道损伤。伤后时间较长者耻骨上能触到膨胀的膀胱。会阴部骑跨伤者的损伤部位绝大部分为尿道球部,一般临床症状较轻,患者都可持重及步行,很少发生休克,可表现为尿道外口滴血,不能排尿,尿外渗和血肿引起的阴茎或会阴肿胀,Buck筋膜完整时仅表现为阴茎肿胀，Buck 筋膜破裂后 Colles 筋膜作为尿外渗或血肿的限制组织，形成会阴阴囊血肿，有时见会阴部典型的蝶形肿胀。女性尿道损伤罕见，但骨盆骨折患者出现小阴唇青肿者应注意有尿道损伤的可能。

4. 后尿道损伤　对尿道内操作或检查后出现尿道出血、排尿困难者，骨盆骨折后有排尿困难、尿潴留、尿道外口滴血者，首先要想到尿道损伤。伤后时间较长者耻骨上能触到膨胀的膀胱。对骨盆骨折患者都应怀疑有后尿道损伤，有下列情况，如尿道外口滴血、排尿困难或不能排尿、膀胱区充盈、血尿外渗常在耻骨膀胱周围、体表青紫肿胀不明显。对于会阴部有典型的蝶形肿胀者，要高度怀疑有后尿道损伤。直肠指诊在尿道损伤的诊断中具有重要意义，可以判断前列腺的移位、盆腔血肿等。通常后尿道损伤时前列腺位置升高，但在有盆腔血肿时难以判定；骨折导致耻骨或坐骨支移位，有时在直肠指诊时可触及；尿外渗和血肿引起的肿胀可能掩盖前列腺的正常位置。

【辅助检查】

1. 肾损伤辅助检查　对于怀疑有肾损伤的患者，可选择 B 超、腹部平片和静脉尿路造影、CT 等进行检查，以辅助诊断。

(1) B 超：由于 B 超检查的普及以及快捷方便的特点，对于怀疑有肾损伤，尤其是闭合性损伤的患者，应该尽早进行 B 超检查。必要时可以反复进行 B 超检查进行动态对比，目的是对肾损伤获得早期诊断。由于方便可靠的特点，B 超检查在肾损伤的影像学检查中被认为是首选检查手段。B 超检查可以判断肾脏体积大小的变化，有无严重肾实质损伤的存在，肾血管的血流是否正常等，同时也能够对肾脏积水、肿瘤占位等病变做出判断。对造影剂过敏、不能接受 X 线检查的患者（如妊娠妇女）及有群体伤员时，B 超检查可以作为一种筛查性手段。

(2) 腹部平片和静脉尿路造影：腹部平片应包括双肾区、双侧输尿管及膀胱区。在获得腹部平片后应该首先观察骨骼系统有无异常、伤侧膈肌是否增高等泌尿系统之外的变化，及时判断有无多脏器损伤的可能。对于开放性肾损伤的患者，通过腹部平片还可以了解体内有无金属利器、断裂刀具以及子弹或碎弹片的残留。静脉尿路造影通常采用大剂量造影剂快速静脉推入后连续观察的手段。若静脉尿路造影显示患肾不显影，表明该肾脏的功能严重受损，可能为肾严重损伤或肾动脉栓塞，而肾动脉栓塞的可能性约为 50%。

(3) CT：CT 对肾周血肿及尿外渗范围的判断能力均优于静脉尿路造影。采用增强扫描可观察肾实质缺损部位、程度，辨别有无肾动脉或分支的损伤和栓塞。采用螺旋 CT 可更清晰地显示复杂肾损伤的生理解剖图像。CT 扫描范围应包括全腹及盆腔，必要时口服对比剂或灌肠以排除胃肠道的破裂，了解有无腹膜内脏器合并伤，为重度肾损伤患者能否采用非手术治疗提供更多信息，避免开放手术肾切除的风险，尤其是对孤立肾及双肾损伤患者。CT 平扫对创伤部位、深度，肾血管损伤，有无尿外渗及肾功能的判断效果差，常需增强扫描补充。临床经验认为，无论是闭合性还是贯通性损伤，常常以 CT 作为首选，可避免过多地搬动患者，并能为医生对病情的判断提供更快、更有价值的信息。

2. 膀胱损伤辅助检查　导尿检查、膀胱造影、CT、MRI、静脉尿路造影是膀胱损伤常用的辅助检查。

(1) 导尿检查：一旦怀疑膀胱损伤，即应马上给予导尿，如尿液清亮，可初步排除膀胱损伤；如尿液很少或无尿，应行注水试验，向膀胱内注入 200~300 mL 生理盐水，稍待片刻后抽出,如出入量相差很大,则提示膀胱破裂。该方法尽管简便,但准确性差,易受干扰。

(2) 膀胱造影:是诊断膀胱破裂最有价值的方法,尤其是对于骨盆骨折合并肉眼血尿的患者。导尿成功后,经尿管注入稀释后的造影剂(如 15%～30% 的复方泛影葡胺),分别行前后位及左右斜位摄片,比较造影前后 X 线片,观察有无造影剂外溢及其部位。腹膜内破裂者,造影剂溢出至肠系膜间相对较低的位置或到达膈肌下方;腹膜外破裂者可见造影剂积聚在膀胱颈周围。亦有人采用膀胱注气造影法向膀胱内注气,观察气腹症,以帮助诊断。需要指出的是,由于 10%～29% 的患者常同时出现膀胱和尿道损伤,故在发现血尿或导尿困难时,应行逆行尿路造影,以排除尿道损伤。

(3) CT 及 MRI:其临床应用价值低于膀胱造影,不推荐使用。但如果患者合并其他损伤需行 CT 或 MRI 检查,有时可发现膀胱破口或难以解释的腹部积液,应想到膀胱破裂的可能。

(4) 静脉尿路造影:在考虑合并有肾脏或输尿管损伤时,行静脉尿路造影检查,同时观察膀胱区有无造影剂外溢,可辅助诊断。

3. 尿道损伤辅助检查　主要包括逆行尿路造影、导尿检查、超声检查和膀胱尿道镜检查等。

(1) 逆行尿路造影:怀疑尿道损伤时,逆行尿路造影是首选的诊断方法。逆行尿路造影可以清晰和确切地显示尿道损伤部位、程度、长度和各种可能的并发症,是一种最为可靠的诊断方法。临床上诊断有前尿道损伤的患者若逆行尿路造影正常,可诊断为前尿道挫伤,有尿外渗同时有造影剂进入膀胱者为前尿道部分裂伤,有尿外渗但造影剂不能进入膀胱者可诊断为前尿道完全断裂。对后尿道损伤患者行耻骨上膀胱造影和逆行尿路造影可精确了解尿道损伤的位置、严重性和长度。若进行延迟修补术,应在伤后 1 周内进行;若进行晚期修复手术,应在伤后 3 个月以上进行。

(2) 导尿检查:尿道挫伤或较小的破裂患者有可能需要置入导尿管,置管要由有经验的泌尿外科专科医师进行,仔细轻柔地试放导尿管。如果置入导尿管较为困难,应该马上终止;在确定已放入膀胱前,不能充盈气囊;一旦置入,不可轻易拔出。导尿管至少留置 7 天,拔除导尿管后常规做一次膀胱尿道造影。拔管后患者仍有出现尿道狭窄的可能,要密切随访,轻度的狭窄可以通过定期尿道扩张达到治疗目的。另有许多学者认为,诊断性导尿有可能使部分尿道裂伤成为完全裂伤,加重出血并诱发感染,还可能因导尿管从断裂处穿出而被误认为放入膀胱并充盈气囊导致进一步加重损伤。因此,在诊断不明时不要进行导尿检查。若有尿潴留,应采用耻骨上膀胱穿刺造瘘。

(3) 超声检查:超声可评价会阴及阴囊血肿范围、是否伴有阴囊内容物损伤、膀胱位置高低和膀胱是否充盈等情况。特别在进行耻骨上膀胱穿刺造瘘前,超声对了解膀胱充盈度和位置有较大价值。近年有报道超声在了解尿道周围和尿道海绵体纤维化方面有潜在优势。

(4) 膀胱尿道镜检查:是诊断尿道损伤最为直观的方法,尽量不做单纯的急症诊断性膀胱尿道镜检查,而应由经验丰富的泌尿外科医师进行,同时做好窥镜下尿道会师术的准备。用比膀胱镜细的输尿管镜检查尿道更有优势。女性尿道短,不适合做尿道造影检查,尿道镜检查是诊断女性尿道损伤的有效方法。

【诊断】

1. 肾损伤　在肾损伤的诊断中最主要的一项内容就是对创伤或外伤史的了解,同时配合全面的体格检查和各种辅助检查对患者进行全面的评估,获得明确的诊断。

2. **膀胱损伤** 膀胱损伤的病理类型关系到治疗效果,因而应尽量做出准确诊断。和其他疾病一样,需结合病史(如外伤、手术史等)及症状、体征,以及辅助检查,综合分析后做出诊断。膀胱损伤常被腹部、骨盆外伤引起的症状干扰或被其所掩盖。当患者诉耻骨上或下腹部疼痛、排尿困难时,结合外伤、手术史,耻骨上区触疼,腹肌紧张,以及肠鸣音减弱等,应考虑膀胱损伤的可能。

3. **前尿道损伤** 应根据外伤史、受伤时的体位、暴力性质等病史,尿道外口滴血、血尿、局部疼痛和排尿困难等临床症状,阴茎和会阴尿外渗及血肿等体征,结合尿道造影或其他 X 线检查等明确诊断。

4. **后尿道损伤** 应根据外伤史、受伤时的体位、暴力性质、临床表现、尿外渗及血肿部位、直肠指诊、导尿检查、尿道造影或其他 X 线检查等明确诊断,确定尿道损伤的部位、程度和其他合并伤等。

【治疗原则】

1. **肾损伤** 在肾损伤的临床治疗中,如何选择手术时机和手术方法一直都是泌尿外科医师关注的问题。在决定治疗方式之前,更重要的是需要判断患者是否具有手术适应证。手术适应证的判断主要依据患者的创伤史、损伤的种类与程度、送入急诊室后的临床表现及全面检查的结果。

(1) 急诊救治。对送入急诊室的创伤患者来讲,临床治疗和检查是同步进行的。通过对血压、脉搏、呼吸及体温等生命体征的监测,立即决定患者是否需要输血、输液或复苏处理。在询问创伤史的同时,完成各项常规检查。根据创伤的分类,即闭合性或开放性损伤,初步判断患者是单纯肾损伤还是多脏器损伤。对于怀疑为单纯肾损伤的患者,应该根据患者有无血尿以及血尿常规检查、B超等辅助检查的结果决定患者进一步的治疗计划。如果是多脏器损伤,则需要与相关科室的医师取得联系,共同决定下一步临床检查的内容和救治方案。

(2) 保守治疗。肾脏闭合性损伤的患者90%以上可以通过保守治疗获得治疗效果。一般认为接受保守治疗的患者应该具备以下条件:①各项生命体征平稳;②属于闭合性损伤;③影像学检查结果显示肾损伤分期为Ⅰ、Ⅱ期的轻度损伤;④无多脏器损伤的发生。在保守治疗期间应密切观察患者各项生命体征是否平稳,采取输液(必要时输血)补充血容量和维持水、电解质平衡等支持疗法,并给以抗生素预防感染。注意血尿的轻重、腹部肿块扩展及血红蛋白、红细胞比容的改变。若患者尿量减少,要注意患者有无休克或伤后休克期过长发生急性肾衰竭可能。患者有先天性畸形或伤前有病理性肾病如先天性孤立肾,对侧肾有病理性肾功能丧失而发生肾血管栓塞,尿路血块梗阻等均可导致尿量减少或无尿。必要时进行影像学检查或复查,随时对肾损伤是否出现进展或并发症进行临床判断并救治。在观察期间病情有恶化趋势时应及时处理或手术探查。接受保守治疗的患者需要绝对卧床2周以上,直到尿液变清,并限制活动至镜下血尿消失。因伤后受损组织脆弱,或局部血肿、尿外渗发生感染,患者往往在伤后1~3周内可因活动不当导致继发出血。

(3) 外科探查。手术探查主要用于下列几种状况:① 难以控制的出血。对于肾外伤导致大量的持续性显性出血或全身支持疗法不能矫正休克状态的患者,应立即手术止血挽救生命。可以在手术中进行静脉尿路造影了解双肾功能。② 腹部多脏器损伤。肾损伤往往伴有腹部多脏器损伤,是手术适应证,采用CT、超声波等综合诊断后可以进行手术,同时探查肾脏损伤状况。③ 大量尿外渗。尿外渗是由于肾损伤导致肾脏集合系统,包括肾盂、输尿管连接部损伤断裂所致。少量的尿外渗大部分可以自然愈合,大量的尿外渗可形成尿性囊肿,继发感染后可导致脓肿及肾出血。对肾损伤后出现大量尿外渗的患者,应该积极进行手术探查,尽早修补集合系统的损伤。

2. 膀胱损伤　除积极处理原发病及危及生命的并发症外,对于膀胱损伤,还应根据不同的病理损伤类型,采用不同的治疗方法。

(1) 膀胱挫伤:一般仅需保守治疗,卧床休息,多饮水,视病情持续导尿数天,预防性应用抗生素。

(2) 腹膜外膀胱破裂:钝性暴力所致下腹部闭合性损伤,如患者情况较好,不伴有并发症,可仅予以导尿管引流。主张采用大口径导尿管(Fr.22),以确保充分引流。2周后拔除导尿管,拔除前推荐行膀胱造影,同时应用抗生素持续至导尿管拔除后3天。

以下情况应考虑行膀胱修补术:①钝性暴力所致腹膜外破裂,有发生膀胱瘘、伤口不愈合、菌血症的潜在可能性时;②因其他脏器损伤行手术探查时,如怀疑膀胱损伤,应同时探查膀胱,发现破裂时予以修补;③骨盆骨折在行内固定时,应对破裂的膀胱同时修补,防止尿外渗,从而减少发生感染的机会。而对于膀胱周围血肿,除非必需手术,否则不予处理。

(3) 腹膜内膀胱破裂:其裂口往往比膀胱造影所见要大得多,且难以自行愈合,因而一旦怀疑腹膜内破裂,即应马上手术探查,同时检查有无其他脏器损伤。术中发现破裂,应用可吸收线分层修补,并在膀胱周围放置引流管。根据情况决定是单纯行留置导尿,还是加行耻骨上膀胱高位造瘘,但最近观点认为后者并不优于单纯留置导尿。术后应用抗生素。有时,膀胱造影提示膀胱裂口很小,或患者病情不允许,可暂时行导尿管引流,根据病情决定下一步是否行手术探查或修补。需注意以下两点:①术中在修补膀胱裂口前,应检查输尿管有无损伤,通过观察输尿管口喷尿情况,静脉注射亚甲蓝或试行逆行插管来判定。对输尿管壁内段或邻近管口的损伤,放置双J管或行膀胱输尿管再植术。②术中如发现直肠或阴道损伤,应将损伤的肠壁或阴道壁游离,重叠缝合加以修补,同时在膀胱与损伤部位之间填塞有活力的邻近组织,或者在修补的膀胱壁处注入生物胶,尽量减少膀胱直肠(阴道)瘘的发生;但结肠或直肠损伤时,如粪便污染较重,应改行结肠造瘘,二期修补。

(4) 膀胱穿通伤:应马上手术探查,以观察有无腹内脏器损伤及泌尿系统损伤。发现膀胱破裂时分层修补,同时观察有无三角区、膀胱颈部或输尿管损伤,视损伤情况做对应处理。当并发直肠或阴道损伤时,处理方法同上。对于膀胱周围的血肿,应予以清除。留置的引流管需在腹壁另作开口引出。术后应用抗生素。

3. 前尿道损伤　前尿道损伤的治疗目标是提供恰当的尿液引流,恢复尿道的连续性,有可能时争取解剖复位,把形成尿道狭窄、感染和尿瘘的可能性降低到最小。

(1) 前尿道挫伤:对轻微挫伤、出血不多、排尿通畅者,密切观察。对出血较多者,局部加压与冷敷;排尿困难或尿潴留者,保留导尿7~14天。

(2) 前尿道破裂与断裂:对轻度破裂、无明显尿外渗和血肿且能插入导尿管者,保留导尿1~2周后拔除,以后间断尿道扩张。若导尿失败、有明显血肿或尿外渗,则应行急症尿道修补或端端吻合术。尿道修补或端端吻合术是治疗前尿道破裂或断裂的最好方法,愈合后很少需要进行尿道扩张治疗。对血流动力学稳定的无泌尿生殖器官以外脏器损伤的开放性前尿道损伤也必须行前尿道修补或吻合术,缝合时要用细的缝合材料,缝合足够的尿道海绵体，利用周围血供丰富的组织覆盖，以避免尿瘘形成。较重的部分裂伤和完全断裂可行修剪再吻合术，需要做移植或皮瓣的长段尿道缺损不宜在急症期手术，因为污染和不良血供将影响此类手术的效果。若术中探查发现尿道缺损范围大而不能一期吻合，或损伤已超过72小时，则仅行耻骨上膀胱造瘘术及尿外渗引流术，2~3个月后再视情况决定行择期性尿道修复手术。

4. 后尿道损伤　对后尿道损伤，应根据患者的全身情况，受伤时间，尿道损伤的部位、严重程度以及合并伤的情况等，综合考虑制定治疗方案。对威胁生命的严重出血和脏器损伤，应先于尿道损伤予以处理。

（1）全身治疗：防治休克、防治感染、预防创伤后并发症。

（2）尿道挫伤的治疗。对轻微挫伤、出血不多、排尿通畅者，密切观察；出血较多者，局部加压与冷敷；排尿困难或尿潴留者，保留导尿3~7天。

（3）后尿道破裂的治疗。试插导尿管成功者留置导尿管2~4周。对不能插入导尿管者，行耻骨上膀胱造瘘，2~3周后试排尿和行排泄性膀胱尿道造影，若排尿通畅无尿外渗，可拔除膀胱造瘘管。尿道会师术也可以用于治疗后尿道破裂，方法为：置一根18~20号气囊导尿管，气囊充水25~30 mL，稍加牵引，使前列腺向尿生殖膈靠拢，一般牵引5~7日。导尿管留置3~4周。以后根据排尿情况进行尿道扩张。

（4）后尿道断裂的治疗。这类患者多系骨盆骨折引起，一般伤情重，休克发病率高，且尿道完全断离，有分离和移位，使其处理比其他尿道损伤复杂得多。目前对后尿道断裂伤的局部治疗方式有三种：①耻骨上膀胱穿刺或开放造瘘术，3~6个月后行后尿道修复成形术；②尿道会师术；③急症后尿道吻合术。

【复习思考题】

1. 前尿道损伤和后尿道损伤在诊断和治疗上的区别有哪些？
2. 闭合性肾损伤的治疗原则有哪些？

## 第三节　泌尿、男性生殖系统结核

【见习项目】

1. 肾结核的病因、病理生理、临床表现、诊断方法和治疗原则。
2. 男性生殖系统结核的病因、病理生理、临床表现、诊断方法和治疗原则。

【见习目的与要求】

1. 掌握肾结核的临床表现、诊断方法、全身治疗和局部治疗。
2. 熟悉泌尿系统结核并发症的处理原则。
3. 了解男性生殖系统结核的重要性。

【见习地点】

见习医院泌尿外科。

## 【见习准备】

见习带教老师事先选好病例（肾结核、男性生殖系统结核病例）若干，分配好每一病例示教所占时间。根据病例数分小组。

## 【见习流程】

1. 带教老师对理论课知识、概念进行简要复习。
2. 每一病例由一个小组中选出一位同学进行病史采集，并结合泌尿、男性生殖系统结核特点进行重点的体格检查。
3. 各小组集中，回到示教室。当事同学报告病史及阳性体征，提出下一步的辅助检查和可能的阳性结果，做出诊断和鉴别诊断，提出治疗原则和依据。各小组对所示教的病例开展讨论，指出各自小组的不足之处。
4. 带教老师分析总结，指出各组的优点和不足，提出思考题。

## 【病史采集要点】

1. **肾结核** 肾结核常发生于 20～40 岁的青壮年，男性较女性多见。儿童和老人发病较少，儿童发病多在 10 岁以上，婴幼儿罕见。约 90% 为单侧性。肾结核症状取决于肾脏病变范围及输尿管、膀胱继发结核病变的严重程度。肾结核早期常无明显症状及影像学改变，只是尿液检查有少量红细胞、白细胞及蛋白，呈酸性，尿中可能发现结核分枝杆菌。随着病情的发展，可出现下列典型的临床症状。

（1）尿频、尿急、尿痛：是肾结核的典型症状。尿频往往最早出现，常是患者就诊时的主诉。最初是因含有结核分枝杆菌的脓尿刺激膀胱黏膜引起，以后当结核病变侵及膀胱壁，发生结核性膀胱炎及溃疡，尿频加剧，并伴有尿急、尿痛。晚期膀胱发生挛缩，容量显著缩小，尿频更加严重，每日排尿次数达数十次，甚至出现尿失禁现象。

（2）血尿：是肾结核的重要症状，常为终末血尿。主因是结核性膀胱炎及溃疡，在排尿终末膀胱收缩时出血所致。少数肾结核因病变侵及血管，也可以出现全程肉眼血尿；出血严重时，血块通过输尿管偶可引起肾绞痛。肾结核的血尿常在尿频、尿急、尿痛的膀胱刺激征发生以后出现，但也有以血尿为初发症状者。

（3）脓尿：是肾结核的常见症状。肾结核患者均有不同程度的脓尿，严重者尿如洗米水样，内含有干酪样碎屑或絮状物，显微镜下可见大量脓细胞，也可以出现脓血尿或脓尿中混有血丝。

（4）腰痛和肿块：肾结核虽然主要病变在肾，但患者一般无明显腰痛。仅少数肾结核病变破坏严重和梗阻，发生结核性脓肾或继发肾周感染，或输尿管被血块、干酪样物质堵塞时，可引起腰部钝痛或绞痛。较大肾积脓或对侧巨大肾积水时，腰部可触及肿块。

（5）男性生殖系统结核：肾结核男性患者中有 50%～70% 合并生殖系统结核。

（6）全身症状：肾结核患者的全身症状常不明显。晚期肾结核或合并其他器官活动结核时，可以有发热、盗汗、消瘦、贫血、虚弱、食欲缺乏和红细胞沉降率快等典型结核症状。严重双肾结核或肾结核对侧肾积水时，患者可出现贫血、水肿、恶心、呕吐、少尿等慢性肾功能不全的症状，甚至突然发生无尿。

2. 睾丸结核　睾丸结核早期均无明显症状,待病灶发展为肿块时才被发现,患者常因睾丸增大或出现结节伴轻微不适而就诊,无盗汗等全身症状,易被误诊为睾丸肿瘤,行睾丸穿刺活检能确诊。其临床表现为阴囊部不适或坠痛,偶有血精、精液减少,阴囊部肿胀,严重者破溃流脓。

3. 附睾结核　附睾结核主要表现为附睾肿大形成坚硬的肿块,多数不痛,或仅有轻微隐痛,常在无意中被发现。少数病例急性发病,附睾肿痛明显。附睾结核多数从尾部开始肿大形成坚硬的肿块,逐渐蔓延至整个附睾,甚至睾丸。附睾结核压痛常不明显,病变发展时,附睾肿块可与阴囊粘连,并干酪化形成寒性脓肿。脓肿破溃后形成窦道,经久不愈。输精管往往增粗、变硬,呈串珠状。双侧附睾结核常导致不育。

4. 输精管结核　输精管结核起病缓慢,输精管精索部位肿胀疼痛,或疼痛不甚而有阴囊的坠胀不适感、射精疼痛或血精,日久可见精索与阴囊皮肤粘连,疼痛逐渐加重,皮肤紫暗,逐渐形成寒性脓肿,脓肿破溃后流出清稀脓液,或形成窦道,时发时止,迁延不愈。患者可伴有尿急、尿频、尿痛、血尿等症状,并有低热、盗汗、消瘦、面色潮红等结核病表现。

【查体要点】

1. 肾结核　体检对肾结核的诊断帮助不大,多数病例无明显的阳性体征。
2. 睾丸结核　阴囊肿胀,附睾和睾丸境界不清,硬结常与阴囊粘连,形成窦道。
3. 附睾结核　主要表现为附睾肿大形成坚硬的肿块,压痛常不明显,可与阴囊粘连,并干酪化形成寒性脓肿。输精管往往增粗、变硬,呈串珠状。
4. 输精管结核　主要表现为输精管内硬性肿块,表面不光滑,输精管变粗、变硬成串珠状,可有或无压痛。

【辅助检查】

1. 肾结核　尿检查、B超、X线检查、CT及MRI均可作为肾结核的辅助检查。

(1) 尿检查:尿呈酸性,尿蛋白阳性,有较多红细胞和白细胞。50%~70%的病例尿沉淀涂片抗酸染色可找到抗酸杆菌,以清晨第一次尿的检查阳性率最高,至少连续检查三次。找到抗酸杆菌不应作为诊断肾结核的唯一依据,因包皮垢杆菌、枯草杆菌也是抗酸杆菌,易和结核分枝杆菌混淆。尿结核分枝杆菌培养时间较长但可靠,阳性率可达90%,这对肾结核的诊断有决定性意义。

(2) B超:简单易行,对于中晚期病例可初步确定病变部位,常显示患肾结构紊乱,有钙化则显示强回声,B超也较容易发现对侧肾积水及膀胱有无挛缩。

(3) X线检查:泌尿系统平片可能见到患肾局灶或斑点状钙化影,或者全肾广泛钙化。局限的钙化灶应与肾结石鉴别。静脉尿路造影可以了解分侧肾功能、病变程度与范围,对肾结核治疗方案的选择必不可少。早期表现为肾盏边缘不光滑如虫蚀状,随着病变进展,肾盏失去杯形,不规则扩大或模糊变形。肾盏颈纤维化狭窄或完全闭塞时,可见空洞充盈不全或完全不显影。肾结核广泛破坏致肾功能丧失时,患肾表现为"无功能",不能显示出典型的结核破坏性病变。根据临床表现,如果尿内找见结核分枝杆菌,静脉尿路造影一侧肾正常,另一侧"无功能"未显影,虽造影不能显示典型的结核性破坏病变,也可以确诊肾结核。逆行尿路造影可以显示患肾空洞性破坏,输尿管僵硬,管腔节段性狭窄且边缘不整。

(4) CT 及 MR：CT 对中晚期肾结核能清楚地显示扩大的肾盏肾盂、皮质空洞及钙化灶，三维成像还可以显示输尿管全长病变。MRI 水成像对诊断肾结核对侧肾积水有独到之处。在双肾结核或肾结核对侧肾积水静脉尿路造影显影不良时，CT 及 MRI 有助于确定诊断。

2. 睾丸结核　常用的辅助检查有以下几种。

(1) 分泌物涂片染色、结核分枝杆菌培养或动物接种可以发现结核分枝杆菌。

(2) PCR 检测结核分枝杆菌 DNA 的敏感度为 80%～95%，特异度为 85%～98%。与传统的涂片法及细菌培养法相比，PCR 法具有以下优点：①以精液为标本，简便快速，时间仅需半天；②可尽早发现早期病例和症状非典型病例；③重复性好，适于疗效判断。不足之处有：①易因 DNA 污染而出现假阳性结果；②可因病变处结核分枝杆菌暂未排入精液中而出现假阴性；③操作过程中精液标本处理不当或 pH 改变抑制反应体系中酶活性等因素，也可影响检测结果。因此，检测中应注意标本采集，避免送检和检验过程中的污染，重复试验，尽可能减少假阳性和假阴性的发生。

(3) CT：扫描睾丸时可见密度不均，部分境界不清，增强后出现不均等强化或不强化改变，但当睾丸因纤维化或钙化致睾丸缩小时则可有助于睾丸结核与肿瘤的鉴别诊断。

3. 附睾结核　常用的辅助检查有以下几种。

(1) 多次 24 小时尿液沉淀涂片可查到抗酸杆菌，结核菌培养阳性。PCR 检测结核分枝杆菌的敏感度高，特异性好。

(2) 血常规检查见白细胞总数正常，淋巴细胞比值增高，红细胞沉降率加快。结核菌素试验阳性。精液检查可见精液量减少，精子计数减少，精子活动力降低。

(3) B 超：附睾结核的声像图改变不具特异性。超声图像表现为附睾增大，附睾部位见弱增强或低回声结节，边缘不规则，内部回声不均。当附睾结节内见散在小钙化灶伴声影时，声像图有一定的特征性。附睾结核常常须与慢性非特异性附睾炎、急性附睾炎、附睾腺瘤等疾病进行鉴别。慢性非特异性附睾炎疼痛较明显，附睾肿块较附睾结核小，硬度也不如附睾结核，很少形成局限性硬结；病灶内多无钙化点及声影回声，抗炎治疗有效。急性附睾炎临床症状出现与消退时间都早于 B 超所见，结合临床可与附睾结核区别。

4. 输精管结核　辅助检查同睾丸、附睾结核。

【鉴别诊断】

肾结核主要须与非特异性膀胱炎和其他引起血尿的疾病进行鉴别。肾结核引起的结核性膀胱炎，症状常以尿频开始，膀胱刺激征长期存在并进行性加重，一般抗生素治疗无效。非特异性膀胱炎主要系大肠埃希菌感染，多见于女性，发病突然，开始即有显著的尿频、尿急、尿痛，经抗感染治疗后症状很快缓解或消失，病程短促，但易反复发作。肾结核的血尿特点是常在膀胱刺激征存在一段时间后才出现，以终末血尿多见，这和泌尿系统其他疾病引起的血尿不同。泌尿系统肿瘤引起的血尿常为全程无痛性肉眼血尿。肾、输尿管结石引起的血尿常伴有肾绞痛；膀胱结石引起的血尿，排尿有时尿线突然中断，并伴尿道内剧烈疼痛。非特异性膀胱炎的血尿主要在急性阶段出现，血尿常与膀胱刺激征同时发生。但最主要的是肾结核的尿中可以找见抗酸杆菌或尿结核分枝杆菌培养阳性，而其他疾病的尿中不会发现。

单纯附睾结核与泌尿系统结核并发附睾结核的区别在于：①前者附睾结核多由血行播散所致，结节多位于头部，而后者多位于尾部；②前者结核多属早期，无尿路刺激症状，除尿结核分枝杆菌 PCR 检查阳性外,无异常发现,而后者为晚期,尿路刺激症状明显,行静脉肾盂造影及 CT 检查多能确诊。

**【治疗原则】**

1. 肾结核　肾结核是全身结核病的一部分,治疗时应注意全身治疗,包括营养、休息、避免劳累等。临床肾结核是进行性、破坏性病变,不经治疗不能自愈,在有效抗结核药物问世之前,肾结核病死率很高,主要治疗手段是切除患肾。随着链霉素(streptomycin)、异烟肼(isoniazid)、利福平(rifampicin)、吡嗪酰胺(pyrazinamide)等抗结核药物相继应用于临床治疗以后,肾结核的治疗效果有了很大提高。肾结核的治疗应根据患者全身和患肾情况,选择药物治疗或手术治疗。

(1) 药物治疗:适用于早期肾结核。如尿中有结核分枝杆菌,而影像学上肾盏、肾盂无明显改变,或仅见 1~2 个肾盏呈不规则虫蚀状,在正确应用抗结核药物治疗后多能治愈。抗结核药物种类很多,首选药物有吡嗪酰胺、异烟肼、利福平和链霉素等杀菌药物,其他如乙胺丁醇、环丝氨酸、乙硫异烟胺等抑菌药为二线药物。

目前常用抗结核药物治疗方法为:吡嗪酰胺 1.0~1.5 g/d(2 个月为限,避免肝毒性),异烟肼 300 mg/d,利福平 600 mg/d,维生素 C 1.0 g/d,维生素 $B_6$ 60 mg/d 顿服,睡前服药同时喝牛奶,有助于耐受药物。如果膀胱病变广泛,膀胱刺激征严重,前 2 个月可加用肌注链霉素(需做皮试)1.0 g/d,服用吡嗪酰胺 2 个月后改用乙胺丁醇 1.0 g/d。因抗结核药物多数有肝毒性,用药期间应同时服用保肝药物,并定期检查肝功能。链霉素对第Ⅷ脑神经有损害,可影响听力,一旦发现应立即停药。

药物治疗最好用三种药物联合服用的方法,并且药量要充分,疗程要足够长,早期病例用药 6~9 个月,有可能治愈。实践证明,药物治疗失败的主要原因是治疗不彻底。治疗中应每月检查尿常规和尿中抗酸杆菌,必要时行尿路静脉造影,以观察治疗效果。连续半年尿中未找见结核分枝杆菌称为稳定阴转。5 年不复发即可认为治愈,但如果有明显膀胱结核或伴有其他器官结核,随诊时间需延长至 10~20 年或更长。

(2) 手术治疗:凡药物治疗 6~9 个月无效,肾结核破坏严重者,应在药物治疗的配合下行手术治疗。肾切除术前抗结核治疗不应少于 2 周。

主要手术方法为肾切除术。肾结核破坏严重,而对侧肾正常,应切除患肾。双侧肾结核一侧广泛破坏呈"无功能"状态,另一侧病变较轻,在抗结核药物治疗一段时间后,择期切除严重的一侧患肾。肾结核对侧肾积水,如果积水肾功能代偿不良,应先引流肾积水,保护肾功能,待肾功能好转后再切除无功能的患肾。

保留肾组织的肾结核手术,如肾部分切除术,适用于病灶局限于肾的一极的患者;结核病灶清除术适用于局限于肾实质表面闭合性的结核性脓肿与肾集合系统不相通者。上述结核病变经抗结核药物治疗 3~6 个月无好转,可考虑做此类手术。近年这类手术已很少采用。

2. 睾丸结核　对于睾丸结核患者,可选择药物或手术的方式进行治疗。

(1) 药物治疗:许多男性生殖系统结核患者由于依从性差、任意更换或增减抗结核药物、疗程不足、耐药结核菌株出现等原因,导致结核病灶控制不佳。为防止结核复发,即使采用手术治疗,术后也应继续抗结核治疗,以短疗程强化或三、四联药物联合治疗为主。

(2) 手术治疗:应严格掌握适应证,年龄较大、附睾睾丸结核性破坏严重、性质不明的肿块、形成脓肿并累及皮肤、抗结核治疗无效者可考虑手术切除。对于年轻患者,睾丸切除手术应慎重。睾丸应尽量保留。如果睾丸已受累,则尽可能切除病变部分。若病变累及大部分睾丸而睾丸已无保留价值,可将睾丸全部切除。

3. 附睾结核 附睾结核的治疗包括支持治疗、药物治疗和手术治疗。

(1) 支持治疗:注意休息,加强营养,摄入丰富的维生素,采用日光疗法等。

(2) 药物治疗:同睾丸结核。

(3) 手术治疗:附睾病变较重或有寒性脓肿和窦道时,可做附睾切除术。术中除了保护睾丸血供外,还应注意以下几点:①无论是择期手术还是术中发现附睾结核,输精管残端宜尽可能游离至腹股沟输精管结核结节上 2 cm,从另一皮肤切口引出并予敞开,以免术后输精管残端结核形成窦道;②如附睾结核诊断明确,术中应彻底止血,尽可能不置引流,必要时可局部使用链霉素 1.0 g,以减少结核菌污染切口;③对不需要生育者,可结扎对侧输精管,以防止交叉感染;④术前应抗结核治疗至少 2 周,术后根据病情使用抗结核药物半年至 1 年,如果患者对常用抗结核药物耐药,可加用第三代喹诺酮类药物。

附睾结核多伴有泌尿系统结核或其他部位结核,故不能单纯满足于附睾结核的诊断,需要通过胸片、静脉肾盂造影等检查来找到原发病因,以便同时治疗。应早期、规律、全程、足量、联合用药进行抗结核治疗。如用药后结节无缩小,则考虑手术治疗。如附睾结节局限,可行附睾切除术;结节累及睾丸则行睾丸附睾切除术;如皮肤有破溃,则加行阴囊皮肤切除;如有窦道,则需加行窦道切除。术后常规抗结核治疗 3~6 个月。

4. 输精管结核 同睾丸、附睾结核的治疗。

【复习思考题】

1. 什么是肾自截?
2. 简述肾结核的治疗原则。

## 第四节 尿路梗阻

【见习项目】

1. 肾、输尿管和膀胱、尿道梗阻的病因、病理生理、临床表现、诊断方法和治疗原则。
2. 前列腺结节状增生的病因、病理生理、临床表现、鉴别诊断和手术适应证。介绍前列腺结节状增生腔内治疗进展。

【见习目的与要求】

1. 掌握常见的梗阻原因和处理原则。
2. 熟悉感染、结石、梗阻的相互关系。
3. 了解梗阻引起的泌尿系统的病理及生理改变。
4. 了解急性尿潴留的病因鉴别。

【见习地点】

见习医院泌尿外科。

【见习准备】

见习带教老师事先选好前列腺增生病例,根据病例数分小组。

【见习流程】

1. 带教老师对理论课知识、概念进行简要复习。

2. 每一病例由一个小组中选出一位同学进行病史采集,并结合前列腺增生特点进行重点的体格检查。

3. 各小组集中,回到示教室。当事同学报告病史及阳性体征,提出下一步的辅助检查和可能的阳性结果,做出诊断和鉴别诊断,提出治疗原则和依据。各小组对所示教的病例开展讨论,指出各自小组的不足之处。

4. 带教老师分析总结,指出各组的优点和不足,提出思考题。

【病史采集要点】

良性前列腺增生(BPH)的临床表现是随着下尿路梗阻引起的病理生理改变的进展而逐渐出现的。良性前列腺增生临床上主要有三组症状,即膀胱刺激症状、梗阻症状及梗阻并发症。

1. **膀胱刺激症状**  尿频是良性前列腺增生最常见的症状,开始多为夜尿次数增多,随后白天也出现尿频。夜尿次数达到 3 次以上,表示膀胱出口梗阻已达到一定程度。当良性前列腺增生出现逼尿肌不稳定、低顺应性膀胱时,患者除尿频外,还伴有尿急、尿痛,甚至出现急迫性尿失禁。良性前列腺增生患者有 50%~80% 出现不稳定膀胱。当膀胱逼尿肌代偿功能失调,出现高顺应性膀胱时,每次排尿都不能将膀胱内尿液排空,膀胱内残余尿日益增多,膀胱有效容量不断减少,尿频症状更加明显。膀胱过度充盈时,膀胱内压超过尿道阻力,尿液将不自主地从尿道口溢出,犹如尿失禁,称为充盈性尿失禁。夜间熟睡时,盆底肌松弛,以及夜间迷走神经兴奋,更易使尿液自行溢出,呈现类似遗尿症的临床表现。

2. **梗阻症状**  梗阻症状主要有排尿困难和残余尿、尿潴留。

(1) 排尿困难:排尿困难的程度是由膀胱出口梗阻程度和膀胱功能状况共同决定的。初期表现为有尿意时需要等候片刻才能排出尿液,称为排尿踌躇。排尿费力随着病程的进展,继而出现尿线变细、无力、射程短,甚至尿不成线,尿液呈滴沥状排出。膀胱出口梗阻的程度并不完全取决于增生腺体的大小,而决定于增生的部位以及前列腺包膜、平滑肌的张力。前列腺的体积即使不大,但中叶增生或纤维增生型良性前列腺增生也可以出现明显的排尿困难症状。当膀胱功能受损,逼尿肌收缩无力时,排尿困难更为严重。

(2) 残余尿、尿潴留:良性前列腺增生患者排尿时不能将膀胱内尿液排空,膀胱内出现残余尿。残余尿量逐渐增加,导致高压性慢性尿潴留。膀胱内压持续处于高水平。膀胱逼尿肌进一步损害,功能失代偿,出现高顺应性膀胱,膀胱感觉迟钝,最后导致低压性慢性尿潴留,膀胱内压处于低水平状态。

良性前列腺增生患者如遇气候突变、过度疲劳、饮酒、房事或上呼吸道感染时，可能诱发急性尿潴留。目前认为，急性尿潴留是膀胱功能失代偿的主要表现，为良性前列腺增生进展的一个重要事件。

残余尿量的多少对预测上尿路功能和良性前列腺增生的临床进展有着重要意义。残余尿量＜55 mL时无肾积水发生，当残余尿量在55～100 mL时，患者肾积水发生率明显增加，而残余尿量在150 mL以上时，患者肾积水发生率为55%。

3. 梗阻并发症　尿路梗阻常可引起一些并发症的发生，如血尿、感染、上尿路扩张、肾功能损害等。

（1）血尿：前列腺腺体表面黏膜上的毛细血管、小血管，由于受到增生腺体的牵拉，尤其在膀胱强力收缩排尿时，可出现血管破裂，或增生腺体压迫前列腺静脉丛，小静脉淤血，均可出现镜下血尿或肉眼血尿，严重者可出现血块，引起急性尿潴留。良性前列腺增生并发血尿者占20%左右。

（2）尿路、生殖道感染：良性前列腺增生引起下尿路梗阻时，可导致尿路感染，尤其在有残余尿时，诱发感染的机会更多。膀胱炎症时，尿频、尿急、尿痛等症状将加重。如继发上行性尿路感染，往往出现腰痛和畏寒、发热等全身症状。伴发急性附睾炎时，患侧附睾肿大、疼痛，严重者伴发热。

（3）上尿路扩张、肾功能损害：膀胱大量残余尿和膀胱内压≥40 $cmH_2O$是导致上尿路扩张的主要原因。低顺应性膀胱、高压性慢性尿潴留患者易发生上尿路扩张，严重者可出现肾衰竭和尿毒症。

（4）膀胱结石：下尿路梗阻导致膀胱残余尿的长期存在，尿液中的晶体将沉淀形成结石。若合并膀胱内感染，则促进结石形成。良性前列腺增生伴膀胱结石的发生率约为10%。

（5）腹压增高所引起的症状：良性前列腺增生引起膀胱出口梗阻的情况下，出现排尿困难，长期增加腹压排尿，将促使腹股沟疝、脱肛、内痔等的发生。

## 【诊断】

50岁以上男性出现夜尿增多或进行性排尿困难时，须考虑前列腺增生的可能。老年患者有反复发作下尿路感染、膀胱结石或出现肾功能不全时，亦须注意有无前列腺增生。体检时，注意下腹部有无膨胀的膀胱。直肠指诊可触及前列腺，前列腺增生时一般体积增大，表面光滑、质韧、有弹性，中间沟变浅或消失。

## 【治疗原则】

治疗措施的选择应充分考虑患者的意愿，向患者交代包括观察等待、药物治疗、手术治疗、微创治疗在内的各种方法，以及各自的适应证、禁忌证、疗效、并发症、治疗后随访观察的内容。

1. 观察等待　包括对患者的健康教育、生活方式指导、随访等几个方面。适应证包括：①接受观察等待的患者，应进行良性前列腺增生诊断的初始评估，以排除各种良性前列腺增生相关并发症和鉴别诊断；②有轻度下尿路症状（I-PSS评分＜7分）的患者；③I-PSS评分≥8分，但生活质量未受到明显影响的患者。

（1）健康教育：向接受观察等待的患者提供与良性前列腺增生疾病相关的知识，包括下尿路症状和良性前列腺增生的临床进展，让患者了解观察等待的效果和预后。同时有必要提供前列腺癌的相关知识,告知患者目前还没有证据显示有下尿路症状的人群中前列腺癌的检出率高于无症状的同龄人群。

（2）生活方式指导:告知患者观察等待不是不需要任何处理。适当限制饮水可以缓解尿频症状,例如夜间和出席公共社交场合时限水。但要保证每日饮水量不要少于 1 500 mL。酒精和咖啡有利尿和刺激前列腺充血作用,可以使尿量增多,加重尿频、尿急等排尿刺激症状,因此应限制酒精类和含咖啡因类饮料的摄入。进行精神放松训练,把注意力从排尿的欲望中解脱出来。掌握排空膀胱的技巧,如重复排尿。进行膀胱训练,鼓励患者适当憋尿,以增加膀胱的容量和延长排尿的间歇时间。

良性前列腺增生患者多为老年人,常因合并其他内科疾病同时服用多种药物,医师应了解和评价这些合并用药的情况,如阿托品、山莨菪碱等会抑制膀胱逼尿肌收缩,增加排尿困难。某些降压药含利尿成分,会加重尿频症状。必要时和相关的内科医师讨论调整用药,以减少合并用药对泌尿系统的影响。保持大便通畅,防止便秘加重患者的排尿困难症状。

（3）随访:观察等待不是被动的单纯等待,应明确告知患者需要定期的随访。患者症状没有加剧,没有外科手术指征,观察等待开始后第 6 个月进行第一次随访,以后每年进行一次随访。随访的内容包括 I-PSS 评分、尿流率检查、B 超测定残余尿。直肠指诊和血清前列腺特异性抗原(PSA)测定可选择每年检查一次。随访过程中,如果患者下尿路症状明显加重,或出现手术指征,要及时调整治疗方案,在重新制定治疗方案时,充分考虑患者的意愿,转为药物治疗或外科治疗。

2. 药物治疗　良性前列腺增生药物治疗的短期目的是缓解患者的下尿路症状,长期目标是延缓疾病的临床进展,预防并发症的发生,在减少药物治疗不良反应的同时保持患者较高的生活质量是良性前列腺增生药物治疗的总体目标。

良性前列腺增生药物治疗的适应证包括:①接受药物治疗的患者,应进行良性前列腺增生诊断的初始评估,以排除各种与良性前列腺增生相关的并发症和鉴别诊断;②I-PSS 评分≥8 分,有膀胱出口梗阻,但尚无良性前列腺增生的并发症,无外科治疗的绝对指征者;③部分良性前列腺增生患者有手术治疗的绝对指征,但身体条件不能耐受手术,也可采用药物治疗。

良性前列腺增生的治疗药物目前有三大类:①$\alpha_1$-肾上腺素受体($\alpha_1$-AR)阻滞剂;②$5\alpha$-还原酶抑制剂;③植物药。

3. 外科治疗　良性前列腺增生外科治疗的适应证包括:①下尿路症状严重,已明显影响生活质量,经正规药物治疗无效或拒绝药物治疗的患者可考虑外科治疗;②反复尿潴留(至少在一次拔导尿管后不能排尿或两次尿潴留);③反复血尿,$5\alpha$-还原酶抑制剂治疗无效;④反复泌尿系统感染;⑤膀胱结石;⑥继发性上尿路积水(伴或不伴肾功能损害);⑦良性前列腺增生患者合并膀胱大憩室、腹股沟疝、严重的痔疮或脱肛,临床判断不解除下尿路梗阻难以达到治疗效果者,应当考虑外科治疗。

以前认为残余尿>60 mL 是外科手术治疗的手术指征。现在认为,虽然残余尿的测定对良性前列腺增生所致的下尿路梗阻具有一定的参考价值,但因其重复测量的不稳定性、个体间的差异以及不能鉴别下尿路梗阻和膀胱收缩无力等因素,不能确定作为手术指征的残余尿量上限。但残余尿明显增多以致充盈性尿失禁的良性前列腺增生患者应当考虑外科治疗。术前注意对长期慢性尿潴留、肾功能不全的患者,应先持续导尿引流尿液,待肾功能改善后才能进行外科手术。

外科治疗前,应重视尿流动力学检查。通过尿流动力学检查鉴别良性前列腺增生性梗阻与非良性前列腺增生性梗阻,了解膀胱功能的情况。良性前列腺增生性梗阻严重,膀胱功能良好者,治疗效果最佳。对膀胱功能受损代偿期患者积极治疗,可望膀胱功能恢复。膀胱功能失代偿者,术后疗效差。膀胱功能严重受损、逼尿肌无力、术后难以恢复者,不宜行前列腺切除,以施行永久性膀胱造瘘术为宜。

良性前列腺增生系老年性疾病,因而需要进行全身状况的评估。根据患者的年龄、心、肺、肝、肾、脑等重要生命器官的功能状况及其代偿的程度,评估病情和承受手术的危险程度。

【复习思考题】

1. 良性前列腺增生的手术指征有哪些?
2. 尿路梗阻的鉴别诊断有哪些?

## 第五节 尿 路 结 石

【见习项目】

1. 各种尿路结石,如肾结石、输尿管结石、膀胱结石、尿道结石的示教。
2. 尿路结石影像学读片。

【见习目的与要求】

1. 掌握尿路结石的主要症状和体征,要求会做体格检查,并能做出正确的诊断。
2. 熟悉尿路结石常用辅助检查及其判读,如X线、B超及CT等。

【见习地点】

见习医院泌尿外科。

【见习准备】

见习带教老师事先选好病例(各种尿路结石以及病房现有的相关鉴别诊断疾病的病例)若干,分配好每一病例示教所占时间。根据病例数分小组。

【见习流程】

1. 带教老师对理论课知识、概念进行简要复习。
2. 每一病例由一个小组中选出一位同学进行病史采集,并结合尿路结石疾病特点进行重点的体格检查。
3. 各小组集中,回到示教室。当事同学报告病史及阳性体征,提出下一步的辅助检查和可能的阳性结果,做出诊断和鉴别诊断,提出治疗原则和依据。各小组对所示教的病例开展讨论,指出各自小组的不足之处。

4. 带教老师分析总结,指出各组的优点和不足,提出思考题。

## 【病史采集要点】

### 一、现病史采集要点

1. **发病情况** 结石是缓慢起病还是急性起病。
2. **发病诱因** 患者发病前是否有代谢性疾病、药物、泌尿系统梗阻、感染及异物等相关因素影响。
3. **主要症状** 上尿路结石:重点询问疼痛的部位、性质、持续时间,是否有血尿及其与腰痛的先后关系;下尿路结石:询问是否有排尿困难、排尿中断现象,改变体位是否可改善。询问是否有尿频、尿急、尿痛等症状。
4. **病情演变** 询问疼痛、血尿是否可自行缓解,有无结石自然排出。
5. **伴随症状** 询问是否伴有发热、恶心、呕吐,是否有水肿、食欲减退、贫血等肾功能不全表现。
6. **诊疗情况** 了解患者曾在何处就诊过,做过何种检查,结果如何。
7. **一般情况** 了解患者精神、体力、饮食、大小便等情况。

### 二、既往史和个人史等采集要点

(1) 有无药物过敏史。
(2) 有无长期吸烟饮酒史。
(3) 家族中近亲属是否有类似病史。
(4) 工作及职业情况。
(5) 既往有无结石病史及相关治疗方式。

## 【查体要点】

1. **肾结石** 肾结石造成肾绞痛、钝痛时,临床表现为症状重、体征轻。典型的体征是患侧肾区叩击痛。脊肋角和腹部压痛可不明显,一般不伴腹部肌紧张。肾结石慢性梗阻引起巨大肾积水时,可出现腹部包块。
2. **输尿管结石** 输尿管绞痛的患者,表情痛苦,卧位、辗转反复变换体位。输尿管上段结石常可表现为肾区、胁腹部的压痛和叩击痛。输尿管走行区域可有深压痛,但除非伴有尿液外渗,否则无腹膜刺激征,可与腹膜腔内的脏器穿孔、感染相鉴别。有时经直肠指诊可触及输尿管末端的结石,是较方便的鉴别手段。
3. **膀胱结石** 体检对膀胱结石的诊断帮助不大,多数病例无明显的阳性体征。结石较大者,经双合诊可扪及结石。婴幼儿直肠指诊有时亦可摸到结石。经尿道将金属探条插入膀胱,可探出金属碰击结石的感觉和声音。目前此法已被B超及X线检查取代而很少采用。
4. **尿道结石** 男性前尿道结石在阴茎或会阴部可以摸到结石,后尿道结石可经直肠摸到。女性患者经阴道可摸到尿道憩室内结石。

## 【辅助检查】

1. **B超** 超声检查是一种简便、无创伤的检查,是使用最广泛的输尿管结石的筛查手段。它可以发现直径 2 mm 以上非 X 线透光结石(通常称阳性结石)及 X 线透光结石(通常称阴性结石)。超声检查还可以了解结石以上尿路的扩张程度,间接了解肾皮质、实质厚度和集合系统的情况。超声检查能同时观察膀胱和前列腺,寻找结石形成的诱因和并发症。但输尿管壁薄,缺乏一个良好的"声窗"衬托结石的背景,因此输尿管结石检出率低于肾结石。不过一旦输尿管结石引起上尿路积水,则可沿积水扩张的输尿管下行,扫查到输尿管上段的结石或提示梗阻的部位。由于受肠道及内容物的影响,超声检查诊断输尿管中段结石较困难。采用充盈尿液的膀胱作为"声窗",则能发现输尿管末端的结石。此外,经直肠超声波检查(TRUS)也能发现输尿管末端的结石。尽管超声检查存在一定的缺陷,但其仍是尿路结石的常规检查方法,尤其是在肾绞痛时可作为首选方法。

2. 尿路平片　X 线检查可以发现 90% 左右非 X 线透光结石,能够大致地确定结石的位置、形态、大小和数量,并且通过结石影的明暗初步提示结石的化学性质,因此可以作为结石检查的常规方法。在尿路平片上,不同成分的结石显影程度依次为草酸钙结石、磷酸钙和磷酸铵镁结石、胱氨酸结石、含尿酸盐结石。单纯性尿酸结石和黄嘌呤结石能够透过 X 线,胱氨酸结石的密度低,在尿路平片上的显影比较淡。与肾或膀胱结石相比,输尿管结石一般体积较小,同时输尿管的走行区域有脊椎横突及骨盆组织重叠,因此即使是质量优良的尿路平片,尽管沿输尿管走行区域仔细寻找可能增加结石检出的概率,但仍有约 50% 急诊拍片的结石患者无法明确诊断。腹部侧位片有助于胆囊结石与输尿管结石的鉴别,前者结石影多位于脊柱的前侧;后者多位于脊柱的前缘之后。钙化的淋巴结、静脉石、骨岛等也可能被误认为结石,需仔细鉴别。可插入输尿管导管拍摄双曝光平片,如钙化影移动的距离和导管完全一致,则表明阴影在导管的同一平面。

3. 静脉尿路造影　静脉尿路造影应该在尿路平片的基础上进行,其价值在于了解尿路的解剖,发现有无尿路的发育异常,如输尿管狭窄、输尿管瓣膜、输尿管膨出等。确定结石在尿路的位置,发现尿路平片上不能显示的 X 线透光结石,鉴别尿路平片上可疑的钙化灶。此外,还可以初步了解分侧肾脏的功能,确定肾积水程度。在一侧肾脏功能严重受损,或者使用普通剂量造影剂而肾脏不显影的情况下,采用加大造影剂剂量或者延迟拍片的方法往往可以达到肾脏显影的目的。在肾绞痛发作时,由于急性尿路梗阻往往会导致肾脏排泄功能减退,尿路不显影或显影不良,进而轻易诊断为无肾功能,因此建议在肾绞痛发生 2 周后,梗阻导致的肾功能减退逐渐恢复时,再行静脉尿路造影检查。

4. CT　CT 扫描不受结石成分、肾功能和呼吸运动的影响,而且螺旋 CT 还能够同时对所获取的图像进行二维及三维重建,获得矢状或冠状位图像,因此能够检出其他常规影像学检查中容易遗漏的微小结石(如 0.5 mm 的微结石)。CT 诊断结石的敏感性比尿路平片及静脉尿路造影高,尤其适用于急性肾绞痛患者的确诊,可以作为 B 超、X 线检查的重要补充。CT 片下,输尿管结石表现为结石高密度影及其周围水肿的输尿管壁形成的"框边"现象。对于碘过敏或者存在其他静脉尿路造影禁忌证的患者,增强 CT 能够显示肾脏积水的程度和肾实质的厚度,从而反映肾功能的改变情况。

5. 逆行性尿路造影或经皮肾穿刺造影　此两项检查属于有创性的检查方法,不作为常规检查手段,仅在静脉尿路造影不显影或显影不良,以及怀疑是 X 线透光结石、需要做进一步的鉴别诊断时应用。逆行性尿路造影的适应证包括:①因碘过敏无法施行静脉尿路造影;②静脉尿路造影检查显影效果不佳,影响结石诊断;③怀疑结石远端梗阻;④需经输尿管导管注入空气作为对比剂,通过提高影像反差显示X线透光结石。

6. **磁共振水成像** 磁共振对尿路结石的诊断效果极差,因而一般不用于结石的检查。但是,磁共振水成像能够了解上尿路梗阻的情况,而且不需要造影剂即可获得与静脉尿路造影同样的效果,不受肾功能改变的影响。因此,对于不适合做静脉尿路造影的患者(对碘造影剂过敏、严重肾功能损害、儿童和妊娠妇女等)可考虑采用。

7. **放射性核素显像** 放射性核素检查不能直接显示尿路结石,但是它可以显示泌尿系统的形态,提供肾脏血流灌注、肾功能及尿路梗阻情况等信息,因此对手术方案的选择以及手术疗效的评价具有一定价值。此外,肾动态显影还可以用于评估体外冲击波碎石对肾功能的影响情况。

8. **输尿管镜、尿道膀胱镜检查** 输尿管结石一般不需要进行膀胱镜检查,膀胱镜检查主要用于需要行静脉尿路造影或输尿管插管拍双曝光片时,以及需要了解碎石后结石是否排入膀胱时。尿道膀胱镜检查是诊断膀胱结石最可靠的方法,尤其对于X线透光的结石。结石在膀胱镜下一目了然,不仅可查清结石的大小、数目及其具体特征,还可明确有无其他病变,如前列腺增生、尿道狭窄、膀胱憩室、炎症改变、异物、癌变、先天性后尿道瓣膜及神经性膀胱功能障碍等。在膀胱镜检查后,还可同时进行膀胱结石的碎石治疗。尿道镜检查能直接看到较小的异物或较长较大异物的尾端。尿道有异物时行尿道镜检查有加重尿道损伤的可能性,应慎重操作。

## 【诊断】

一般依靠病史、症状、体征及辅助检查不难做出临床诊断。完整的诊断应包括:①结石自身的诊断,包括结石部位、体积、数目、形状、成分等;②结石并发症的诊断,包括感染、梗阻的程度、肾功能损害等;③结石病因的评价。

## 【鉴别诊断】

肾结石应当与泌尿系统结核、各种可能出现肾脏钙化灶的疾病、各种引起上尿路梗阻的疾病相鉴别。

## 【治疗原则】

1. **肾结石** 肾结石治疗的总体原则是解除痛苦、解除梗阻、保护肾功能、有效去除结石、治疗病因、预防复发。保护肾功能是结石治疗的核心。具体的治疗方法需要个体化,根据患者的具体情况选择适宜的治疗方法。影响肾结石治疗的因素多样,包括患者的具体病情和医疗条件两大类。其中患者的病情包括结石的位置、数目、大小、形态、可能的成分,发作的急缓,肾脏功能,是否合并肾积水,是否合并尿路畸形,是否合并尿路感染,可能的病因,患者的身体状况以及既往治疗等情况,这些都影响结石治疗具体方法的选择。此外,医疗因素包括医生所掌握的治疗结石的技术和医院的医疗条件、仪器设备,也影响结石治疗方法的选择。肾结石的治疗主要包括以下内容:严重梗阻的紧急处理、肾绞痛的处理、合理有效去除结石、病因治疗等方面。

2. **输尿管结石** 主要方法有保守治疗(药物治疗和溶石治疗)、体外冲击波碎石术(ESWL)、输尿管镜(URSL)、经皮肾镜碎石术(PCNL)、开放手术及腹腔镜手术。大部分输尿管结石通过微创治疗，如体外冲击波碎石术和（或）输尿管镜、经皮肾镜碎石术治疗均可取得令人满意的疗效。输尿管结石位于输尿管憩室内、狭窄段输尿管近端以及需要同时手术处理先天畸形等结石病因导致微创治疗失败的患者往往需要开放或腹腔镜手术取石。对于结石体积较小（一般认为直径<0.6 cm）者，可通过水化疗法、口服药物排石。较大的结石，以及除纯尿酸结石外其他成分的结石，包括含尿酸铵或尿酸钠的结石，溶石治疗效果不佳，多不主张通过口服溶石药物溶石。对于X线下显示低密度影的结石，可以利用输尿管导管或双J管协助定位试行体外冲击波碎石术。尿酸结石在行逆行输尿管插管进行诊断及引流治疗时，如导管成功到达结石上方，可在严密观察下行碱性药物局部灌注溶石，此方法较口服药物溶石速度更快。

3. **膀胱结石**　治疗应遵循两个原则，一是取出结石，二是去除结石形成的病因。膀胱结石如果来源于肾、输尿管结石，则同时处理；来源于下尿路梗阻或异物等病因时，在清除结石的同时必须去除这些病因。有的病因则需另行处理或取石后继续处理，如感染、代谢紊乱和营养失调等。一般来说，直径<0.6 cm、表面光滑、无下尿路梗阻的膀胱结石可自行排出体外。绝大多数的膀胱结石均需行外科治疗，方法包括体外冲击波碎石术、内腔镜手术和开放性手术。

4. **尿道结石**　治疗应根据结石大小、形态、部位，尿道局部病变，以及有无并发症等情况而决定。有自行排石、尿道内注入麻醉润滑剂协助排石、尿道内原位或推入膀胱内行腔内碎石和开放手术切开取石等多种方法。新近进入尿道内的较小的继发性尿道结石，如尿道无明显病变，结石有自行排出的可能，或者经尿道注入利多卡因凝胶或其他润滑剂将结石挤出。位置较深者，可插入细橡胶导尿管于结石停留之处，低压注入润滑剂数毫升，排尿时可能将结石冲出。前尿道的结石，可经止血钳夹出，但切忌盲目钳夹牵拉或粗暴地企图用手法挤出，否则会造成尿道黏膜的广泛损伤，继发炎症、狭窄。后尿道的结石可先推至膀胱再行碎石治疗，如结石过大或固定于后尿道内，不能推入膀胱，可通过耻骨上切开膀胱，以示指探入后尿道内轻轻松动结石并扩张膀胱颈部，再将其取出。对尿道憩室结石，在处理结石的同时憩室应一并切除。随着腔内泌尿外科的发展，目前已可采用尿道镜或输尿管镜气压弹道碎石或液电、钬激光碎石等腔内手术的方法处理前、后尿道结石。输尿管镜直视下钬激光碎石术具有损伤小、成功率高、并发症少的优点。开放性手术仅适用于合并有尿道憩室、尿道狭窄、脓肿、尿道瘘等尿道、生殖道解剖异常的病例，以及医疗技术条件较差，无法实施腔内技术的地区。

5. **双侧上尿路结石**　治疗原则：①双侧输尿管结石。如果患者总肾功能正常或处于肾功能不全代偿期，血肌酐值<178.0 μmol/L，先处理梗阻严重一侧的结石；如果患者总肾功能较差，处于氮质血症或尿毒症期，先治疗肾功能较好一侧的结石，条件允许时，可同时行对侧经皮肾穿刺造瘘，或同时处理双侧结石。②双侧输尿管结石的客观情况相似，先处理主观症状较重或技术上容易处理的一侧结石。③一侧输尿管结石，另一侧肾结石，先处理输尿管结石，处理过程中建议参考总肾功能、分肾功能与患者一般情况。④双侧肾结石，一般先治疗容易处理且安全的一侧，如果肾功能处于氮质血症或尿毒症期，梗阻严重，建议先行经皮肾穿刺造瘘，待肾功能与患者一般情况改善后再处理结石。⑤孤立肾上尿路结石或双侧上尿路结石致急性梗阻性无尿。只要患者情况许可，应及时外科处理；如患者不能耐受手术，应积极试行输尿管逆行插管或经皮肾穿刺造瘘术，待患者一般情况好转后再选择适当的治

疗方法。⑥对于肾功能处于尿毒症期,并有水、电解质和酸碱平衡紊乱的患者,建议先行血液透析,尽快纠正其内环境的紊乱,并同时行输尿管逆行插管或经皮肾穿刺造瘘术,引流肾脏,待病情稳定后再处理结石。

## 【复习思考题】

1. 尿路结石常用的影像学检查有哪些?
2. 双侧上尿路结石的治疗原则有哪些?

## 第六节 泌尿、男性生殖系统肿瘤

### 【见习项目】

膀胱肿瘤病例的示教。

### 【见习目的与要求】

1. 掌握膀胱癌的临床表现、诊断原则。
2. 掌握各期膀胱肿瘤的治疗原则。
3. 了解膀胱肿瘤的病理分类及分期。

### 【见习地点】

见习医院泌尿外科。

### 【见习准备】

见习带教老师事先选好病例若干,分配好每一病例示教所占时间。根据病例数分小组。

### 【见习流程】

1. 带教老师对理论课知识、概念进行简要复习。
2. 每一病例由一个小组中选出一位同学进行病史采集,并结合膀胱肿瘤特点进行重点的体格检查。
3. 各小组集中,回到示教室。当事同学报告病史及阳性体征,提出下一步的辅助检查和可能的阳性结果,做出诊断和鉴别诊断,提出治疗原则和依据。各小组对所示教的病例开展讨论,指出各自小组的不足之处。
4. 带教老师分析总结,指出各组的优点和不足,提出思考题。

### 【病史采集要点】

#### 一、现病史采集要点

1. **血尿** 需询问血尿的持续时间、严重程度,是全程血尿、初始血尿还是终末血尿。绝大多数膀胱肿瘤患者的首发症状是无痛性血尿,如肿瘤位于三角区或其附近,血尿常为终末出现。如肿瘤出血较多,患者可出现全程血尿。血尿可间歇性出现,常能自行停止或减轻。

2. **膀胱刺激症状** 肿瘤坏死、溃疡、合并炎症以及形成感染时,患者可出现尿频、尿急、尿痛等膀胱刺激症状。

3. **腰痛、尿潴留、骨痛** 肿瘤浸润达肌层时,患者可出现疼痛症状。肿瘤较大影响膀胱容量,或肿瘤发生在膀胱颈部,或出血严重形成血凝块等影响尿液排出时,患者可出现排尿困难甚至尿潴留。膀胱肿瘤位于输尿管口附近影响上尿路尿液排空,可造成患侧肾积水。晚期膀胱肿瘤患者有贫血、水肿、下腹部肿块等症状,盆腔淋巴结转移可引起腰骶部疼痛和下肢水肿。

## 二、既往史和个人史等采集要点

(1) 有无药物过敏史。
(2) 有无长期吸烟史。
(3) 家族中近亲属是否有类似病史。
(4) 工作及职业情况。
(5) 有无放化疗史。
(6) 有无血吸虫病史。

【查体要点】

查体时注意膀胱区有无压痛,直肠指诊双手合诊时注意有无触及膀胱区肿块及肿块活动情况。膀胱肿瘤未侵及肌层时,此项检查常阴性,如能触及肿块,提示癌肿浸润已深,病变已属晚期。

【辅助检查】

## 一、影像学检查

1. **B超** 超声检查能在膀胱适度充盈下清晰显示肿瘤的部位、数目、大小、形态及基底宽窄等情况,能分辨出 0.5 cm 以上的膀胱肿瘤,同时还能检测上尿路是否有积水扩张,是目前诊断膀胱癌最为简便、经济、具较高检出率的一种诊断方法。

超声检查有经腹(TAUS)、经直肠(TRUS)和经尿道(TUUS)三种路径,其中 TAUS 最为简便易行,检查迅速,患者无痛苦,短时间内可多次重复检查,是膀胱癌术前诊断和分期、术后复查的首选方法,但 TRUS 和 TUUS 能更清晰显示膀胱癌部位及浸润程度,可对膀胱癌进行更为准确的分期。

超声检查漏诊、误诊的原因,多与肿瘤大小和发生部位有关。小的隆起性病灶以及直径<0.5 cm 的肿瘤,超声难以发现;位于膀胱顶部及前壁的肿瘤易受肠腔气体或腹壁多重反射等伪差干扰而遗漏,位于颈部的肿瘤不易与前列腺增生和前列腺癌相鉴别,故超声诊断多需与膀胱镜、CT 等其他检查相结合。

2. **CT** CT 检查能清晰地显示 1 cm 以上的膀胱肿瘤。肿块较小时,常为乳头状,密度多均匀,边缘较光整。较大肿块密度不均,中央可出现液化坏死,边缘多不规则,呈菜花状。CT 薄层扫描能增加肿瘤的检出率。

CT 扫描可分辨出肌层、膀胱周围的浸润,用于膀胱癌的分期诊断。CT 对壁内浸润程度的区分不够满意,即对早期癌肿($T_1 \sim T_{3a}$)分期的准确性受到一定限制,但当肿瘤突破膀胱向外侵犯时($T_{3b}$期以上),能清晰显示周围脂肪层中的软组织块影,进一步侵犯前列腺及精囊时,可使膀胱精囊角消失,前列腺增大密度不均。输尿管内口受累可引起输尿管扩张积水。CT 还可清晰显示肿大淋巴结,>10 mm 者被视为转移可能,但不能区分肿大淋巴结是转移还是炎症,有时需结合临床分析。多层螺旋 CT 容积扫描可进行三维重建,从而可以多方位观察膀胱轮廓及肿块情况,在膀胱上下两极病变的分期上具有明显的优越性。

CT 对早期局限于膀胱壁内的<1 cm 的肿块不易显示,易漏诊,需结合膀胱镜检查。另外,CT 平扫有时会因尿液充盈不够而不能检出病灶,故若临床有血尿病史而平扫未发现问题,则需做增强扫描。在检查前必须让膀胱充盈完全并清洁肠道,若膀胱未完全充盈,则很难判断膀胱壁是否有增厚。

3. MRI  MRI 的诊断原则与 CT 相同。凸入膀胱的肿块和膀胱壁的局限性增厚在 T1WI 上呈等或略高信号,T2WI 上呈低于尿液的略高信号,但小肿瘤有时被尿液高信号掩盖而显示不佳。

MRI 对肿瘤的分期略优于 CT,判断膀胱肌壁受侵程度较 CT 准确。MRI 虽不能区分 $T_1$ 期和 $T_2$ 期,但可区分 $T_2$ 期与 $T_{3a}$ 期,即可较好显示肌层的受累情况,对膀胱壁外受累及邻近器官受累情况亦优于 CT。若 T2WI 表现为肿瘤附着处膀胱壁正常低信号带连续性中断,表示肿瘤侵犯深肌层。若膀胱周围脂肪受侵,则 T1 或 T2 像上可见脂肪信号区内有低信号区,并可见膀胱壁低信号带已经断裂。但 MRI 显示淋巴结转移情况并不优于 CT。

应用造影剂行 MRI 检查,可更好地区分非肌层浸润性肿瘤与肌层浸润性肿瘤以及浸润深度,也可发现正常大小淋巴结有无转移征象。例如,应用铁剂作为增强剂可鉴别淋巴结有无转移:良性增大的淋巴结可吞噬铁剂,在 T2 加权相上信号强度降低,而淋巴结转移则无此征象。

4. 全身骨显像  全身骨显像可比 X 线提前 3~6 个月发现骨转移病灶,主要用于检测有无骨转移病灶以明确肿瘤分期。在浸润性肿瘤患者出现骨痛或碱性磷酸酶增高时,或拟行根治性膀胱切除的患者怀疑有骨转移时,可选择使用该项检查。

## 二、内镜检查

1. 膀胱镜检查和活检  膀胱镜检查对诊断具有决定性意义。膀胱镜检查应包括全程尿道和膀胱,检查膀胱时应边观察边慢慢充盈,对膀胱壁突起要区分是病变还是黏膜皱褶。应避免过度充盈以免掩盖微小病变,如原位癌。绝大多数病例可通过膀胱镜直接看到肿瘤生长的部位、大小、数目,以及与输尿管开口和尿道内口的关系,并可在肿瘤附近及远离之处取材,以了解有无上皮变异或原位癌,对决定治疗方案及预后很重要。取活检时须注意同时从肿瘤根部和顶部取材,分开送病理检查,因为顶部组织的恶性度一般比根部的高。若未见肿瘤,最后做膀胱反复冲洗,收集冲洗液连同检查前自解尿液送细胞学检查。

2. 诊断性经尿道电切术(TUR)  如果影像学检查发现膀胱内有肿瘤病变,并且没有明显的膀胱肌层浸润征象,可以酌情省略膀胱镜检查,在麻醉下直接行诊断性 TUR,这样可以达到两个目的,一是切除肿瘤,二是对肿瘤标本进行组织学检查以明确病理诊断、肿瘤分级和分期,为进一步治疗以及判断预后提供依据。

如果肿瘤较小,可以将肿瘤连带其基底的膀胱壁一起切除送病理检查;如果肿瘤较大,先将肿瘤的表面部分切除,然后切除肿瘤的基底部分,分别送病理检查,基底部分应达到膀胱壁肌层。肿瘤较大时,建议切取肿瘤周边的膀胱黏膜送病理检查,因为该区域有原位癌的可能。为了获得准确的病理结果,建议行 TUR 时尽量避免对组织烧灼,以减少对标本组织结构的破坏,也可以用活检钳对肿瘤基底部以及周围黏膜进行采样活检,这样能够有效地保护标本组织不受损伤。

3. 输尿管镜检查　对膀胱癌伴可疑上尿路病变,行计算机体层摄影尿路造影(CTU)或磁共振尿路造影(MRU)仍不能明确诊断者,可行诊断性输尿管镜检测和活检。

### 三、尿细胞学及肿瘤标志物检查

1. 尿细胞学检查　尿细胞学检查是膀胱癌的重要检测手段,特别是对于高级别肿瘤。细胞体积增大、胞核-胞质比例增高、核多形性、核深染和不规则以及核仁突起等是高级别膀胱癌的特征性所见。为了防止肿瘤细胞的自溶漏诊、增加阳性率,一般连续检查 3 天的尿液,留取尿液标本后应及时送检。尿细胞学检查的敏感性随膀胱癌细胞分级、临床分期的增高而增高。尿细胞学检查对诊断原位癌尤为重要,因原位癌癌细胞黏附力差,易于脱落,膀胱镜检查不易发现。

2. 肿瘤标志物检查　膀胱肿瘤抗原(bladder tumor antigen,BTA)、核基质蛋白(nuclear matrix protein,NMP)、存活素(survivin,SV)、端粒酶(telomerase)、荧光原位杂交(fluorescence in situ hybridization,FISH)技术等。

## 【鉴别诊断】

膀胱尿路上皮性肿瘤的血尿和肾、输尿管肿瘤的血尿相似,均可为间歇性无痛性血尿,因此需加以鉴别。此外,其还需和尿路结石、前列腺增生、前列腺癌、非特异性膀胱炎、腺性膀胱炎、肾结核等引起的血尿加以鉴别。

## 【治疗原则】

膀胱癌复发或进展的倾向与分期、分级、肿瘤多发病灶、肿瘤大小和早期复发率有关。肿瘤分期分级高、多发、体积大和术后早期复发的患者,肿瘤复发和浸润进展的可能性大,因此需要根据肿瘤复发或进展的风险制定治疗方案。一般将膀胱肿瘤按肿瘤浸润深度分为非肌层浸润性膀胱癌($T_{is}$,$T_a$,$T_1$)和肌层浸润性膀胱癌($T_2$ 以上),不同肿瘤的生物学行为有较大差异,因此治疗上应该区别对待。

### 一、非肌层浸润性膀胱癌(NMIBC)的治疗

1. 手术治疗　主要包括以下几种术式。

(1) 经尿道膀胱肿瘤切除术(TURBT):是非肌层浸润性膀胱癌的重要诊断方法和主要治疗手段。经尿道膀胱肿瘤切除术有两个目的,一是切除肉眼可见的全部肿瘤,二是切除组织进行病理分级和分期。术中应将肿瘤完全切除直至露出正常的膀胱壁肌层。在肿瘤切除后,最好进行基底部组织活检,以便于病理分期和下一步治疗方案的确定。

首次肿瘤切除时往往有肿瘤分期被低估的情况,而再次电切可以纠正分期错误,亦可发现残存肿瘤,尤其是对于高复发和有进展风险的肿瘤,如 $T_1$ 期肿瘤。最好在首次电切后

2~6周行再次电切,主要是经此间隔时间后,首次电切导致的炎症已消退。再次电切应在首次电切部位进行,而且切除标本中应包含膀胱肌层组织。外观正常的膀胱黏膜不常规活检,仅当存在可疑的病变区域或尿细胞学检查为阳性时需行随机活检。

(2) 膀胱部分切除术:可用于憩室内膀胱癌患者,降低因电切造成的膀胱穿孔风险,对于高级别 $T_1$ 期肿瘤,建议同时行淋巴结清扫术及术后膀胱免疫灌注或全身辅助化疗。

(3) 根治性膀胱切除术:对部分高危非肌层浸润性膀胱癌亚组或极高危非肌层浸润性膀胱癌亚组患者,推荐行根治性膀胱切除术。

2. 腔内辅助治疗　主要有术后膀胱灌注化疗、术后膀胱灌注免疫治疗,以及一些其他腔内治疗方法。

(1) 术后膀胱灌注化疗:有术后即刻膀胱灌注化疗和术后早期及维持膀胱灌注化疗。

术后即刻膀胱灌注化疗,即经尿道膀胱肿瘤切除术后 24 小时内完成化疗药物膀胱腔内灌注。对于术中有膀胱穿孔,或多发膀胱肿瘤手术创面大的患者,为避免化疗药物吸收带来的不良反应,不主张行即刻膀胱灌注化疗。低危非肌层浸润性膀胱癌术后行即刻灌注化疗,肿瘤复发的概率很低,不推荐维持膀胱灌注化疗;中、高危非肌层浸润性膀胱癌则需要后续维持膀胱灌注化疗或免疫治疗。

术后早期及维持膀胱灌注化疗还用于中危和高危的非肌层浸润性膀胱癌行术后即刻膀胱灌注化疗后。包括早期灌注,术后 4~8 周,每周 1 次;随后维持灌注,每月 1 次,维持 6~12 个月。

灌注化疗的常用药物包括阿霉素、表柔比星、丝裂霉素、吡柔比星、羟喜树碱等。尿液的 pH、化疗药的浓度与膀胱灌注化疗效果有关,并且药物浓度比药量更重要。化疗药物应通过导尿管灌入膀胱,膀胱内保留时间需依据药物说明书,可选择 0.5~2 小时。灌注前不要大量饮水,避免尿液将药物稀释。表柔比星的常用剂量为 50~80 mg,丝裂霉素为 20~60 mg,吡柔比星为 30~50 mg,羟喜树碱为 10~20 mg。膀胱灌注化疗的主要不良反应是化学性膀胱炎,炎症程度与灌注剂量和频率相关,经尿道膀胱肿瘤切除术术后即刻膀胱灌注更应注意药物的不良反应。多数不良反应在停止灌注后可以自行改善。

(2) 术后膀胱灌注免疫治疗:主要使用的药物是卡介苗(BCG),也可使用铜绿假单胞菌、A 群链球菌、红色诺卡菌制剂等生物制剂。卡介苗膀胱灌注适应证为中高危非肌层浸润性膀胱癌和膀胱原位癌。卡介苗膀胱灌注禁忌证包括有症状的泌尿系统感染、活动性结核患者、膀胱手术后 2 周内、有肉眼血尿、免疫缺陷或损害者、对卡介苗过敏者。

卡介苗灌注一般在经尿道膀胱肿瘤切除术后 2 周开始。开始时每周 1 次,共 6 次,称为诱导灌注。6 周诱导灌注后,行每 2 周 1 次,共 3 次的强化灌注,然后每月 1 次的维持灌注,共 10 次,1 年共 19 次。卡介苗灌注一般采用全量剂量 120 mg。

(3) 其他腔内治疗:电化学灌注疗法、光动力治疗、热灌注疗法。

## 二、肌层浸润性膀胱癌(MIBC)的治疗

1. 根治性膀胱切除术　新辅助化疗后行根治性膀胱切除术+盆腔淋巴结清扫术,是肌层浸润性膀胱癌的标准治疗,可以提高患者生存率,避免局部复发和远处转移。该手术需要根据肿瘤的病理类型、分期、分级、肿瘤发生部位、有无累及邻近器官等情况,结合患者的全身状况进行选择。如果没有手术禁忌和新辅助化疗,建议患者在确诊肌层浸润性膀胱癌后

尽早接受手术治疗。根治性膀胱切除术手术范围包括膀胱及周围脂肪组织、输尿管远端,并行盆腔淋巴结清扫术;男性应包括前列腺、精囊,女性应包括子宫、子宫附件和部分阴道前壁。盆腔淋巴结清扫是根治性膀胱切除术的重要组成部分,应注意包括髂外和闭孔区的标准范围淋巴结清扫的彻底性。目前根治性膀胱切除术的方式可以分为开放手术和腹腔镜手术两种。

2. **尿流改道术** 肌层浸润性膀胱肿瘤患者行膀胱全切术后常需行永久性尿流改道术。目前尿流改道术尚无标准治疗方案,有多种尿流改道的手术方法在临床上应用,包括原位新膀胱术、回肠通道术、输尿管皮肤造口术等。手术方式的选择需要根据患者的具体情况,如年龄、伴发病、预期寿命、盆腔手术及放疗史等,并结合患者的要求及术者经验认真选择。保护肾功能、提高患者生活质量是治疗的最终目标。神经衰弱、精神病、预期寿命短、肝或肾功能受损的患者不宜采用复杂尿流改道术。

(1) 原位新膀胱术:该术式由于患者术后生活质量高,已被很多治疗中心作为尿流改道的主要术式。首选末段回肠去管化制作的回肠新膀胱。此术式的主要优点是不需要腹壁造口,患者可以通过腹压或间歇清洁导尿排空尿液。缺点是夜间尿失禁和需要间歇性的自我导尿,以及尿道肿瘤复发。因此,男性患者术前须常规行前列腺尿道组织活检,女性行膀胱颈活检,或者术中行冷冻切片检查,术后应定期行尿道镜检查和尿脱落细胞学检查。

原位新膀胱的先决条件是完整无损的尿道和外括约肌功能良好,术中尿道切缘阴性,肠道无明显病变。一般来说,任何形式的可控性尿流改道,都要求患者有正常的肾功能,因为肾功能差的患者在无论使用小肠或结肠行可控性尿流改道术后均会出现严重的代谢紊乱。回肠膀胱术则是在患者肾功能较差的情况下唯一可以考虑的尿流改道手术。前列腺尿道有侵犯、膀胱多发原位癌、骨盆淋巴结转移、高剂量术前放疗、复杂的尿道狭窄,以及不能忍受长期尿失禁的患者为原位新膀胱术的禁忌证。

(2) 回肠通道术:是一种经典的简单、安全、有效的不可控尿流改道术,主要缺点是需腹壁造口、终身佩戴集尿袋。伴有短肠综合征、小肠炎性疾病、回肠受到广泛射线照射的患者不适于此术式。

(3) 输尿管皮肤造口术:对预期寿命短、有远处转移、姑息性膀胱全切、因肠道疾患无法利用肠管进行尿流改道或全身状态不能耐受其他手术者,可采取输尿管皮肤造口术。

(4) 经皮可控尿流改道术、利用肛门控尿术式:已较少使用。

3. **保留膀胱的综合治疗** 对于身体条件不能耐受根治性膀胱切除术,或不愿接受根治性膀胱切除术的肌层浸润性膀胱癌患者,可以考虑行保留膀胱的手术。施行保留膀胱手术的患者需经过细致选择,对肿瘤性质、浸润深度进行评估,正确选择保留膀胱的手术方式,如经尿道最大限度膀胱肿瘤切除术和膀胱部分切除术,并辅以术后放疗和化疗,且术后需进行密切随访。

4. **化疗** 对 $cT_{2\sim4a}N_0M_0$ 患者,术前予以顺铂为基础的联合新辅助化疗。新辅助化疗的主要目的是控制局部病变,使肿瘤降期,降低手术难度和消除微转移灶,提高患者术后远期生存率。对于未行新辅助化疗的 $pT_{3/4}$ 和(或)$pN_+$ 的患者,推荐给予以顺铂为基础的联合化疗。以顺铂为基础的联合化疗方案也是转移性尿路上皮癌的标准治疗方案。常用 GC、MVAC、PCG 方案。目前新辅助化疗或辅助化疗首选以顺铂为基础的联合化疗方案,但对存在以下情况之一的患者不推荐行顺铂化疗:体力活动状态评分>1、GFR≤60 mL/min、听力损伤程度≥2级、外周神经病变、NYHA Ⅲ级以上心力衰竭。其中肾功能是决定治疗方案选择最主要的评估因素。

(1) GC(吉西他滨和顺铂)方案:此联合化疗方案是目前临床最常用的标准一线治疗方案,不良反应较 MVAC 方案轻而疗效相似。吉西他滨 1 000~1 200 mg/m² 第 1、8 天静脉滴注,顺铂 70 mg/m² 第 2 天静脉滴注,每 3 周为 1 个周期,共 4~6 个周期。紫杉醇联合顺铂和吉西他滨的三联方案(PCG)相比于 GC 方案虽然总生存时间并没有明显延长,但总反应率升高,且有总生存时间改善的倾向,并且不增加不良反应,因此 PCG 方案也成为膀胱癌化疗一线方案。

(2) ddMVAC(氨甲蝶呤、长春新碱、多柔比星、顺铂)方案为 MVAC 化疗方案改良版。氨甲蝶呤 30 mg/m² 第 1 天静脉滴注,长春新碱 3 mg/m² 第 2 天静脉滴注,多柔比星 30 mg/m² 第 2 天静脉滴注,顺铂 70 mg/m² 第 2 天静脉滴注,每 2 周重复。化疗期间常规预防性应用粒系生长因子。

(3) CMV(氨甲蝶呤、长春新碱、顺铂)方案:氨甲蝶呤 30 mg/m²、长春新碱 4 mg/m² 第 1、8 天静脉滴注,顺铂 100 mg/m² 第 2 天静脉滴注,每 3 周为一个周期。

5. 放疗 不可手术的、局限于盆腔的肌层浸润性膀胱癌($cT_{3~4}$ 伴或不伴 $N_+$),若身体情况好,可接受包括术前同步化放疗、经尿道膀胱肿瘤切除术、化疗、单纯放疗、同步化放疗等治疗。单发病灶 $T_{2~3}N_0M_0$,直径≤3 cm,无尿路梗阻,无原位癌及肾功能受损,膀胱容量和功能正常,可考虑包括经尿道膀胱肿瘤切除术、化疗、同步化放疗的多学科综合保膀胱功能治疗。手术切缘阳性,局部病变较晚(pT4N±),或仅行姑息手术,或术后病理为鳞癌、腺鳞癌、癌肉瘤、肉瘤样癌和小细胞癌等,建议术后放疗或化放疗。局部肿瘤较晚,伴有血尿、局部疼痛、尿频尿急、排尿困难以及骨转移疼痛等症状,如果患者能耐受,建议姑息放疗。>3 Gy/次的姑息放疗,不宜合并同步化疗,以免增加毒性。接受放疗的病例,建议图像引导调强放疗,如果患者状况允许手术后同步化放疗,建议放疗前最大限度经尿道膀胱肿瘤切除术切除膀胱肿瘤。

【复习思考题】

1. 膀胱癌典型临床表现及相关辅助检查有哪些?
2. 肌层浸润性膀胱癌的治疗原则有哪些?

## 第七节 肾上腺疾病

【见习项目】

肾上腺疾病,包括皮质醇增多症(库欣综合征)、醛固酮增多症(原发性醛固酮增多症)、儿茶酚胺增多症(嗜铬细胞瘤和副神经节瘤)等疾病的示教。

【见习目的与要求】

1. 熟悉皮质醇增多症、醛固酮增多症、儿茶酚胺增多症的临床特点。
2. 了解需要外科治疗的肾上腺疾病的病因诊断和定位诊断。
3. 了解肾上腺疾病外科手术治疗原则。

【见习地点】

见习医院泌尿外科。

【见习准备】

见习带教老师事先选好病例(各种肾上腺疾病,包括皮质醇增多症、醛固酮增多症、儿茶酚胺增多症等病例)若干,分配好每一病例示教所占时间。根据病例数分小组。

【见习流程】

1. 带教老师对理论课知识、概念进行简要复习。
2. 每一病例由一个小组中选出一位同学进行病史采集,并结合肾上腺疾病特点进行重点的体格检查。
3. 各小组集中,回到示教室。当事同学报告病史及阳性体征,提出下一步的辅助检查和可能的阳性结果,做出诊断和鉴别诊断,提出治疗原则和依据。各小组对所示教的病例开展讨论,指出各自小组的不足之处。
4. 带教老师分析总结,指出各组的优点和不足,提出思考题。

## ☆皮质醇增多症

【病史采集要点】

1. 高血压 高血压一般为轻中度,特点是收缩压与舒张压均增高。少数患者血压严重升高,可能导致心力衰竭、高血压脑病、脑血管意外等严重并发症。
2. 糖尿病及糖耐量降低 皮质醇增多症患者糖尿病发生率较普通人群为高,为60%~70%。胰岛素治疗不敏感。
3. 骨质疏松与肌肉萎缩 患者有骨质疏松、肌肉萎缩、紫纹等表现。患者常诉腰背痛、骨痛、身高缩短。因骨质疏松最显著的部位是脊柱,特别是胸椎,严重时会发生胸、腰椎压缩性骨折,甚至发展成驼背。骨分解加速,肠道吸收钙减少,患者尿钙明显增加,因此患者并发尿路结石或胆道结石的概率较高。
4. 性功能紊乱 多数女性患者月经不规则、稀少或闭经,甚至不孕。成年男性则表现为阳痿或性功能低下。
5. 精神症状 轻度表现为失眠、注意力不集中、记忆力减退、忧郁等。严重时的表现可类似忧郁症、躁狂症或精神分裂症。

【查体要点】

1. 向心性肥胖 肥胖呈向心性,主要在头面部、后颈、锁骨上窝及腹部有大量脂肪堆积,形成特征性的满月脸、鲤鱼嘴、猪眼、水牛背和罗汉腹等表现。腹部脂肪堆积甚至可以折叠下垂像围裙,但四肢并不见增粗。肥胖的躯干与较瘦的四肢形成鲜明对照。
2. 皮肤变化 患者头面部皮肤菲薄、细嫩、温暖、潮湿、油腻,皮下血管明显可见,呈多血质面容。同时,在下腹部两侧、大腿前和内侧、股、臀部、腋窝等处常出现粗大的紫红色条纹,称为紫纹。

3. 副性征变化　男性性征化表现者常见，如妇女生胡须、体毛旺盛、面部痤疮、皮脂腺溢出增加或阴蒂增大等。儿童患者则表现为腋毛与阴毛提早出现。

【辅助检查及诊断】

1. 可疑病例筛查指征　①具有库欣综合征特征性的多种表现进行性加重；②代谢综合征，糖耐量受损或糖尿病、高血压、高脂血症和多囊卵巢综合征；③儿童进行性肥胖并发育迟缓；④肾上腺偶发瘤；⑤低促性腺激素性功能减退症，女性表现为月经紊乱和不孕，男性表现为性欲减退和勃起功能障碍；⑥与年龄不相符的病理特征，如骨质疏松（<65岁）。

2. 内分泌生化检查　推荐下列四项检查中至少任意一项用于定性：①尿游离皮质醇（24 h UFC，至少2次）；②深夜血浆或唾液皮质醇（至少2次）；③过夜1 mg小剂量地塞米松抑制试验（过夜1 mg-LDDST）；④48 h-2 mg/d-小剂量地塞米松抑制试验（48 h-2 mg-LDDST）。

3. 定性诊断标准　①如果临床表现符合库欣综合征，尿游离皮质醇>正常上限5倍，无须其他检查即可确诊。如结果可疑，需48 h-2 mg/d-小剂量地塞米松抑制试验确诊。②深夜唾液皮质醇>4 nmol/L（145 ng/dL）。③深夜血浆皮质醇>50 nmol/L（1.8 μg/dL）。如≤1.8 μg/dL，可排除库欣综合征。④过夜1 mg小剂量地塞米松抑制试验血浆皮质醇>1.8 μg/dL。

4. 病因诊断及功能定位　主要有以下几种方法。

（1）血浆促肾上腺皮质激素（ACTH）：2次促肾上腺皮质激素<1.1 pmol/L（5 pg/L），提示促肾上腺皮质激素非依赖性库欣综合征（肾上腺来源）。

（2）大剂量地塞米松抑制试验：垂体性皮质醇增多症在大剂量试验时常常被抑制，而肾上腺皮质肿瘤和异位促肾上腺皮质激素综合征的患者则不被抑制。

（3）促肾上腺皮质激素释放激素（CRH）兴奋试验：库欣病患者在应用CRH1-41兴奋后，血促肾上腺皮质激素明显增高，而异位促肾上腺皮质激素综合征时由于垂体被抑制，则无反应发生。肾上腺肿瘤患者亦对促肾上腺皮质激素释放激素兴奋试验无反应，故本试验对促肾上腺皮质激素依赖性与非依赖性皮质醇增多症的病因诊断有重要鉴别意义。

（4）岩下窦静脉插管分段取血测促肾上腺皮质激素：若血促肾上腺皮质激素中枢与外周比值>2∶1或促肾上腺皮质激素释放激素兴奋后该比值>3∶1，则可诊断为库欣病。

5. 定位诊断（肾上腺）　可通过B超或CT实现定位诊断。

（1）B超：超声扫描检查对肾上腺体积增大的皮质醇增多症有定位诊断价值。肾上腺腺瘤直径一般>1.5 cm，而肾上腺皮质癌体积更大，均在B超检出范围。

（2）CT：扫描分辨率高，对肾上腺皮质腺瘤及腺癌的检出率几乎达100%。临床上和实验室检查符合皮质醇增多症的患者，当CT扫描中未见肾上腺肿瘤，同时双侧肾上腺体积增大、变厚，则可诊断为肾上腺皮质增生。但CT很难明确肾上腺的增生部位。肾上腺伴有较大结节性增生患者的CT片上亦有特征性的表现。MRI对肾上腺病变检查的敏感性与CT扫描相仿。

【鉴别诊断】

诊断皮质醇增多症时需要做以下鉴别：①促肾上腺皮质激素依赖性疾病，如库欣病、异位促肾上腺皮质激素综合征、促肾上腺皮质激素来源不明;②促肾上腺皮质激素非依赖性疾病,如肾上腺皮质腺瘤、肾上腺皮质腺癌、原发性肾上腺皮质增生;③McCune-Albringht综合征;④假性皮质醇症,如精神抑郁、乙醇依赖性。

### 【治疗原则】

治疗的基本内容和目标包括:①原发肿瘤的切除;②高皮质醇血症及其并发症的及早有效控制;③减少永久性内分泌缺陷或长期的药物替代。

1. **库欣病** 肾上腺切除术是治疗垂体性皮质醇增多症的经典方法。如果经蝶手术失败或无手术指征,库欣病症状又十分严重,可采取双侧肾上腺全切除加垂体放疗。术后皮质醇增多症可很快获得缓解。但肾上腺全切术仍是一个有争议的手术,有以下问题尚待解决:①该手术有一定的危险性,术中出血、术后肾上腺危象发生率较高,常危及患者生命;②患者因切除了全部肾上腺,需进行糖皮质激素和盐皮质激素的终身替代治疗,如果出现服用药物不规则、自行停药或忘记服药,或在应激情况下未充分加大皮质激素用量等情况,都会诱发致命的肾上腺危象;③本病的病因系垂体过量分泌促肾上腺皮质激素,行双侧肾上腺切除并未去除病因,反而会促进垂体促肾上腺皮质激素瘤的发展,导致患者发生Nelson综合征。Nelson综合征是指库欣病或其他肾上腺增生性疾病患者在双侧肾上腺切除后垂体促肾上腺皮质激素瘤进一步发展,分泌大量促肾上腺皮质激素,并出现显著的皮肤黏膜色素沉着等表现的一组综合征。在有条件的地区,应首选针对垂体促肾上腺皮质激素瘤进行治疗,可采用经鼻经蝶手术或立体定向放疗。对垂体手术疗效不满意者,可采取一侧肾上腺全切除,另一侧大部切除加垂体放疗。这样一方面去除了皮质醇的来源,使库欣病得到缓解;另一方面保留的部分肾上腺仍拥有分泌功能,可免除长期替代治疗的忧虑;垂体肿瘤的积极治疗或放疗又可以预防术后Nelson综合征的发生。

2. **肾上腺肿瘤** 肾上腺肿瘤包括肾上腺皮质腺瘤和腺癌。腺瘤的治疗方法简单,只要诊断明确,可行开放或腹腔镜手术将腺瘤摘除即可。肾上腺皮质腺癌也以手术治疗为主,对肿瘤局限于肾上腺区域者,行单侧肾上腺根治性切除术;若肿瘤已发生远处转移,原发肿瘤组织和转移灶均应尽量切除,这样可提高药物治疗和局部放疗的效果。肾上腺癌发展快,淋巴结转移早,术后5年存活率仅25%,预后差。

3. **原发性肾上腺皮质增生** 这类患者往往血促肾上腺皮质激素降低,而影像学检查又无法发现肾上腺区域明显的占位性病变。对这类患者应先行病变严重一侧(即体积较大侧)的肾上腺全切除术,如症状缓解满意,则继续随访观察;如症状仍较严重,再行另一侧肾上腺大部切除术。此类患者术后预后较好,不需要终身激素替代治疗。

4. **异位促肾上腺皮质激素综合征** 对于异位促肾上腺皮质激素综合征,首选治疗方法是切除原发肿瘤,切断异位促肾上腺皮质激素的来源,则皮质醇增多症可痊愈。但往往诊断确立时,肿瘤已为晚期而无法切除。此时,一方面可行肿瘤的化疗、放疗,另一方面可应用药物治疗以减轻皮质醇增多症的症状。

5. **其他** 在以下情况时,也可选用双侧肾上腺全切除或一侧全切加另一侧大部切除治疗以缓解症状:①异位促肾上腺皮质激素综合征诊断明确,但未找到原发肿瘤者;②异位促肾上腺皮质激素肿瘤已广泛转移,无法切除,而高皮质醇血症症状严重者。术前准备包括:①充分术前评估,除常规检查外,尚需骨骼X线和骨密度检查来评价骨质疏松和可能的骨折；②尽可能将血压控制在正常范围，血糖控制在 10 mmol/L 以下，纠正电解质和酸碱平衡紊乱，改善心功能；③术前应用广谱抗生素预防感染；④注意少数合并精神心理障碍患者的心理治疗。术中、术后皮质激素治疗。

# ☆原发性醛固酮增多症

## 【病史采集要点】

1. 高血压　早期表现通常是血压轻度增高，随着病情发展，血压可逐渐升高，一般在中度或稍严重水平，呈良性高血压进程，恶性高血压少见。病程长时舒张压升高更明显，患者可有头晕、头痛、耳鸣、乏力等症状，眼底检查可发现高血压眼底病变，一般降血压药物对此无明显疗效。一般无水肿现象，长期病程可导致心、脑、肾等器官并发症。

2. 低钾血症　一般认为，出现低钾血症是原发性醛固酮增多症的中晚期表现。低钾血症患者可出现一系列典型症状，如乏力、倦怠、虚弱、肌肉软弱无力或典型的周期性瘫痪，四肢受累多见，常因劳累、久坐、呕吐、服用利尿剂等诱因发作。可突然发作，严重者发生吞咽困难和呼吸困难，可累及心脏，出现心律失常。低钾血症合并代谢性碱中毒可使血中游离钙降低，导致低钙血症，引起肢体麻木、手足抽搐及肌肉痉挛等症状。

## 【查体要点】

1. 高血压　高血压是原发性醛固酮增多症最先表现出来的症状之一。一般为中度或稍严重水平高血压，病程长时舒张压升高更明显，可出现高血压眼底病变。长期病程可导致心、脑、肾等器官并发症。

2. 低钾血症　严重者可累及心脏，出现心律失常。低钾血症合并代谢性碱中毒可导致低钙血症，引起肢体麻木、手足抽搐及肌肉痉挛等。

## 【辅助检查及诊断】

1. 可疑人群筛查及定性诊断　高血压人群存在：①3 次非同日测定血压在 150/100 mmHg 以上；②联合使用 3 种传统降压药（其中一种为利尿剂）血压仍>140/90 mmHg；③需使用 4 种及以上降压药控制血压；④不能解释的低血钾；⑤早发性家族史，或<40 岁的脑血管意外者；⑥肾上腺偶发瘤；⑦原发性醛固酮增多症一级亲属高血压；⑧伴睡眠呼吸暂停综合征，应首选血浆醛固酮/肾素浓度比值（ARR）作为筛查试验。目前常用切点为 30，当该比值[血浆醛固酮单位：ng/dL，肾素浓度单位：ng/(mL·h)]≥30，提示醛固酮过多分泌为肾上腺自主性，是高血压患者中筛选原发性醛固酮增多症最可靠的方法。

2. 定性诊断　①高盐饮食负荷试验；②氟氢可的松抑制试验；③生理盐水滴注试验；④卡托普利抑制试验。

3. 定位诊断　原发性醛固酮增多症患者，须明确其病变分类，以便决定是否进行外科治疗。醛固酮腺瘤（APA）和特发性醛固酮增多症（IHA）是原发性醛固酮增多症的两种主要类型，前者手术效果较佳，后者则以药物治疗为主。因此，需进行多种检查以确定原发性醛固酮增多症的类型并进行综合分析，才能得到正确的定位诊断。

（1）B 超：肾上腺 B 超检查较易进行，但较为粗略，为定位诊断的常用初步手段。B 超可显示双侧增生的肾上腺组织,对醛固酮腺瘤的诊断价值较高,一般可分辨 0.8~1.0 cm 大小的腺瘤,0.8 cm 以下者显示正确率<50%,小腺瘤与特发性醛固酮增多症的增生大结节在 B 超下难以区分。

(2) CT:肾上腺 CT 扫描检查为原发性醛固酮增多症定位诊断的首选检查手段。CT 扫描可分辨直径 0.5 cm 以上的腺瘤,一侧肾上腺内有直径>1 cm 的肿物对诊断醛固酮腺瘤有较大价值。特发性醛固酮增多症行双侧肾上腺扫描时,可显示双侧肾上腺增生肥厚或呈结节样改变;如发现直径>3 cm 的不规则肾上腺肿块,其边缘模糊不光滑、形态呈浸润状时,则需结合病史考虑肾上腺皮质癌的可能。连续 3 mm 薄层 CT 扫描价值更高,螺旋 CT 甚至可以检测出直径为 0.2~0.3 cm 的肾上腺肿块,薄层 CT 扫描+三维重建(16 排以上 CT)可较为精确地定位肾上腺肿瘤,对肾上腺皮质结节样增生亦可做出较为准确的判断。直径 1 cm 以上的肾上腺肿瘤,CT 的定位诊断准确度达 93% 以上。

(3) MRI:肾上腺 MRI 检查对醛固酮腺瘤的诊断检出率并不比 CT 高,醛固酮腺瘤同无功能腺瘤一样。因 MRI 无放射性危害,可用于妊娠妇女肾上腺疾病的诊断。醛固酮腺瘤局部出现圆形或椭圆形块状影,边界清楚、光滑,多为单侧,一般直径在 3 cm 内,信号强度均匀。T1、T2 加权相近似于或低于肝脏信号。肾上腺皮质增生则表现为弥漫性、对称性双侧肾上腺增大、增厚,但形态改变不明显,其信号与正常肾上腺组织无异,均为中等信号,近似于肾皮质。皮质癌的 MRI 影像表现为瘤体较大,形态不规则,多呈分叶状,边缘模糊不清,与周围组织关系紧密,其信号强度取决于癌肿内部是否有出血坏死,大部分信号因有癌肿内出血而高低不一,出血为高信号,坏死、囊变则为低信号。

## 【鉴别诊断】

须与原发性醛固酮增多症鉴别的疾病包括:①特发性醛固酮增多症;②醛固酮腺瘤;③原发性肾上腺皮质增生(UNAH);④分泌醛固酮的肾上腺皮质癌(ACC);⑤家族性醛固酮增多症(FH);⑥异位醛固酮肿瘤或癌。

## 【治疗原则】

1. 手术治疗  指征包括:①醛固酮腺瘤;②单侧肾上腺皮质增生;③分泌醛固酮的肾上腺皮质癌或异位肿瘤;④由于药物不良反应而不能耐受长期药物治疗的特发性醛固酮增多症患者。

2. 药物治疗  指征包括:①特发性醛固酮增多症;②糖皮质激素可抑制性醛固酮增多症(GRA);③不能耐受手术或不愿手术的醛固酮腺瘤患者;④血浆醛固酮/肾素浓度比值检测阳性且不愿或不能接受进一步检查者。主要药物为盐皮质激素受体拮抗剂、钙通道阻滞剂、血管紧张素转化酶抑制剂等也有一定疗效。

## ☆儿茶酚胺增多症

## 【病史采集要点】

1. 服药史  询问患者是否正在或曾经服用降压药物,药物是否有效,识别患者是否有对降压药不敏感的病史。嗜铬细胞瘤患者降压药效果差,使用 β 受体阻滞剂甚至可使血压升高。

2. 年龄　原发性高血压很少发生于70岁以后,因此如果年轻或老年患者有无法解释原因的高血压,要考虑嗜铬细胞瘤或肾上腺髓质增生的可能。

3. 高血压突发史　询问是否有在麻醉、分娩手术中或腹压增加时发生高血压的病史。有以上情况或突发高血压则提示嗜铬细胞瘤或肾上腺髓质增生可能。

4. 典型发作　典型的发作情况,如头痛、心悸、大汗,常有以下诱因:精神刺激、弯腰、排便、排尿、触摸腹部、按压肿块、麻醉诱导期、药物(组胺、胍乙啶、高血糖素、甲氧氯普胺、三环类抗抑郁药)等。

5. 家族史　可有多发性内分泌腺瘤(MEN)、家族性视网膜及中枢神经系统血管瘤(VHL)综合征或多发性神经纤维瘤的家族史。尽管多数嗜铬细胞瘤是散发的,但仍须注意这些遗传性疾病可能与嗜铬细胞瘤并存。

【查体要点】

1. 血压　体检时患者血压可能高,也可能正常。
2. 心率　嗜铬细胞瘤或肾上腺髓质增生患者常有心动过速。
3. 体重　嗜铬细胞瘤或肾上腺髓质增生患者通常代谢率提高,可导致体重下降,但肥胖者不能排除嗜铬细胞瘤。
4. 四肢末端　血管收缩可导致肢体末端苍白。

【辅助检查及诊断】

1. 可疑人群筛查及定性诊断　可疑病例:①伴有头痛、心悸、大汗等三联征的高血压患者;②顽固性高血压患者;③血压易变不稳定者;④麻醉、手术、血管造影检查、妊娠中血压升高或波动剧烈者,不能解释的低血压;⑤有副神经节瘤家族遗传背景者;⑥肾上腺偶发瘤;⑦特发性扩张型心肌病。

2. 定性诊断　副神经节瘤的首选定性检查为测定血游离或尿甲氧基肾上腺素类物质(MNs)浓度,包括甲氧基肾上腺素(MN)和甲氧基去甲肾上腺素(NMN)。其次可检测血或尿游离儿茶酚胺(肾上腺素、去甲肾上腺素、多巴胺)浓度及香草扁桃酸(VMA)。

3. 定位诊断　儿茶酚胺增多症的定性诊断一经确立,即应开始定位检查。方法包括CT、MRI、超声、放射性核素(间碘苄胍及正电子发射扫描)。间碘苄胍是定位诊断的最佳选择,同时该检查也有定性诊断的功能。

影像学肿瘤定位扫描通常限定胸腹多个部位。可用CT和MRI,用或不用造影剂。放射性药物结合核医学显像技术可作肿瘤定位。$^{131}$I-间碘苄胍、$^{123}$I-间碘苄胍,0.5mCi静脉给药,第1、2、3天做扫描。正常肾上腺罕见显像剂浓集,约90%嗜铬细胞瘤有显像剂浓集。上述检查不能明确者,正电子发射扫描有一定帮助。

【鉴别诊断】

须与儿茶酚胺增多症鉴别的疾病包括:①家族性视网膜及中枢神经系统血管瘤病;②多发性内分泌腺瘤2型(MEN-2);③家族性副神经节瘤1～5型;④神经纤维瘤病1型。

【治疗原则】

嗜铬细胞瘤的治疗为完整的手术切除。

1. 术前充分准备 术前准备包括：①控制高血压,可用 α 受体阻滞剂、钙离子通道阻滞剂；②控制心律失常,可加用 β 受体阻滞剂；③高血压危象的处理；④术前准备时间推荐为 10～14 天。

2. 药物准备充分的表现 ①血压稳定在 120/80 mmHg 左右,心率在 80～90 次/min；②无阵发性血压升高、心悸、多汗等现象；③体重呈增加趋势,血细胞比容<45%；④轻度鼻塞,四肢末端发凉感消失或有温暖感,甲床红润等表明微循环灌注良好。

【复习思考题】

1. 皮质醇增多症、醛固酮增多症、儿茶酚胺增多症各自的临床特征性表现有哪些?
2. 嗜铬细胞瘤术前药物准备及药物准备充分的表现有哪些?

# 第六章 骨 科

## 第一节 运动系统畸形

【见习项目】

1. 发育性髋关节脱位(developmental dislocation of the hip)病例的示教。
2. 青少年特发性脊柱侧凸(adolescent idiopathic scoliosis)病例的示教。

【见习目的与要求】

1. 了解发育性髋关节脱位的诊断及治疗原则。
2. 了解青少年特发性脊柱侧凸的临床表现及防治原则。

【见习地点】

见习医院骨科。

【见习准备】

见习带教老师事先选好病例(各种运动系统畸形的病例)若干,分配好每一病例示教所占时间。根据病例数分小组。

【见习流程】

1. 带教老师对运动系统畸形中发育性髋关节脱位和脊柱侧凸的课堂知识、概念进行简要复习。
2. 每一病例由一个小组中选出一位同学进行病史采集,并结合骨科疾病特点进行重点的体格检查。
3. 各小组集中,回到示教室。当事同学报告病史及阳性体征,提出下一步的辅助检查和可能的阳性结果,并做出诊断和鉴别诊断,提出治疗原则和依据。各小组对所示教的病例开展讨论,指出各自小组的不足之处。
4. 带教老师分析总结,指出各组的优点和不足,提出思考题。

### ☆发育性髋关节脱位

发育性髋关节脱位过去称为先天性髋关节脱位(congenital dislocation of the hip),主要是由于髋臼、股骨近端和关节囊等存在结构性畸形引起关节不稳定,直至发展为髋关节脱位。

## 【病史采集要点】

### 一、现病史采集要点

1. **发病年龄、性别** 先天性髋关节脱位发病年龄通常较小,病情随着年龄的增长逐渐加重。通常分为两个年龄阶段,分别为站立前期和站立期。女性好发,女性患儿与男性患儿的比例约为 6∶1。

2. **胎位** 发病与胎位有关,臀位发病率最高。虽然臀位产婴儿的比例为 2%~3%,但是 16% 的先天性髋关节脱位患儿为臀位产。

3. **生活习惯和环境因素** 有使用襁褓包裹婴儿束缚双下肢习俗的地区发病率明显增高。

4. **种族差异** 不同种族人群,先天性髋关节脱位的发病率差异很大。

5. **主要症状** 在站立前期,患儿症状通常不典型,出现以下症状则提示髋关节脱位可能:两侧大腿内侧皮肤皱褶不对称,病侧加深增多;病儿会阴部增宽,双侧脱位时更为明显;病侧髋关节活动少且受限,蹬踩力量较健侧弱,髋关节常处于屈曲位,不能伸直;患病侧下肢短缩;牵拉病侧下肢时有弹响声或弹响感,有时病儿会哭闹。在站立行走期早期,绝大多数患儿没有髋部疼痛症状,只是主诉髋部疲劳无力,开始行走时间较正常儿晚。随着患儿年龄的增长,有一部分患儿主诉髋部和下腰部疼痛。患侧肢体轻度肌肉萎缩,如为单侧脱位,则有骨盆倾斜,脊柱侧弯。

6. **诊疗情况** 了解患儿曾在何处就诊过,做过何种检查,结果如何。

7. **一般情况** 了解患儿精神、体力、饮食、大小便等情况。

### 二、既往史和个人史等采集要点

(1) 有无药物过敏史。
(2) 有无手术外伤史。
(3) 家族中近亲属是否有类似病史。约有 20% 的患儿有家族史,有部分学者认为先天性髋关节脱位是一种单基因或多基因遗传性疾病。

## 【查体要点】

在站立前期,以下检查有助于诊断。

1. **髋关节屈曲外展试验** 将双髋关节和膝关节各屈曲 90° 时,正常新生儿及婴儿髋关节可外展 80° 左右,单侧外展<70°、双侧外展不对称≥20° 称为外展试验阳性,可疑有髋关节脱位、半脱位或发育不良。

2. **Allis 征** 患儿平卧,屈膝 90°,双腿并拢,双侧内踝对齐,两足平放检查台上,患侧膝关节平面低于健侧为阳性。

3. **弹入试验(Ortolani 试验)** 患儿仰卧,检查者握持其膝部,轻轻外展髋关节的同时上举大转子,当股骨头进入髋臼时出现弹入感即为阳性。应重复几次以证实,而将髋关节内收时则有股骨头脱出感。

4. **弹出试验(Barlow 试验)** 患儿仰卧,检查者握持其膝部,轻轻内收髋关节并向后推,有股骨头滑出髋臼的感觉时即为阳性。当释放应力后有回弹感。

在站立行走期,可进行单足站立试验(Trendelenburg 征)帮助诊断,嘱患儿用脱位侧单腿站立,如对侧骨盆下降,即阳性,正常侧单腿站立时,对侧骨盆保持稍高位,即阴性。

【辅助检查】

1. B超 新生儿髋关节主要由软骨构成,X线很难显影,超声可以很好地显示软组织解剖以及头臼关系,目前已被广泛接受并用于筛查和评价新生儿的髋关节发育情况。

2. X线 对疑有先天性髋关节脱位的新生儿,应在出生3个月以后(在此之前髋臼大部分还是软骨)拍摄骨盆正位片。X线平片上可发现髋臼发育不良、半脱位或脱位。一般在骨盆正位X线平片上划定髋臼指数、Perkin象限、Shenton线有助于诊断。

【诊断】

站立前期先天性髋关节脱位检查Ortolani征或Barlow征阳性,可结合髋关节B超帮助诊断。不稳定髋关节经过几个月之后可自发稳定,也可变成发育不良或脱位。

行走期儿童单侧脱位者,临床征象明显。患侧肢体短缩、跛行,患侧负重时骨盆下降,身体向患侧倾斜,即外展肌跛行或Trendelenburg步态。双侧脱位者识别较困难,呈双侧跛行步态,有些患者可以代偿得很好,仅仅表现为静止期骨盆下降。

【治疗原则】

1. 新生儿(0~6个月) 治疗新生儿先天性髋关节脱位的首选方法是Pavlik吊带治疗,适用于存在髋关节脱位,但是通过Ortolani试验可以复位者。对于Barlow试验阳性者也应进行治疗。对于临床检查正常而超声有异常发现者,应密切观察,6周后再行超声检查,仍然有异常者应该进行治疗。

2. 婴儿期(6个月~1.5岁) 此年龄段的患儿活动量和体重增加,股骨头脱位更为明显,已不能自然复位。Pavlik吊带治疗成功率显著降低,需要进行闭合复位或切开复位。

3. 幼儿期(1.5~3岁) 由于患儿已能独立行走,继发病理变化更趋严重,股骨至骨盆的肌群均已相当短缩,难以手法复位或复位效果不佳。多数学者主张1.5岁后行切开复位为最佳选择,手术可以还纳股骨头于真臼内,并行骨盆或股骨截骨术,重建头臼的正常关系。

4. 儿童期及以上(3岁以上) 该年龄段患儿年龄较大,脱位加重,股骨头通常处于更高位,肌肉挛缩也更重,髋臼和股骨头也出现结构性改变,因此需要手术治疗。一般采取手术切开复位、骨盆截骨、股骨近端截骨术等方法,但是实践证明,短缩股骨更为重要,可改善结果并减少并发症,同时需要Ⅰ期进行改变髋臼方向的截骨术,如Salter或Pemberton手术。

## ☆脊柱侧凸畸形

脊柱侧凸(scoliosis)是指脊柱的一个或数个节段向侧方弯曲,或伴有椎体旋转的脊柱畸形。国际脊柱侧凸研究学会对脊柱侧凸定义如下:应用Cobb法测量站立正位X线平片的脊柱侧方弯曲,如角度大于10°,则定义为脊柱侧凸。临床上以青少年特发性脊柱侧凸较为常见。

【病史采集要点】

1. 发病情况 青少年脊柱侧凸通常是被家长无意中发现的,表现为肩胛骨向后突出,双肩不等高。青少年特发性脊柱侧凸初次发现的年龄通常为 10~13 岁。

2. 临床症状　以背部畸形为主要症状，特别是在站立时姿态不对称，双肩不等高，一侧肩胛骨向后凸出，前胸不对称等。严重的脊柱侧凸可导致胸廓旋转畸形，上身倾斜，胸廓下沉，躯干缩短。由于胸腔容积下降导致活动耐力下降，患者可出现气促、心悸等症状。

3. 家族史　虽然目前尚未明确青少年特发性脊柱侧凸与遗传的关系，但临床发现青少年特发性脊柱侧凸具有一定的遗传倾向。了解患者平时的健康状况、智力水平、母亲的妊娠分娩史对于排除非特发性脊柱侧凸有重要意义。

【查体要点】

体检时需让患者处于站立位并从患者背后观察，通常可见到以下表现：①存在两肩高度不等；②侧凸凸侧肩胛骨突出，左右高度不等；③两侧腰线不对称；④可见肋骨或背部隆起。患者站立位向正前方屈曲脊柱时，从背后观察，侧凸凸侧的背部肋骨隆起更加显著。这时背部隆起的高度差＞1.5 cm 可以明确地提示脊柱侧凸。同时，还应让患者做左右侧屈活动，观察脊柱的活动度。从第 7 颈椎棘突放置铅垂线，测量其与骶骨中线的距离，以确定是否存在脊柱的倾斜和失代偿。

全身的检查包括观察是否存在下列特征：①下肢不等长以及骨盆倾斜；②腰椎的屈伸活动情况，以及进行直腿抬高试验以排除腰椎间盘突出症；③背部到臀部的皮肤是否有包块、凹陷和毛发斑，这可能是椎管内异常的特征。

【辅助检查】

脊柱侧凸主要通过 X 线表现（图 6-1-1）来判断。脊柱侧凸患者常规的 X 线检查需包括：站立位脊柱全长正侧位像；仰卧位脊柱最大左右弯曲位（bending）像、重力悬吊位牵引（traction）像及支点反向弯曲（fulcrum）像。其他特殊类型的检查包括 CT、MRI、肺功能及电生理检查。

【治疗原则】

脊柱侧凸的治疗目的包括：①矫正畸形；②获得稳定；③维持平衡；④减缓或阻止病情进展。对于不同类型的脊柱侧凸，其治疗原则与方法也不尽相同。以青少年特发性脊柱侧凸为例，其治疗方法包括非手术治疗和手术治疗。

1. 非手术治疗　①观察随访，适用于侧凸＜20°的患者；②支具治疗，是进展型特发性脊柱侧凸唯一有效的非手术疗法，适应证为生长期儿童 20°~40°的柔软性侧凸。

2. 手术治疗　严重或进展型脊柱侧凸通

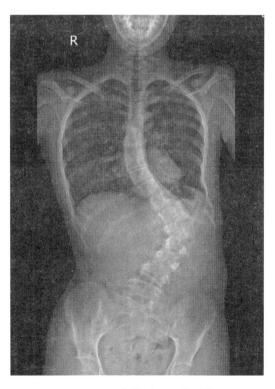

图 6-1-1　脊柱侧凸 X 线影像

常需要手术治疗。

**【复习思考题】**

1. 发育性髋关节脱位的体检要点有哪些?
2. 青少年特发性脊柱侧凸的病史采集要点有哪些?

## 第二节 骨折概论

**【见习项目】**

1. 骨折问诊内容、体格检查、并发症、处理原则及急救的示教。
2. 开放性骨折、开放性关节损伤以及骨折延迟愈合、不愈合、畸形愈合病例的示教。

**【见习目的与要求】**

1. 掌握骨折临床表现和诊断要点;熟悉骨折常见并发症和影响骨折愈合的因素。
2. 熟悉骨折的急救及治疗原则;了解开放性骨折的临床特点及处理原则;了解骨折延迟愈合、不愈合及畸形愈合的防治原则。
3. 了解手法复位的基本要求及外固定的操作方法(小夹板、牵引及石膏绷带)。

**【见习地点】**

见习医院骨科。

**【见习准备】**

见习带教老师事先选好病例(骨折并发症、开放性骨折以及骨折延迟愈合、不愈合、畸形愈合病例)若干,分配好每一病例示教所占时间。根据病例数分小组。

**【见习流程】**

1. 带教老师对理论课知识、概念进行简要复习。
2. 每一病例由一个小组中选出一位同学进行病史采集,并结合骨折疾病特点进行重点的体格检查。
3. 各小组集中,回到示教室。当事同学报告病史及阳性体征,提出下一步的辅助检查和可能的阳性结果,做出诊断,提出治疗原则和依据。各小组对所示教的病例开展讨论,指出各自小组的不足之处。
4. 带教老师分析总结,指出各组的优点和不足,提出思考题。

**【病史采集要点】**

一、现病史采集要点

1. 发病情况　了解是否有外伤史。

2. 发病原因　询问受伤情况，包括受伤的时间、地点、部位，受伤时姿势，暴力的性质（直接暴力或间接暴力）、方向和大小等。

3. 主要症状　重点询问受伤后疼痛部位、肿胀、感觉及功能障碍（运动障碍、排尿障碍等）情况。开放性骨折应注意伤口部位是否出血，是否伴皮肤软组织损伤等。

4. 病情演变　了解是否有失血性休克、发热等全身症状；局部疼痛症状是否加重，是否存在骨筋膜室综合征的表现。

5. 伴随症状　了解是否有血管、神经损伤等症状，如受伤部位远端动脉搏动减弱或消失、运动或感觉障碍等；有移位的尾骨骨折，骨折端刺激直肠可出现直肠刺激症状（肛门坠胀、里急后重）等；是否有意识障碍、胸闷气急、腹部疼痛等不适。

6. 诊疗情况　了解患者之前在何处就诊过，做过何种检查，做过何种急救处理。

7. 一般情况　了解患者精神、体力、饮食、大小便等情况。

## 二、既往史和个人史等采集要点

（1）有无药物过敏史。

（2）对怀疑为病理性骨折的患者，应当仔细询问有无相关的骨骼疾病史，如骨髓炎、恶性肿瘤病史；对怀疑为疲劳性骨折的患者，仔细询问有无相关的骨骼系统慢性劳损；对于老年脊柱骨折患者，应当询问有无骨质疏松病史。

（3）工作及职业情况。

【查体要点】

1. 骨折的专有体征　①畸形：长骨骨折的骨折段移位后，受伤体部的形状改变，并可出现特有畸形；②反常活动：在肢体非关节部位，骨折后出现不正常的活动；③骨擦音或骨擦感：骨折端接触及互相摩擦时，可听到骨擦音或摸到骨擦感。以上三种体征只要发现其中之一，即可确诊。但未见此三种体征时，也可能有骨折，如青枝骨折、嵌插骨折、裂缝骨折。骨折端间有软组织嵌入时，可以没有骨擦音或骨擦感。反常活动及骨擦音或骨擦感这两项体征只能在检查时加以注意，不可故意摇动患肢使之发生，以免增加患者的痛苦，或使锐利的骨折端损伤血管、神经及其他软组织，或使嵌插骨折松脱而移位。

2. 骨折的其他体征　①疼痛与压痛：骨折处均感疼痛，在移动肢体时疼痛加剧，骨折处有直接压痛及间接叩击痛；②肿胀及瘀斑：因骨折发生后局部有出血、创伤性炎症和水肿改变，受伤1~2日后肿胀更为明显，皮肤可发亮，产生张力性水疱，浅表的骨折及骨盆骨折皮下可见淤血；③功能障碍：由于骨折失去了骨骼的支撑和杠杆作用，活动时引起骨折部位的疼痛，使肢体活动受限。以上三项体征可见于新鲜骨折，也可见于脱位、软组织损伤引起的炎症。有些骨折，如嵌插、不完全骨折，可仅有这些临床表现，此时需X线检查才能确诊。

【辅助检查】

1. X线　骨折患者首选X线检查。X线检查对脊柱、四肢损伤大多能做出诊断，通常需要拍摄患肢的正、侧位片，包括邻近关节，有时需加摄斜位、切线位或健侧相应部位的X线片。X线检查有时难以发现一些隐匿性骨折、椎体附件骨折、骨质挫伤水肿等病变，对此类骨折以及受摄片体位限制不能很好显示的部位的骨折等必须行CT、MRI检查。

2. CT　对于附件骨折、隐匿性骨折、关节内骨折(如胫骨平台骨折,图6-2-1)、特殊部位骨折(如脊柱骨折、跟骨粉碎性骨折、肱骨头粉碎性骨折等),应当进行CT检查。CT三维重建对判断骨折块移位、临床分型有参考意义。

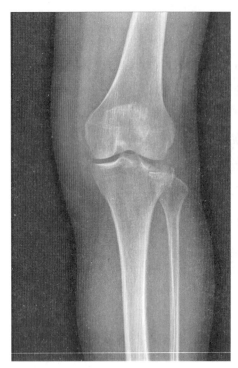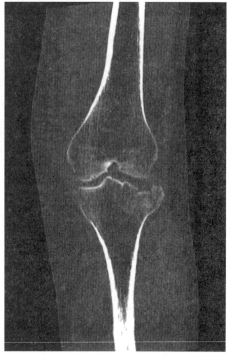

图6-2-1　膝关节关节内骨折X线及CT影像

3. MRI　脊柱创伤如骨质挫伤、出血、水肿时,MRI能显示骨折椎体的形态与信号改变,以及椎管内占位情况。MRI显示骨折线的效果不如CT,但对于脊髓、神经根及韧带等软组织损伤的显示有独特优势。

4. 实验室检查　由于失血,血常规检查可能有血红蛋白的降低。开放性骨折合并感染者可有白细胞计数升高。

【诊断】

根据病史、症状、体征(骨折的专有体征)可做出骨折的初步诊断,拍摄患肢的正侧位X线片,了解骨折的类型和移位情况,必要时可进行CT和MRI检查。

【鉴别诊断】

1. 关节脱位　同样表现为关节局部的疼痛、畸形、活动障碍等症状,但无骨擦感或骨擦音,单纯的关节脱位可通过影像学检查与骨折进行鉴别诊断。

2. 关节扭伤　扭伤和骨折都伴有局部的疼痛、肿胀,但扭伤的症状较轻,不会出现明显畸形、反常活动、骨擦音、骨擦感等骨折专有体征,可通过X线检查快速鉴别。

## 【治疗原则】

### 一、骨折急救

骨折急救的目的在于用简便而有效的方法抢救生命,保护肢体,预防感染和防止进一步损伤,能安全而迅速地运送伤员,以便进行有效的治疗。骨折急救的一般原则是抢救休克、包扎伤口、妥善固定、迅速转运。

1. 抢救生命　骨折往往合并其他组织和器官损伤。若发现患者出现呼吸困难、窒息、大出血等,应立即就地急救。昏迷患者应保持呼吸道通畅,及时清除其口咽部异物。

2. 止血和包扎　对有破口出血的开放性骨折,可用干净的消毒纱布压迫伤口。压迫无法止血时,可用止血带环扎。如果出血颜色暗红且出血速度比较慢,为静脉破裂出血,应在伤口的远心端做包扎。如果出血颜色鲜红且呈快速涌出状,为动脉破裂出血,应在伤口近心端包扎。如遇骨折端外露,不要尝试将骨折端复位,以免进一步损伤周围组织或将细菌带入伤口深部引起深部感染。

3. 固定、制动和转运　现场急救时应及时正确地固定断肢,迅速使用夹板固定,患处固定不宜过紧;木板和肢体之间垫松软物品后,再用带子绑好,木板应长出骨折部位上下关节。如果找不到固定的硬物,可用布带直接将伤肢绑在身上,骨折的上肢可固定在胸壁上,使前臂悬于胸前;骨折的下肢可同健肢固定在一起。脊柱骨折时应采用滚筒式搬动。

### 二、骨折的治疗原则

骨折的治疗有三大原则,即复位、固定、功能锻炼及康复。

1. 复位　将骨折后发生移位的骨折断端重新恢复正常或接近原有解剖关系,以重新恢复骨骼的支架作用。

复位标准可分为解剖复位和功能复位。骨折端通过复位,恢复了正常的解剖关系,对位(两骨折端的接触面)和对线(两骨折段在纵轴上的关系)完全良好时,称解剖复位。经复位后,两骨折端虽未恢复至正常的解剖关系,但骨折愈合后对肢体功能无明显影响者,称功能复位。功能复位的标准是:①骨折部位的旋转移位、分离移位必须完全矫正;②成角移位必须完全复位;③长骨干横形骨折,骨折端对位至少达 1/3,干骺端骨折至少应对位 3/4。

骨折复位方法分为闭合复位和切开复位。切开复位的指征包括:①骨折端之间有肌肉或肌腱等软组织嵌入;②关节内骨折;③骨折并发主要血管、神经损伤;④多处骨折;⑤四肢斜形、螺旋形、粉碎性骨折及脊柱骨折并脊髓损伤者;⑥老年人四肢骨折需尽早离床活动。

2. 固定　骨折的固定方法分为外固定(用于身体外部的固定)和内固定(用于身体内部的固定)。

常用的外固定方法有小夹板、骨科固定支具、石膏绷带、头颈及外展支具、持续牵引和骨外固定器等。小夹板固定易导致骨折再移位、压迫性溃疡、缺血性肌挛缩,甚至肢体坏疽等严重后果,目前已很少应用。骨科固定支具适用于四肢闭合性的稳定性骨折,尤其是四肢稳定性骨折、青枝骨折及关节软组织损伤。石膏绷带适用于骨折固定、矫形手术的外固定、炎症肢体制动、骨髓炎、骨结核、骨肿瘤术及骨关节成形术后肢体固定。现临床上多以高分子石膏绷带取代传统的石膏绷带,因为高分子石膏绷带具有轻便、透气、使用方便等优点。头颈支具(主要包括颈托)主要用于颈椎损伤,外展支具用于肩关节周围骨折、肱骨骨折及臂丛神经损伤等。持续牵引既有复位作用,也是一种外固定装置,可分为皮肤牵引和骨牵引。

骨折类型及其对应的牵引方法:①颈椎骨折脱位,颌枕带牵引或颅骨牵引;②股骨骨折,大腿皮肤牵引或胫骨结节骨牵引;③胫骨开放性骨折,跟骨牵引;④肱骨髁上骨折,尺骨鹰嘴骨牵引。骨外固定器适用于:①开放性骨折,伴有广泛的软组织伤、伤口污染严重及难以彻底清创的开放性骨折、伤口已感染的骨折、烧伤合并骨折等;②其他方法难以稳定的骨折;③断肢再植术及伴有血管神经损伤需修复或重建的骨折。

内固定主要用于闭合或切开复位后,采用金属内固定物,如接骨板、螺丝钉、加压钢板或带锁髓内钉等,将已复位的骨折予以固定。适应证包括:①骨折复位后,用外固定或牵引难以保持骨折端复位者,应行内固定;②内固定可以促进骨折愈合者,如老年人股骨颈骨折;③骨折治疗不当或其他原因所致的不愈合,骨切除术或严重损伤等原因所致的骨缺损等;④8~12小时以内、污染轻的开放性骨折,彻底清创和复位后,可行内固定术。

3. 功能锻炼及康复　通过受伤肢体肌肉收缩,增加骨折周围组织的血液循环,促进骨折愈合,防止肌肉萎缩。通过主动或被动活动未被固定的关节来防止关节粘连、关节囊挛缩等,使受伤肢体的功能尽快恢复到骨折前的正常状态。

### 三、骨折并发症及其治疗

1. 早期并发症　对患者要进行全面的检查,及时发现和处理影响生命的多发伤及并发症,如休克、颅脑损伤、胸腹部脏器伤及出血等。

(1) 休克:优先解除危及生命的情况,使伤情得到初步控制,然后进行后续处理,遵循"抢救生命第一,保护功能第二,先重后轻,先急后缓"的原则。对于创伤失血性休克患者,基本治疗措施包括控制出血、保持呼吸道通畅、液体复苏、止痛以及其他对症治疗。

(2) 脂肪栓塞综合征(fat embolism syndrome):指骨盆或长骨骨折后24~48小时出现呼吸困难、意识障碍和瘀点。它很少发生于上肢骨折患者。典型症状为呼吸窘迫、神经系统异常和皮肤瘀斑等症状。目前临床上对脂肪栓塞尚无特效疗法,应注意预防,急救时要妥善固定骨折,复位时手法要轻柔,已发生者采取对症支持治疗以保护心、肺、脑的功能。

(3) 重要周围组织损伤:① 血管损伤。常见的有股骨髁上骨折所致的腘动脉损伤、胫骨上端骨折所致的胫前或胫后动脉损伤及伸直型肱骨髁上骨折所致的肱动脉损伤。动脉伤的伤口搏动性出血,或局部有搏动性血肿迅速扩大,并有严重的肿胀;肢体远侧血管摸不到搏动或很微弱,温度低,颜色苍白;对重要的动脉伤要及时发现和探查处理。② 神经损伤。对骨折合并神经损伤者,应根据不同情况,决定是及时探查神经,还是在观察一段时间无恢复时再做探查手术。③ 脊髓损伤。患者常会出现损伤平面以下的运动、感觉和括约肌功能障碍,损伤部位疼痛,骨折部位椎体、棘突压痛及局部肿胀,严重骨折或脱位后伴后凸畸形。

(4) 重要内脏器官损伤:对内脏损伤,要优先紧急处理,待患者全身情况允许时及早处理骨折。

(5) 骨筋膜室综合征(osteofascial compartment syndrome):骨筋膜室综合征的早期临床表现以局部为主,只在肌肉缺血较久、已发生广泛坏死时,才出现全身症状,如体温升高、脉率增快、血压下降、白细胞计数增多、红细胞沉降率加快、尿中出现肌球蛋白等。主要体征为患肢感觉异常,被动牵拉受累肌肉时出现疼痛,肌肉在主动屈曲时出现疼痛,筋膜即肌腹处有压痛。需要特别注意的是，骨筋膜室内组织压上升到一定程度，前臂 8.66 kPa（65 mmHg）、小腿 7.33 kPa（55 mmHg），就能使供给肌血运的小动脉关闭，但此压力远远低于病人的收缩血压，因此还不足以影响肢体主要动脉的血流。此时，远侧动脉搏动仍然存在，指、趾毛细血管充盈时间仍属正常。当出现"5P"征［疼痛（pain）或转为无痛（painless）、苍白（pallor）、感觉异常（paresthesia）、麻痹（paralysis）、无脉（pulselessness）］时，提示骨筋膜室综合征已经进展为缺血性肌挛缩，已失去最佳治疗时机。故骨筋膜室综合征一经确诊，应立即切开筋膜减压，不可勉强缝合皮肤。

2. 晚期并发症　骨折患者主要可出现以下晚期并发症。

(1) 坠积性肺炎（hypostatic pneumonia）：应注意多翻身，鼓励患者咳嗽和做深呼吸运动。如已发生，除上述措施外，应给予抗菌类药物，给氧，做雾化吸入等。

(2) 压疮（decubitus）：预防方法在于勤检查，勤翻身，勤按摩和保持局部清洁、干燥。

(3) 下肢深静脉血栓形成（deep vein thrombosis）：临床表现为肢体肿胀。侧支循环建立后，肿胀逐渐消退。

(4) 感染（infection）：应注意采取"动""静"结合的疗法。如用石膏固定，去固定后应加强关节活动，恢复功能。

(5) 骨化性肌炎（myositis ossificans）：关节脱位、关节邻近骨折及严重关节扭伤后，由于骨膜剥离，骨膜下血肿与软组织血肿相连。早期症状为关节肿胀、疼痛、活动受限。晚期关节附近软组织骨化，关节活动受影响。预防方法是早期复位，避免早期活动；如骨化已成熟，对肢体功能影响严重，在骨化范围已局限致密时，可考虑切除骨化部分，以改进关节的活动度。

(6) 创伤性关节炎（traumatic arthritis）：又称外伤性关节炎、损伤性骨关节炎，它是由创伤引起的以关节软骨的退化变性和继发的软骨增生、骨化为主要病理变化，以关节疼痛、活动功能障碍为主要临床表现的一种疾病。治疗的目的是缓解疼痛、矫正畸形、改善或恢复关节功能、提高患者生活质量。

(7) 关节僵硬（joint stiffness）：正常关节功能（如屈伸、旋转等）发生不同程度的障碍，表现为活动范围的减小。治疗针对原发病，酌情采用局部按摩、理疗、中药外敷、关节功能锻炼器以及手法松解等疗法，甚至行关节粘连松解术。

(8) 急性骨萎缩（acute bone atrophy，Sudeck bone atrophy）：由外伤导致的反射性交感神经营养不良综合征，又称创伤后骨萎缩，腕关节和手掌多见。临床表现为手指、手腕的肿胀疼痛，僵硬，皮肤红而薄，骨的普遍脱钙、疏松、萎缩。局部制动可以缓解症状，保守治疗无效时可以行交感神经阻滞术。

(9) 缺血性骨坏死（avascular osteonecrosis）：由于血液供应受阻而导致的骨细胞死亡，缺血性坏死的严重程度取决于循环系统的受损程度。股骨头是最常见的受损部位，胫骨下段及腕舟骨、足舟骨、距骨也是好发部位。预防的方法是争取早期复位。如畸形过大，影响功能，可手术纠正畸形，重新对位固定。

(10) 缺血性肌挛缩（ischemic contracture）：是骨筋膜室综合征的严重后果，是由于上、下肢的血液供应不足或包扎过紧超过一定时限，肢体肌群缺血而坏死，最终导致机化，形成瘢痕组织，逐渐挛缩而形成特有畸形。提高对骨筋膜室综合征的认识并予以正确处理是防止缺血性肌挛缩发生的关键。预防措施主要是尽早恢复肢体血运，避免石膏夹板固定过紧。

缺血性肌挛缩可用坏死肌肉切除、神经松解及功能重建等方法进行治疗。

### 四、开放性骨折的处理

1. 开放性骨折的分度　临床上多采用开放性骨折的 Gustilo-Anderson 分型(表 6-2-1)。

表 6-2-1　开放性骨折的 Gustilo-Anderson 分型

| 分型 | 描述 |
| --- | --- |
| Ⅰ型 | 伤口长度<1 cm;一般为比较干净的穿刺伤,骨折端自皮肤内穿出,软组织损伤轻微,无碾挫伤,骨折较简单,为横断或短斜形,无粉碎 |
| Ⅱ型 | 伤口长度在 1～10 cm 之间,软组织损伤较广泛,但无撕脱伤,亦无组织瓣形成,软组织有轻度或中度碾挫伤,伤口有中度污染,中等程度粉碎性骨折 |
| Ⅲ型 | 软组织损伤广泛,包括肌肉、皮肤及血管、神经的损伤,有严重污染 |
| ⅢA | 有广泛的撕脱伤及组织瓣形成,或为高能量损伤,不管伤口大小,骨折处有适当的软组织覆盖 |
| ⅢB | 广泛的软组织损伤和缺损,伴有骨膜剥脱和骨暴露,伴有严重的污染 |
| ⅢC | 伴有需要修复的动脉损伤 |

2. 急诊处理　急诊处理包括伤情评估、止血、镇痛、复位固定、抗生素应用、破伤风被动免疫及术前准备。

(1) 伤情评估:完整的创伤评估要考虑出血、休克、神经血管损害。全身情况评估可应用损伤严重程度评分(injury severe score,ISS)和简明损伤定级标准(abbreviated injury scale,AIS)。局部情况评估应用开放性骨折的 Gustilo-Anderson 分型。局部情况的评估要注意对血管神经情况进行反复评估(毛细血管回流、动脉搏动、痛觉和关节活动情况)。

(2) 止血:遵循阶梯原则。①创面包扎和抬高肢体;②如果血液浸透敷料,则给予加压包扎、固定;③如果血液继续浸透,可用止血带止血,严格监控止血带时间(单次止血带使用时间不超过 2 小时),并立即向医院转送;④严重损伤、持续性动脉出血直接采用止血带。

(3) 程序化镇静镇痛:患者无法耐受疼痛,或者完全无法配合检查和操作时,可尝试应用程序化镇痛和镇静方案。①静脉注射阿片类药物(吗啡、芬太尼);②注射低剂量(0.5 mg/kg)氯胺酮;③强力镇痛效果不足时,可使用镇静药物(咪达唑仑、异丙酚、依托咪酯);④有条件时可考虑使用周围神经阻滞,阻滞前评估肢体的神经和血管状态。

(4) 骨折固定:清洗污染创面,无菌敷料覆盖创面,石膏或夹板制动后送手术室进一步治疗。石膏或夹板固定原则为使用前后评估神经血管状态,固定应超过骨折的上、下关节。

(5) 抗生素应用:应尽早使用抗生素。以一代头孢为基础用药,根据药敏结果调整用药。抗生素宜使用至创面闭合后 48 小时。开放性骨折局部抗生素的使用可在局部形成高浓度抗生素环境,有效预防细菌生物膜的形成。

(6) 破伤风被动免疫:①优先选用 250 U 破伤风免疫球蛋白(tetanus immunoglobulin,TIG),无 TIG 时可选用 1 500 U 破伤风抗毒素(tetanus antitoxin,TAT);②处理延迟超过 6 小时的创面或可疑严重污染的创面时,剂量应加倍,或者在伤后 1 周再追加 1 次被动免疫;③处理超过 24 小时的创面时,剂量加倍。

(7) 术前准备:稳定生命体征,进行实验室检查、影像学检查,备血。如果患者为多发伤,建议按照损伤控制原则多学科合作;如果为单一肢体损伤,建议创伤骨科团队与显微外科团队协作。

3. 清创 对于开放性骨折,清创是重要的治疗措施。

(1) 清创原则:①重视患者全身情况,术前准备充分;②尽早清洗、消毒伤口,清除异物,切除创缘坏死和失活组织,将污染的创口变成相对清洁创口;③多强调清创彻底,由清创经验丰富的高年资医生进行清创,比强调6小时内进行清创对预后更重要。

(2) 清创时机:高能量开放性骨折,建议12小时内清创;其他类型(低能量)开放性骨折,建议24小时内清创。但若有创口严重污染、出现骨筋膜室综合征早期症状、合并肢体需要修复的血管损伤等情况,则要尽快清创。

(3) 清创的预判:①骨折端的显露与清创,骨干部受污染的游离骨块需彻底清除,涉及干骺端和关节面的游离骨块,需权衡感染的风险及二期重建的难度,进行综合评估;②皮肤和骨骼的活力通过出血情况来判断,肌肉的活力通过"4C"原则判断,包括颜色(Color)、收缩性(Contractibility)、肌肉韧性(Consistency)、循环状况(Capacity of blood)4个方面;③无法对软组织活力和清创程度做出判断、组织损伤严重或出现早期感染征象时,建议24~48小时再次探查清创,甚至反复清创。

(4) 创口冲洗:建议使用足量的生理盐水进行低压冲洗。

(5) 清创流程:①清创过程使用止血带时避免驱血,尽量减少止血带使用时间;②肥皂水清洗患肢,常规消毒创口周围,避免消毒液接触创口;③清除污染或可疑污染的软组织;④沿创口扩大切开深筋膜,暴露创面深部组织,检查创面深度;⑤从表皮到深部、周围到中央全面评估创口组织情况,去除失活的皮肤、脂肪、肌肉和骨骼,冲洗创口;⑥无法一期修复软组织者,采用敷料进行创面覆盖;⑦存在骨缺损者,可临时采用载抗生素骨填充材料局部填充,如抗生素骨水泥或硫酸钙骨水泥等。

4. 骨折稳定技术 骨折可以通过外固定支架、髓内钉、钢板来实现临时或终末固定,具体方案取决于患者的全身情况、骨折类型及软组织条件等。如果一期使用内固定治疗,则必须同时满足彻底清创及软组织良好覆盖2个条件。

外固定支架技术简单、安全、方便、失血量小,在需要损伤控制的情况下具有优势。例如,对ⅢC型开放性骨折和不稳定的多发伤患者以及严重软组织损伤和创口严重污染的骨折,用外固定支架可以保护骨折部位的血供,避免置入内植物造成的局部软组织损伤或间室内压力增高。外固定支架用于临时外固定,便于进行第二阶段的内固定治疗,对于损伤污染严重、有潜在感染风险的患者,可作为终末固定的方式之一。

采用髓内钉固定,患者耐受性较好,负重时间早,再次手术率和力线不良发生率低。对于 Gustilo Ⅰ型、Ⅱ型,包括少部分ⅢA型下肢长骨干开放性骨折,在能彻底清创、有良好软组织覆盖的情况下,可使用髓内钉固定。对开放性长骨骨折、多发伤患者,不建议扩髓治疗。对于关节内和干骺端骨折,彻底清创并同期良好覆盖创面的患者,应考虑钢板内固定。

5. 软组织重建 软组织修复重建计划应由骨科医生和具备显微修复技术的医生共同参与制定。

(1) 创面闭合时机:①Gustilo Ⅱ、Ⅲ型开放性骨折,应早期闭合创面;②Gustilo ⅢB和ⅢC型损伤,在清创彻底的前提下,尽早行骨折终末固定和皮瓣覆盖。

(2) 创面覆盖:①Gustilo Ⅰ型开放性骨折可一期闭合创面;②Gustilo Ⅱ、Ⅲ型开放性骨折无法一期闭合创面时，可使用盐水纱布、负压封闭引流、载抗生素骨填充材料等临时覆盖；③单次负压封闭引流不超过7天；④推荐在彻底清创基础上同期覆盖创面，无法同期覆盖的情况，软组织修复重建尽量在3天之内完成，最迟不超过7天；⑤覆盖方法可选用游离皮片移植、局部(肌)皮瓣、游离(肌)皮瓣等。

6. 一期截肢　截肢与否应由至少两名高年资外科医生共同评估判定，既要考虑解剖和功能上的缺陷，也要考虑到患者的心理、经济、社会地位、宗教信仰等。截肢的决定要有患者和家属的参与。截肢指征包括：①挤压伤出现超过6小时的缺血灌注，或其他原因导致患肢缺血时间超过6小时；②远端残肢严重受损的不完全离断伤或毁损伤；③累及2个以上筋膜间室的节段性肌肉毁损；④前述肢体缺血同时伴有主要的神经功能障碍，尤其是足底感觉缺失。

截肢的注意事项：①截肢平面越靠近远端，佩戴假肢活动时能量消耗越低；②现有临床的评分系统可作为是否截肢的参考，但不是唯一标准；③骨缺损可以通过多种方式进行重建，很难通过骨缺损的多少确定是否截肢；④上肢安装假肢的满意度不如下肢，严重受损的上肢在功能上依然优于假肢，因此上肢截肢须更谨慎。

### 五、开放性关节损伤及其处理

开放性关节损伤的处理原则与开放性骨折的处理原则基本相同，但由于涉及关节，故又有其特殊性。治疗的主要目的是防止关节感染和恢复关节功能。在治疗过程中如处理不当，轻者影响关节功能，重者导致关节功能丧失。

开放性关节损伤最易发生的并发症是关节粘连和关节内骨折畸形愈合，可影响关节功能，因此要求必须处理好关节腔内的清创，保护关节软骨，注意修复关节面。若能在伤后6～8小时内进行彻底清创并合理应用抗生素，创口多能一期愈合。

开放性关节损伤根据损伤情况可分为三度。

(1) 一度：锐器刺破关节囊，创口较小，关节软骨和骨骼无损伤，经治疗后可保持关节功能。此类损伤不需要打开关节，以免污染进一步扩散。一度的穿戳伤或贯穿伤，创口清创后用骨牵引或石膏固定，无须探查关节，3周后开始康复治疗，术后如关节肿胀，可做关节穿刺抽液并注入抗生素。

(2) 二度：钝性暴力伤，软组织损伤较广泛，关节软骨与骨骼有中度损伤，创口内有异物，经治疗后可恢复部分关节功能。二度的创口可先做关节腔外常规清创，手指和器械勿伸入关节腔内，创口清创完毕后，更换手套和器械，必要时扩大创口或采用标准切口，充分暴露关节腔，用大量生理盐水(6～12 L)反复冲洗关节腔，清除关节内的血肿、游离小碎骨片、软骨及异物，在伤后6～8小时，较大骨折片复位后用克氏针或螺丝钉固定，若超过时限，可用外固定器固定，尽量缝合关节囊，多能一期愈合。如关节囊缺损较多，可用筋膜修补；如果伤后时间较长，周围软组织已疑有炎症，仍可缝合关节囊，不闭合创口，在关节腔内放置两条硅胶管，术后用关节腔林格液加抗生素灌洗引流，每天6～12 L，48小时后拔除硅胶管。做好关节外的开放引流，以防感染侵入关节腔内，4～5天炎症局限后，再延期闭合创口。

(3) 三度：软组织毁损，韧带断裂，关节软骨和骨骼严重损伤，创口内有异物，可合并关节脱位及血管、神经损伤，经治疗后关节功能较难恢复。经彻底清创后敞开创口，无菌敷料湿敷，3~5天后可延期缝合。也可彻底清创后，大面积软组织缺损用显微外科技术行组织移植，如肌皮瓣或皮瓣移植修复。关节面严重破坏，关节功能无法恢复者，若创口新鲜，可一期行关节融合术。

### 六、影响骨折愈合的因素

1. **全身因素** 年龄、激素（雌激素、甲状腺素等）水平、疾病状态（糖尿病、营养不良、恶性肿瘤）等。

2. **局部因素** ①骨折断端之间接触面大的愈合较快；多发性骨折或多段骨折愈合较慢；②骨折部位的血液供应，股骨颈头下型骨折、胫骨中下三分之一骨折、腕舟骨骨折等不易愈合；③软组织损伤程度；④软组织嵌入骨折断端；⑤合并感染。

3. **不当治疗方法** 影响骨折愈合的不当治疗方法包括：①反复多次手法复位；②切开复位时软组织和骨膜剥离过多；③开放性骨折清创时过多摘除碎骨片导致骨缺损；④持续性骨牵引，牵引力过大导致骨折端分离；⑤骨折固定不牢固；⑥过早和不恰当的功能锻炼。

### 七、骨折延迟愈合、不愈合及畸形愈合

1. **骨折延迟愈合** 骨折在正常愈合所需的时间内未达到骨折完全愈合的标准即为骨折延迟愈合。X线显示骨折端骨痂少，轻度脱钙，骨折线明显，但无骨硬化表现。造成骨折延迟愈合的原因主要有骨折处有骨质缺损、骨折处软组织损伤严重、骨折处软组织感染、多次粗暴手法整复、过度牵引、手术时有骨膜广泛剥离、固定不牢固或固定时间过短、功能锻炼不正确、骨折断端有软组织嵌入。制动时间不够者应延长固定时间，同时还应加强功能锻炼以促进骨折愈合及功能恢复，还可酌情选用加压固定、电刺激疗法等。部分病例需行骨移植术。

2. **骨折不愈合** 骨折不愈合又称骨不连，是指骨折和损伤后至少9个月，并且在接下来的3个月内没有进一步愈合倾向的情况。主要临床表现为局部疼痛、骨折断端有微动。根据X线检查结果可分为血管丰富型（肥大型）和缺血型（萎缩型）骨不连。前者骨折端富有再生能力，产生明显的生物学反应，可分为不同亚型：①"象足"型骨不连，骨折端有肥大而丰富的骨痂，骨折端具有活力，骨不连主要由骨折复位后固定不牢、制动不充分或负重过早引起；②"马蹄"型骨不连，骨折断端轻度肥大，骨痂较少，主要由于钢板和螺丝钉固定不够牢靠，形成的骨痂不足以连接骨折断端引起，并且可能有少量硬化；③营养不良性骨不连，骨折端为非肥大型，缺乏骨痂，主要发生在明显移位、分离或内固定时未准确对位的情况。缺血型骨不连，骨折断端缺乏活力，生物学反应少，骨折断端血供较差，可分以下几个亚型：①扭转楔形骨不连，两骨折断端中间有一块缺乏或无血供骨折；②粉碎性骨不连，存在一个或多个死骨片，X线显示无任何骨痂形成；③缺损型骨不连，骨折端虽有活力，但不能越过缺损进行连接；④萎缩型骨不连，中间骨片缺失是由缺乏成骨潜力的瘢痕组织填补所致，骨折端出现萎缩和骨质疏松。目前手术治疗仍是治疗骨不连最主要且有效的方法，包括组织移植、硬化骨切除、内固定、外固定、假体置换以及各种方法联合应用。

3. **骨折畸形愈合** 骨折畸形愈合是指创伤或手术后肢体弯曲或长度改变，存在成角、旋转或重叠畸形。骨折畸形愈合可能由于骨折复位不佳、固定不牢固或过早拆除固定，受肌肉牵拉、肢体重量和不恰当负重的影响所致。畸形较轻、对功能影响不大者，可不予处理；畸

形明显影响肢体功能者需行矫正。如骨折愈合时间在2～3个月,骨痂尚不坚固,可在麻醉下进行手法折骨,将其在原骨折处折断,重新复位和固定,使其在良好的位置愈合。如骨折愈合已坚固,则应行截骨矫形术。

### 【复习思考题】

1. 骨折的专有体征有哪些?
2. 骨折如何进行急诊处理?
3. 骨折的并发症及其处理原则有哪些?
4. 简述闭合性骨折的治疗原则与治疗方法有哪些?
5. 开放性骨折的治疗原则与治疗方法有哪些?

## 第三节　上肢骨、关节损伤

### 【见习项目】

各种上肢骨、关节损伤,包括锁骨骨折(fracture of the clavicle)、肩锁关节脱位(acromioclavicular joint dislocation)、肩关节脱位(shoulder dislocation)、肱骨近端骨折(proximal humerus fracture)、肱骨干骨折(fracture of the shaft of the humerus)、肱骨髁上骨折(supracondylar humeral fracture)、肘关节脱位(dislocation of elbow joint)、桡骨头半脱位(radial head subluxation)、前臂双骨折(fracture of radius and ulna)、桡骨远端骨折(fracture of the distal radius)等疾病的示教。

### 【见习目的与要求】

1. 了解骨折病例的诊断步骤,对骨折进行分类并选择合适的治疗方法。
2. 了解手法复位固定的适应证,石膏绷带固定的操作方法和注意事项。
3. 了解上肢各部位常见骨折、脱位X线读片,并讨论各骨折、脱位的治疗方法。

### 【见习地点】

见习医院骨科。

### 【见习准备】

见习带教老师事先选好病例(各种上肢骨、关节损伤的病例)若干,分配好每一病例示教所占时间。根据病例数分小组。

### 【见习流程】

1. 带教老师对理论课知识、概念进行简要复习。
2. 每一病例由一个小组中选出一位同学进行病史采集,并结合骨折疾病特点进行重点的体格检查。
3. 各小组集中,回到示教室。当事同学报告病史及阳性体征,提出下一步的辅助检查和可能的阳性结果,做出诊断,提出治疗原则和依据。各小组对所示教的病例开展讨论,指出各自小组的不足之处。

4. 带教老师分析总结,指出各组的优点和不足,提出思考题。

## ☆锁骨骨折

【病史采集要点】

### 一、现病史采集要点

1. 发病情况　一般有外伤史,多为间接暴力引起;常见的受伤机制是侧方摔倒,肩部着地,力传导至锁骨,发生斜形骨折。
2. 主要症状　局部疼痛、肿胀,肩关节活动时疼痛加剧,病人常用健手托住患侧肘部,头部向患侧倾斜。
3. 伴随症状　骨折端刺破血管时可引起失血性休克,臂丛神经损伤时可引起上肢功能全部或部分丧失。直接暴力引起的骨折可刺破胸膜引起气胸。
4. 诊疗情况　了解患者曾在何处就诊过,做过何种检查,结果如何。
5. 一般情况　了解患者精神、体力、饮食、大小便等情况。

### 二、既往史和个人史等采集要点

(1) 有无药物过敏史。
(2) 有无手术外伤史。

【查体要点】

检查时可扪及骨折端,有局限性压痛、骨擦感。应仔细检查患肢的血运及神经功能。

【辅助检查】

常规锁骨正侧位 X 线平片一般可明确移位的程度及骨折的类型。拍摄双肩应力位 X 线片可进一步辅助鉴别外侧段骨折是否伴有喙锁韧带损伤。当骨折涉及内 1/3 及外端骨折时,若 X 线检查难以判断,可考虑行 CT 检查进一步明确诊断。

【诊断】

患者有上肢外展跌倒或局部被暴力直接打击等外伤史,伤后肩部出现疼痛,上肢不敢活动。X 线检查可确诊,并显示骨折移位及粉碎情况。在无移位或儿童青枝骨折时,单靠物理检查有时难以做出正确诊断,需辅以上胸部的正位 X 线平片。

【鉴别诊断】

1. 肩锁关节脱位　多见于青年人,主要由直接暴力引起,表现为肩部疼痛、活动受限。X 线检查常可见锁骨完整,外端向上翘起,可进行鉴别。
2. 肩关节脱位　主要由间接暴力引起,患者多发生跌倒或撞击,常可见方肩畸形,

Dugas 征阳性。通过 X 线检查可发现是否有肩关节脱位。

3. **肱骨近端骨折**　骨折多由间接暴力引起，主要表现为肩部疼痛、肿胀及活动障碍。进行 X 线、CT 检查可观察到肱骨骨折情况。

### 【治疗原则】

锁骨骨折分为近端、中段及远端骨折。

1. **近端骨折**　以保守治疗为主，应用肩部吊带或"8"字绷带固定 2～6 周以减轻疼痛，同时鼓励患者早期活动，应尽量在 6 个月内避免接触性运动。手术治疗指征为骨折断端移位＞10 mm 及开放性骨折。目前的手术方法包括克氏针固定、钢板螺钉固定。

2. **中段骨折**　中段骨折占所有锁骨骨折的 80%。保守治疗通常采用横形"8"字绷带固定。手术治疗的指征包括复位后骨折再移位、开放性骨折、合并血管神经损伤、陈旧性骨折不愈合。目前手术治疗的方法主要包括钢板、螺钉、髓内固定等。

3. **远端骨折**　对于大多数不稳定骨折的患者，建议早期行手术治疗。主要方法包括锁骨钩钢板固定、锁骨外侧锁定钢板固定，以及经由关节镜的双 Endobutton 带袢钢板重建固定术。

## ☆肩锁关节脱位

### 【病史采集要点】

#### 一、现病史采集要点

1. **发病情况**　一般有外伤史，以直接暴力多见。
2. **主要症状**　多有肩锁关节处疼痛、肿胀，不同分型的症状有所区别。
3. **诊疗情况**　了解患者曾在何处就诊过，做过何种检查，结果如何。
4. **一般情况**　了解患者精神、体力、饮食、大小便等情况。

#### 二、既往史和个人史等采集要点

(1) 有无药物过敏史。
(2) 有无手术外伤史。

### 【查体要点】

肩锁关节脱位可分为 3 型。

(1) Ⅰ型（肩锁关节囊、韧带挫伤，尚未断裂）：患处疼痛、肿胀，活动时加重，局部压痛明显，无畸形。

(2) Ⅱ型（肩锁关节囊破裂，部分韧带损伤或断裂，关节半脱位）：关节肿胀明显、压痛，半脱位畸形，按压锁骨远端时有浮动感（琴键征）。

(3) Ⅲ型（肩锁关节囊、韧带完全断裂，关节完全脱位）：关节部位明显肿胀并波及锁骨下区，明显压痛，可见明显的阶梯状畸形，可触及锁骨的肩峰端凸出皮下。患肩关节上举、外展、后伸活动障碍。

## 【辅助检查】

肩锁关节 X 线平片：Ⅰ型无明显移位；Ⅱ型可见关节间隙增宽或出现半脱位；Ⅲ型可见锁骨外端完全离开肩峰的相对关节面，关节脱位。

## 【诊断】

根据患者外伤史、受伤机制（直接、间接暴力）及典型症状（局部疼痛、肿胀、畸形），结合体格检查（局部压痛，琴键征，患肩关节上举、后伸等活动受限）及影像学检查结果可以做出诊断。

## 【鉴别诊断】

本病需要与锁骨骨折、肩关节脱位、肱骨近端骨折等疾病相鉴别。

## 【治疗原则】

对于Ⅰ型损伤，用三角巾悬吊患肢 2~3 周后开始肩关节活动，可获得较好功能恢复。Ⅱ型可采用非手术治疗，如弹力带固定及各种加压背带。通常固定 4 周，2~3 个月内患肢避免提重物。对有症状的陈旧性半脱位患者，肩锁关节移位超过 2 cm，以及Ⅲ型患者，可考虑手术治疗，采用切开复位，张力带钢丝或者锁骨钩钢板固定，同时行喙锁韧带修复重建手术。

肩锁关节脱位术前及术后 X 线表现见图 6-3-1。

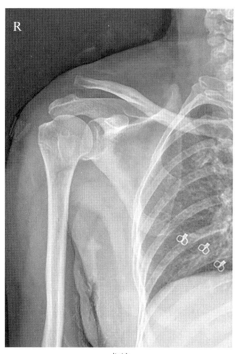
术前

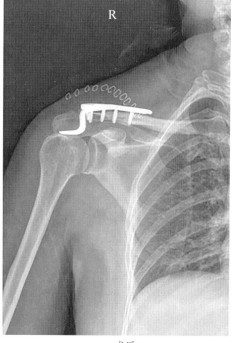
术后

图 6-3-1　肩锁关节脱位术前及术后 X 线影像

# ☆肩关节脱位

## 【病史采集要点】

### 一、现病史采集要点

1. 发病情况　前脱位一般有上肢外展外旋或后伸着地受伤史；后脱位常见于跌倒时上臂于前屈内收内旋位受力。
2. 主要症状　肩部疼痛、肿胀、肩关节活动障碍。
3. 伴随症状　腋丛或臂丛神经被牵拉或肱骨头受压可引起不同程度的神经损伤。
4. 诊疗情况　了解患者曾在何处就诊过，做过何种检查，结果如何。
5. 一般情况　了解患者精神、体力、饮食、大小便等情况。

### 二、既往史和个人史等采集要点

（1）有无药物过敏史。
（2）有无手术外伤史。

## 【查体要点】

伤后肩部疼痛，迅速肿胀伴肩关节活动障碍，患者保持以健手托住病侧前臂，头向病侧倾斜的特殊姿势。检查时可发现患肩呈方肩畸形，肩胛盂处有空虚感，上肢有弹性固定；Dugas 征阳性，即将病侧肘部紧贴胸壁时，手掌搭不到健侧肩部，或手掌搭在健侧肩部时，肘部无法贴近胸壁。

## 【辅助检查】

正位、侧位及穿胸位 X 线片可确定肩关节脱位的类型、移位方向及有无撕脱骨折。常规行 CT 扫描。

## 【诊断】

前脱位依靠临床体征可完全诊断，但仍应摄 X 线片（正位及腋位），以了解脱位程度及有无合并损伤。后脱位易漏诊，当常规 X 线检查结果可疑时应加摄 45°肩关节斜位片以协助诊断。

## 【鉴别诊断】

本病须与肩锁关节脱位、锁骨骨折、肱骨近端骨折等疾病进行鉴别。另外，有时还需要与肩周炎进行鉴别。肩周炎与肩关节脱位均有肩部的剧烈疼痛和肩关节功能明显受限，但肩周炎是一种慢性的肩部软组织的退行性炎症，早期以剧烈疼痛为主，中晚期以功能障碍为主。而肩关节脱位则多有急性损伤史，如突然的暴力牵拉及冲撞，跌倒时手掌和肘部着地，突然的暴力沿肱骨向上冲击，使肱骨头脱离关节盂。

【治疗原则】

肩关节前脱位应首选手法复位加外固定治疗,肩关节后脱位可采用切开复位加外固定治疗。手法复位前应准确判断是否有骨折,以防漏诊。

1. 手法复位　一般采用 Hippocrates 法复位。患者平卧,术者站在病侧床边,腋窝处垫棉垫,以同侧足跟置于患者腋下靠胸壁处,双手握住患肢于外展位做徒手牵引,以足跟顶住腋部作为反牵引力,并轻轻内收、内旋上肢,可感到有弹跳并听到响声,提示复位成功。复位后再做 Dugas 征检查,检查结果应由阳性转为阴性。

2. 固定方法　单纯性肩关节脱位复位后可用三角巾悬吊上肢,肘关节屈曲 90°,腋窝处垫棉垫固定 3 周,合并大结节骨折者固定时间应延长 1~2 周。关节囊破损明显或肩带肌肌力不足者,术后摄片会有肩关节半脱位表现,此类病例宜用搭肩位胸肱绷带固定。

3. 康复治疗　固定期间需活动腕部与手指,解除固定后,鼓励患者主动锻炼肩关节各个方向活动,配合理疗、按摩,效果更好。

## ☆肱骨近端骨折

【病史采集要点】

### 一、现病史采集要点

1. 发病情况　以中、老年人多见,多因间接暴力所致。
2. 主要症状　受伤后,上臂近端出现疼痛、肿胀、畸形、皮下瘀斑,肩关节及上肢活动障碍。
3. 伴随症状　可伴有腋神经损伤,表现为三角肌麻痹,肩关节外侧三角表面皮肤感觉障碍;此外,还可有腋动脉损伤,使肢体远端血供受影响,导致上肢功能障碍。
4. 诊疗情况　了解患者曾在何处就诊过,做过何种检查,结果如何。
5. 一般情况　了解患者精神、体力、饮食、大小便等情况。

### 二、既往史和个人史等采集要点

(1) 有无药物过敏史。
(2) 有无手术外伤史。

【查体要点】

检查可发现假关节活动、骨擦感。不要遗漏检查上肢的血管神经体征。

【辅助检查】

X 线检查除了正位(或后前位)外,还应进行穿胸位 X 线平片检查。除 X 线检查外,还可进行 CT 检查(包括 CT 三维重建)。

【诊断】

根据间接暴力病史及 X 线和 CT 检查,可做出明确诊断。肱骨近端骨折的 Neer 分型见

表 6-3-1。

**表 6-3-1 肱骨近端骨折 Neer 分型**

| 分型 | 依据 |
| --- | --- |
| 一部分骨折 | 肱骨近端骨折,无论骨折线数量是多少,只要骨折端移位不超过 1 cm 或者成角畸形＜45° |
| 两部分骨折 | 仅 1 个部位发生骨折并且移位者;分为 4 种形式:解剖颈骨折、大结节骨折、小结节骨折和外科颈骨折 |
| 三部分骨折 | 有 2 个部位骨折并且移位时,称为三部分骨折。分为 2 种形式:一种是大结节、外科颈骨折,较常见;另一种是小结节、外科颈骨折 |
| 四部分骨折 | 肱骨近端 4 个部分都发生骨折移位,此时肱骨头血液供应破坏严重,极易发生缺血坏死 |

【治疗原则】

1. 一部分骨折　上肢三角巾悬吊 3~4 周,复查 X 线片示有骨愈合时,开始行功能锻炼。

2. 两部分骨折　轻度移位的两部分骨折可试行手法复位,三角巾悬吊 3~4 周,去除固定后进行功能锻炼。移位较大的两部分骨折可行切开复位内固定。

3. 三部分骨折　闭合复位可能性不大,考虑切开复位内固定,手术剥离面应尽量减少,以防止肱骨头缺血。

4. 四部分骨折　可行切开复位内固定术,但此型肱骨头缺血、坏死发生率极高,可考虑行人工肱骨头置换术,术后早期行功能锻炼。

## ☆肱骨干骨折

【病史采集要点】

### 一、现病史采集要点

1. 发病情况　可由直接暴力或间接暴力引起。骨折端的移位取决于外力作用的大小、方向、骨折的部位和肌肉牵拉方向等。

2. 主要症状　受伤后,上臂出现疼痛、肿胀、畸形、皮下瘀斑和上肢活动障碍。

3. 伴随症状　肱骨干骨折合并桡神经损伤者可出现垂腕,各手指掌指关节不能背伸,拇指不能伸,前臂旋后障碍,手背桡侧皮肤感觉减退或消失。

4. 诊疗情况　了解患者曾在何处就诊过,做过何种检查,结果如何。

5. 一般情况　了解患者精神、体力、饮食、大小便等情况。

### 二、既往史和个人史等采集要点

(1) 有无药物过敏史。
(2) 有无手术外伤史。

【查体要点】

检查可发现上臂假关节活动、骨擦感。检查时应注意脉搏、血运、手腕及手指的运动和感觉情况。

【辅助检查】

摄肱骨干正、侧位X线平片及CT可明确骨折的细节。

【诊断】

根据外伤史、典型的症状、体征及X线表现即可确诊。

【鉴别诊断】

1. 肱骨近端骨折　好发于中、老年人群，伤后可出现上臂靠近肩关节区域的肿胀、疼痛和活动受限，根据病史和X线检查可予以鉴别。

2. 肱骨髁上骨折　患者多有手着地的受伤史，受伤后肘部出现疼痛、肿胀、皮下淤血，肘部向后突出并处于半弯曲状态，体格检查可以发现肘关节局部剧烈压痛，可听到骨擦音，并可能摸到骨折的断端。根据病史、体格检查和X线检查可予以鉴别。

【治疗原则】

多数肱骨干骨折可采取保守治疗，外固定4～6周，期间进行上臂肌肉的等长收缩训练，适当进行肩关节活动，待X线检查证实骨折愈合后，积极进行肩、肘关节功能锻炼。

1. 手术治疗　手术适应证包括：①开放性骨折，清创后复位骨折端，使用内固定或外固定稳定骨折端；②骨折断端之间距离较大，复位困难，考虑有软组织嵌夹，影响骨折愈合；③合并血管、神经损伤，在急诊手术同时固定骨折部位，以防进一步加重血管、神经损伤；④移位明显的多段骨折、严重粉碎性骨折，创伤反应重，软组织肿胀显著；⑤合并损伤或同一肢体的多发骨折；⑥桡神经嵌夹于骨折端或已经断裂。

2. 康复治疗　无论是手法复位外固定，还是切开复位内固定，术后均应早期进行康复治疗。复位术后抬高患肢，主动进行手指屈伸活动。2～3周后，开始腕、肘关节主动屈伸活动和肩关节的外展、内收活动。6～8周后加大活动量，并做肩关节旋转活动。

## ☆伸直型肱骨髁上骨折

【病史采集要点】

### 一、现病史采集要点

1. 发病情况　多为间接暴力引起。跌倒时，肘关节处于半屈或伸直位，手掌着地可造成伸直型肱骨髁上骨折。骨折的近折端向前下移位，远折端向上移位。

2. 主要症状　受伤后，肘部出现疼痛、肿胀、畸形、皮下瘀斑和活动障碍，应注意前臂肿胀程度，有无皮肤发白、疼痛及感觉异常的表现。

3. 诊疗情况　了解患者曾在何处就诊过，做过何种检查，结果如何。

4. 一般情况　了解患者精神、体力、饮食、大小便等情况。

## 二、既往史和个人史等采集要点

（1）有无药物过敏史。

（2）有无手术外伤史。

【查体要点】

局部压痛，有骨擦音及假关节活动，肘前方可扪及骨折断端，肘后三角关系正常。应注意有无神经、血管损伤，特别要注意观察前臂肿胀程度，腕部有无桡动脉搏动，手的感觉及运动功能等。

【辅助检查】

必须拍摄肘部正、侧位 X 线平片，以明确骨折移位情况。

【诊断】

主要依据外伤史（跌倒时，肘关节处于半屈或伸直位，手掌着地）、临床表现（肘部肿胀、剧痛及活动受限，并应特别注意有无血管损伤）以及影像学检查确诊。

【鉴别诊断】

肱骨髁上骨折后肘关节出现部分的活动受限，肘后三角无变化，肘关节脱位主要表现为肘关节弹性固定，肘后三角关系发生改变。

【治疗原则】

如果肱骨髁上骨折局部肿胀轻，没有血液循环障碍，可采取非手术治疗方法，但闭合复位时应纠正内翻及内旋畸形，以防肘内翻并发症的发生。因肱骨髁上骨折存在发生前臂缺血性肌挛缩的可能性，故复位固定后应密切观察前臂肿胀情况、疼痛情况、皮肤颜色、手指的感觉和活动以及桡动脉的搏动等情况。

1. 手术治疗　手术适应证包括：①开放性骨折，清创后内固定；②骨折断端之间距离较大，复位困难，考虑有软组织嵌夹，影响骨折愈合；③合并血管、神经损伤，在急诊手术同时固定骨折部位以防进一步加重血管、神经损伤；④整复失败，或整复后骨折端不稳定，难以维持。

2. 康复治疗　无论手法复位外固定，还是切开复位内固定，术后应严密观察肢体血液循环及手的感觉、运动功能。抬高患肢，早期进行手指及腕关节屈伸活动，有利于减轻水肿，4~6 周后可进行肘关节屈伸活动。对于已经行切开复位、内固定稳定的患者，术后 2 周可开始肘关节活动。

## ☆屈曲型肱骨髁上骨折

【病史采集要点】

### 一、现病史采集要点

1. 发病情况　多为间接暴力引起。跌倒时，肘关节处于屈曲位，肘后方着地，暴力传导至肱骨下端导致骨折。

2. 主要症状　受伤后肘关节局部肿胀、疼痛,肘后凸起,皮下瘀斑。
3. 诊疗情况　了解患者曾在何处就诊过,做过何种检查,结果如何。
4. 一般情况　了解患者精神、体力、饮食、大小便等情况。

### 二、既往史和个人史等采集要点

(1) 有无药物过敏史。
(2) 有无手术外伤史。

## 【查体要点】

检查可发现肘上方压痛,后方可扪及骨折端。由于肘后方软组织较少,折端锐利,可刺破皮肤形成开放性骨折。由于暴力作用的方向及跌倒时的体位改变,骨折可出现尺侧或桡侧移位,较少合并神经、血管损伤。

## 【辅助检查】

X线拍片可发现骨折的近折端向后下移位,远折端向前移位,骨折线呈由前上斜向后下的斜形骨折。

## 【诊断】

主要依据外伤史(跌倒时,肘关节处于屈曲位,肘后方着地)、临床表现(肘部肿胀、剧痛及活动受限)及影像学检查确诊。

## 【治疗原则】

基本原则与伸直型肱骨髁上骨折相同,但手法复位的方向相反。肘关节屈曲40°左右行外固定,4~6周后开始主动练习肘关节屈伸活动。儿童期肱骨髁上骨折复位时,应尽量达到解剖复位,如达不到解剖复位,可采用克氏针固定的方法。复位后如观察到畸形加重,合并功能障碍,可在患儿12~14岁时做肱骨下端截骨矫正术。

## ☆肘关节脱位

## 【病史采集要点】

### 一、现病史采集要点

1. 发病情况　多为间接暴力引起。
2. 主要症状　受伤后,肘关节肿胀、疼痛,肘后凸起,皮下瘀斑。
3. 伴随症状　合并上肢神经损伤时,可出现前臂或手部的麻木感、感觉及运动障碍。
4. 诊疗情况　了解患者曾在何处就诊过,做过何种检查,结果如何。
5. 一般情况　了解患者精神、体力、饮食、大小便等情况。

## 二、既往史和个人史等采集要点

（1）有无药物过敏史。
（2）有无手术外伤史。

【查体要点】

检查可发现患者肘关节后凸畸形，前臂被迫处于半弯曲的状态，弹性固定，肘后空虚感，可扪及凹陷，肘后三角关系发生改变。

【辅助检查】

常规 X 线检查可发现肘关节脱位的移位情况，应仔细观察有无合并骨折。

【诊断】

根据病史、体检及 X 线检查可确定诊断，必要时可进行 CT 检查，以帮助发现是否合并骨折及其移位情况。

【治疗原则】

大多数肘关节脱位早期均能通过手法复位外固定治疗加以纠正。复位成功的标志为肘关节恢复正常活动，肘后三角关系恢复正常。复位成功后用长臂石膏托或支具固定肘关节于屈曲 90°，三角巾悬吊胸前 2～3 周后可进行肘关节屈伸锻炼，以防止肘关节僵硬。

肘关节脱位的手术适应证包括：①闭合复位失败者，或不适于闭合复位者；②肘关节脱位合并肱骨内上髁撕脱骨折；③陈旧性肘关节脱位，不宜试行闭合复位者；④某些习惯性肘关节脱位。

## ☆桡骨头半脱位

【病史采集要点】

### 一、现病史采集要点

1. 发病情况　儿童手、腕有被动向上牵拉受伤史。
2. 主要症状　牵拉后患儿出现哭闹、疼痛，不愿抬高手臂，拒绝持物，肘部无明显肿胀，肘关节活动受限。
3. 诊疗情况　了解患儿曾在何处就诊过，做过何种检查，结果如何。
4. 一般情况　了解患儿精神、体力、饮食、大小便等情况。

### 二、既往史和个人史等采集要点

（1）有无药物过敏史。
（2）有无手术外伤史。

## 【查体要点】

患儿前臂处于半屈位及旋前位,肘部外侧压痛。

## 【辅助检查】

X线平片检查通常不能发现桡骨头半脱位。

## 【诊断】

主要依靠上臂牵拉病史、症状和体征进行诊断。

## 【鉴别诊断】

1. 尺骨鹰嘴骨折　主要表现为肘部呈半屈状,肢体活动障碍等,与桡骨小头半脱位症状相似。但尺骨鹰嘴骨折后局部肿胀明显,压痛局限,行X线检查可见明显的骨折线。
2. 桡骨小头脱位　桡骨小头脱位多为先天性,很少见,患儿无外伤史,肘部可扪及脱位的桡骨小头,X线检查可显示桡骨小头脱位。

## 【治疗原则】

不用麻醉即可进行手法复位。术者一手握住患儿腕部,另一手托住肘部,以拇指压在桡骨头部位,肘关节屈曲至 $90°$,做轻柔的前臂旋后、旋前活动,反复数次,并用拇指轻轻推压桡骨头即可复位。复位成功的标志是有轻微的弹响声,肘关节旋转、屈伸活动正常。复位后不必固定,但须告诫家长不可再暴力牵拉,以免复发。

# ☆前臂双骨折

## 【病史采集要点】

### 一、现病史采集要点

1. 发病情况　可由直接暴力、间接暴力、扭转暴力引起。
2. 主要症状　外伤后前臂疼痛、肿胀、活动受限。
3. 诊疗情况　了解患者曾在何处就诊过,做过何种检查,结果如何。
4. 一般情况　了解患者精神、体力、饮食、大小便等情况。

### 二、既往史和个人史等采集要点

(1) 有无药物过敏史。
(2) 有无手术外伤史。

## 【查体要点】

主、被动旋转前臂可引起前臂剧烈疼痛,可出现成角畸形,尺桡骨骨干有触压痛,可感知异常活动及骨擦感。需同时检查桡骨小头及尺骨小头处有无压痛,明确是否伴有桡骨小头或尺骨小头脱位。

### 【辅助检查】

X线拍片检查应包括肘关节或腕关节,可发现骨折的准确部位、骨折类型及移位方向,以及是否合并有桡骨头脱位或尺骨小头脱位。

### 【诊断】

主要依靠病史、症状、体征以及X线摄片进行诊断。

### 【治疗原则】

1. 手法复位外固定　尺、桡骨双骨折可发生多种移位,如重叠、成角、旋转及侧方移位等。若治疗不当,可发生尺、桡骨交叉愈合,影响旋转功能。复位时除了良好的对位、对线外,还应特别注意防止畸形和旋转。手法复位成功后,用上肢前、后石膏夹板固定,待肿胀消退后改为上肢管型石膏固定。

2. 切开复位　手术指征:①手法复位失败;②受伤时间较短、伤口污染不重的开放性骨折;③合并神经、血管、肌腱损伤;④同侧肢体有多发性损伤;⑤陈旧骨折畸形愈合。通常采用钢板螺钉内固定。术后2周即开始练习手指屈伸活动和腕关节活动。4周以后开始练习肘、肩关节活动。8～10周后拍片证实骨折已愈合,才可进行前臂旋转活动。

## ☆伸直型桡骨远端骨折(Colles骨折)

### 【病史采集要点】

#### 一、现病史采集要点

1. 发病情况　多为间接暴力引起,受伤时腕关节处于背伸位,手掌着地,前臂旋前。
2. 主要症状　伤后腕部疼痛、肿胀,出现典型的畸形姿势。
3. 诊疗情况　了解患者曾在何处就诊过,做过何种检查,结果如何。
4. 一般情况　了解患者精神、体力、饮食、大小便等情况。

#### 二、既往史和个人史等采集要点

(1) 有无药物过敏史。
(2) 有无手术外伤史。

### 【查体要点】

可出现典型的餐叉样畸形,尺骨头明显膨出。下尺桡关节及桡骨远端有明显压痛,桡骨茎突与尺骨茎突处于同一水平,或尺骨茎突较桡骨茎突更向远侧突出。

### 【辅助检查】

腕部正侧位X线检查可见骨折远端向桡、背侧移位,近端向掌侧移位。可同时伴有下尺桡关节脱位及尺骨茎突骨折。

## 【诊断】

根据病史、体征和腕部正侧位 X 线表现能够明确诊断。

## 【治疗原则】

无移位的 Colles 骨折,功能位短臂石膏托或小夹板固定 3～4 周,去除固定后进行康复练习。有移位的骨折或虽波及远端关节面和下尺桡关节而粉碎不严重者,以闭合复位、外固定治疗为主,恢复正常的掌倾角、尺倾角和桡骨长度。如果粉碎骨折移位明显,桡骨远端关节面破坏,或者手法复位失败,以及复位成功后外固定不能维持复位,应考虑手术治疗。

## ☆屈曲型桡骨远端骨折(Smith 骨折)

## 【病史采集要点】

### 一、现病史采集要点

1. 发病情况　多为跌倒时腕背着地,腕关节掌屈所致。
2. 主要症状　受伤后,腕部下垂,局部肿胀,腕背侧皮下瘀斑,腕部活动受限。
3. 诊疗情况　了解患者曾在何处就诊过,做过何种检查,结果如何。
4. 一般情况　了解患者精神、体力、饮食、大小便等情况。

### 二、既往史和个人史等采集要点

(1) 有无药物过敏史。
(2) 有无手术外伤史。

## 【查体要点】

受伤部位存在明显的压痛及异常活动,可及骨擦感。

## 【辅助检查】

X 线拍片可发现典型移位,近折端向背侧移位,远折端向掌侧、桡侧移位。可合并下尺桡关节损伤、尺骨茎突骨折和三角纤维软骨损伤。

## 【诊断】

腕部正侧位 X 线检查可显示骨折移位情况,并借以诊断。

## 【治疗原则】

主要采用手法复位,夹板或石膏固定。Smith 骨折固定于前臂旋后位,并且石膏过肘关节。固定 3 周后改为腕关节中立位固定至 6 周。复位后若极不稳定,外固定不能维持复位者,应行切开复位,钢板或钢针内固定。

## ☆桡骨远端关节面骨折伴腕关节脱位（Barton 骨折）

【病史采集要点】

### 一、现病史采集要点

1. 发病情况　腕背伸、前臂旋前位跌倒，手掌着地（背侧 Barton 骨折）；腕关节屈曲，手背着地（掌侧 Barton 骨折）。
2. 主要症状　伤后腕疼痛、肿胀、活动受限。
3. 诊疗情况　了解患者曾在何处就诊过，做过何种检查，结果如何。
4. 一般情况　了解患者精神、体力、饮食、大小便等情况。

### 二、既往史和个人史等采集要点

（1）有无药物过敏史。
（2）有无手术外伤史。

【查体要点】

受伤部位存在明显的压痛及异常活动，背侧 Barton 骨折可表现为与 Colles 骨折相似的"银叉"样畸形。

【辅助检查】

X 线拍片可发现典型的骨折移位。

【诊断】

根据病史、体征和腕部 X 线表现可做出诊断。

【治疗原则】

无论是掌侧还是背侧 Barton 骨折，均首先采用手法复位、夹板或石膏外固定方法治疗。背侧 Barton 骨折固定于腕关节背伸及前臂旋前位，掌侧 Barton 骨折则固定于掌屈及前臂旋后位。固定 3 周后改为腕关节中立位固定至 6 周。复位后不稳定者，可行切开复位内固定。

【复习思考题】

1. 锁骨骨折的诊断、鉴别诊断及治疗原则有哪些？
2. 肱骨髁上骨折的并发症、治疗原则有哪些？
3. 桡骨远端骨折的分型、体征、移位特点、诊断方法有哪些？

# 第四节　手外伤及断肢（指）再植

【见习项目】

各种手外伤及断肢（指）再植病例示教。

## 【见习目的和要求】

1. 了解手部解剖与手的功能位、休息位。
2. 熟悉手外伤的检查与诊断方法。
3. 熟悉手外伤的治疗原则。
4. 了解断肢(指)的保存方法,再植的适应证及术后的处理原则。

## 【见习地点】

见习医院骨科。

## 【见习准备】

见习带教老师事先选好病例(各种病房现有的手外伤疾病的病例)若干,分配好每一病例示教所占时间。根据病例数分小组。

## 【见习流程】

1. 带教老师对理论课知识、概念进行简要复习。
2. 每一病例由一个小组中选出一位同学进行病史采集,并结合手外伤特点进行重点的体格检查。
3. 各小组集中,回到示教室。当事同学报告病史及阳性体征,提出下一步的辅助检查和可能的阳性结果,做出诊断和鉴别诊断,提出治疗原则和依据。各小组对所示教的病例开展讨论,指出各自小组的不足之处。
4. 带教老师分析总结,指出各组的优点和不足,提出思考题。

## 【病史采集要点】

### 一、现病史采集要点

1. **发病原因** 根据受伤原因,手外伤可分为切割伤、电锯伤、挤压伤、压砸伤、撕脱伤、爆炸伤等。
2. **主要症状** 重点检查手指感觉、活动有无异常;是否有皮肤缺损,肢(指)体是否离断。
3. **伴随症状** 检查是否伴有胸腹部及颅脑损伤。
4. **诊疗情况** 了解患者曾在何处就诊过,做过何种检查,结果如何。
5. **一般情况** 了解患者精神、体力、饮食、大小便等情况。

### 二、既往史和个人史等采集要点

(1) 有无药物过敏史。
(2) 有无长期吸烟史。
(3) 工作及职业情况。
(4) 有无手术外伤史。

**【手的功能解剖】**

正常手的姿势有休息位、功能位。

手的休息位是手处于自然静止状态,为一种半握拳姿势,这时手的内在肌、外在肌张力处于相对平衡状态,表现为腕关节轻度背伸10°~15°,同时腕关节伴有轻度尺偏;拇指轻度外展,指腹接近或触及示指远侧指间关节桡侧。手指的各掌指关节及远近指间关节呈半屈曲位,从示指到小指各手指中,以示指屈曲度最小,中指、环指、小指递增,小指最大,愈向尺侧屈曲愈多,手指位于屈曲位时示指稍向尺侧倾斜,小指略向桡侧偏斜。各指轴线延长线交汇于腕舟骨结节。

手的功能位是指手能够最大发挥功能时手部的位置,如同日常握杯子时的姿势。它和休息位有不同,手在功能位时腕关节背伸的角度比休息位大些,即手部用力握拳时,腕关节的位置大约位于背伸20°~25°,大约尺偏10°。拇指位于充分外展位,拇指的掌指关节和指间关节均处于微屈曲位,示、中、环、小指的各手指轻度分开,各个掌指关节或指间关节的屈曲度基本是一致的。即掌指关节及近侧指间关节均为半屈曲位,而远侧指间关节为微屈曲位,但不同关节屈曲的角度是不相同的,掌指关节屈曲30°~45°,近侧指间关节屈曲60°~80°,远侧指间关节屈曲10°~15°。

**【检查与诊断】**

急诊进行手部检查时,整个患肢要充分暴露,全面检查。检查肩、肘、腕关节的主动活动,前臂的旋前旋后活动范围也非常有必要,因为这些关节活动受限也会妨碍正常的手功能,检查时要注意各关节的主、被动活动范围差异。

1. **皮肤检查** 正常手掌皮肤厚,移动性差,表面不规则,潮湿红润,正常手背皮肤菲薄、松弛,移动性好。手背是水肿的好发部位,一旦发生水肿,手的屈曲活动常受限。检查时要注意是否有水肿、皮肤皱缩、瘢痕、皮肤病损,以及颜色、湿润度等改变。判断皮肤活力有以下方法:①皮肤的颜色与温度;②毛细血管回流试验;③皮肤边缘出血状况。

2. **手部肌肉检查** 手部肌肉可分为外在肌和内在肌,肌腱分为伸肌腱和屈肌腱。手外在肌肌腹在前臂,而肌腱止于手部,它们又分为外在屈肌和外在伸肌。屈肌位于前臂掌侧,其功能是屈腕或者屈指;伸肌位于前臂背侧,其功能是伸腕或者伸指。手内在肌的起点和止点均在手部。手部不同平面的伸屈肌腱断裂可使手表现为不同的体位。如屈指肌腱断裂,该指伸直角度加大;伸指肌腱断裂,该指屈曲角度加大。

3. **神经检查** 手部由正中神经、尺神经和桡神经三大神经支配。这三根神经穿过前臂肌肉的位置,就是神经卡压好发的地方。这三根神经分别支配腕、拇指和手指活动。

(1) 正中神经经过前臂时,首先穿过旋前圆肌,并支配旋前圆肌、桡侧腕屈肌、掌长肌、指浅屈肌、指深屈肌桡侧半、拇长屈肌和旋前方肌。进入腕管后,正中神经与9根屈肌腱伴行,并发出返支支配拇短展肌、拇短屈肌和拇对掌肌,向前延续为指总神经,然后再发出指固有神经,支配拇指、示指、中指和环指桡侧半的掌侧皮肤感觉。指固有神经还发出背侧支,支配示指、中指和环指桡侧半近侧指间关节以远的指背皮肤。

(2) 尺神经从肱骨内髁的后方,向前经尺侧腕屈肌的两个头之间进入前臂。在前臂,它支配尺侧腕屈肌和指深屈肌的尺侧部分(通常支配环小指指深屈肌,偶尔也支配中指);在腕关节部,它通过 Guyon 管,该管的尺侧壁为豌豆骨,桡侧壁为钩骨钩,背侧壁为腕关节深横韧带,掌侧壁为腕横韧带,然后发出分支支配小鱼际肌(小指展肌,小指短屈肌,小指对掌肌)、七条骨间肌、环小指的蚓状肌和部分或全部拇收肌。尺神经在钩骨钩以远发出指固有神经,支配小指和环指尺侧半皮肤;尺神经手背支在尺骨茎突远侧进入手背,支配手背尺侧半皮肤以及小指和环指尺侧半背侧皮肤。

(3) 桡神经进入前臂前,发出分支支配肱三头肌、肘后肌、肱桡肌和桡侧腕长伸肌;进入前臂后,发出分支支配桡侧腕短伸肌;然后穿过旋后肌,发出分支支配前臂旋后肌、伸指总肌、小指固有伸肌、尺侧腕伸肌、拇长展肌、拇短伸肌和食指固有伸肌。这些肌肉的功能是伸腕、伸掌指关节、伸直和外展拇指。桡神经支配手背桡侧 3/4 皮肤感觉,拇指背侧以及食指、中指和环指桡侧半、近侧指间关节以近的皮肤。

在进行神经功能检查时,要注意神经支配区有变异可能。例如,尺神经和正中神经的感觉支配区的变异。整个环指和中指尺侧半可以由尺神经支配,或者整个环指均由正中神经支配。

感觉正常的皮肤有湿润感,手部神经功能丧失后,也同时丧失了交感神经支配,支配区域因此出现干燥现象,这对于临床评估手部神经功能非常有用。

4. **血管损伤的检查**　了解手指的颜色、温度、毛细血管回流和血管搏动状况。若为动脉损伤,则手指表现为皮肤颜色苍白、皮温降低、指腹瘪陷、毛细血管回流缓慢或消失、动脉搏动减弱或消失。若静脉回流障碍,则手指表现为皮肤青紫、肿胀、毛细血管回流加快、动脉搏动存在。

5. **骨关节损伤的检查**　手由 23 块骨骼组成,这些骨骼分成三组:腕骨、掌骨和指骨。掌、指骨骨折多为直接暴力造成,暴力多种多样,如重物压砸伤、机器绞伤、压面机挤伤、车祸压轧伤等。这种暴力力度往往比较大,常造成皮肤、神经、肌腱等组织的复合性损伤。骨折也比较严重,多是粉碎性骨折,有明显的移位、成角、旋转畸形。此类骨折不但骨折本身难处理,同时还会有皮肤、神经、肌腱等组织缺损,有的还会有血液供应障碍,可能造成手指或整个肢体坏死。X 线、CT、MRI 常作为手骨关节及韧带损伤的主要辅助检查方法。

【现场急救】

现场急救包括伤口止血、创口包扎、局部固定和迅速转运。

1. **伤口止血**　局部加压包扎是手外伤最简单而行之有效的止血方法,可用于创面止血。在发生肢体离断伤的现场做急救处理时,首先应注意伤员有无休克情况,有无其他部位的合并损伤。如有休克或其他危及生命的创伤,要迅速进行抢救。近断端如有活动性出血,应加压包扎。如局部加压包扎仍不能止血,可应用止血带,但必须记录时间,每小时放松止血带一次,放松时间通常为 10~15 分钟。对于较大的动脉断端出血,如腋动脉位置比较高,采用局部加压或止血带不易止血时,可用止血钳将血管残端夹住止血,但需注意不应过多地钳夹近端的血管,以免血管损伤过多。对不完全离断伤,可使用夹板制动,以便于转运和避免加重组织损伤。完全离断的肢体或手指的妥善保存可减慢其组织变性,延长再植时限,为再植成活创造条件。

2. **创口包扎**　采用无菌敷料或清洁布类包扎伤口,避免进一步污染。创口内不宜用药水或抗感染药物。

3. **局部固定**　可因地制宜,就地取材,如用木板、竹片、硬纸板将患肢固定至腕平面以上,以减轻转运途中因局部反常活动引起的疼痛,防止组织进一步损伤。

4. 迅速转运　在现场紧急处理后,应迅速转运伤者,以减少伤口暴露时间。

## 【治疗原则】

1. 早期彻底清创　清创应在麻醉和气囊止血带控制下进行,从浅到深,按顺序将各种组织辨别清晰、认真清创,以防漏诊,这样有利于组织修复和防止组织进一步损伤。

2. 组织修复　清创后尽可能一期修复手部的肌腱、神经、血管、骨等组织。先处理骨折,然后是血管、神经、肌腱的修复,一般在伤后 6～8 小时内进行。若受伤超过 12 小时,创口污染严重,组织损伤广泛,或者缺乏必要的条件,则可延期(3 周左右)或二期修复(12 周左右)。再植手术的步骤是在清创后先建立骨支架,随后缝合肌腱和神经,然后吻合静脉,再做动脉吻合。处理骨折时需将两骨断端缩短,以便于软组织和血管的修复。骨骼的短缩要与软组织情况相一致,短缩不足,血管吻合时会产生张力。缝合肌腱时,可先缝合伸肌腱,后缝合屈肌腱,以便于调节肌腱张力。伸屈肌腱缝合后应处于休息位。然后进行血管、神经吻合,吻合血管应尽可能多,动脉、静脉比例以 1∶2 为宜。神经吻合时,应切除两断端已挫灭的神经组织,调试张力,尽量使其能在无张力下缝合。

3. 一期闭合创口　皮肤裂伤可直接缝合。缝合时,为了避免形成环形瘢痕,可采用"Z"字成形术,使直线创口变为曲线创口。皮肤损伤严重的要根据皮肤活力判断切除多少组织。当有皮肤缺损时,若基底软组织良好或周围软组织可覆盖深部重要组织,可采用自体皮肤移植。若神经、肌腱、骨关节外露,应采用皮瓣转移修复。污染严重、受伤时间长的伤口发生感染的可能性大,可先进行清创处理,观察 3～5 天后再次清创,延期修复。

4. 包扎　用温生理盐水清洗血迹,多层无菌敷料松软包扎,指间分开,指端外露,以便于观察肢(指)远端血运。石膏托固定手腕于功能位,固定范围根据离断肢(指)平面,从指尖到前臂,甚至超过肘关节。

5. 术后处理　术后须予抗生素、破伤风等进行补液治疗,以预防术后感染。如有血管损伤,则须对患肢(指)进行保温,同时加用活血及抗凝药物治疗。

6. 固定　单纯的肌腱损伤缝合后固定 3～4 周,血管、神经修复后固定 4 周,关节脱位复位后固定 3 周,骨折内固定后固定 4～6 周。术后 10～14 天依据创面愈合情况拆除伤口缝线,尽早拆除外固定,开始主、被动功能锻炼,辅以康复治疗,促进功能恢复。无明显移位的骨折或经复位后较稳定的骨折可采用非手术治疗,固定时间 4～6 周。末节指骨骨折,多无明显移位,一般无须内固定。末节指骨远端的粉碎性骨折可视为软组织损伤进行处理。如有甲下血肿,可在指甲上刺孔引流,达到减压和止痛的目的。

## 【断肢(指)再植的适应证及禁忌证】

### 一、适应证

(1) 全身情况及年龄:良好的全身情况是再植的必要条件。若为复合伤或多发伤,应以抢救生命为主,将断肢(指)置于 4 ℃冰箱内,待生命体征稳定后再植。对于儿童的断肢和断指,要积极再植;对于合并不同程度的慢性全身性疾病的老年人,适应证的选择应从严。

(2) 肢体损伤程度与损伤性质:锐器切割伤断面整齐、污染轻、重要组织挫伤轻,再植成活率高。碾压伤的组织损伤严重,若损伤范围不大,切除碾压组织后将肢(指)体进行一定的短缩,仍有较高的再植成活率。而撕脱伤的组织损伤广泛,血管、神经、肌腱从不同平面撕脱,常需复杂的血管移植,再植成功率较低,即使成功,功能恢复也较差。

(3) 离断性损伤的组织缺血持续到一定时间,即使重建血液循环也难以成活,而组织耐受缺血的时限,迄今为止尚无定论,一般以外伤后6~8小时为限,早期冷藏或寒冷季节可适当延长。再植时限与离断平面有密切关系。断指因组织结构特殊,对全身情况影响不大,可延长至12~24小时。高位断肢因肌肉丰富,在常温下缺血6~7小时后,肌细胞变性坏死,释放出钾离子、肌红蛋白和肽类等有毒物质集聚在断肢的组织液和血液中,再植后这些有毒物质会进入全身引起全身毒性反应,甚至引起死亡,即再灌注损伤,故再植时间应严格控制在6~8小时之内。

### 二、禁忌证

(1) 老年人合并全身性慢性疾病,或合并严重脏器损伤,不能耐受长时间手术,凝血功能障碍者。
(2) 断肢(指)粉碎骨折、软组织损伤严重,血管、神经挫伤较重,肌腱高位撕脱,预计术后功能恢复差。
(3) 断肢(指)经刺激性液体或其他消毒液长时间浸泡者。
(4) 温度过高,离断时间过长,断肢未经冷藏保存者。
(5) 合并精神异常,不愿合作,无再植要求者。

【复习思考题】

1. 手外伤的临床表现有哪些?
2. 断肢(指)的正确保存方法是什么?
3. 断肢(指)再植的意义是什么?

## 第五节 下肢骨、关节损伤

【见习项目】

各种下肢骨、关节损伤,包括髋关节脱位(dislocation of hip joint)、股骨近端骨折(fracture of the proximal femur)、股骨干骨折(fracture of the shaft of the femur)、髌骨骨折(fracture of the patella)、胫腓骨干骨折(tibia and fibula shaft fracture)等疾病的示教。

【见习目的与要求】

1. 熟悉股骨近端骨折、股骨干骨折、胫腓骨骨折的病理特点、临床表现和治疗原则。
2. 熟悉髋关节脱位的分类、诊断及复位手法。
3. 了解股骨远端骨折、髌骨骨折、膝半月板损伤和踝部骨折的临床表现和治疗原则。

【见习地点】

见习医院骨科。

## 【见习准备】

见习带教老师事先选好病例(各种下肢骨、关节损伤以及病房现有的可与其鉴别诊断的病例)若干,分配好每一病例示教所占时间。根据病例数分小组。

## 【见习流程】

1. 带教老师对下肢骨、关节损伤理论课知识、概念进行简要复习。
2. 每一病例由一个小组中选出一位同学进行病史采集,并结合下肢骨、关节损伤疾病特点进行重点的体格检查。
3. 各小组集中,回到示教室。当事同学报告病史及阳性体征,提出下一步的辅助检查和可能的阳性结果,做出诊断和鉴别诊断,提出治疗原则和依据。各小组对所示教的病例开展讨论,指出各自小组的不足之处。
4. 带教老师分析总结,指出各组的优点和不足,提出思考题。

# ☆髋关节脱位

## 【病史采集要点】

### 一、现病史采集要点

1. **发病情况**　多有外伤史,发生于交通事故和高处坠落伤。髋关节后脱位常见,前脱位较少见。来自侧方的暴力可导致髋关节中心脱位。
2. **主要症状**　局部有明显的疼痛,髋关节不能自主活动。
3. **伴随症状**　询问是否伴有坐骨神经损伤,是否伴有大腿上段外侧方大血肿,是否合并有腹部内脏损伤。
4. **一般情况**　了解患者睡眠、精神、体力、饮食、大小便等情况。

### 二、既往史和个人史等采集要点

(1) 有无药物过敏史。
(2) 工作及职业情况。

## 【查体要点】

髋关节后脱位时,畸形显著,患肢内收、屈曲,并向内侧旋转,患肢短缩 2~3 cm。仰卧时,膝部微曲,落在健侧的大腿上,股骨头向上移位,臀部显得突出,并可触及突出的股骨头,患肢功能丧失,并感疼痛。髋关节前脱位时,患肢呈外展、屈曲、外旋位,足外踝与床面接触,臀部平坦,腹股沟处可触及突出的股骨头。

因髋关节后脱位易伴发坐骨神经损伤,故还要注意坐骨神经的检查。应注意是否伴发髋臼缘骨折,股骨头圆韧带断裂及股骨头凹处骨折,髋外旋肌(梨状肌、上下孖肌、闭孔肌、股方肌等)撕裂等。

## 【辅助检查】

X线检查可观察脱位情况，显示股骨头脱出髋臼窝，髋关节前、后位片显示 Shenton 线的连续性中断，并可判断有无骨折。CT 可显示股骨头骨折移位情况，从而了解髋臼及股骨头骨折块的大小、位置和移位情况，并显示关节内 X 线片不能显示的碎骨片。

## 【诊断】

髋关节脱位患者有明显外伤史，通常暴力很大，髋关节局部出现明显疼痛、活动受限，并且患者出现典型的临床体征。对前、后脱位的患者查体时可触及脱出的股骨头。髋关节前、后脱位有多种分类方法，明确髋关节脱位诊断的同时，也应对其进行分类以确定治疗策略。髋关节脱位的 Epstein 分类法见表 6-5-1、表 6-5-2。

表 6-5-1　髋关节后脱位 Epstein 分类法

| 分型 | 依据 |
| --- | --- |
| Ⅰ型 | 股骨头脱位，伴有或不伴有髋臼后壁小骨折片 |
| Ⅱ型 | 股骨头脱位，并发髋臼后壁的大块骨折 |
| Ⅲ型 | 股骨头脱位，并发髋臼后壁粉碎性骨折，有或无一个主要骨折块 |
| Ⅳ型 | 股骨头脱位，并发髋臼后壁和髋臼顶部的骨折 |
| Ⅴ型 | 股骨头脱位，并发股骨头骨折 |

表 6-5-2　髋关节前脱位 Epstein 分类法

| 分型 | 依据 |
| --- | --- |
| Ⅰ型（耻骨型脱位） | |
| ⅠA | 单纯脱位，不伴有骨折 |
| ⅠB | 伴有股骨头骨折 |
| ⅠC | 伴有髋臼骨折 |
| Ⅱ型（闭孔型脱位） | |
| ⅡA | 单纯脱位，不伴有骨折 |
| ⅡB | 伴有股骨头骨折 |
| ⅡC | 伴有髋臼骨折 |

## 【鉴别诊断】

股骨颈骨折多发生于中、老年人，主要由于骨质疏松骨量下降所致，通常受伤暴力较小，多为平地摔伤，临床表现与髋关节脱位相似，查体可见 Bryant 三角底边缩短，大转子超过 Nelaton 线，结合 X 线和 CT 检查结果可鉴别诊断。

## 【治疗原则】

新鲜的髋关节脱位属骨科急诊，在诊断明确后，即使并发头部或胸腹部多发损伤，也应积极地纠正休克，待生命体征稳定后立即实施闭合复位。通常须在静脉麻醉或全身麻醉下实施，便于减轻疼痛和在肌肉松弛的情况下行闭合复位，以减少复位带来的并发症，如股骨颈骨折等。尽早复位可有效地减少远期并发症，如股骨头坏死、创伤性关节炎、相邻神经的进一步损伤等。任何原因造成的闭合复位失败的患者,在条件允许的情况下应立即手术复位,可同时行关节囊、韧带、肌肉组织的修复;若复位后髋关节不稳定或并发股骨干、股骨头、股骨颈及髋臼骨折,应考虑切开复位,相应的骨折做复位内固定。恢复髋关节骨及软组织结构的完整性。关节的匹配关系对恢复髋关节功能至关重要。髋关节脱位分为前、后和中心脱位,其治疗方法各不相同。

1. 髋关节后脱位  在髋关节脱位中,后脱位最为常见,远高于前脱位,两者之比超过10:1。Epstein Ⅰ 型股骨头脱位,伴有或不伴有轻微的骨折。首先应考虑手法复位,复位时应顺脱位后肢体畸形的方向牵引由轻到重,缓慢持续用力,禁忌瞬间暴力,防止出现骨折等并发症。

(1) 在复位成功后,即刻做稳定性试验及影像学检查,确定髋关节稳定性及对合关系。同时要立即拍 X 线片(前后位及斜位)双侧对比,观察有无骨折,以及关节内有无嵌入的骨、软骨碎片,关节间隙是否对称,是否为同心圆复位。CT 检查应作为复位后常规检查手段。髋关节和骶髂关节的 2 mm 厚的 CT 连续断面扫描,有利于观察有无骨折及骨折块的大小、位置,同时可判断股骨头形态及有无塌陷等。MRI 可以诊断臼唇撕裂分离、关节内骨片、股骨头挫伤及微小骨折、坐骨神经挫伤等。

(2) 在确定髋关节复位稳定后,患肢须进行皮牵引 3~6 周,至损伤的关节囊及软组织修复,牵引期间应注意患肢的位置,6 周内屈曲不应超过 90°,内收不超过 10°,以防再脱位。其间可做下肢的肌肉功能训练,以防肌萎缩和下肢的深静脉血栓形成。文献报道早期负重与发生股骨头坏死无明显相关性,患者可在保护下部分负重。

(3) Epstein Ⅱ~Ⅴ型损伤是复杂性后脱位损伤,目前在治疗方面还有争论,但考虑到合并有关节内骨折,引起创伤性骨关节炎的机会明显增多,因此主张早期切开复位与内固定。

2. 髋关节前脱位  髋关节前脱位少见,占创伤性髋关节脱位的 10%~15%。髋关节前脱位多造成股骨头塌陷性骨折、关节软骨面的严重损伤,而对股骨头血液供应的损伤较后脱位小,因而发生股骨头坏死较少,但几乎都有退行性关节炎。前脱位伴股骨头损伤的约占 85%,并可并发股神经、股动脉、闭孔神经、闭孔动脉损伤,但大多可闭合复位。因任何原因闭合复位失败者,须急诊切开复位。并发股骨头、股骨颈或髋臼骨折的患者可在病情稳定后再行处理。髋关节前脱位手法复位后,应行稳定性试验并拍 X 线片、CT 检查,确定是否为同心圆复位,以及确认髋关节稳定性。下肢皮牵引 3~6 周,患肢处于中立位或轻度内旋,防止外展、外旋。其间下肢行肌肉和膝、踝关节的功能锻炼,在软组织修复后即可下地负重练习。

3. 髋关节中心脱位  髋关节中心脱位常可伴有低血容量性休克或合并有腹部内脏的损伤,一旦出现则必须及时处理。股骨头内移较明显的患者,需用股骨髁上骨牵引,但效果常不尽如人意,因此髋关节中心脱位需根据髋臼骨折类型早期切开复位并固定髋臼骨折。

## ☆股骨近端骨折

【病史采集要点】

### 一、现病史采集要点

1. 发病情况  多有跌倒受伤史,所受暴力不大,多发生于中老年人。
2. 发病诱因  成年患者发病前是否有长期服用激素类药物史,是否有骨质疏松史,是否有脊柱压缩性骨折史。

3. **主要症状** 重点询问患者受伤后局部表现（有无肿胀、疼痛、活动受限、被迫体位等），若存在活动受限或被迫体位，应问清具体受限情况。

4. **病情演变** 股骨近端骨折的部分类型不会立即出现活动障碍的症状，如股骨颈的嵌插骨折或其他类型的稳定性骨折，其具体症状出现在受伤后数天，呈疼痛逐渐加重、活动后加重的特点。

5. **诊疗情况** 了解患者曾在何处就诊过，做过何种检查，结果如何。

6. **一般情况** 了解患者睡眠、精神、体力、饮食、大小便等情况。

## 二、既往史和个人史等采集要点

(1) 有无药物过敏史。

(2) 工作及职业情况。

【查体要点】

体格检查的体征主要有以下几个要点：

(1) 功能障碍：肢体的功能障碍，虽不同类型有很大差异，但都有程度不等的功能受限。一般股骨颈骨折后患者多不能站立行走，起坐也多受限。但无移位的线形或嵌插型骨折，患者伤后尚可勉强行走或骑自行车。特别是疲劳性骨折，患者尚能坚持较长时间的劳动。股骨转子间骨折多出现下肢不能活动的情况。

(2) 肿胀：在不同类型的股骨近端骨折中差异很大。关节囊内骨折，因有关节囊和丰厚肌肉包绕，多无明显肿胀和瘀斑，有些可在腹股沟中点出现小片瘀斑；外展嵌插型骨折也无明显肿胀；股骨颈基底部骨折，多有明显肿胀，甚至可沿内收肌向下出现大片瘀血斑。股骨转子间骨折有明显肿胀，常出现腹股沟或臀后的大片瘀血斑。

(3) 畸形：在不同类型的股骨近端骨折中差异也很大。无移位骨折、外展嵌插型骨折和疲劳性骨折的早期，均无明显畸形。而有移位的内收型骨折和股骨颈基底部骨折，多有明显畸形。患肢多呈外旋畸形，股骨颈骨折外旋畸形较轻，一般在45°～60°；股骨转子间骨折较为严重，外旋畸形可达90°。

(4) 压痛：腹股沟中点部的压痛，大粗隆部的叩击痛，沿肢体纵轴的推、顶、叩击、扭旋等疼痛和大腿滚动试验阳性，为股骨颈各型骨折所共有。转子间压痛，轴向叩击痛，为股骨转子间骨折所特有。

(5) 患侧大粗隆升高：①大粗隆在髂-坐骨结节连线（Nelaton线）之上；②大粗隆与髂前上棘间的水平距离缩短，短于健侧。

(6) 大腿滚动试验（Gauvain征）：检查时患者取仰卧位，双下肢自然伸直，检查者用手掌轻搓大腿，使大腿来回滚动，若系该髋关节疾患引起髋周围肌肉痉挛、运动受限、疼痛，可见到该侧腹肌收缩，则为阳性。临床上该试验阳性常见于髋关节脱位、股骨颈骨折、股骨粗隆间骨折、髋关节炎症、结核等。

【辅助检查】

1. **X线** 拍摄患髋正侧位X线片一般能确诊股骨近端骨折。观察X线片时应注意股骨头的旋转及其程度；外后方有无蝶形骨片及其大小、位置；髋关节有无病变，有无骨质疏松及其程度；侧位片上应注意有无骨折端错位、张开、碎片以及骨皮质有无皱褶等情况。有些无移位的骨折，伤后立即拍 X 线片并不能显示骨折线，2～3 周后骨折端部分骨质吸收，骨折线才清楚地显示出来。因此，凡临床上怀疑股骨近端骨折，而患髋 X 线片上暂时未见骨折线者，仍应按骨折处理，卧床 2～3 周后拍片复查。

2. CT、MRI　主张初次拍片时加拍双髋平片，与健侧进行对比，X 线片显示可疑骨折时，最好行 CT、MRI 检查以避免漏诊。

【诊断】

结合患者的跌倒受伤史和体格检查中的功能障碍、肿胀、畸形、压痛、患侧大粗隆位置改变等表现，以及 X 线检查的结果可确诊股骨近端骨折。若为稳定性骨折，症状及骨折线不明显时可加做 CT 和 MRI。

### 一、股骨颈骨折

Pauwels 分型（表 6-5-3）是目前临床上较为常用的一种股骨颈骨折分型方法，它是根据骨折远段骨折线与水平线的夹角进行分类。这种分型方法是基于这个夹角是否会影响股骨颈骨折的稳定性和预后，切线角越垂直，骨折端所受剪切力越大，骨折越不稳定，后期发生骨折畸形愈合、骨折不愈合、股骨头坏死的概率越高。但其测定方法对于 X 线片的拍摄要求过高，不同医师拍摄出的同一患者可出现不同的分型水平，因此这里介绍一种改良的测量方法。首先拍摄标准的正位片，髋部伸直，足部内旋 15°～20°，以股骨干中轴线作为参考基准线，经股骨头上缘做一垂线与之相交，再做骨折线相交于股骨头上缘垂线，则骨折线与上缘垂线的夹角为 Pauwels 角。在这种方法下，无论患者拍照时的体位如何，都不会改变 Pauwels 角的角度。

表 6-5-3　Pauwels 分型

| 分型 | 标准 |
| --- | --- |
| Ⅰ 型 | 骨折线与水平线夹角<30° |
| Ⅱ 型 | 骨折线与水平线夹角在 30°～50° |
| Ⅲ 型 | 骨折线与水平线夹角>50° |

Garden 分型（表 6-5-4）也是目前临床上较为常用的一种股骨颈骨折分型方法，它是根据骨折近端正位 X 线平片上骨折移位程度将股骨颈骨折分为 4 型。这种分型方法描述了骨折部位的移位情况，对后续治疗方式的选择具有决定性的意义。

表 6-5-4　Garden 分型

| 分型 | 标准 |
| --- | --- |
| Ⅰ 型 | 不完全骨折，骨的完整性部分中断 |
| Ⅱ 型 | 完全骨折，但不移位或嵌插移位 |
| Ⅲ 型 | 完全骨折，部分移位，且股骨头与股骨颈有接触 |
| Ⅳ 型 | 完全移位的骨折 |

## 二、股骨转子间骨折

股骨转子间骨折的 AO 分型(表 6-5-5)将股骨转子间骨折纳入其整体骨折分型系统中的 A 类骨折。AO 分型便于进行统计学分析。该分型既对股骨转子间骨折具有形态学描述,又可对预后做出判断,同时在内固定物的选择方面也可给出建议。

表 6-5-5 股骨转子间骨折 AO 分型

| 分型 | 分型特征 |
| --- | --- |
| A1 型 | 经转子的简单骨折(两部分),内侧骨皮质仍有良好的支撑,外侧骨皮质保持完好 |
| A1.1 | 沿转子间线 |
| A1.2 | 通过大转子 |
| A1.3 | 经小转子下方 |
| A2 型 | 经转子的粉碎性骨折,内侧和后方骨皮质在数个平面上破裂,但外侧骨皮质保持完好 |
| A2.1 | 有一内侧骨折块 |
| A2.2 | 有数块内侧骨折块 |
| A2.3 | 在小转子下延伸超过 1 cm。 |
| A3 型 | 反转子间骨折,外侧骨皮质也有破裂 |
| A3.1 | 反向简单骨折 |
| A3.2 | 横形简单骨折 |
| A3.3 | 粉碎骨折 |

Evans 分型(表 6-5-6)是根据修复股骨转子区后内侧皮质的连续性进行分型。内侧皮质的连续性是稳定复位的关键,因此这种分型简单而实用,并有助于我们理解稳定性复位的特点,准确地预见股骨转子间骨折解剖复位和穿钉后继发骨折移位的可能性。这种分型可以说是最基础、应用最广泛的一种分型,无论是后续的 Jensen 分型还是 Kyle 分型都能看到 Evans 分型的影子,因此理解这种分型有助于我们对股骨转子间骨折的学习。

表 6-5-6 Evans 分型

| 分型 | 分型特征 |
| --- | --- |
| Ⅰ 型 | 骨折线从小粗隆向外、向上延伸 |
| Ⅰa 型 | 骨折无移位,小粗隆无骨折,骨折稳定 |
| Ⅰb 型 | 骨折有移位,小粗隆有骨折,复位后内侧皮质能附着,骨折稳定 |
| Ⅰc 型 | 骨折有移位,小粗隆有骨折,复位后内侧皮质不能附着,骨折不稳定 |
| Ⅰd 型 | 粉碎性骨折,至少包括大小粗隆 4 部分骨折块,骨折不稳定 |
| Ⅱ 型 | 骨折线从小粗隆斜向外下方,骨折不稳定 |

【鉴别诊断】

股骨近端骨折的鉴别诊断包括股骨颈骨折和股骨转子间骨折的鉴别,以及与髋关节脱位的鉴别。三种疾病的鉴别要点见表 6-5-7。

表 6-5-7　髋部损伤的鉴别诊断

| | 股骨颈骨折 | 股骨转子间骨折 | 髋关节脱位 |
|---|---|---|---|
| 高发年龄 | 老年 | 儿童 | 青壮年 |
| 致伤暴力 | 不大 | 不大 | 较大 |
| 患髋肿胀情况 | 不明显 | 较严重 | 明显 |
| 淤血斑 | 无,或腹股沟中点有小片淤血斑 | 腹股沟或臀后可有大片淤血斑 | 无 |
| 畸形 | 轻度外旋、短缩畸形可改变 | 外旋较大,可达90°,短缩不多,畸形可改变 | 畸形明显,患肢弹性固定,畸形不能改变 |
| 预后 | 尚好 | 良好 | 较好 |

股骨颈骨折与股骨转子间骨折的 X 线表现见图 6-5-1。

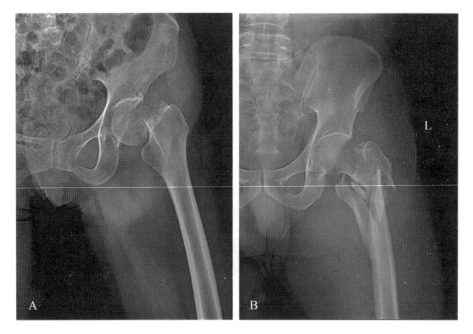

图 6-5-1　股骨颈骨折(A)及股骨转子间骨折(B)X 线影像

## 【治疗原则】

股骨近端骨折的非手术治疗卧床时间长,并发症多,死亡率高,建议早期手术治疗。

股骨颈骨折的治疗原则是早期无创伤复位,选择合理内固定,早期康复。准确良好的复位是内固定成功的重要条件,应避免在手术时做强力手法复位,以免进一步损伤股骨头血供。手法复位不佳的患者,需行开放复位内固定治疗。人工关节置换术只适用于 65 岁以上,Garden Ⅲ、Ⅳ型骨折且能耐受手术麻醉者。对于全身情况差,合并症多,预计寿命比较短的老年患者可选择半髋关节置换术。

股骨转子间骨折应早期手术,恢复股骨距连续性,矫正髋内翻畸形,并进行坚强内固定,使患者能够早期活动,避免并发症。通常采用动力髋螺钉、股骨近端髓内钉等内固定治疗。

# ☆股骨干骨折

【病史采集要点】

## 一、现病史采集要点

1. 发病情况　常有外伤史且暴力巨大，直接作用于股骨。
2. 主要症状　重点询问骨折发生后畸形的位置与状态，是否出现股骨的异常活动；有无休克前期的临床表现。
3. 伴随症状　询问是否伴有巨大血肿的形成，是否有持续性的血压降低。若存在这两种伴随症状，应严密观察患者的生命体征，仔细检查患者的伤处，以发现骨折损伤周围血管所致大出血的部位。
4. 诊疗情况　了解患者曾在何处就诊过，做过何种检查，结果如何。
5. 一般情况　了解患者睡眠、精神、体力、饮食、大小便等情况。

## 二、既往史和个人史等采集要点

(1) 有无药物过敏史。
(2) 工作及职业情况。

【查体要点】

股骨干骨折的患者多有局部的剧烈疼痛、肿胀和压痛。

在股骨不同位置发生的骨折，骨折断端会因暴力的作用、下肢本身重力的影响、不适当的搬运和手法复位以及周围肌群的收缩而产生不同的移位。股骨干上 1/3 骨折时，骨折近端因受髂腰肌、臀肌及其他外旋肌群的影响，有屈曲、外展、外旋的移位，骨折远端向上、向后、向内移位。股骨干中 1/3 骨折时，两骨折端除重叠以外，移位方向还受到外力影响。当两骨折端尚有接触而无重叠时，骨折远段因内收肌的收缩有向外成角的倾向。股骨干下 1/3 骨折时，因腓肠肌的牵拉，骨折远段往往向后倾斜，有压迫或损伤腘动、静脉及坐骨神经的可能。在查体时应注意这些特殊体征，有利于对具体骨折部位的诊断。

【辅助检查】

拍摄常规 X 线正侧位片可明确骨折的部位及类型。白蛋白定量测定、血脂肪滴试验、血气分析等检查，用于诊断股骨干骨折后并发的低血容量性休克、脂肪栓塞综合征以及挤压综合征等。

【诊断】

根据外伤史、局部肿胀压痛、异常活动、患肢畸形及 X 线表现可以做出诊断。要注意股骨近端（股骨颈、股骨转子）及膝部检查，以免遗漏同时存在的股骨颈骨折、股骨转子间骨折、髋关节脱位、膝部骨折等损伤，并要注意全身体格检查，排除颅脑、胸腹内脏等损伤。

股骨干骨折合并股动脉损伤占下肢骨折脱位合并动脉损伤的第二位，仅次于膝关节附近的骨折及脱位所造成的动脉损伤,应引起重视。一般根据创口有搏动性大出血,强力性或搏动性血肿,肢体严重肿胀、温度低、苍白,足背动脉细弱或摸不到,毛细血管反应及静脉充盈差,远侧肢体运动、感觉功能减退或消失等临床表现,不难做出合并动脉损伤的诊断,必要时可进行多普勒超声及血管造影检查。

股骨干骨折后患者如出现呼吸困难,皮肤、黏膜出血点以及神经系统症状,要高度怀疑并发脂肪栓塞综合征。如大腿等肌肉丰富的部位长时间被外部重物挤压,在解除压迫后出现肢体肿胀,以肌红蛋白尿和高血钾为特点的急性肾功能衰竭,临床上可诊断为挤压综合征。

## 【治疗原则】

股骨干骨折的治疗主要包括手法复位、牵引、夹板或石膏等外固定,闭合复位外固定支架固定,切开复位内固定等。各种治疗方法均有其优缺点。在治疗方法的选择上,应根据患者的年龄、骨折类型、粉碎程度、经济状况以及医疗技术与设备等因素综合考虑后决定。

股骨干骨折的急救处理:就地固定患肢,可在患肢的内外侧各置一长木板,内侧达会阴部,外侧超过骨盆平面,用绷带固定。如受伤现场无适合固定的材料,可将患肢与健肢捆在一起。捆绑时助手将患肢踝部略加牵引后固定,可减轻疼痛并有部分复位作用。现场严禁脱鞋、脱裤,以及做一些不必要的检查,以免形成或加重对软组织、血管、神经的损伤。简单有效固定后迅速送往医院治疗。若肢体有创口出血,可用无菌敷料压迫后加压包扎。若存在大血管损伤出血,可在大腿根部使用止血带,并记录时间,定时放松。患者合并休克时,应予以补充血容量、止痛、抗休克等处理。

儿童股骨干骨折的治疗重点为矫正骨折后的成角和旋转畸形。3岁以下患儿适用悬吊皮牵引法,牵引重量以患儿臀部稍离床面为度,牵引时间一般为3~4周。4~8岁患儿适用水平皮牵引法,牵引重量一般为2~4 kg,牵引时间4~6周。8~12岁的患儿适用骨牵引。因患儿胫骨结节骨骺未闭,为了避免损伤,可在胫骨结节下3~4 cm处的骨皮质上穿牵引针,牵引重量为3~6 kg。

由于成人的股骨干周围有丰富而强大的肌群包围,对骨折端会产生较大的移位力量,故临床上很难单纯用牵引或外固定维持复位后的良好位置,因此临床上成人的股骨干骨折多采用手术方式治疗,这样既可满足解剖复位的要求,还能及时处理周围血管和神经的损伤,更能避免骨折畸形愈合和不愈合等。内固定方法多采用钢板螺钉、带锁髓内钉等。

# ☆股骨远端骨折

## 【病史采集要点】

### 一、现病史采集要点

1. **发病情况** 多发生于高能量损伤,如车祸、高处坠落等。
2. **主要症状** 与股骨干下1/3骨折相似,伤后大腿下段及膝部肿痛,不能活动,同时要注意是否有血管和神经损伤的症状。
3. **诊疗情况** 了解患者曾在何处就诊过,做过何种检查,结果如何。
4. **一般情况** 了解患者睡眠、精神、体力、饮食、大小便等情况。

## 二、既往史和个人史等采集要点

（1）有无药物过敏史。
（2）工作及职业情况。

【查体要点】

患者大腿下段或膝部明显肿胀、瘀斑、局部压痛以及功能障碍，可出现股骨远端畸形及异常活动。沿股骨下端两侧自上而下触摸，可触及分离的骨折块，捏压双髁可查知骨擦征，浮髌试验阳性，抽出的关节积血中常浮有骨髓中的脂肪滴。检查时应注意有无合并血管及神经损伤，并考虑可能合并半月板及膝部韧带损伤。

【辅助检查】

拍摄膝关节正侧位片可以明确骨折的部位、类型及移位方向，必要时进行CT和MRI检查。多普勒超声或者血管造影检查可明确有无腘动脉损伤。

【诊断】

根据有明显外伤史，大腿下段及膝部肿胀压痛、异常活动、骨擦征，结合X线表现可明确诊断。受伤初期，应小心逐项检查，以免加重原发损伤或造成新的损伤。若局部出现较大血肿，且足背动脉搏动减弱或消失，应考虑有腘动脉损伤。若出现足跖屈、内收、旋后及趾跖屈运动消失，并呈仰趾状，足趾强度伸直，足底反射及跟腱反射消失，伴有小腿后1/3、足背外侧1/3及足底皮肤感觉明显减弱或消失，应考虑到胫神经损伤的可能性。

【鉴别诊断】

股骨下端为骨肿瘤的好发部位，如骨巨细胞瘤、骨肉瘤等，严重者可并发病理性骨折，但其致伤暴力往往较小，疼痛肿胀的程度亦较轻。根据病史、临床过程及影像学资料全面综合分析，可进行鉴别诊断。

【治疗原则】

股骨远端骨折，尤其是属于关节内骨折的股骨髁间骨折的治疗原则是解剖复位，牢靠固定，早期功能锻炼，防止关节粘连僵硬。

1. 股骨髁上骨折的治疗　根据骨折的情况，可通过外固定或手术的方式进行治疗。

（1）夹板或石膏外固定：对小儿青枝骨折或无明显移位的骨折，可先将膝关节内积血抽吸干净，稍加压包扎，然后用超膝夹板固定，也可用长腿石膏管形屈膝15°固定4~6周。

（2）骨牵引、手法整复、夹板固定：适用于有移位的股骨髁上骨折。屈曲型骨折行股骨髁上牵引，伸直型骨折采用胫骨结节牵引。骨牵引后，一般配合手法整复即可复位。如复位困难，可加大牵引重量，选择适当麻醉下手法整复。

（3）手术治疗：适用于骨折移位严重，手法不能复位，合并血管、神经损伤的股骨髁上骨折。股骨髁上骨折如复位不良，因其邻近膝关节，易发生膝内翻或膝外翻、过伸畸形及创伤性关节炎，因此要及时行手术治疗。

2. **股骨髁间骨折的治疗** 股骨髁间骨折是关节内骨折,要求达到良好的复位,故多采用手术治疗。随着手术及内固定器械的不断改进,较复杂的股骨髁间骨折也能获得较牢固的内固定,常用内固定包括股骨髁解剖钢板、动力髁螺钉、股骨远端逆行带锁髓内钉等。非手术治疗适用于无移位、轻度移位或虽有移位,经手法整复可达到良好复位的病例。

## ☆髌骨骨折

【病史采集要点】

### 一、现病史采集要点

1. **发病情况** 可有外伤史,暴力直接作用于髌骨,常导致髌骨的粉碎性骨折;也可为股四头肌猛烈收缩史,常导致髌骨的横形骨折。
2. **主要症状** 重点询问患者伤后局部肿胀情况,活动有无受限,受限至何种程度等。
3. **诊疗情况** 了解患者曾在何处就诊过,做过何种检查,结果如何。
4. **一般情况** 了解患者睡眠、精神、体力、饮食、大小便等情况。

### 二、既往史和个人史等采集要点

(1) 有无药物过敏史。
(2) 工作及职业情况。

【查体要点】

查体可见局部肿胀明显,皮下青紫淤血,明显压痛,浮髌试验阳性。骨折分离明显者可于骨折间触及凹陷。膝关节活动明显受限,以伸膝为著。

浮髌试验:患腿膝关节伸直,放松股四头肌,检查者一手挤压髌上囊,使关节液积聚于髌骨后方,另一手示指轻压髌骨,如有浮动感觉,即能感到髌骨碰撞股骨髁,松开则髌骨又浮起,则为阳性,提示关节腔积液。

【辅助检查】

拍摄髌骨正侧位 X 线片可以明确诊断,如疑有髌骨纵行骨折,应加摄髌骨轴位片。

【诊断】

髌骨位于膝前皮下,位置表浅,因此髌骨骨折较易诊断。对膝部有明显外伤史,髌前肿胀、瘀斑,可触及局部凹陷,伸膝明显受限的患者,结合正、侧、轴位 X 线表现,一般可明确诊断。

【治疗原则】

髌骨骨折的治疗,要求恢复伸膝功能并保持关节面的完整光滑,防止创伤性关节炎的发生和膝关节粘连僵硬。无移位的髌骨骨折,后侧关节面完整者,无须手法整复,后侧托板或石膏托固定即可。骨折块分离间隙在 1 cm 之内者可试行手法复位,长腿石膏固定 4~6 周。

拆除石膏后,加强膝关节的功能锻炼及恢复。对骨折移位明显,手法复位失败,或骨折端有软组织嵌入,或多块骨折者,可考虑行切开复位后钢丝、张力带、螺钉及抓髌器等内固定。对严重粉碎性骨折难以复位者,可根据患者的年龄及局部具体情况做髌骨部分切除术或全切除术。

## ☆膝关节韧带损伤

【病史采集要点】

### 一、现病史采集要点

1. 发病情况  多有外伤史,内侧副韧带损伤多由膝外翻暴力所致,外侧副韧带损伤多由膝内翻暴力所致,前、后交叉韧带单独损伤少见,常与内、外侧副韧带损伤同时发生。
2. 主要症状  膝关节内侧或外侧的肿胀疼痛,行动受限。
3. 诊疗情况  了解患者曾在何处就诊过,做过何种检查,结果如何。
4. 一般情况  了解患者睡眠、精神、体力、饮食、大小便等情况。

### 二、既往史和个人史等采集要点

(1) 有无药物过敏史。
(2) 工作及职业情况。

【查体要点】

膝关节内侧或外侧副韧带处肿胀、压痛、皮下瘀斑,膝关节处于强迫体位,主、被动活动均受限。内侧副韧带损伤时,压痛点在股骨内上髁;外侧副韧带损伤时,压痛点在腓骨头或股骨外上髁。

(1) 膝侧向运动试验:用于检查侧副韧带损伤。检查方法:患者仰卧,膝关节伸直或屈曲30°位,检查者一手握住并固定踝部,另一手放于膝关节的外侧,被动外翻膝关节,如有膝关节外翻活动异常与膝内侧痛,提示膝内侧副韧带断裂。若另一手放在膝关节的内侧,被动内翻膝关节,如有膝关节内翻活动异常与膝外侧痛,则提示膝外侧副韧带断裂。

(2) 抽屉试验:用于前、后交叉韧带断裂或松弛情况的检查。检查方法:患者呈仰卧位,膝屈曲90°,双足平置于检查床上,保持放松。检查者坐于床上,抵住患者双足使之固定,一手握住其患侧髁部固定脚,另一手放在小腿上端,先从后侧向前拉,再从小腿前上方向后推,若出现胫骨前移为阳性,表示前交叉韧带的断裂或松弛;若出现胫骨后移为阳性,表示后交叉韧带的断裂或松弛;若出现胫骨前、后移均为阳性,表示前、后交叉韧带均断裂或松弛。

(3) Lachman 试验:用于评估前交叉韧带功能的试验,它和反 Lachman 试验都是用于检查由于前或后交叉韧带损伤导致的胫骨向前或向后的过度活动。检查方法:患者仰卧或俯卧位,屈膝 20°～30°,检查者用一只手固定股骨远端,另一只手握住胫骨近端,试图向前或向后移动胫骨,阳性结果提示有前交叉韧带或后交叉韧带损伤。Lachman 试验比抽屉试验阳性率高。

【辅助检查】

应置患膝关节于外翻(或内翻)位拍摄应力位片,正位片可显示韧带损伤侧关节间隙增宽。如怀疑合并有十字韧带或半月板损伤,应做 MRI 检查明确诊断。

【诊断】

膝关节侧副韧带损伤的诊断,应重视临床检查,如压痛部位、侧向运动试验等。普通 X 线检查对排除撕脱骨折有重要意义,但要确诊则须拍摄应力位片或做 MRI 检查。

【治疗原则】

膝关节侧副韧带损伤应力争准确诊断、早期处理。牵拉伤采用外固定及药物治疗即可;对损伤较重、不完全断裂,关节内积血、积液明显者,可将膝关节内血肿抽吸干净,用弹力绷带包扎休息,用超膝夹板或石膏将患膝固定于轻度屈膝位 3~4 周;对完全断裂者,应手术修复,术后置膝关节于功能位,石膏固定 4~6 周。

膝关节外侧副韧带完全断裂不致引起严重功能障碍,因髂胫束与股二头肌能部分代替侧副韧带的作用,故手术可酌情施行。若内侧副韧带完全断裂,则应尽早行修补术。

## ☆膝关节半月板损伤

【病史采集要点】

### 一、现病史采集要点

1. 发病情况　急性膝关节半月板损伤多有明确的外伤史或劳损史,慢性损伤有明确的慢性损伤史,如从事长期蹲位、跪位工作等。
2. 主要症状　急性发病者,伤后膝关节疼痛剧烈,局部肿胀;慢性期主要症状是膝关节活动痛,行走中及膝关节伸屈活动时有弹响、交锁和关节滑落感。关节交锁是指患者在行走或做某一动作时,伤膝突然被卡住交锁,不能屈伸,有酸痛感,若轻揉膝关节并做小范围的屈伸晃动,则多可解除交锁,恢复行走。
3. 诊疗情况　了解患者曾在何处就诊过,做过何种检查,结果如何。
4. 一般情况　了解患者睡眠、精神、体力、饮食、大小便等情况。

### 二、既往史和个人史等采集要点

(1) 有无药物过敏史。
(2) 工作及职业情况。

【查体要点】

检查时可发现膝关节间隙前方、侧方或后方有压痛点,屈伸功能障碍,后期出现股四头肌萎缩。半月板损伤可通过回旋挤压试验及研磨试验进行诊断,确定损伤部位。

(1) 回旋挤压试验:患者仰卧位,检查者一手按住患膝,另一手握住踝部,将膝关节完全屈曲,足跟抵住臀部,然后将小腿极度外展外旋或内收内旋,在保持这种应力下,逐渐伸直,在伸直过程中如感到或听到弹响,或伴有疼痛即为阳性。阳性提示半月板损伤,外旋时有弹响合并疼痛说明内侧半月板有病变;内旋时有弹响合并疼痛提示外侧半月板有损伤。应注意假阳性结果,先天性盘状半月板或半月板增厚也同样可有弹响,但一般无疼痛。

(2) 研磨试验:患者取俯卧位,膝关节屈曲成90°,检查者将小腿用力下压,同时做内旋或者外旋运动,使股骨与胫骨关节面之间摩擦。若诱发疼痛,提示半月板损伤或者关节面软骨磨损。

【辅助检查】

X线检查对半月板损伤诊断意义不大,但有鉴别诊断意义,可以排除骨折、骨关节退行性改变、关节内游离体等其他病变。MRI对确定诊断,排除其他合并损伤具有决定意义。

【诊断】

诊断半月板损伤时,需了解初次损伤的时间、原因、疼痛部位,有无交锁、弹响,膝无力的程度,关节有无肿胀等;早期如何处理;是否存在打软腿等情况。回旋挤压试验及研磨试验是诊断的关键步骤,而侧向运动试验及抽屉试验等检查则对鉴别侧副韧带及交叉韧带损伤是非常必要的。结合X线、MRI和膝关节镜检查可确诊此病。

【治疗原则】

急性损伤期,特别是半月板边缘损伤,因血运较好、有修复可能者,可用长腿石膏托固定于屈膝10°休息位,限制膝部活动,并禁止下床负重。3～5日后,肿痛稍减,应鼓励患者进行股四头肌的主动舒缩锻炼,以防止肌肉萎缩。3～4周后解除固定,可指导患者进行膝关节的伸屈活动和步行锻炼。

经保守治疗无效的半月板损伤或严重损伤者,应尽量早期手术治疗,以防止后期膝关节退行性变,继发创伤性关节炎。使用关节镜治疗半月板损伤,可获得满意效果,术后24小时内可活动膝关节,4～5日即可下地部分负重。手术方式有缝合修复、部分切除及全切除。

## ☆胫骨平台骨折

【病史采集要点】

### 一、现病史采集要点

1. 发病情况　引起胫骨平台骨折的外力可有直接暴力和间接暴力。直接暴力直接击打膝内侧或膝外侧可导致胫骨外侧或内侧平台骨折;间接暴力多为高处坠落引起,着地时力传导到膝部,配合侧方倒地的扭转力导致胫骨内外侧平台塌陷骨折。
2. 主要症状　膝关节及小腿上段肿胀疼痛,活动障碍。
3. 诊疗情况　了解患者曾在何处就诊过,做过何种检查,结果如何。
4. 一般情况　了解患者睡眠、精神、体力、饮食、大小便等情况。

## 二、既往史和个人史等采集要点

(1) 有无药物过敏史。
(2) 工作及职业情况。

【查体要点】

查体可见局部肿胀、压痛,有骨擦感,可出现膝内翻、外翻等畸形。单髁骨折,其对侧的侧副韧带体表有明显压痛。由于骨折后关节内积血,故一般可有浮髌试验阳性;若发生交叉韧带断裂,则可有抽屉试验阳性、Lachman 征阳性。若并发侧副韧带断裂,则侧向运动试验阳性。

【辅助检查】

拍摄膝关节正侧位片可了解骨折类型及损伤移位情况。CT 作为进一步诊断手段,可用于评价骨折移位及关节面塌陷的程度。怀疑膝关节韧带或者半月板损伤时,应做 MRI 检查。

【诊断】

根据膝部外伤史,以及局部肿痛、畸形、骨擦征等表现,结合 X 线摄片,可以明确诊断。如出现足下垂,不能背伸踝、趾关节,提示很可能已伤及腓总神经。目前胫骨平台骨折最常采用的分型方法是 Schatzker 分型(表 6-5-8)。

表 6-5-8 Schatzker 分型

| 分型 | 分型特征 |
| --- | --- |
| Ⅰ型 | 外侧平台劈裂骨折,无关节面塌陷。多发生于年轻人。骨折移位时常伴有外侧半月板撕裂,或向四周移位,或半月板嵌入骨折间隙。此型占胫骨平台骨折的 15.0% |
| Ⅱ型 | 外侧平台劈裂,关节面塌陷,多发生于 40 岁以上患者。此型占胫骨平台骨折的 23.2% |
| Ⅲ型 | 外侧平台单纯压缩骨折。压缩部分常位于关节中心部分,由于压缩部位大小和压缩程度的不同,以及外侧半月板损伤情况的不同,这种损伤可以是稳定或不稳定骨折。此型占胫骨平台骨折的 14.5% |
| Ⅳ型 | 胫骨内侧平台骨折,多由中等至高能量暴力致伤,常合并膝关节脱位、血管损伤,因此需仔细检查。此型占胫骨平台骨折的 14.5% |
| Ⅴ型 | 双侧平台骨折,高能量暴力损伤所致,易合并血管、神经损伤。此型占胫骨平台骨折的 12.0% |
| Ⅵ型 | 双侧平台骨折加胫骨干与干骺端分离,由高能量暴力损伤所致,在 X 线平片上显示为粉碎爆裂骨折,常合并膝部软组织严重损伤、骨筋膜室综合征和严重神经血管损伤。此型占胫骨平台骨折的 20.8% |

【治疗原则】

胫骨平台骨折的治疗原则是将下陷及劈裂的骨折块复位,恢复胫骨髁关节面的平整、平台宽度、韧带完整性及膝关节活动度,矫正膝外翻或内翻畸形。

对于无移位的胫骨平台骨折,可用长腿石膏托固定 4~6 周,并进行股四头肌舒缩锻炼,去除外固定后练习膝关节屈伸活动。有移位的胫骨平台骨折,必须解剖复位,坚强内固定。手术切开后恢复胫骨平台的正常解剖位置,对单髁或双髁骨折可以用胫骨近端解剖钢板固定,较小骨块可用螺钉固定。有骨缺损时,应植骨填充。术中对疑有韧带及半月板合并伤者,应予以探查,同时修复。

## ☆胫腓骨干骨折

【病史采集要点】

### 一、现病史采集要点

1. **发病情况** 胫腓骨干骨折发病情况多种多样,可为直接暴力导致的损伤,如重物击打、撞伤、踢伤、车轮压伤等;也可见于间接暴力,如高处坠落、旋转暴力扭伤等;还可见于持续性劳损,如运动员长期行走等。

2. **主要症状** 单纯腓骨骨折疼痛较轻,小腿的持重功能有时能保持。胫骨骨折疼痛较明显,即使是无移位的稳定骨折,持重功能也已丧失,不能站立行走。对胫腓骨双骨折,应判断有无骨筋膜室综合征的临床表现。腓骨颈骨折的患者需检查该神经支配的肌肉及感觉区域有无异常。应力疲劳骨折则表现为运动或长途行走后,局部酸痛不适,休息后缓解,重复运动后加剧。

3. **诊疗情况** 了解患者曾在何处就诊过,做过何种检查,结果如何。

4. **一般情况** 了解患者睡眠、精神、体力、饮食、大小便等情况。

### 二、既往史和个人史等采集要点

(1) 有无药物过敏史。

(2) 工作及职业情况。

【查体要点】

骨折局部有肿胀、压痛,肢体有成角、短缩和旋转畸形,可有骨擦感及异常活动和不同程度的功能障碍。应力疲劳骨折可有局部肿胀、压痛,有时可出现硬性隆起。直接暴力造成的开放性骨折,皮肤、软组织可见挫伤、缺损。对胫骨上1/3骨折及腓骨上端骨折,要注意检查血管、神经功能。

【辅助检查】

拍摄胫腓骨正侧位片可以明确骨折的部位、类型及移位方向。摄片要包括胫腓骨全长,避免低位胫骨骨折合并高位腓骨骨折的漏诊。应力疲劳骨折在X线上的改变出现较晚,一般在骨折发生2周后可出现不太清晰的骨折线,呈一骨质疏松带或骨质致密带,继而陆续出现新骨形成和骨痂生长。

【诊断】

根据患者的病史、临床表现及X线表现,可以明确诊断。胫腓骨骨折并发症较多,对胫腓骨上端骨折,应常规检查远端血运情况及皮肤感觉等。间接暴力所致的由内向外的开放创口,较小而隐蔽,诊断时应防止漏诊。对严重损伤,如多发性、开放性骨折,早期应注意是否并发休克。复位固定后,须注意远端血运及神经功能,防止发生骨筋膜室综合征。对腓骨头颈部骨折,应注意是否并发腓总神经损伤,常规检查足趾活动及皮肤感觉。

【治疗原则】

胫腓骨骨折的治疗主要为恢复小腿的负重功能,因此,对骨折端的成角畸形与旋转移位应进行完全矫正,应注意恢复患肢的长度和胫骨上、下关节面的平行关系。治疗的重点应以胫骨的复位和固定为主。在个别情况下,腓骨的正确对合也有助于胫骨的复位和固定,故对腓骨的处理亦不应忽视。治疗方法的选择应根据患者的年龄以及骨折的类型、部位和移位的情况而定。常用的治疗方法包括小夹板固定、石膏固定、持续牵引、切开复位内固定和骨外固定器固定。

## ☆踝部骨折

【病史采集要点】

### 一、现病史采集要点

1. 发病情况　多由间接暴力引起,大多数是在踝跖屈时扭伤所致;暴力直接打击也可造成复杂性骨折。
2. 主要症状　踝部出现明显肿胀和瘀斑,同时伴有内翻或外翻畸形,活动功能障碍。
3. 诊疗情况　了解患者曾在何处就诊过,做过何种检查,结果如何。
4. 一般情况　了解患者睡眠、精神、体力、饮食、大小便等情况。

### 二、既往史和个人史等采集要点

(1) 有无药物过敏史。
(2) 工作及职业情况。

【查体要点】

受伤后踝关节出现疼痛,局部出现肿胀、压痛和皮下瘀斑,可及骨擦感,患肢不能负重走路,踝关节功能障碍。肿胀严重者,可出现张力性水疱;若合并脱位,可出现踝关节畸形。

【辅助检查】

拍摄 X 线正侧位片(图 6-5-2)可以明确骨折的部位、类型及移位方向,摄片范围应同时包括胫骨下 1/3,必要时可加拍斜位片、应力位片和胫腓骨中上段 X 线片。CT 可发现细微骨折,可进一步明确骨折类型。

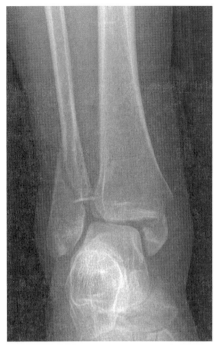
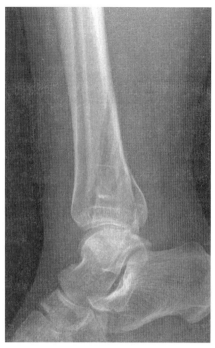

图 6-5-2 踝关节骨折 X 线影像

### 【诊断】

应详细询问患者受伤原因、姿势与局部体位,结合临床体征及检查情况,仔细研究踝关节的正侧位 X 线片,了解踝部损伤后的解剖变化,从而明确受伤机制,有助于正确诊断和分型。

### 【治疗原则】

踝关节的承重力大于髋、膝关节,因此踝关节骨折的治疗要求高。关节面稍有不平或关节间隙增宽,均可引发创伤性关节炎。骨折后的解剖复位至关重要,只有精确复位,恢复正常生理结构,才能达到治疗目的,避免并发症的出现。踝关节骨折复位后的 X 线片应满足下列要求:①必须恢复踝穴的正常解剖关系;②踝关节负重面必须与小腿纵轴线垂直;③踝关节面的轮廓应尽可能光滑。治疗可采取闭合手法复位或切开复位内固定等方法。

## ☆跟骨骨折

### 【病史采集要点】

#### 一、现病史采集要点

1. 发病情况　多为直接暴力导致,如高处坠落伤,也可为肌肉突然猛烈收缩导致的跟骨结节撕脱骨折。

2. 主要症状　足跟部疼痛和局部肿胀，不能着地。
3. 诊疗情况　了解患者曾在何处就诊过，做过何种检查，结果如何。
4. 一般情况　了解患者睡眠、精神、体力、饮食、大小便等情况。

## 二、既往史和个人史等采集要点

(1) 有无药物过敏史。
(2) 工作及职业情况。

### 【查体要点】

伤后足跟部出现疼痛、肿胀、皮下淤血，下肢不能负重，局部压痛，可及骨擦感，足弓变低平，足跟增宽，足底变长。

### 【辅助检查】

拍摄X线正侧位片可以明确骨折的部位、类型及移位方向，骨折线是否经过关节面，以及跟骨结节角的变化。CT可观察骨折块的移位程度和关节面累及情况。

### 【诊断】

根据外伤史、临床症状与体征，结合X线检查，可做出诊断。通过X线片可了解跟骨结节关节角的变化和骨折线的走向。跟骨结节关节角常变小，甚至成负角。

根据骨折线是否波及跟距关节，可分为不波及跟距关节面的距下关节外跟骨骨折和波及跟距关节面的距下关节内跟骨骨折两大类。前者预后较好，后者预后较差。

波及跟距关节面的距下关节内跟骨骨折的分型可参考Sanders分型（表6-5-9）。

表6-5-9　Sanders分型

| 分型 | 分型特征 |
| --- | --- |
| Ⅰ型 | 无移位骨折 |
| Ⅱ型 | 后关节面损伤成两部分的骨折 |
| Ⅲ型 | 后关节面损伤成3个部分的骨折 |
| Ⅳ型 | 后关节面损伤成4个及以上的骨折块 |

### 【治疗原则】

跟骨与第1、5跖骨成三点构成正常人足底负重面。跟距关节还参与纵弓组成，因此跟骨的形态与位置对足部功能有极大的影响。跟骨骨折的治疗原则是恢复距下关节的对位关系和跟骨结节角，纠正跟骨变宽，维持正常的足弓高度和负重关系。距下关节外骨折、移位不大的跟骨前端骨折、结节骨折以及无移位的载距突骨折可采用非手术治疗。对于波及距下关节的关节内骨折应尽量使骨折达到解剖复位，根据情况选择非手术治疗、闭合撬拨复位、切开复位内固定等方法。

## ☆跟 腱 断 裂

【病史采集要点】

一、现病史采集要点

1. 发病情况　可为直接暴力作用,如重物打击直接损伤跟腱等;也可为间接暴力损伤,如不适当的起跳、落地姿势等。
2. 主要症状　开放性跟腱损伤时,跟腱部位有伤口存在,若清创仔细检查伤口,即可发现跟腱断端。闭合性跟腱损伤时,患者突然感到跟腱部似受到棍击,有时还可听到响声,随后出现局部肿胀、疼痛,小腿无力,行走困难。
3. 诊疗情况　了解患者曾在何处就诊过,做过何种检查,结果如何。
4. 一般情况　了解患者睡眠、精神、体力、饮食、大小便等情况。

二、既往史和个人史等采集要点

(1) 有无药物过敏史。
(2) 工作及职业情况。

【查体要点】

患侧踝关节跖屈活动减少或完全消失,而被动的踝关节背伸活动反较正常增加,在体表肌腱断裂处可触及凹陷,并有明显压痛。

Thompsons 试验用于检查跟腱是否断裂。检查方法:患者俯卧位,双足置于床缘外,检查者用手捏小腿三头肌肌腹,正常可见踝关节发生跖屈,跟腱断裂时则踝关节无明显运动。

【辅助检查】

MRI 踝关节扫描显示跟腱断裂信号,有助于诊断。

【诊断】

根据患者具有典型的外伤史、查体结果,结合 MRI 扫描显示的跟腱断裂的影像学表现即可确诊。

【治疗原则】

跟腱断裂的治疗目的在于恢复跟腱的完整性,以保持足踝的跖屈力量。在修复过程中尽力保持跟腱表面的平滑,以利跟腱的滑动。极少见的闭合性部分跟腱断裂可在踝关节悬垂松弛位,用石膏固定 4~6 周,然后加强功能训练,可自行修复。跟腱完全断裂者应早期手术,通过切开或微创的方式缝合或修补断裂跟腱。

【复习思考题】

1. 髋关节后脱位的典型体征是什么?常选用的复位方法有哪些?

2. 股骨颈骨折的分类有哪几种?
3. 简述股骨干上 1/3、中 1/3、下 1/3 骨折移位的特点。
4. 从解剖、病因和临床表现分析胫腓骨干骨折有哪些特点。

# 第六节 脊柱、脊髓损伤

【见习项目】

1. 各种脊柱骨折(fracture of the spine),包括颈椎骨折(cervical fracture)、胸椎骨折(thoracic vertebrae fracture)、胸腰段骨折(thoracolumbar fracture)和腰椎骨折(lumbar fracture),以及脊髓损伤(spinal cord injury)等疾病的示教。
2. 须与脊柱、脊髓损伤相鉴别的常见疾病示教。

【见习目的与要求】

1. 掌握常见脊柱骨折的分类、临床表现、影像学特征、诊断、鉴别诊断、治疗原则及并发症。
2. 掌握脊髓损伤的分类、临床表现、诊断及鉴别诊断、急救处理、治疗及预后。
3. 熟悉脊柱的应用解剖,包括椎骨形态特点和脊髓的血供特点。
4. 熟悉脊柱、脊髓损伤的体格检查。

【见习地点】

见习医院骨科。

【见习准备】

带教老师事先准备脊柱模型,并选好病例(各种脊柱骨折和脊髓损伤,重点为胸腰椎骨折的病例,以及病房现有的可与脊柱骨折和脊髓损伤相鉴别的病例)若干,提前与病人做好沟通;准备好示教课件,合理安排各项内容分配时间及小组内分组。

学生须提前熟悉脊柱的解剖和生理特点,了解常见的脊柱骨折及脊髓损伤的临床特点、辅助检查及治疗原则。

【见习流程】

1. 带教老师对理论课知识、概念进行简要复习;选取学生指导其脊柱、脊髓损伤的查体要点。
2. 见习学生深入病房进行病史采集,并结合脊柱骨折疾病特点进行重点的体格检查。
3. 各小组集中,回到示教室。当事同学汇报病史、阳性体征及有鉴别意义的阴性体征,小组成员进行病例讨论,提出进一步的辅助检查及初步诊断。
4. 根据学生得出的辅助检查结果,小组成员进行讨论,进一步概括病例特点,给出诊断及鉴别诊断,提出治疗原则和依据。
5. 小组间互评,带教老师分析总结,指出各组的优点和不足。

6. 带教老师系统地归纳总结该病例的临床特征及诊治手段，提出思考题供见习学生课后进一步学习。

## 【病史采集要点】

### 一、现病史采集要点

1. 外伤史　应详细了解受伤时间、地点、原因及受伤机制等具体情况。常见致伤原因有高处坠落伤、车祸伤、挤压伤等。了解受伤经过对于判断脊柱损伤的程度及分类有重要作用。

2. 发病年龄　老年患者，特别是女性，易出现骨质疏松，受到轻微损伤也会发生压缩性骨折，而对于儿童或者中青年患者，因轻微外伤出现骨折则应警惕其他原因所致的病理性损伤，较为常见的是肿瘤所致的病理性骨折，对于儿童患者需警惕一些原发性骨病，如嗜酸性肉芽肿等。

3. 主要症状　局部疼痛，站立及翻身困难，腹膜后血肿刺激腹腔神经丛导致肠蠕动减慢，会出现腹痛、腹胀，甚至肠麻痹症状，如有瘫痪，则表现为四肢或双下肢感觉、运动障碍。

4. 病情演变　受伤后生命体征是否平稳，疼痛程度有无进展，关节活动如何，主动体位还是被动体位，有无感觉异常。

5. 伴随症状　注意是否合并有颅脑、胸、腹和盆腔脏器的损伤。

6. 诊疗情况　了解患者曾在何处就诊，做过何种检查，结果如何，有何处理，疗效如何；如何运送到医院就诊。

7. 一般情况　了解患者精神、体力、饮食、大小便等情况。

### 二、既往史和个人史等采集要点

(1) 有无基础疾病。
(2) 有无食物及药物过敏史。
(3) 有无长期吸烟史。
(4) 工作及职业情况。

## 【查体要点】

脊柱、脊髓损伤多因外伤所致，造成脊柱骨折、脱位以及脊髓、马尾神经损伤，导致受累神经支配区域的运动和感觉异常。系统全面的查体可以确定脊髓损伤节段。此外，外伤所致的脊柱、脊髓损伤常合并其他组织脏器的损伤，应该在专科查体的同时关注其他系统的检查。

### 一、感觉检查

1. 必查项目　检查身体两侧28个皮节关键点，每个点应查触觉和针刺觉，并按3个等级进行评分，0分为感觉缺失；1分为感觉障碍（包括迟钝及过敏）；2分为正常；NT为无法检查。

2. 选查项目　为进一步判定脊髓损伤程度，可检查位置觉及深感觉，建议每侧肢体只查一个关节,可选用左右侧的示指和拇指,可用缺失、障碍和正常分级。

3. 评分和平面确定　每个皮节检查有4种情况:左、右侧针刺觉,左、右侧轻触觉。将身体每侧的皮节评分相加,产生两个总的感觉评分,用感觉评分量化判定感觉功能的变化。

各感觉关键点见表6-6-1。

表6-6-1　感觉关键点

| 平面 | 部位 | 平面 | 部位 |
| --- | --- | --- | --- |
| C2 | 枕骨粗隆 | T8 | 第八肋间 |
| C3 | 锁骨上窝 | T9 | 第九肋间 |
| C4 | 肩锁关节的顶部 | T10 | 第十肋间 |
| C5 | 肘前窝的外侧面 | T11 | 第十一肋间 |
| C6 | 拇指近节背侧皮肤 | T12 | 腹股沟韧带中点 |
| C7 | 中指近节背侧皮肤 | L1 | T12与L2之间上1/2处 |
| C8 | 小指近节背侧皮肤 | L2 | 大腿前中部 |
| T1 | 肘前窝的内侧面 | L3 | 股骨内髁 |
| T2 | 腋窝顶部 | L4 | 内踝 |
| T3 | 第三肋间 | L5 | 足背第三跖趾关节 |
| T4 | 第四肋间 | S1 | 外踝 |
| T5 | 第五肋间 | S2 | 腘窝中点 |
| T6 | 第六肋间 | S3 | 坐骨结节 |
| T7 | 第七肋间 | S4、S5 | 肛门周围 |

## 二、运动检查

1. 必查项目　检查身体两侧10对肌节关键肌(表6-6-2),左右侧各选一块关键肌。应从上至下检查各个关键肌的肌力,肌力分为6级:0级为完全瘫痪;1级存在肌肉收缩但不能运动;2级可主动活动但不能抬离床面;3级主动活动可对抗重力但不能对抗阻力;4级主动活动可部分对抗阻力;5级为正常肌力,可主动活动并能完全对抗阻力。肛门指诊可检测括约肌的收缩,可用存在或缺失分级。此外,Meyer总结了一些运动与脊髓神经支配的关系,可为确定损伤层面提供一些依据。

表6-6-2　肌节关键肌

| 平面 | 关键肌 | 平面 | 关键肌 |
| --- | --- | --- | --- |
| C5 | 屈肘肌(肱二头肌,肱肌) | L2 | 屈髋肌(髂腰肌) |
| C6 | 伸腕肌(桡侧腕长伸肌和腕短伸肌) | L3 | 伸膝肌(股四头肌) |
| C7 | 伸肘肌(肱三头肌) | L4 | 踝背伸肌(胫前肌) |
| C8 | 中指屈指肌(指深屈肌) | L5 | 伸趾肌(趾长伸肌) |
| T1 | 小指展肌 | S1 | 踝跖屈肌(腓肠肌,比目鱼肌) |

2. 选查项目　检测其他肌肉,如膈肌(通过透视)、三角肌、腹肌(Beevor征)、内侧腘绳肌和髋内收肌等,肌力按无、减弱、正常来记录。

主要运动与脊髓神经支配的关系见表6-6-3。

表 6-6-3 主要运动与脊髓神经支配

| 项目 | 脊髓神经支配平面 |
|---|---|
| 横膈运动 | C3～C5 |
| 耸肩 | C4 |
| 肩外展及屈肘 | C5 |
| 伸腕 | C6 |
| 伸肘及屈腕 | C7 |
| 指外展 | C8 |
| 主动扩胸 | C3～C5 |
| 屈髋 | L2 |
| 踝背屈 | L5～S1 |
| 跨背屈 | S1，S2 |

脊髓损伤神经学分类(ASIA)见图 6-6-1。

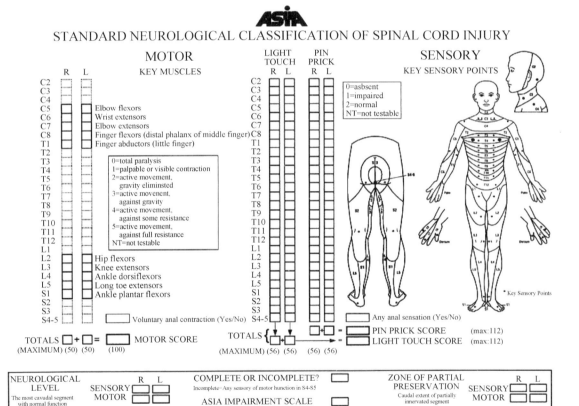

图 6-6-1 脊髓损伤神经学分类(ASIA)

## 三、反射检查

此处列举几种常见的与脊髓损伤相关的反射及其临床意义。

1. 霍夫曼(Hoffmann)征 用左手握住患者腕部，右手示指及中指夹住患者的中指，以拇指急速弹拨其指甲，其余四指末节出现屈曲，即为阳性反应，提示颈髓及以下有锥体束损伤,为上神经元损害的重要体征。

2. 巴宾斯基(Babinski)征　用左手握踝关节固定小腿,右手持钝尖的金属棒自足底外侧从后向前快速轻划至小趾根部,再转向拇趾侧。出现足趾向跖面屈曲为正常,称 Babinski 征阴性。如出现趾背屈,其余足趾呈扇形展开,称 Babinski 征阳性。其他如奥本海姆(Oppenheim)征(从上而下用力擦胫骨)、戈登(Gorden)征(用手捏压腓肠肌)、查多克(Chaddock)征(用竹签自后向前轻划足背外侧)阳性表现与 Babinski 征相同,均为锥体束受损的体征。

3. 球海绵体反射　以一手指插入肛门,另一手压迫阴茎(女性阴蒂),肛门出现括约肌收缩功能,该反射的中枢在 S2 和 S3。

4. 肛门收缩反射　用针刺肛门周围观察肛门收缩情况。

球海绵体反射及肛门反射的意义:①患者早期,由于脊髓处于休克期,这两种反射都不会出现,一旦出现,则提示脊髓休克期已终止;②在脊髓损伤治疗观察中,如出现这两种反射,提示运动和感觉恢复的可能性大,否则预后不良。

【辅助检查】

需拍摄脊柱压痛区域的正、侧位 X 线片,必要时加摄斜位片或张口位片,在斜位片上可以了解有无椎弓峡部骨折。X 线片在大部分情况下可以直接看到骨折的情况,如压缩性骨折、爆裂性骨折、Chance 骨折等,也有部分如 Jefferson 骨折等难以在 X 线片中观察到,此类骨折需要通过 CT 等其他检查来确诊。

脊柱 CT 可以从三维的角度来观察骨折的具体情况,不仅可以显示出 X 线检查不易发现的微小骨折,还可显示骨块突出椎管的程度,分析椎管占位情况,有助于对骨折进行分型。

疑有脊髓、神经损伤或椎间盘与韧带损伤时应做脊柱相应节段的 MRI 检查。MRI 可以看到骨折周围软组织损伤情况,神经结构的受压部位和损伤程度,脊髓信号改变的范围,以及脊髓萎缩情况等,有助于脊髓损伤的诊断及鉴别诊断。

电生理检查可以客观地评价脊髓功能,有助于判定脊髓损伤程度及定位损伤部位。常用的方法有体感诱发电位、脊髓诱发电位、节段性体感诱发电位、运动诱发电位、H 反射及肌电图,其中体感诱发电位在脊柱、脊髓损伤中应用较多。

其他检查,如血常规、凝血、血糖、血气、生化等常规检查,主要针对脊柱骨折的相关并发症,超声可检查腹膜后血肿等。

【诊断】

一、脊柱骨折

根据外伤史、体格检查和影像学检查一般均能做出诊断,应包括病因诊断(外伤性或病理性骨折)、骨折部位和骨折类型。

1. 诊断程序　做出脊柱骨折的临床诊断需要考虑以下几个层次的问题:①是否为脊柱骨折;②根据辅助检查判断是何种类型的脊柱骨折;③是否伴有脊髓损伤的症状,是否需要急诊处理;④注意脊柱骨折与其他相关疾病的鉴别。

2. 诊断要点　①详细了解患者的外伤史,根据其年龄、受伤时间、受伤方式、受伤时姿势与伤后肢体活动情况即可大致判断;②完整详细的体格检查是做出正确诊断的关键,如患者在受伤后某一平面以下感觉、运动和反射完全消失,住院后开始逐步恢复,即提示脊髓震荡;③辅助检查的审阅应做到全面和仔细;④应注意是否存在其他部位的并发症,如腰椎骨折可伴发腹膜后血肿。

## 二、脊髓损伤

脊髓损伤的诊断主要依据外伤史(坠落、敲击、交通事故、枪弹伤、摔倒等),局部症状(疼痛、肿胀),神经功能障碍(感觉、运动、反射和自主神经功能障碍)和影像学检查结果。除明确脊髓损伤的诊断外,还需要明确损伤平面、性质及严重程度。

1. 脊髓损伤平面确定　依赖于进行全面的体格检查,根据感觉、运动及反射的查体结果确定受损节段。

2. 脊髓损伤严重程度分级　目前较常用的是 Frankel 功能分级(表 6-6-4)和美国脊髓损伤学会(ASIA)脊髓损伤分级(表 6-6-5)。判断脊髓损伤的严重程度,可为脊髓损伤的治疗和转归提供依据。

3. 脊髓损伤的影像学诊断　X 线、CT 和 MRI 检查可发现脊髓损伤部位的脊柱骨折、脱位情况及脊髓信号改变。

4. 脊髓损伤的电生理检查　体感诱发电位可测定脊髓感觉,运动诱发电位检查可测定锥体束运动功能,有助于判定脊髓损伤程度及定位损伤部位。

**表 6-6-4　Frankel 功能分级**

| 级别 | 功能 |
| --- | --- |
| A | 完全瘫痪 |
| B | 感觉功能不完全丧失,无运动功能 |
| C | 感觉功能不完全丧失,有非功能性运动 |
| D | 感觉功能不完全丧失,有功能性运动 |
| E | 感觉、运动功能正常 |

**表 6-6-5　美国脊髓损伤学会(ASIA)脊髓损伤分级**

| 级别 | 功能 | 脊髓损伤类型 |
| --- | --- | --- |
| A | 损伤平面以下无任何感觉和运动功能 | 完全性损害 |
| B | 在神经损伤平面以下,包括骶段(S4~S5)存在感觉功能,但无运动功能 | 不完全性损害 |
| C | 在神经损伤平面以下存在运动功能,大部分关键肌的肌力小于 3 级 | 不完全性损害 |
| D | 在神经损伤平面以下存在运动功能,大部分关键肌的肌力大于或等于 3 级 | 不完全性损害 |
| E | 感觉和运动功能正常 | 正常 |

## 【治疗原则】

### 一、脊柱骨折

(一) 上颈椎(寰椎和枢椎)损伤

(1) 寰椎前后弓骨折:即 Jefferson 骨折,骨折块向椎管四周移位,不压迫颈髓,不产生脊髓受压症状。故患者仅有颈项痛,偶有压迫枕大神经引致该神经分布区域疼痛。治疗可行 Halo 架固定 12 周或颅骨牵引治疗。对骨折移位明显者需手术治疗。

（2）寰枢椎脱位：此型损伤可能会压迫颈脊髓，且属于不稳定型损伤，需在牵引复位后行寰枢椎融合术。

（3）齿状突骨折：对Ⅰ型、Ⅲ型和没有移位的Ⅱ型齿状突骨折，一般采用非手术治疗，用 Halo 架固定 6~8 周，Ⅲ型骨折应固定 12 周。Ⅱ型骨折如移位超过 4 mm，一般主张手术治疗，可经前路用 1~2 枚空芯螺钉内固定，或经后路 C1~C2 植骨及钢丝捆扎融合固定术或者寰枢椎椎弓根螺钉固定术。

（4）枢椎椎弓根骨折：无移位的枢椎椎弓根骨折行牵引或 Halo 架固定 12 周。若伴随椎体前移滑脱，应行颅骨牵引复位、植骨融合内固定。

(二) 下颈椎(C3~C7)损伤

（1）压缩性骨折：C4~C5 及 C5~C6 节段较为常见，压缩小于 1/3 椎体的骨折可行头颈胸支具固定 8~12 周，大于 1/3 者属于不稳定型骨折，应行骨折椎体次全切加植骨融合内固定术。

（2）爆裂骨折：骨折碎片较多，常伴有脊髓损伤，应充分评估脊髓情况和椎管结构改变的具体情况，此类病例应行前路手术，骨折椎体次全切除，植骨融合内固定。

（3）骨折-脱位：术前 MRI 检查受伤节段有无椎间盘突出。若无椎间盘突出，可行颅骨牵引复位，或前路椎间融合，也可行后路切开复位固定术。若伴有椎间盘突出，在复位前需先行前路椎间盘切除和植骨融合内固定，再行后路切开复位内固定。

（4）颈椎过伸性损伤：颈椎过伸时由于椎管容积减少造成脊髓中央损伤综合征或完全损伤，常行后路椎板成形术扩大椎管容积（单开门或双开门）。

(三) 胸腰椎损伤

治疗手段的选择依赖于 TLICS 评分。TLICS 评分≥5 分者建议手术治疗；≤3 分者建议非手术治疗；评分 4 分者根据患者情况选用适当疗法。此外，老年患者出现在骨质疏松基础上的椎体压缩性骨折，多选用微创手术治疗，如经皮椎体成形术（percutaneous vertebroplasty，PVP）或经皮椎体后凸成形术（percutaneous kyphoplasty，PKP）等。

## 二、脊髓损伤

1. **现场急救与转运** 脊柱、脊髓损伤的患者一般情况都比较重，往往伴随休克、呼吸道梗阻或其他重要脏器损伤，所以现场急救时应视情况进行相应的急救操作。凡疑有脊柱、脊髓损伤者一律按脊柱骨折处理，搬运时应注意平起平放、动作轻柔，预防发生二次损伤。

2. **急诊室处理** 到达医院后，首先应该检查生命体征，确保在生命体征平稳的前提下进行全身体格检查，伴有危及生命的损伤时，应该优先处理。对脊柱骨折患者应快速确定骨折、脱位部位和脊髓损伤情况，确定损伤平面及损伤严重程度。在全身情况允许的情况下，完善紧要的辅助检查。针对患者情况采用对症支持，如输血、输液，出现尿潴留者留置导尿管，胃肠胀气者行胃肠减压，确定有脊髓损伤者，静脉使用糖皮质激素、利尿剂及脱水剂等，并予吸氧。

3. **非手术治疗** 伤后 6 小时内是关键时期，24 小时内为急性反应期，应尽早治疗。

(1) 药物治疗：受伤 8 小时以内，可选用大剂量甲泼尼龙冲击治疗，30 mg/kg，单次给药，15 分钟内静脉注射，在之后 23 小时内以 5.4 mg/(kg·h)的剂量持续静脉滴注。其药理机制为大剂量激素可减轻类脂质的氧化应激，稳定细胞膜，减轻神经细胞变性，减轻组织细胞的水肿，改善脊髓血流量，以免发生损伤后缺血的二次损伤。

(2) 高压氧治疗：尽早应用，2 小时内疗效确定，伤后 4~6 小时内应用也可获益。一般用 0.2 MPa 氧压，1.5 小时/次，10 次为 1 个疗程。

(3) 其他：自由基清除剂、改善微循环药物、兴奋性氨基酸受体阻滞剂等。

4. 手术治疗　手术的目标是解除对脊髓的压迫和恢复脊柱的稳定性，目前还无法使损伤的脊髓恢复功能。手术的途径和方式视骨折的类型和致压物的部位而定。

手术的指征是：①脊柱骨折-脱位有关节突交锁者；②脊柱骨折复位不满意，或仍有脊柱不稳定因素存在者；③影像学显示有碎骨片突入椎管内压迫脊髓者；④截瘫平面不断上升，提示椎管内有活动性出血者。

【复习思考题】

1. 脊柱、脊髓损伤患者的查体要点是什么？
2. 脊柱、脊髓损伤患者的急救措施有哪些？

## 第七节　骨盆、髋臼骨折

【见习项目】

1. 骨盆骨折(fracture of the pelvic)病例示教。
2. 髋臼骨折(fracture of the acetabulum)病例示教。

【见习目的与要求】

1. 掌握各型骨盆骨折和髋臼骨折的症状及分类标准，重点掌握最常见的 Tile 分型及亚型，Letournel-Judet 分型。
2. 熟悉骨盆的解剖概要、骨盆活动度及骨盆稳定性维持。
3. 掌握骨盆骨折及髋臼骨折的临床表现及特殊体征。
4. 掌握骨盆骨折及髋臼骨折的治疗原则和常用治疗方法。
5. 掌握骨盆骨折常见合并损伤及并发症，及其相应的治疗措施。

【见习地点】

见习医院骨科。

【见习准备】

见习带教老师事先选好病例(各型骨盆骨折及髋臼骨折的病例)若干，分配好每一病例示教所占时间。根据病例数分小组。

【见习流程】

1. 带教老师对骨盆、髋臼骨折理论课知识、概念进行简要复习。

2. 每一病例由一个小组中选出一位同学进行病史采集，并结合骨盆、髋臼骨折中特殊临床体征进行重点的体格检查。

3. 各小组集中，回到示教室。当事同学报告病史及阳性体征，提出下一步的辅助检查和可能的阳性结果，做出诊断和鉴别诊断，提出治疗原则和依据。各小组对所示教的病例开展讨论，指出各自小组的不足之处。

4. 带教老师分析总结，指出各组的优点和不足，提出思考题。

【病史采集要点】

一、现病史采集要点

1. 发病情况　询问是否有明确的高能量损伤史，如地震灾害导致的建筑物砸伤，车祸所导致的骨盆部被撞击、碾压病史。

2. 主要症状　骨盆、髋部的疼痛、肿胀、关节活动受限。

3. 伴随症状　询问是否存在胸腹部外伤，导致呼吸困难、胸腹部疼痛；是否伴有盆腔脏器的损伤，如膀胱、后尿道与直肠损伤；是否伴有腰骶神经丛及坐骨神经损伤；是否合并盆腔大血管损伤；是否为开放伤；口唇颜色、面色是否正常，是否有休克症状。

4. 诊疗情况　了解患者曾在何处就诊过，做过何种检查，结果如何；曾行何种治疗，疗效如何。

5. 一般情况　了解患者精神、体力、饮食、近期体重等情况。

二、既往史和个人史等采集要点

（1）有无药物过敏史。

（2）工作及职业情况。

（3）有无手术、外伤、输血史。

（4）是否合并慢性疾病，如高血压、糖尿病、心脏病等。

【查体要点】

一、骨盆骨折

1. 全身情况　骨盆骨折为骨松质骨折，本身出血较多，骨折错位常可损伤靠近盆壁的血管，加上盆壁静脉丛多且无静脉瓣阻挡回流，因此严重的骨盆骨折往往合并有大量出血，积聚于后腹膜后。出血多时，患者表现为神志淡漠、皮肤苍白、四肢厥冷、尿少、脉快、血压下降等失血性休克征象。

2. 局部查体　一般检查可见耻骨联合处肿胀、压痛，耻骨联合增宽，髂前上棘因骨折移位而左右不对称，髋关节活动受限。

（1）骨盆挤压、分离试验：两手置双侧髂前上棘处，用力向两侧分离，或向中间挤压，引起疼痛即为阳性，亦可于侧卧位挤压。挤压试验阳性证明患者存在骨盆骨折。骨盆分离试验存在加重出血的危险,因此并不适用于急性患者。

(2) 肢体长度:测量胸骨剑突至两髂前上棘的距离,进行两侧对比观察,判断患者肢体长度是否对称。

(3) 会阴部:坐骨骨折可合并直肠肛管损伤。女性生殖道在膀胱和直肠之间,损伤生殖道常伴有阴道前或后方组织的损伤,可引起腹部感染及盆腔感染。阴道检查及肛门指诊有血是骨盆骨折并发症的重要体征。尿道及膀胱损伤是骨盆骨折常见的合并症,尿道损伤后排尿困难,尿道口可有血流出。膀胱在充盈的情况下破裂,尿液可流入腹腔,呈现腹膜刺激征;膀胱在空虚状态下破裂,尿液可渗出至会阴部,应检查会阴及尿道有无血液流出。会阴部形成瘀斑是耻骨和坐骨骨折的特有体征。

(4) 腹盆腔:骨盆遭受损伤发生骨折时,也可损伤腹部脏器,实质性脏器的损伤表现为腹内出血,可有移动性浊音;空腔脏器破裂的表现主要是腹膜刺激症状及肠鸣音消失或肝浊音界消失,腹腔穿刺检查有助于诊断。

(5) 下肢:骨盆骨折可损伤髂外动脉或股动脉,损伤局部血肿及远端足背动脉搏动减弱或消失是重要体征。骶骨骨折脱位可损伤支配括约肌及会阴部的马尾神经,骶骨孔部骨折可损伤坐骨神经,侧翼骨折可损伤 L5 神经根,坐骨大切迹部或坐骨骨折可损伤坐骨神经。这些神经损伤可引起下肢相应部位的感觉、肌力异常。

## 二、髋臼骨折

髋臼后壁骨折股骨头后脱位,患肢呈屈曲内旋内收畸形并短缩,臀后可触及股骨头;髋臼骨折合并髋关节中心脱位表现为患肢短缩畸形,髋关节活动受限。

【辅助检查】

拍摄骨盆前后位、髂骨斜位和闭孔斜位 X 线片(图 6-7-1),可显示骨折类型及骨块移位情况。CT 有助于确定有无合并髋臼骨折,特别是臼顶骨折、臼后缘骨折、前后柱骨折,以及髋关节有无骨块等情况,了解骶髂关节的移位程度。盆腔 CT 检查对于排查有无盆腔脏器损伤是必要的。

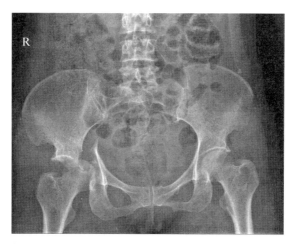

图 6-7-1　髋臼骨折 X 线影像

## 【诊断】

依靠现病史及临床表现,结合辅助检查可做出临床诊断。诊断要点包括:①患者有无高能量损伤病史;②是否出现骨盆挤压、分离试验阳性,肢体长度不对称,会阴部瘀斑等典型体征;③X线及CT检查。

## 【治疗原则】

1. **急救处理** 应进行全面评估,监测患者生命体征,明确血流动力学状况,并初步排除颅脑损伤、胸腹部损伤等。如有腹盆腔脏器损伤及泌尿道损伤,应与相关科室协同处理。若存在开放出血伤口,应立即用无菌敷料加压包扎。对于血流动力学不稳定的患者,应迅速建立补液通道(双上肢静脉输液通道),必要时中心静脉穿刺大量补液。

2. **维持血流动力学稳定** 如果快速补液不能纠正休克,说明机体存在严重的进行性出血,必须尽快输血并及时控制骨盆出血。

(1) 骨盆环形压迫:经双侧大转子捆绑并压迫骨盆。适用于任何类型的骨盆损伤,主要用于院前运输。

(2) 外固定架:适用于部分不稳定型的骨盆损伤,尤其是骨盆开书样损伤。

(3) 经导管动脉栓塞术(transcatheter arterial embolization,TAE):适用于合并动脉性出血的病例。动脉造影术能明确髂内动脉及其分支的出血情况,并对其进行栓塞止血。

(4) 骨盆填塞术:适用于经快速输液、布单或外固定架等临时固定骨盆后,血流动力学状况仍不能纠正的严重病例。填塞术前应首先用外固定架或C钳初步稳定骨盆,24~48小时后取出填塞物。

3. **骨盆骨折的处理** 骨盆边缘性骨折无移位者不需要特别处理,只有少数骨折片翻转移位显著者才选择手术治疗。耻骨联合分离>2.5 cm者可采用钢板螺钉固定。对于不稳定的骨盆环骨折(Tile B/C型),多采用切开复位钢板螺钉固定,必要时结合外支架固定。骶髂关节脱位和骶骨骨折可以采用经皮骶髂螺钉固定。

4. **髋臼骨折的处理** 包括保守治疗和手术治疗。有移位的髋臼骨折应尽可能解剖复位、牢固固定和早期功能锻炼。

保守治疗适应证:①有手术禁忌证者,如年老、体弱及合并有全身系统性疾病的患者,手术风险较大,可考虑保守治疗;②局部感染,由于骨牵引针或其他原因造成手术切口范围有感染灶,所以应采取保守治疗;③伴有骨质疏松症的患者术中很难用复位器械进行把持复位,术后内固定也容易松动移位;④无移位或移位<3 mm的髋臼骨折;⑤闭合复位且较稳定的髋臼骨折。

保守治疗通常采用股骨髁上或胫骨结节骨牵引,牵引重量不可太大,以不使股骨头和髋臼发生分离为宜。牵引时间为6~8周,去牵引后,不负重练习关节功能;8~12周后开始逐渐负重行走。

手术治疗适应证为髋关节不稳定及移位>3 mm者,尤其是双柱骨折有错位者。有下列情况应行急诊手术:①髋关节脱位不能闭合复位;②髋关节复位后不能维持复位;③合并神经损伤,且进行性加重;④合并血管损伤;⑤开放性髋臼骨折。

全身情况允许而又有急诊手术指征者,应该积极手术;如无急诊手术指征,应该在患者病情稳定、出血停止后再手术。手术方法包括切开复位重建钢板或"W"形髋臼角钢板内固定、空心钉固定及全髋关节置换术。

【复习思考题】

1. 骨盆骨折患者出现休克症状应如何治疗？
2. 对骨盆骨折患者进行盆腔 CT 检查的优点是什么？

## 第八节　周围神经损伤

【见习项目】

1. 正中神经、尺神经、桡神经、坐骨神经损伤病例示教。
2. 周围神经卡压综合征病例示教。

【见习目的与要求】

1. 掌握正中神经、尺神经、桡神经、坐骨神经损伤的症状、体格检查和治疗原则。
2. 掌握腕管综合征、肘管综合征的临床表现及治疗原则。

【见习地点】

见习医院骨科。

【见习准备】

见习带教老师事先选好病例（病房现有的各种周围神经受损的病例）若干，分配好每一病例示教所占时间。根据病例数分小组。

【见习流程】

1. 带教老师对周围神经损伤的理论课知识、概念进行简要复习。
2. 每一病例由一个小组中选出一位同学进行病史采集，并结合不同周围神经损伤的特殊临床体征进行重点的体格检查。
3. 各小组集中，回到示教室。当事同学报告病史及阳性体征，提出下一步的辅助检查和可能的阳性结果，做出诊断和鉴别诊断，提出治疗原则和依据。各小组对所示教的病例开展讨论，指出各自小组的不足之处。
4. 带教老师分析总结，指出各组的优点和不足，提出思考题。

【病史采集要点】

### 一、现病史采集要点

1. 发病情况　明确是否有外伤史，是开放性还是闭合性损伤；若为周围神经卡压综合征，应询问相关职业史；是急性起病还是慢性起病，患者发病前是否有长时间单一姿势工作史。

2. **主要症状** 重点询问是否有异常肢体姿势、运动功能障碍和感觉功能障碍,反射是否正常,是否有自主神经功能障碍等(神经损伤往往导致支配区域无汗、皮纹光滑、皮温降低)。

3. **伴随症状** 若为开放性损伤,可合并血管损伤及骨折,出现局部畸形、异常活动、持续性出血等症状。

4. **诊疗情况** 了解患者是否曾到医院就诊过,做过哪些检查(电生理学检查、X 线摄片、脊髓造影、CT、MRI、超声等);是否进行治疗,效果如何。

5. **一般情况** 了解患者发病以来精神、饮食、睡眠、大小便及体重变化等情况。

## 二、既往史和个人史等采集要点

(1) 有无药物服用史及过敏史。
(2) 有无手术史。
(3) 工作及职业情况。

【查体要点】

1. **局部检查** 如果有伤口,应检查伤口的范围和深度、软组织损伤情况及有无感染迹象。如为枪弹盲管伤或贯通伤,应查明其路径,有无骨折及脱位。如伤口已经愈合,需观察瘢痕情况,查看有无动脉瘤、动静脉瘘形成等。

2. **肢体姿势** 桡神经受伤后出现腕下垂。尺神经受伤后出现爪形手畸形,即第 4、5 指的掌指关节过伸,指间关节屈曲。正中神经受伤后出现猿手畸形,即鱼际肌瘫痪,拇指与其他诸指平行处于内收位。腓总神经受伤后出现足下垂。

3. **运动功能** 检查受累神经支配区每一块肌肉的肌力,注意有些关节活动可被其他肌肉取代,应注意区分。

4. **感觉功能** 神经的感觉纤维在皮肤上有一定的分布区,检查感觉减退或消失的范围,有助于判断是哪根神经损伤。相邻的感觉神经分布区有重叠支配现象,神经损伤后数日内感觉消失范围逐渐缩小并不能说明神经已有恢复,而是邻近神经的代替功能有限度地扩大,只有检查该神经单独的分布区才能确定该神经功能。检查时可与健侧皮肤对比。

5. **叩击试验(Tinel 征)** 局部按压或叩击神经干引起局部针刺性疼痛,并有麻痛感向该神经支配区放射为阳性,提示为神经损伤部位。若从神经修复处向远端沿神经干叩击,Tinel 征阳性则是神经恢复的表现。因此,Tinel 征对神经损伤诊断及功能恢复的评估有重要意义。

6. **腱反射** 神经受损可导致其支配肌的腱反射减退或消失。临床常用的腱反射及其相应的神经脊髓节段如下:肱二头肌腱反射(肌皮神经、C6)、肱三头肌腱反射(桡神经、C7)、桡骨膜反射(C7~C8)、尺骨膜反射(C8~T1)、膝腱反射(股神经、L2~L3)、跟腱反射(胫神经、S1)。

7. **营养改变** 神经损伤后,自主神经功能障碍表现为其支配区皮肤温度低、无汗、光滑、萎缩,指甲起嵴,呈爪状弯曲。坐骨神经损伤后,易发生足底压迫性溃疡及冻伤。无汗或少汗区一般与感觉消失的范围相符合,可做出汗试验,常用的方法有碘淀粉试验和茚三酮指印试验。多次检查对比，可观察神经恢复情况。

8. 周围神经损伤　各类周围神经损伤后可出现特殊的临床体征，在查体时应注意。

（1）正中神经损伤：正中神经损伤对手部感觉影响最大。伤后掌侧拇、示、中指及环指桡侧半，背侧示指、中指远节丧失感觉。由于感觉丧失，手功能受到严重影响，拿东西易掉，无实物感，容易受到外伤及烫伤。腕部正中神经损伤时，三个鱼际肌，即拇对掌肌、拇短展肌及拇短屈肌浅头瘫痪，故拇指不能对掌，不能与手掌平面形成 90°角，不能用拇指指腹接触其他指尖；大鱼际肌萎缩形成猿手畸形；拇短屈肌有时为异常的尺神经供给；肘部正中神经损伤除上述改变外，尚有旋前圆肌、旋前方肌、桡侧腕屈肌、指浅屈肌、指深屈肌桡侧半、拇长屈肌及掌长肌瘫痪，故拇指和示指不能屈曲，握拳时拇指和示指仍伸直，有的中指能部分屈曲。

（2）尺神经损伤：手掌尺侧、小指全部和环指尺侧半感觉消失。尺神经在肘上损伤时，前臂尺侧腕屈肌和指深屈肌尺侧半瘫痪、萎缩，不能向尺侧屈腕及屈环小指远侧指间关节。手指放平时，小指不能爬抓桌面。手内肌广泛瘫痪，小鱼际萎缩，掌骨间明显凹陷。环指和小指呈爪状畸形，在肘上部损伤者爪状畸形较轻；在指伸屈肌肌支的远侧损伤者，由于指屈肌和指伸肌无手内肌的对抗作用，爪状畸形明显，即环指和小指掌指关节过伸，指间关节屈曲，不能在屈曲掌指关节的同时伸直指间关节。因为有第 1、2 蚓状肌的对抗作用，示、中指无明显爪状畸形。各手指不能内收、外展。拇指和示指不能对掌成"O"形。由于拇内收肌瘫痪，故拇指和示指间夹纸试验显示无力。因手内肌瘫痪，手的握力减低约 50%，手失去灵活性。

（3）桡神经损伤：根据损伤平面高低不同可出现手背桡侧、上臂下半桡背侧及前臂后部感觉减退或消失。桡神经在上臂损伤后，各伸肌广泛瘫痪，出现腕下垂，拇指及各手指均下垂，不能伸腕关节及掌指关节；前臂不能旋后，有旋前畸形、拇指内收畸形。桡神经在腋部损伤，除上述肌肉瘫痪外，还有肱三头肌瘫痪。拇指失去外展作用后，不能稳定掌指关节，拇指功能严重障碍。因尺侧腕伸肌与桡侧腕长伸肌瘫痪，腕部向两侧活动困难。前臂背侧肌肉明显萎缩。桡神经在前臂损伤多为骨间背神经损伤，感觉及肱三头肌、肘后肌、桡侧腕长伸肌均不受影响。

（4）坐骨神经损伤：除小腿内侧及内踝处隐神经支配区外，膝以下区域感觉均消失。如损伤部位在坐骨大孔处或坐骨结节以上，则股后肌群，小腿前、外、后肌群及足部肌肉全部瘫痪。如在股部中下段损伤，因腘绳肌肌支已大部发出，只表现膝以下肌肉全部瘫痪。如为分支损伤，则分别为腓总神经及胫神经支配区的肌肉瘫痪。

（5）胫神经损伤：感觉丧失区为小腿后外侧、足外侧缘、足跟及各趾的跖侧和背侧，故称为拖鞋式麻痹区。胫神经支配小腿后部及足底肌肉，损伤后足不能跖屈和内翻，出现仰趾外翻畸形，行走时足跟离地困难，不能走快。足内肌瘫痪引起弓状足和爪状趾畸形。

（6）腓总神经损伤：腓总神经感觉支分布于小腿外侧和足背，故该区感觉消失。由于小腿伸肌群的胫前肌、踇长短伸肌、趾长短伸肌和腓骨长短肌瘫痪，出现患足下垂内翻。

**【辅助检查】**

肌电检查和体感诱发电位对于判断神经损伤的部位和程度，以及观察损伤神经再生及功能恢复情况有重要价值。

## 【诊断】

根据患者有无外伤史及外伤部位、周围神经损伤特殊体征，以及电生理检查、体感诱发电位等辅助检查结果，即可做出临床诊断。

## 【治疗原则】

周围神经损伤的治疗原则为尽可能早期恢复神经的连续性。大部分闭合性神经损伤为钝挫伤、牵拉伤，一般能自行恢复。可观察 3 个月，给予神经营养药物和物理治疗，采用 Tinel 征和肌电图检查评估神经功能恢复程度。若神经功能无恢复或部分神经功能恢复后没有进展，应考虑手术探查。对于开放性损伤，可根据损伤的性质、程度和污染情况决定手术时机，进行一期修复、延期修复或者二期修复。

神经修复的手术方法包括神经松解术、神经缝合术、神经移植术、神经移位术和神经植入术等。神经松解术有神经外松解术与神经内松解术两种方法。前者是解除骨端压迫，游离和切除神经周围瘢痕组织；后者除神经外松解外，尚需切开或切除病变段神经外膜，分离神经束之间的瘢痕粘连、切除束间瘢痕组织。神经缝合术可分为神经外膜缝合、神经束膜缝合和神经外膜束膜联合缝合，各有优缺点及适应证。如神经缺损过大，用游离神经和屈曲关节等方法仍不能达到无张力吻合，应考虑神经移位术和神经移植术。

## ☆腕管综合征

### 【病史采集要点】

#### 一、现病史采集要点

1. **发病情况**　询问是急性起病还是慢性起病，是否有职业性因素，发病前是否有长时间单一姿势工作史。
2. **主要症状**　重点询问患者手指麻木、疼痛的部位、性质、持续时间，是否有夜间痛或清晨痛，活动后是否减轻。
3. **伴随症状**　询问是否伴有其他部位的麻木、疼痛。
4. **诊疗情况**　了解患者是否曾到医院就诊，做过哪些检查，是否进行治疗，效果如何。
5. **一般情况**　了解患者发病以来精神、饮食、睡眠、大小便及体重变化等情况。

#### 二、既往史和个人史等采集要点

(1) 有无药物服用史及过敏史。
(2) 有无手术史。
(3) 工作及职业情况。

### 【查体要点】

拇、示、中指有感觉过敏或迟钝。大鱼际肌萎缩，拇指对掌无力。轻柔地叩击腕横韧带，如果出现正中神经支配区的麻刺感则为 Tinel 征阳性，具有诊断价值。进行屈腕试验

(Phalen征),患者屈肘、前臂上举,双腕同时屈曲90°,如果在60秒内出现手部感觉异常则为阳性。

### 【辅助检查】

大鱼际肌电图及腕、指的正中神经传导速度测定有神经损害;腕关节磁共振检查也可显示腕关节是否存在水肿等现象。

### 【诊断】

根据病史、症状、典型的体征,腕部Tinel征和Phalen征阳性可做出诊断,电生理检查有助于诊断。

### 【鉴别诊断】

诊断腕管综合征之前应排除颈椎间盘突出,胸廓出口或肘部及前臂其他部位正中神经受压的可能性。腕管综合征的体征在腕关节以远;颈椎病的神经根损害除手指外,尚有前臂屈肌运动障碍,屈腕试验及腕部Tinel征均阴性。

### 【治疗原则】

首选非手术治疗。腕关节中位支具固定可以缓解甚至消除症状,支具全天固定3~4周,然后保持夜间固定至症状消失。腕管内注射皮质醇能减轻症状,具有治疗和诊断意义。如病情进一步进展,应尽快手术治疗,避免神经卡压受损。传统术式为切开腕横韧带,直视下解除对神经的压迫因素,也可以在内镜下进行腕管松解。

## ☆肘管综合征

### 【病史采集要点】

#### 一、现病史采集要点

1. 发病情况　询问有无肘关节外伤史。
2. 主要症状　主要为环、小指的感觉麻木或迟钝,症状可因屈肘而加剧。夜间因肘关节长时间处于屈曲位,有夜间痛症状。尺神经支配的肌肉力量减弱会导致相应手部的灵巧性运动能力变差。
3. 伴随症状　询问是否伴有其他部位的麻木、疼痛。
4. 诊疗情况　了解患者是否曾到医院就诊,做过哪些检查,是否进行治疗,效果如何。
5. 一般情况　了解患者发病以来精神、饮食、睡眠、大小便及体重变化等情况。

#### 二、既往史和个人史等采集要点

(1) 有无药物服用史及过敏史。
(2) 有无手术史。
(3) 工作及职业情况。

【查体要点】

手背尺侧、小鱼际、小指及环指尺侧半皮肤感觉减退,手部小鱼际肌、骨间肌萎缩,小指对掌无力,手指的收展动作不灵活。于肘管部位叩击神经会有 Tinel 征阳性体征。当患者试图用拇指和示指拿住一张纸时,需屈曲拇指指间关节以代偿拇内收肌的功能,即 Froment 征阳性。在完全屈肘 60 秒内会诱发环小指的感觉减退为屈肘试验阳性。

【辅助检查】

X 线检查可能发现肘关节骨关节炎、尺神经沟内的骨赘、肘关节不稳、肘部陈旧性创伤、畸形、肱骨髁上的骨突,这些可造成尺神经机械性卡压和磨损。肌电图显示尺神经通过肘管的运动传导速度下降,具有诊断价值。

【诊断】

结合患者病史、症状、动力检查、肘部 Tinel 征、Froment 征和屈肘试验阳性,以及肌电图检查结果可做出诊断。

【治疗原则】

如非手术治疗无效,可手术探查尺神经,在松解肘管部尺神经后,将其前置于皮下、肌肉内或肌腹下。

【复习思考题】

1. 不同部位的桡神经损伤,临床表现有何不同?
2. 腕管综合征和肘管综合征卡压的神经和主要临床表现是什么?

## 第九节 运动系统慢性损伤

【见习项目】

1. 腰腿痛和颈肩痛疾病的示教。
2. 须与腰腿痛和颈肩痛鉴别的常见疾病的示教。

【见习目的与要求】

1. 掌握腰腿痛和颈肩痛的临床特点和治疗原则。
2. 熟悉常见的引起腰腿痛、颈肩痛的其他疾病及其临床特点。

【见习地点】

见习医院骨科。

【见习准备】

见习带教老师事先选好腰腿痛和颈肩痛的病例若干,事先与患者做好沟通,根据病例数分小组,安排好每一病例示教所占的时间。

【见习流程】

1. 带教老师对运动系统慢性损伤理论课知识、概念进行简要复习。
2. 每一病例由一个小组中选出一位同学进行病史采集,并结合病例特点做出重点的体格检查。
3. 各小组集中,回到示教室。当事同学报告现病史、阳性体征及有鉴别意义的阴性体征,提出下一步的辅助检查和可能的阳性结果,做出初步诊断和鉴别诊断,提出治疗原则和依据。各小组对所示教的病例开展讨论,讨论之后互评,指出各自小组的不足之处。
4. 带教老师分析总结,指出各组的优点和不足,提出思考题。

【病史采集要点】

一、现病史采集要点

1. 发病情况　患者局部不适是缓慢起病还是急性起病。
2. 病因或诱因　注意询问有无外伤史,成年患者发病前是否有长期、反复、持续地重复同一个姿势工作或学习。小儿发病前是否有近期剧烈运动史。
3. 疼痛特点　详细了解疼痛部位、放射范围、性质、程度,及其与活动、体位和治疗的关系。
4. 病情演变　在局部长期慢性疼痛的病程中,症状是否随着病程进展而加重,是否与活动或工作相关,并在做某些特殊动作时疼痛加重。
5. 伴随症状　多伴有麻木和肌肉萎缩,麻木提示病程较长,可能有骨质增生压迫神经根;如有麻木,又有肌肉萎缩,常提示脊神经受累;临床上多有疼痛和麻木共存,如陈旧性腰椎间盘突出多表现为腰骶痛伴小腿或足部麻木。
6. 诊疗情况　了解患者曾在何处就诊过,做过何种检查,检查结果如何,给予何种诊断。
7. 一般情况　了解患者精神、体力、饮食、大小便等情况。

二、既往史和个人史等采集要点

(1) 有无药物过敏史。
(2) 有无长期吸烟史。
(3) 家族中近亲属是否有类似病史。
(4) 有无手术外伤史。
(5) 工作及职业情况对运动系统慢性损伤的诊断意义尤为重要。

【查体要点】

一、腰腿痛

1. 视诊　①步态,要注意观察患者不用拐杖时的步态,常见的步态异常有疼痛性跛行、僵硬或强直步态以及间歇性跛行等；②注意从侧方和后方观察脊柱外形是否存在畸形,生理弯曲是否存在,活动范围及节奏等,如在腰部强直的情况下出现前屈受限,常提示椎间盘突出所致的根性疼痛；③检查是否存在肌肉萎缩。

2. 触诊 棘突压痛、肌肉痉挛及是否存在压痛点等。

3. 动诊 需要进行下面几项检查。

(1) 前屈运动：患者取站立位,嘱其向前弯腰,腰椎前屈运动正常可达 80°～90°。

(2) 后伸运动：患者取站立位,嘱其腰部后伸,腰椎后伸正常可达 30°。影响腰部后伸运动的常见病有腰椎滑脱、腰椎结核、强直性脊柱炎等。

(3) 侧弯运动：患者取站立位,嘱其尽量向一侧做侧弯运动,然后再向另一侧尽量做侧弯运动,运动时防止骨盆向一侧倾斜。腰椎侧弯运动正常可达 20°～30°。影响腰椎侧弯运动的常见病有腰椎横突骨折、腰背部软组织损伤等。

(4) 旋转运动：患者取站立位,保持骨盆平衡,嘱患者向一侧旋转躯干然后回到原位,再向另一侧旋转躯干,运动范围正常可达 30°。两侧对比,若有腰部软组织损伤或腰椎横突骨折等伤病,可出现腰部旋转运动障碍。

4. 特殊试验 主要包括以下检查内容。

(1) 坐骨神经牵拉试验：① 直腿抬高试验。嘱患者平卧放松,检查者一手握住患者的足跟缓慢抬高患者下肢,另一只手放在膝盖上保持腿伸直,当腿或臀出现疼痛时记下该角度(腰背部的损伤导致腘绳肌痉挛也会出现疼痛),此时背伸患者的踝关节可加重疼痛,屈膝关节可使疼痛缓解。② 仰卧挺腹试验主要是区分一些直腿抬高试验出现假阴性的情况。具体方法是：患者处于仰卧位,两手置于体侧,以枕部及两足跟为着力点,将腹部向上抬起,患者感到腰痛及患侧下肢放射痛即为阳性。如不能引出疼痛,可在保持上述体位的同时,深吸气并保持 30 秒,至面色潮红,患肢出现放射痛即为阳性；或在挺腹时用力咳嗽,出现患肢放射疼痛者也为阳性。如上述方法均不能引发患肢疼痛,还可以在患者挺腹时,以双手压迫其颈静脉或用手压迫患者的腹部,此时出现患肢疼痛仍是阳性体征。③ 弓弦征是最可信的神经根牵拉检查,做完直腿抬高试验,屈膝疼痛减轻后,把患者的下肢抵住检查者的肩,然后迅速用拇指按压腘窝处的坐骨神经,患者会出现放射到下肢的疼痛。

(2) 股神经牵拉试验：对高位腰椎间盘突出有意义。患者俯卧,患侧膝关节屈曲,上提小腿,使髋关节处于过伸位,出现大腿前方痛即为阳性。腰 2～3 和腰 3～4 椎间盘突出者此试验呈阳性,而腰 4～5 和腰 5 骶 1 椎间盘突出者此试验为阴性。

(3) 屈颈试验：让患者平卧,四肢自然放平,检查者一手托于患者枕部,另一手按于患者胸前,徐徐将患者颈部屈曲,这样做能够引发患者腰痛及下肢放射痛即为阳性。

(4) 拾物试验：让患者站立,嘱其拾起地上物品。正常者可以两膝微曲,弯腰拾物；若腰部有病变,可见患者以腰部挺直、双踝和膝关节微曲的姿势去拾地上的物品,为该试验阳性表现。

(5) 背伸试验：患者站立位,让患者尽量伸背,如有后背疼痛则为阳性,说明患者腰肌、关节突关节、椎板、黄韧带、棘突、棘上或棘间韧带有病变,或有腰椎管狭窄症。

(6) 屈膝屈髋试验：患者仰卧位,双脚靠拢,嘱其尽量屈髋、膝关节,检查者也可双手推膝使髋、膝关节尽量屈曲,使臀部离开床面,腰部被动前屈,腰骶部发生疼痛即为阳性,表示有腰肌劳损,或者有腰椎关节突关节、腰骶关节或骶髂关节病变。腰椎间盘突出症患者该试验为阴性。

(7) 梨状肌紧张试验：患者仰卧位，伸直患肢，做内收内旋，若有坐骨神经放射痛，再迅速外展外旋患肢，疼痛立刻缓解即为阳性，说明有梨状肌综合征。

(8) "4"字试验：患者仰卧，一侧下肢伸直，另侧下肢放在伸直下肢近膝关节处，使双下肢呈"4"字形状。检查者一手按住膝关节，另一手按压对侧髂嵴上，两手同时下压。下压时，骶髂关节出现疼痛，或者膝关节不能触及床面为阳性，提示骶髂关节或髋关节病变。

(9) 双下肢抗阻力外展试验：患者侧卧位，检查下肢对抗阻力的外展能力。检查时，臀肌强烈收缩使骶骨与骨盆分离，有骶髂关节病损的患者会出现疼痛。

(10) 斜扳试验：患者侧卧位，下腿伸直，上腿屈髋屈膝各 90°，检查者一手将肩部推向背侧，另一手扶住膝部将骨盆推向腹侧，并内收内旋该侧髋关节，患者出现骶髂关节疼痛即为阳性，表示该侧骶髂关节或下腰部有病变。

## 二、颈肩痛

1. 视诊　①坐姿时患者如何放置患肢，如何活动上肢；②站立位时的姿势，双肩的高度和位置；③行走时是否摆动上臂；④患者活动时，观察患者的患肢使用情况及活动协调性。观察盂肱关节有无脱位，三角肌外形，肌肉有无萎缩。
2. 触诊　检查有无压痛及压痛点，有无肌肉痉挛。
3. 动诊　肩关节具体活动度见表 6-9-1。

表 6-9-1　肩关节活动度

| 动作 | 活动度 | 动作 | 活动度 |
| --- | --- | --- | --- |
| 前屈—上举 | 180° | 后伸 | 60° |
| 外展—上举 | 180° | 内收 | 50° |
| 外旋（中立位） | 70° | 内旋（中立位） | 90° |
| 外旋（外展 90°） | 90° | 内旋（外展 90°） | 70° |
| 水平前屈 | 135° | 水平后伸 | 50° |

4. 量诊　为了与颈椎病等疾病鉴别，需要检查患侧上肢的感觉、肌力等。有时还需要进行测量上肢长度等检查。
5. 特殊试验　主要包括以下检查内容。

(1) 垂臂试验：患者坐位或站位，外展上肢 90°，内收 45°，令患者缓慢放下手臂，如能引起疼痛则为阳性，提示肩袖损伤或肌腱病变。

(2) 阻抗式外旋或内旋检查：患者坐位，肘关节靠近身侧，屈曲 90°，做肩部的外旋或内旋动作，检查者与患者做对抗动作。如患者出现肌无力或疼痛则为阳性。外旋检查阳性提示肩袖损伤或三角肌功能障碍，内旋检查阳性提示肩胛下肌功能障碍。

(3) Patte 检查：患者坐位，肘关节屈曲 90°，肩关节外展 90°、外旋，检查者一手支撑患者肘关节，另一手握患者手腕对抗，嘱患者做外旋动作，患者出现疼痛，或无力维持手臂外旋动作为阳性，提示冈下肌或小圆肌的肌腱炎。

(4) 空罐检查：患者肩关节外展 90°，向上弯曲 30°，肘关节伸直，前臂弯曲旋前，拇指朝下，检查者向患者前臂远端施加向下的压力，嘱患者对抗，如引发疼痛则为阳性，提示冈上肌肌腱病变。

（5）背后举起检查：患者上臂内旋，肘关节屈曲，将手背置于后腰部。嘱患者向后推离背部，如无法对抗重力或阻力推离背部为阳性，提示肩胛下肌、背阔肌或菱形肌无力。

（6）Hawkins检查：患者肘关节和肩关节屈曲90°，肩关节外展并内旋，拳头朝下。检查者握住患者肘关节上端，对前臂远端施加外力，使肩关节内旋，引发患者疼痛为阳性，提示肩峰有撞击。

（7）Neer检查：患者肘关节伸直，前臂旋前，拇指朝下，检查者将患者上臂举起屈曲，将肩关节被动伸展到最大范围，患者出现肩部疼痛为阳性，提示有肩关节撞击综合征。

（8）Yergason检查：患者肘关节屈曲90°，前臂旋前，检查者握住患者手腕，与患者旋后动作做对抗，引发患者肱二头肌肌腱部位疼痛为阳性，提示有肱二头肌肌腱炎。

（9）恐惧试验：患者仰卧位，肩关节外展90°，肘关节屈曲90°，肩关节最大外旋，检查者一手在前臂远端施加向后力量，另一手在上臂近端施加向前力量，加大外旋，引发患者疼痛，或患者感到恐惧，或肩关节即将脱位为阳性，提示肩关节前侧松弛或不稳定。

【辅助检查】

腰腿痛、颈肩痛多与脊柱病变相关，可选用X线作为初步检查手段，观察有无骨折，脊柱排列是否正常，有无脊柱畸形，有无滑脱不稳等征象。CT可以显示X线不能显示的微小细节，可发现有无椎管狭窄、纤维环钙化、后纵韧带骨化等情况。MRI可用于观察脊柱软组织是否有损伤、水肿，神经是否受压；可观察肩袖是否损伤，肩关节关节囊有无增厚，囊液是否有渗出等。实验室检查如红细胞沉降率、类风湿因子检查等可为诊断及鉴别诊断提供思路。

【诊断】

结合患者病史（无明确外伤史，长期不良姿势、工作习惯或职业史）、症状（颈肩痛、腰背痛反复发作）及体征（特定部位压痛，常伴有特殊体征）多可做出诊断。如怀疑神经根性疼痛，应行脊柱CT或者MRI检查。

【鉴别诊断】

1. 颈椎退行性疾病　多因颈椎椎间盘退变、骨质增生或发育性椎管狭窄导致脊髓神经根受压，引起颈肩痛的症状，可通过Eaten试验和Spurling征来鉴别，通过CT或者MRI检查明确诊断。

2. 肩袖损伤　多发生于60岁以上老人，表现为肩颈痛，肩关节无力，被动活动范围基本正常，有疼痛弧，垂臂征阳性，超声和MRI检查有肩袖撕裂的特征性表现。

3. 肩峰下撞击综合征　患者肩外侧痛，外展、上举障碍，X线平片显示肩峰、肱骨大结节硬化，有骨赘形成，可做超声和MRI检查排除肩袖损伤。

4. 肩关节不稳　通常有外伤史（骨折脱位），肩周痛、无力，影像等检查可见肱骨头或关节盂部分缺失，关节镜检查可见骨或关节囊损伤征。

【治疗原则】

腰腿痛、颈肩痛等慢性损伤在一定程度上是可以预防的，应采用防治结合，去除病因的治疗思路，多数患者可通过非手术治疗得到缓解或治愈。

1. 减少损伤性因素　建议患者限制致伤动作（如弯腰负重），纠正不良姿势（如久坐低头），适时改变姿势使应力分散，积极锻炼腰背肌和颈项肌以增加脊柱的稳定性。通过上述方法减少损伤性因素而增加保护性因素是治疗的关键。
2. 物理治疗　理疗、按摩等物理治疗可以改善局部的血液循环，同时减少周围组织粘连，软化瘢痕，有助于改善症状。
3. 非甾体抗炎药　非甾体抗炎药种类较多，应根据患者情况合理选用。
4. 肾上腺糖皮质激素　合理、正确地使用肾上腺糖皮质激素治疗。
5. 手术治疗　对病因明确的腰腿痛、颈肩痛，如腰椎间盘突出症、腰椎管狭窄症、颈椎病等，如保守治疗无效，可考虑手术治疗。

【复习思考题】

1. 简述腰腿痛的体检要点。
2. 颈肩痛应当与哪些疾病相鉴别？

## 第十节　股骨头坏死

【见习项目】

股骨头坏死（femoral head necrosis）疾病的示教。

【见习目的与要求】

1. 掌握股骨头坏死的临床表现、查体要点、诊断方法及临床分期。
2. 掌握股骨头坏死的治疗原则。

【见习地点】

见习医院骨科。

【见习准备】

见习带教老师事先选好病例（各型股骨头坏死的病例）若干，分配好每一病例示教所占时间。根据病例数分小组。

【见习流程】

1. 带教老师对股骨头坏死理论课知识、概念进行简要复习。
2. 每一病例由一个小组中选出一位同学进行病史采集，并结合股骨头坏死的特殊临床体征进行重点的体格检查。
3. 各小组集中，回到示教室。当事同学报告病史及阳性体征，提出下一步的辅助检查和可能的阳性结果，做出诊断和鉴别诊断，提出治疗原则和依据。各小组对所示教的病例开展讨论，指出各自小组的不足之处。

4. 带教老师分析总结,指出各组的优点和不足,提出思考题。

## 【病史采集要点】

### 一、现病史采集要点

1. 发病情况　询问是否有明确的外伤史(股骨头骨折、股骨颈骨折、髋关节脱位),糖皮质激素长期应用史,酗酒史。
2. 疼痛　详细询问疼痛部位、性质,是否有跛行,是否近期有疼痛加剧表现,应用药物后疼痛是否缓解。
3. 病情演变　是否随病程进展出现髋关节活动受限,疼痛程度加重,出现跛行和行走困难加重。
4. 诊疗情况　了解患者曾在何处就诊过,做过何种检查和治疗,结果如何。
5. 一般情况　了解患者精神、体力、饮食、大小便等情况。

### 二、既往史和个人史等采集要点

(1) 有无药物过敏史。
(2) 有无长期吸烟饮酒史。
(3) 家族中近亲属是否有类似病史。
(4) 有无手术史;有无肝炎、结核等传染病史;有无高血压、糖尿病、冠心病史。
(5) 有无自身免疫性疾病史。

## 【查体要点】

早期髋关节活动可无明显受限。典型体征是腹股沟区深部压痛,放射至臀部和膝部,可有内收肌压痛,髋关节活动受限,其中以内旋、屈曲及外旋活动受限最为明显,"4"字试验阳性。

## 【辅助检查】

1. X线检查　X线检查是股骨头坏死常用的筛查手段,有时甚至不需要其他的影像学检查即可做出明确的诊断。股骨头血液供应中断后12小时骨细胞即坏死,但在X线片上看到股骨头密度改变至少需2个月或更长时间。骨密度增高是骨坏死后新骨形成的表现,而不是骨坏死的本身。股骨头坏死在不同时期有不同的X线表现。

(1) Ⅰ期:股骨头外形完整,关节间隙正常,但在股骨头持重区关节软骨下骨的骨质中,可见1~2 cm宽的弧形透明带,构成"新月征"。这一征象在诊断股骨头缺血坏死中有重要价值。

(2) Ⅱ期:股骨头外形完整,关节间隙正常,但在股骨头持重区软骨下骨质密度增高,周围可见点状、斑片状密度减低区阴影及囊性改变。病变周围常见一密度增高的硬化带包绕着上述病变区。

(3) Ⅲ期:股骨头持重区的软骨下骨质呈不同程度的变平和塌陷,股骨头失去了圆而光滑的外形,软骨下骨质密度增高。关节间隙仍保持正常的宽度。

(4) Ⅳ期:股骨头持重区严重塌陷,股骨头变扁平,而股骨头内下方骨质一般均无塌陷。股骨头外上方,即未被髋臼所遮盖处,因未承受压力而成为一较高的残存突起。股骨头向外上方移位,Shenton线不连续。关节间隙可以变窄,髋臼外上缘常有骨赘形成。

2. CT　CT在股骨头缺血性坏死诊断方面的应用有两个目的,即早期发现微小的病灶和鉴别是否有骨的塌陷存在及其延伸的范围,从而为手术或治疗方案的选择提供信息。股骨头缺血性坏死较晚期,轴位CT扫描中可见中间或边缘的、局限的、环形的密度减低区。在这个阶段,CT的矢状面和冠状重建更为有用,可以显示软骨下骨折、轻微的塌陷及整个关节面的塌陷。CT较普通X线片可较准确地发现一些微小的变化,但是在早期诊断股骨头缺血性坏死上,核素扫描和MRI比CT更为敏感。股骨头坏死在X级及CT上的影像见图6-10-1。

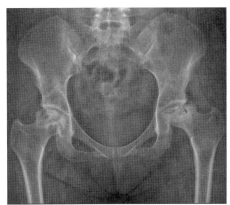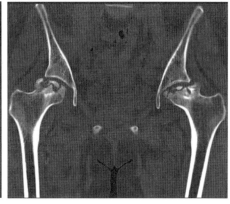

**图 6-10-1　股骨头坏死 X 线及 CT 影像**

3. MRI　MRI是一种有效的非创伤性的早期诊断方法。信号强度的改变是骨坏死的早期且敏感的征象,在一些病例中当核素扫描结果尚未发现异常时,MRI已出现阳性结果。

4. 放射性核素扫描及γ闪烁照相　这是安全、简便、灵敏度高、无痛苦、无创伤的检查方法,患者易于接受,对于股骨头缺血性坏死的早期诊断具有很大价值。特别是当X线检查尚无异常发现,而临床又高度怀疑有骨坏死时作用更大。与X线摄片检查相比,放射性核素扫描及γ闪烁照相可提前3~6个月发现股骨头缺血性坏死。

5. 关节镜检查　在早期,可以直接通过关节镜检查关节面进行评估,其分期见表6-10-1。

**表 6-10-1　股骨头坏死关节镜检查分期**

| 分期 | 镜下所见 |
| --- | --- |
| Ⅰ | 关节面正常 |
| Ⅱ | 关节表面裂隙,但没有可压缩碎块 |
| Ⅲ | 有可压缩碎块,但股骨头形态正常 |
| Ⅳ | 有可压缩碎块,股骨头塌陷 |
| Ⅴ | 关节表面分层,松质骨外露 |
| Ⅵ | 髋臼关节面出现退变 |

## 【诊断】

根据病史和体格检查,尤其是结合 X 线平片以及 CT、MRI 等辅助检查可做出诊断。做出股骨头坏死的诊断需明确:①是创伤性的股骨头缺血性坏死还是非创伤性的股骨头缺血性坏死;②根据临床症状及辅助检查判断股骨头坏死的 ARCO 分期(表 6-10-2);③注意与其他髋关节疾病进行鉴别诊断。

表 6-10-2 股骨头坏死 ARCO 分期

| 分期 | 辅助检查 | 技术 | 二次分类 | 定量 |
| --- | --- | --- | --- | --- |
| 0 | 所有当前检查阴性 | X 线、CT、骨扫描、MRI | 无 | 无 |
| Ⅰ | X 线、CT 阴性,MRI 及活检阳性 | 骨扫描、MRI 定量 | 头坏死区在髋臼顶区内 1/3 | 头坏死面积定量:<br>轻 A<15%<br>中 B15%~30%<br>重 C>30% |
| Ⅱ | 无新月征,X 线表现为硬化 | X 线、CT、骨扫描、MRI | 头坏死区在髋臼顶区内 2/3 | 新月征长度:<br>A<15%<br>B15%~30%<br>C>30% |
| Ⅲ | 新月征 | X 线、CT,只在 X 线定量 | 头坏死区在髋臼顶区内中外 3/3 | 头关节面塌陷:<br>A<15%,<2 mm<br>B15%~30%,2~4 mm<br>C>30%,>4 mm |
| Ⅳ | 关节间隙窄,髋臼破坏 | X 线 | 坏死区为全部髋臼 | 髋臼有硬化改变、囊腔形成、边缘骨赘生成 |

## 【治疗原则】

1. 非手术治疗 非手术治疗适用于青少年患者,因其有较好的、潜在的自身修复能力。随着青少年的生长发育,股骨头常可得到改建,获得满意结果。对成年人病变属Ⅰ、Ⅱ期,范围较小者也可采用非手术治疗。一般病变范围越小,越易修复。

2. 股骨头钻孔及植骨术 股骨头缺血坏死的早期,头的外形完整,且无新月征时,可做股骨头钻孔及植骨术。如果手术适应证选择合适,可以帮助股骨头重建血供。

3. 带血管蒂游离腓骨移植 该疗法适用于年轻的股骨头缺血性坏死患者,能缓解疼痛,防止髋关节进一步破坏,尽量保留股骨头。目前常用的方法有髓芯减压加松质骨植入、坏死骨清除加松质骨植骨、坏死骨清除加带肌蒂或血管蒂的松质骨移植。

4. 人工关节置换术 该疗法适用于股骨头缺血性坏死晚期,股骨头严重塌陷、脱位或有继发性骨关节炎的患者。

## 【复习思考题】

1. X 线诊断股骨头坏死的优缺点有哪些?
2. 简述股骨头坏死常用的临床分期。

## 第十一节 颈椎退行性疾病

**【见习项目】**

1. 各种颈椎退行性疾病(cervical degenerative disease),包括颈椎病(cervical spondylosis)、颈椎间盘突出症(cervical disc herniation)、颈椎后纵韧带骨化症(ossification of the posterior longitudinal ligament)等疾病的示教。
2. 须与颈椎病鉴别的常见疾病的示教。

**【见习目的与要求】**

1. 掌握各种颈椎退行性疾病的症状,重点掌握最常见的颈椎病的症状和体征,要求会正确的体格检查,并能做出正确的诊断。
2. 掌握脊柱的解剖结构以及颈髓的节段分布。
3. 掌握颈椎病的病因、分型、临床表现、治疗原则和方法,以及颈椎病的影像学表现,掌握颈椎间盘突出症的临床表现和治疗原则。
4. 了解颈椎后纵韧带骨化症的临床表现、诊断和治疗原则。
5. 熟悉须与颈椎退行性疾病鉴别的各种疾病的鉴别诊断要点,如颈椎管狭窄症、椎管内肿瘤、肩关节周围疾患等。

**【见习地点】**

见习医院骨科。

**【见习准备】**

见习带教老师事先选好病例(各种颈椎退行性疾病以及病房现有的颈椎退行性疾病鉴别诊断疾病的病例)若干,分配好每一病例示教所占时间。根据病例数分小组。

**【见习流程】**

1. 带教老师对颈椎退行性疾病理论课知识、概念进行简要复习。
2. 每一病例由一个小组中选出一位同学进行病史采集,并结合颈椎退行性疾病特点进行重点的体格检查。
3. 各小组集中,回到示教室。当事同学报告病史及阳性体征,提出下一步的辅助检查和可能的阳性结果,做出诊断和鉴别诊断,提出治疗原则和依据。各小组对所示教的病例开展讨论,指出各自小组的不足之处。
4. 带教老师分析总结,指出各组的优点和不足,提出思考题。

**【病史采集要点】**

一、现病史采集要点

1. 发病情况　颈肩疼痛是缓慢起病还是急性起病。

2. 发病诱因　患者发病前是否有长期过重体力劳动导致的劳累、剧烈运动或颈椎外伤导致的急慢性损伤及感染等。

3. 主要症状　重点询问疼痛的具体部位、性质、程度,有无放射痛及其放射部位,疼痛是呈阵发性还是持续性。疼痛发生时,有无诱因促使其增强或缓解,是否和体位有关,是否与活动有关。

4. 病情演变　颈肩疼痛是否随着病程进展而加重,是否在某些剧烈运动、不当体位或过度劳累后加重。

5. 伴随症状　询问是否伴有发热、上下肢无力、手指发麻、行走困难、头晕、恶心、呕吐、耳鸣、视物模糊、心动过速、吞咽困难、记忆力减退及失眠等。

6. 诊疗情况　了解患者是否曾到医院就诊,做过哪些检查,X线、CT、MRI、脑血管造影等的检查结果如何;是否用过止痛药及按摩理疗等治疗,效果如何。

7. 一般情况　了解患者发病以来精神、饮食、睡眠、大小便及体重变化等情况。

## 二、既往史和个人史等采集要点

(1) 有无药物过敏史。
(2) 有无长期吸烟饮酒史。
(3) 婴幼儿期有无类似病史;家族中近亲属是否有类似病史。
(4) 有无手术史;有无肝炎、结核等传染病史;有无高血压、糖尿病、冠心病史。
(5) 工作、职业情况及生活习惯。
(6) 有无颈椎及肩部外伤史,有无椎体结核病史。

【查体要点】

1. 颈椎活动度测量　颈椎的活动可分为前屈、后伸、左右旋转及左右倾斜等,一般可以做主动与被动活动的检查以估计其活动度范围。颈部的正常活动范围为寰枕伸屈13°、侧向约8°;寰枢伸屈约10°、旋转45°;C2~C7伸屈约10°、旋转每节约9°。

2. 四肢肌力与反射改变　查体时需要注意患者的四肢肌力与反射是否发生变化。

(1) 肌力:即患者行主动肌肉收缩时所表现的肌肉收缩力,可分为0~5级。

(2) 反射:包括生理反射(肱二头肌反射、肱三头肌反射、桡骨膜反射等)和病理反射(Hoffmann征、Babinski征等)。

颈神经根受累的定位诊断见表6-11-1。

表6-11-1　颈神经根受累的定位诊断

| 椎间盘 | 颈神经根 | 感觉功能(放射痛) | 肌力改变 | 反射改变 |
| --- | --- | --- | --- | --- |
| C2~C3 | C3 | 颈后部疼痛及麻木,特别是乳突及耳郭周围 | 无肌力减弱 | 无反射改变 |
| C3~C4 | C4 | 颈后部疼痛及麻木并沿肩胛提肌放射 | 无肌力减弱 | 无反射改变 |
| C4~C5 | C5 | 颈后部疼痛及麻木并沿肩胛提肌放射 | 三角肌无力 | 无反射改变 |
| C5~C6 | C6 | 沿上臂和前臂外侧向远端放射至拇指和示指 | 肱二头肌肌力减弱 | 桡骨膜和肱二头肌反射减弱 |

续表

| 椎间盘 | 颈神经根 | 感觉功能(放射痛) | 肌力改变 | 反射改变 |
| --- | --- | --- | --- | --- |
| C6~C7 | C7 | 沿上臂和前臂背侧中央向远端放射至中指、示指和环指 | 肱三头肌肌力减弱 | 肱三头肌反射减弱 |
| C7~T1 | C8 | 环指、小指和手掌尺侧的感觉丧失 | 指屈肌肌力减弱 | 无反射改变 |

3. 特殊检查 主要包括以下检查内容。

(1) 臂丛神经牵拉试验(Eaten试验):检查者一手扶患者病侧颈部,另一手握病腕,向相反方向牵拉。因臂丛神经被牵张,刺激已受压的神经根而出现放射痛则为阳性,多见于神经根型颈椎病。

(2) 压头试验(Spurling征):患者端坐,头后仰并偏向病侧,检查者用手掌在其头顶加压,出现颈痛并向患手放射则为阳性,多见于神经根型颈椎病。

(3) 前屈旋颈试验(Fenz征):先让患者头颈部前屈,之后嘱其做左右旋转活动,颈椎处出现疼痛即为阳性,表明颈椎小关节多有退行性变。

(4) 上肢后伸试验:检查者站立于患者身后,一手放在健侧肩部起固定作用,另一手握住患者腕部,并使其逐渐向后、外伸展,以增加对颈神经根的牵拉,患肢出现放射痛则为阳性,表明颈神经根或臂丛有受压或损伤。

(5) 椎间孔分离试验(引颈试验):检查者双手分别托住患者下颌并以胸或腹部抵住患者枕部,逐渐向上牵引颈椎,从而逐渐扩大椎间孔。若上肢麻木、疼痛等症状减轻或消失,则为阳性,表明多有神经根型颈椎病。

(6) 前斜角肌加压试验:检查者双手拇指在患者锁骨上窝偏内侧,在前斜角肌走行部加压。上肢出现放射痛与麻木感则为阳性,表明可能有下颈段颈椎病。

(7) 旋颈试验(椎动脉扭曲试验):主要用于判定椎动脉的状态。患者头部略向上仰,嘱患者自主做向左、右旋颈动作,若出现椎-基底动脉供血不足表现(眩晕、站立不稳、不敢睁眼、呕吐、双眼黑蒙等),表明可能有椎动脉型颈椎病。

(8) 屈颈试验:患者仰卧位,伸直双膝,检查者用手托于患者后枕部使其逐渐抬起,颈椎前屈,患者主诉下肢放射痛即为阳性,表明可能有脊髓型颈椎病。

(9) 双侧颈静脉加压试验(Naphziger试验):嘱患者取仰卧或站立位,检查者双手压于颈静脉处,使其血流中断并引起脑脊液压力升高,从而刺激蛛网膜下腔内的脊神经根诱发手臂或是腰背部以远的放射痛。若试验结果为阳性,表明根性受累。

【辅助检查】

1. X线 X线检查主要用于排除其他病变,表现为椎节不稳(梯形变)、颈椎生理曲线消失、椎体后缘骨质增生、椎间孔狭窄及钩椎增生等异常现象。颈椎斜位片可见椎间孔狭窄等。动力位及过伸、过屈位摄片可显示颈椎节段性不稳定。

2. CT CT可显示椎间孔狭窄,椎小关节骨质增生、椎间盘钙化、椎间盘积气、椎间盘突出、黄韧带增厚、椎管狭窄、硬膜外腔脂肪消失、脊髓受压等征象。

3. MRI T1WI相显示椎间盘向椎管内突出等;T2WI相显示硬膜外腔消失,椎间盘呈低信号,脊髓受压或脊髓内T1WI相显出现高信号区。椎动脉型颈椎病显示椎动脉狭窄、迂曲或不通。脊髓型颈椎病的 MR 影像见图 6-11-1。

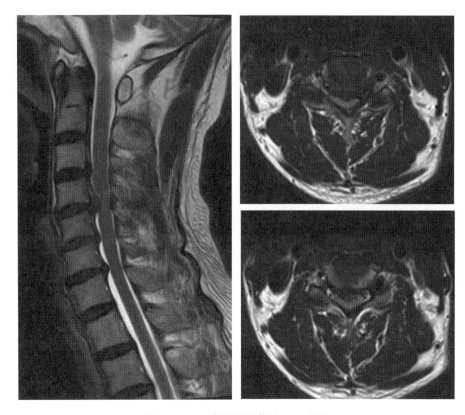

图 6-11-1 脊髓型颈椎病 MR 影像

## 【诊断】

中年以上患者，根据病史和体格检查，尤其是神经系统检查，结合 X 线平片以及 CT、MRI 等检查，一般能做出诊断。

1. 诊断程序 做出颈椎病的临床诊断需要考虑以下几个层次的问题：①是否为颈椎病；②根据临床症状及体征判断是何种类型的颈椎病；③是否为脊髓型颈椎病，是否需要及时手术处理；④注意颈椎病与其他相关疾病的鉴别。

2. 诊断要点 颈椎病一般以颈肩疼痛等异常感觉伴相应的压痛点为主要症状和体征。

(1) 神经根型颈椎病：症状常集中于上肢，具有较典型的根性症状，如麻木疼痛、无力及放射痛，且范围与颈脊神经所支配的区域相一致；压头试验或臂丛牵拉试验阳性。

(2) 脊髓型颈椎病：症状出现在下肢或四肢，有明显的锥体束征，如四肢无力、走路站立不稳、双足踩棉花样、持物不稳；检查时四肢腱反射亢进，浅反射减弱或消失，Hoffmann 征、Babinski 征等病理征呈阳性；屈颈试验阳性。

(3) 椎动脉型颈椎病：曾有猝倒发作并伴有颈性眩晕，椎-基底动脉供血不全症状（偏头痛、记忆力减退、耳鸣、视力障碍等）明显；旋颈试验阳性。

(4) 交感神经型颈椎病：兴奋型常表现为头痛头晕、恶心呕吐、心动过速；抑制型常表现为头昏眼花、流泪、心动过缓、血压下降；神经系统检查一般正常。

**【鉴别诊断】**

1. 神经根型、脊髓型、交感神经型与椎动脉型颈椎病的鉴别 神经根型、脊髓型、交感神经型与椎动脉型颈椎病的鉴别要点见表 6-11-2。

表 6-11-2 神经根型、脊髓型、交感神经型与椎动脉型颈椎病的鉴别要点

| | 神经根型 | 脊髓型 | 交感神经型 | 椎动脉型 |
|---|---|---|---|---|
| 比例 | 50%~60% | 10%~15% | 少见 | 少见 |
| 临床表现及体征 | 颈肩痛，向上肢放射；皮肤麻木过敏、上肢肌力下降、手指动作不灵活 | 上肢或下肢麻木无力、僵硬，双足踩棉花感、束带感，双手精细动作障碍，手持物经常掉落 | 交感神经兴奋：头痛、恶心呕吐、瞳孔扩大或缩小、心率加快；交感神经抑制：头昏、流泪、心率减慢、血压下降 | 眩晕、头痛、视觉障碍、感觉障碍、猝倒 |
| 体征（主要为神经系统） | Eaton 征阳性，Spurling 征阳性 | 腱反射亢进，生理反射减弱或消失，病理反射阳性 | 较少 | 可正常 |
| X 线表现 | 椎节不稳（梯形变），颈椎生理曲线消失，椎间孔狭窄及钩椎增生等异常现象 | 椎体后缘骨质增生，椎管狭窄，存在脊髓压迫 | 椎节失稳或退变，椎动脉造影阴性 | 椎体节段性不稳定或钩椎增生、椎间孔狭小（斜位片）、椎骨畸形等异常 |
| 治疗 | 颌枕带牵引，推拿按摩理疗，药物治疗，以上均无效则手术治疗 | 确诊后及时手术治疗，严禁颌枕带牵引和推拿按摩 | 颌枕带牵引，推拿按摩理疗，药物治疗，以上均无效则手术治疗 | 颌枕带牵引，推拿按摩理疗，药物治疗，以上均无效则手术治疗 |

2. 神经根型颈椎病的鉴别 须与下列疾病进行鉴别。

(1) 胸廓出口综合征或前斜角肌综合征：臂丛的远侧几根神经根，尤其是 T1 神经根，可在胸廓出口处被挤压在前斜角肌和中斜角肌与第一肋之间。如有颈肋或纤维束带从颈椎发出，则胸神经根和锁骨下动脉将被提起而遭压迫。患者有前臂内侧疼痛和感觉消失（C8 或 T1 皮区），手部发凉、发白或发紫，桡动脉搏动减弱或消失等。从 X 线正位片可以见到颈横突较长，或有颈肋。

(2) 肩周炎：以肩关节疼痛和活动不便为主要症状，患者一般是 50 岁左右的女性，疼痛发生在肩部，夜间为甚，逐渐加重，肩关节可有广泛压痛，并向颈部及肘部放射，还可出现不同程度的三角肌的萎缩。症状向远端不会超过肘关节，无麻木，无肌力减退。

(3) 肩部疾患：肩锁关节炎、肩峰下滑囊炎、肩部外伤等肩部疾患均可引起肩痛及肩部活动受限，但肩部疾患并无颈痛和 X 线阳性征象。如仍难以鉴别，可做颈交感神经节阻滞。如"凝肩"由颈椎病引起，则神经节阻滞后，肩部可活动自如。

3. 脊髓型颈椎病的鉴别 须与下列疾病进行鉴别。

(1) 脊髓肿瘤：可有颈、肩、枕、臂、手部疼痛或感觉障碍，同侧上肢为下运动神经元损害，下肢为上运动神经元损害。从 X 线平片上可以看到椎间孔增大，椎体或椎弓有破坏；脊髓造影显示梗阻部呈倒杯状。

(2) 枕骨大孔区肿瘤：脊髓造影的梗阻较高，造影剂不能进入颅腔；晚期可有颅内压升

高,出现眼底水肿等症状。

(3) 肌萎缩侧索硬化症:常见于中年患者,发病急,进展迅速,以上肢症状为主,有肌力减弱而无感觉障碍;肌电图可示胸锁乳突肌和舌肌出现自发电位。

(4) 脊髓空洞症:常见于青壮年,病程进展缓慢,常以节段性分离性感觉障碍为特点,痛、温觉减退或消失,触觉和深感觉存在。MRI检查空洞显示为低信号,脊髓内有与脑脊液相同的异常信号区。

4. 椎动脉型颈椎病的鉴别 梅尼埃病,发病可能与大脑皮层功能失调、过度疲劳、变态反应、内分泌紊乱或病毒感染有关,并非颈部活动所诱发,且缓解后无任何症状。主要表现为眩晕,伴有面色苍白、出冷汗、血压下降等迷走神经核的刺激症状。一般颈部 X 线检查无异常,而听力检查、前庭功能检查可出现异常,甘油试验可阳性。

## 【治疗原则】

颈椎病的治疗分为非手术治疗和手术治疗。神经根型、椎动脉型、交感神经型颈椎病主要进行非手术治疗,通过非手术治疗半年无效或者影响正常生活和工作,需要采取手术治疗。对于脊髓型颈椎病,一旦确诊,应及时进行手术治疗。

### 一、非手术治疗

(1) 改善与调整睡眠体位,调整枕头高度;纠正与改变工作中的不良体位。

(2) 牵引疗法:①坐位牵引,患者坐在凳子上,用枕颌牵引带固定住下颌及枕部,向上垂直牵引,以体重作为反牵引力,重量可达 10~20 kg,每次 1~2 小时,每日 1~2 次,视患者的反应增加或减少牵引时间及重量,1 个月为 1 个疗程;②卧床牵引,用枕颌牵引带牵引,重量为 3 kg,每牵引 2 小时休息 1 小时,可 1 日多次。1 个月为 1 个疗程。牵引疗程结束,症状缓解或减轻,仍需应用颈围固定。

(3) 颈部的固定与制动:通过石膏、支架及颈围等于体外限制颈部的活动。

(4) 按摩理疗及药物疗法,如非甾体抗炎药、肌肉松弛剂和神经营养药。

### 二、手术治疗

(1) 手术适应证:①神经根性疼痛剧烈,保守治疗无效;②脊髓或神经根明显受压,伴有神经功能障碍;③症状虽然不甚严重,但保守治疗半年无效,影响正常生活和工作者。

(2) 手术方法:包括颈椎前路手术,如颈椎前路椎间盘切除植骨融合术、颈椎前路椎体次全切除减压融合术及保留椎体后壁的椎体次全切除扩大减压术、颈椎间盘置换术等;颈椎后路手术,如颈椎椎管扩大成形术、椎板切除减压术、微创椎间孔切开 Keyhole 手术。

## 【其他颈椎退行性疾病诊治要点】

临床常见的颈椎退行性疾病还有颈椎间盘突出症、颈椎后纵韧带骨化症等。

1. 颈椎间盘突出症 颈椎间盘突出症是在颈椎间盘退变的基础上,因轻微外力或无明确诱因导致的椎间盘突出而致脊髓和神经根受压的一组病症。该病好发于 40~50 岁的中年人,椎间盘压迫神经根时,会出现颈项痛、颈肩痛或上肢放射痛,疼痛较重,可向神经根分布范围放射。体格检查:患者颈部活动受限,受压神经根支配区可有相应的感觉障碍,病肢肌力下降,腱反射减弱或消失。脊髓受压时,表现为四肢不同程度的感觉运动障碍或者括约肌功能障碍,也可表现为截瘫等。对于以神经根压迫症状为主者,可以采取适当休息、卧床、牵引、理疗等非手术治疗。若非手术治疗无效,疼痛加重,甚至出现肌肉瘫痪者,应及时手术治疗。

2. 颈椎后纵韧带骨化症　颈椎后纵韧带骨化症系颈椎后纵韧带异常增殖并骨化导致椎管容积减小,进而引起脊髓损害和四肢功能障碍的一种疾病。该病好发于50～60岁的男性,最典型的症状是行走不稳,早期的症状往往是下楼困难,晚期可伴大小便障碍。体格检查示上肢或四肢有不同程度的感觉障碍,四肢肌力减退,双下肢肌张力增高,腱反射亢进。其治疗包括两方面:①非手术治疗。若症状仅有轻度肢体疼痛或麻木,不影响工作和生活,可采用非手术治疗。常用的有休息、口服消炎止痛药、理疗等。②手术治疗。若有明显的脊髓压迫症状,则需手术治疗。手术方法包括后路手术、前路手术和前后路复合手术,根据不同的病变类型加以选择。

【复习思考题】

1. 如何鉴别神经根型、脊髓型、交感神经型与椎动脉型颈椎病?
2. 如何诊断及治疗脊髓型颈椎病?

## 第十二节　腰椎退行性疾病

【见习项目】

1. 各种腰椎退行性疾病(lumbar degenerative disease),包括腰椎间盘突出症(lumbar disc herniation)、腰椎管狭窄症(lumbar spinal stenosis)、腰椎滑脱症(lumbar spondylolisthesis)等疾病的示教。
2. 须与腰椎间盘突出症鉴别的常见疾病的示教。

【见习目的与要求】

1. 掌握各种腰椎退行性疾病的症状,重点掌握最常见腰椎间盘突出症的症状和体征,要求会做体格检查,并能做出正确的诊断。
2. 掌握脊柱的解剖结构以及腰髓的节段分布。
3. 掌握腰椎间盘突出症的病因、病理特点、发病机制、临床表现及治疗原则和方法。
4. 掌握腰椎间盘突出症的手术方法及手术可能的并发症,并提出对并发症的预防和治疗措施。
5. 了解腰椎管狭窄症的临床表现、影像学特点和治疗原则,以及腰椎滑脱症的临床表现和治疗原则。
6. 熟悉须与腰椎退行性疾病鉴别的各种疾病的鉴别诊断要点,如腰肌劳损、第三腰椎横突综合征、梨状肌综合征等。

【见习地点】

见习医院骨科。

【见习准备】

见习带教老师事先选好病例(各种腰椎退行性疾病以及病房现有的腰椎退行性疾病鉴别诊断疾病的病例)若干,分配好每一病例示教所占时间。根据病例数分小组。

【见习流程】

1. 带教老师对腰椎退行性疾病理论课知识、概念进行简要复习。
2. 每一病例由一个小组中选出一位同学进行病史采集,并结合腰椎退行性疾病特点进行重点的体格检查。
3. 各小组集中,回到示教室。当事同学报告病史及阳性体征,提出下一步的辅助检查和可能的阳性结果,做出诊断和鉴别诊断,提出治疗原则和依据。各小组对所示教的病例开展讨论,指出各自小组的不足之处。
4. 带教老师分析总结,指出各组的优点和不足,提出思考题。

【病史采集要点】

## 一、现病史采集要点

1. **发病情况**　腰腿痛是缓慢起病还是急性起病。
2. **发病诱因**　患者发病前是否进行剧烈运动、负重、不正确的姿势久坐,是否有腰部外伤史、受凉、咳嗽、用力排便等。
3. **主要症状**　重点询问疼痛的具体部位、性质、程度、发作频率及演变过程,有无放射痛及其放射部位,疼痛呈阵发性还是持续性。疼痛发生时,有无诱因促使其增强或缓解,是否和体位有关,是否与活动有关,是否与气候和时间有关。
4. **伴随症状**　询问是否伴有发热、盗汗,是否有鞍区及下肢麻木无力,是否有间歇性跛行,是否有双侧大小腿、足跟后侧及会阴部感觉迟钝,是否有大小便障碍等。
5. **病情演变**　腰腿疼痛是否随着病程进展而加重,是否在某些剧烈运动、不当体位或过度劳累后加重。
6. **诊疗情况**　了解患者是否曾到医院就诊,做过哪些检查,腰椎X片、CT、MRI等的结果如何;是否用过止痛药、牵引、按摩理疗等治疗,效果如何。
7. **一般情况**　了解患者发病以来精神、饮食、睡眠、大小便及体重变化等情况。

## 二、既往史和个人史等采集要点

(1) 有无药物过敏史。
(2) 有无长期吸烟饮酒史。
(3) 婴幼儿期有无类似病史;家族中近亲属是否有类似病史。
(4) 有无手术史;有无肝炎、结核等传染病史;有无高血压、糖尿病、冠心病史。
(5) 工作、职业情况及生活习惯。
(6) 有无与该病相关的其他病史,如外伤、肿瘤史,有无泌尿系统疾病史等。

【查体要点】

1. 一般检查  观察患者步态，双下肢是否对称，有无跛行。
2. 腰椎侧凸检查  观察腰椎侧凸的方向，可确定髓核突出的方向。如果髓核突出在神经根的肩部，则患者上身偏向健侧，腰椎凸向患侧；如果髓核突出在神经根的腋部，则患者上身偏向患侧，腰椎凸向健侧。
3. 腰椎活动度测量  几乎所有患者均有不同程度的腰部活动受限，以前屈受限最明显。

(1) 前屈：患者取直立位，嘱其自然向前弯腰，双手自然下垂，指尖朝向足面方向。正常情况下，腰部呈弧形，一般为 90°。

(2) 后伸：患者取直立位，嘱其向后自然后仰，正常范围为 30°。

(3) 侧屈（弯）：患者取立正位，嘱其自然弯向侧方，正常时左右各 30°。

(4) 旋转：检查者将患者骨盆两侧固定，之后嘱患者分别向左、右旋转，并测量双肩连线与骨盆横径所成的角度，正常为 30°。

4. 腰部压痛点检查  先用手掌，自颈椎至骶椎依次按压，在有压痛的部位，再以拇指仔细检查，确定主要压痛点的位置，同时注意疼痛的程度和范围，是否放射及放射的部位。腰椎间盘突出症患者，压痛点多在病变间隙的棘突旁约 2 cm 处，且常伴有向下肢后外侧的放射痛，可直达足跟或足趾。

5. 神经系统检查  腰椎间盘突出症的神经定位见表 6-12-1。

表 6-12-1  腰椎间盘突出症的神经定位

|  | L3~L4 受累 | L4~L5 受累 | L5~S1 受累 |
| --- | --- | --- | --- |
| 受累神经根 | L4 | L5 | S1 |
| 感觉异常 | 小腿前内侧痛、触觉减退 | 小腿外侧及足背痛、触觉减退 | 外踝附近及足外侧痛、触觉减退 |
| 肌力下降 | 伸膝肌力下降 | 足拇趾背伸肌力下降 | 足趾屈肌力下降 |
| 反射异常 | 膝反射减弱或消失 | 无改变 | 踝反射减弱或消失 |

6. 特殊检查  主要包括以下检查内容。

(1) 直腿抬高试验：嘱患者仰卧位，检查者一手握病人踝部，使踝关节背屈，另一手保持膝关节于伸直位，将下肢抬高，抬高患肢到 60° 以内，患者感到下肢坐骨神经痛并有阻力时为阳性。

(2) 直腿抬高试验加强试验（Bragard 征）：在直腿抬高试验阳性时，缓慢降低患肢高度，待放射痛消失，再被动背屈踝关节以牵拉坐骨神经，如又出现放射痛，则为阳性。

(3) 屈颈试验（Linde 试验）：患者取坐或者半坐位，双下肢伸直，向前屈颈，引起患侧下肢的放射性疼痛即为阳性。

(4) 股神经牵拉试验：患者取俯卧位，患肢膝关节完全伸直。检查者将伸直的下肢抬高，使髋关节处于过伸位，如果过伸到一定程度出现大腿前方股神经分布区域疼痛，则为阳性。此项试验主要用于检查 L2~L3 和 L3~L4 椎间盘突出的患者。

(5) 腘神经压迫试验：患者取仰卧位，患侧屈髋屈膝 90°，然后逐渐将膝关节伸直到出现坐骨神经痛时,使膝关节稍屈曲,坐骨神经痛消失,检查者用指压迫股二头肌腱内侧的腘神经,引发患者下肢的放射痛即为阳性。

【辅助检查】

1. X线　腰椎间盘的突出情况不能直接在X线片上观察到,但是可以看到腰椎间盘突出所带来的间接表现。X线表现为腰椎侧弯、生理性前凸减少或消失、椎体边缘增生、椎间隙狭窄等。

2. CT　CT可更好地显示脊柱骨性结构的细节,如椎间盘突出的部位、大小、形态,以及椎间盘后缘变形突出、硬脊膜囊受压变形、硬膜外脂肪移位、硬膜外间隙中软组织密度影及神经根鞘受压移位等,同时可显示椎板及黄韧带肥厚、小关节增生、椎管及侧隐窝狭窄。

3. MRI　MRI可全面地显示各椎间盘退变情况以及髓核突出的程度和位置,可鉴别是否存在椎管内其他占位性病变(图6-12-1)。

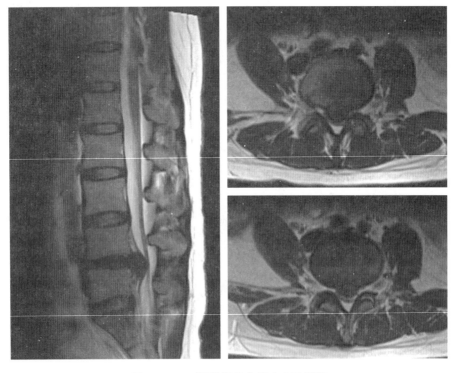

图6-12-1　腰椎间盘突出症MR影像

【诊断】

根据病史、症状、体征及辅助检查相应节段的椎间盘退行性改变,可做出诊断。

1. 诊断程序　做出腰椎间盘突出症的临床诊断需要考虑以下三个层次的问题:①是否为腰椎间盘突出症;②根据临床症状及体征判断是哪个节段的腰椎间盘突出;③注意腰椎间盘突出症与其他相关疾病的鉴别。

2. 诊断要点　①腰痛和患侧的下肢放射痛是主要症状;②坐骨神经痛,放射痛沿坐骨神经传导,直达小腿外侧、足背或足趾;③咳嗽、打喷嚏和排便等可加重腰痛和放射痛;患者活动时疼痛加剧,休息后减轻;④马尾神经受压时,双侧大小腿、足跟后侧及会阴部感觉迟钝,大小便障碍;⑤患者腰椎侧凸、腰部活动受限、有压痛,直腿抬高试验及加强试验阳性,并有不同程度的神经系统异常表现。

【鉴别诊断】

1. 腰椎管狭窄症　患者主诉症状多而阳性体征少,最突出的表现为患者的神经源性跛行,同时可合并腰痛。查体时无明显的患肢感觉、运动和反射的异常,腰部后伸受限且有压痛,直腿抬高试验阴性,膝、跟腱反射异常。严重的可出现大小便失禁,脊髓碘油造影和CT扫描等可确诊。

2. 腰部肌肉劳损　患者多有腰部的急性扭伤史,或长期工作姿势不良,或长期处于某一特定姿势,导致腰部肌肉慢性劳损,引起腰痛。无明显诱因的慢性疼痛为其主要症状,腰痛为酸胀痛,休息后可缓解。有部分的腰肌劳损患者腰部叩击后可觉得舒适,部分的患者还可能有腰部的压痛点,压痛的位置多在椎旁或者骶髂部。直腿抬高试验阴性,下肢无神经受累表现。

3. 腰椎管内肿瘤　腰椎管内肿瘤可刺激或者压迫神经根,引起与腰椎间盘突出症相似的神经根性痛;也可以压迫马尾神经,引起马尾综合征,逐渐出现括约肌功能障碍并加重。腰椎管内肿瘤发病缓慢但进行性加重,腰痛大多持续,夜间痛明显。发病时首先出现足部麻木,而后从下往上的感觉、运动、反射减弱。MRI可证实椎管内肿瘤的存在。

4. 腰椎结核　患者有结核病史或结核接触史,有较明显的结核中毒症状,如低热、盗汗、消瘦、红细胞沉降率加快等,腰痛较剧烈,拾物试验阳性。X线片上可见椎体或椎弓根的破坏,受累的椎间隙变窄,病灶旁有寒性脓肿阴影。

5. 第三腰椎横突综合征　过长的第三腰椎横突受到反复牵拉损伤而引起的局限性压痛及一系列综合征,称为第三腰椎横突综合征。表现为腰部疼痛,少数可沿骶棘肌向下放射,腰部后仰不痛,向对侧弯腰受限。在患者的第三腰椎横突外缘,尤其是瘦长型患者,可触到横突尖端并有明显的压痛及局限性肌紧张或肌痉挛,无神经根受累体征。X线平片可见第三腰椎横突较长。向患处注射普鲁卡因10～20 mL,疼痛及压痛消失。

6. 梨状肌综合征　该病患者一侧臀部疼痛,以梨状肌相对应的部位最明显。疼痛可放射至整个下肢,疼痛的出现和加重与活动有关,休息后可缓解。"4"字试验时,给以外力拮抗可加重或诱发坐骨神经痛,梨状肌紧张试验多为阳性,直腿抬高试验为阳性。用长针头局部封闭压痛点,可立即解除疼痛。

7. 脊柱肿瘤　脊柱肿瘤的腰背痛多为持续进行性加重,夜间明显,卧床不能减轻,X线检查可见骨破坏。结合CT和MRI表现可与腰椎间盘突出症鉴别。

8. 腰椎后关节紊乱　上下关节突可因滑膜嵌顿产生疼痛而易相混。但放射痛一般不超过膝关节,且不伴有感觉、肌力减退及反射消失等神经根受损的体征。

9. 椎体转移瘤　疼痛剧烈,夜间加重,可查到原发瘤。X线检查可见溶骨性破坏。

10. 脊膜瘤及马尾神经瘤　常有大小便失禁。脑脊液蛋白增高,奎氏试验显示梗阻。脊髓造影检查可明确诊断。

【治疗原则】

腰椎间盘突出症的诊断一旦确立,就要采取相应的治疗措施,治疗包括非手术治疗和手术治疗,以非手术治疗为主。

### 一、非手术治疗

(1) 适应证:①首次发病,病程较短,无马尾神经症状者;②症状轻,不影响一般的日常生活或工作,休息后可自行缓解者;③由于全身疾病不能耐受手术者或坚决拒绝手术者。

(2) 治疗方式:①卧床休息,保持正确的姿势及体位,一般3周左右;卧位状态可去除体重对椎间盘的压力,改善椎间盘的营养,利于椎间盘周围静脉回流,减轻神经根的刺激;②牵引治疗可减轻椎间盘压力,促进炎症消退,解除肌肉痉挛;③按摩理疗可改善局部血液循环,促进组织修复等;④注射非甾体抗炎药、类固醇药物等,可加入维生素$B_1$或者维生素$B_{12}$。

### 二、手术治疗

(1) 适应证:①非手术治疗半年以上,症状无好转或进一步加重影响生活和工作者;②马尾神经综合征,括约肌功能障碍者;③有明显的神经受累表现者。

(2) 手术方法:①全椎板切除髓核摘除术,适用于椎间盘突出合并有椎管狭窄、椎间盘向两侧突出,中央型巨大突出以及游离椎间盘突出;②半椎板切除以及椎板开窗髓核摘除术,适用于单纯椎间盘向一侧突出者;③微创腰椎间盘摘除术(经通道、椎间盘镜或脊柱内镜),适用于腰椎间盘突出,或者合并轻中度椎管狭窄者;④人工椎间盘置换术,该手术适应证存在争议,应谨慎选择。

【其他腰椎退行性疾病诊治要点】

临床常见的腰椎退行性疾病还有腰椎滑脱症、腰椎管狭窄症等。

1. **腰椎滑脱症** 腰椎滑脱症是指腰椎的椎体间因各种原因造成骨性连接异常而出现上位椎体相对于下位椎体不同程度的移位。主要表现为腰痛合并下肢放射痛,疼痛可在劳累后逐渐出现,站立、弯腰时加重,卧床休息后减轻。腰椎滑脱严重者,可有双侧下肢和大小便功能障碍。腰部检查可见腰椎前凸增加,腰椎活动受限。前屈时疼痛加重。患椎棘突处压痛,可触及上一个棘突前移,形成台阶感。若有神经根受压,可出现跖背伸无力、足背痛觉减退、膝腱反射减弱等。当症状较轻时,采用卧床休息、牵引、非甾体抗炎药等非手术治疗;若症状加重,行减压、复位、融合和稳定脊柱的手术治疗。

2. **腰椎管狭窄症** 腰椎管狭窄症是指除导致腰椎管狭窄的独立临床疾病以外的任何原因引起的椎管、神经根管和椎间孔等的任何形式的狭窄,并引起马尾神经或神经根受压的综合征。主要表现为腰痛多年后出现一侧或双侧的下肢放射痛,行走或站立时加重。最典型症状是神经源性跛行(走路时,下肢出现疼痛、麻木、乏力;停止走路或者下蹲后,下肢的症状减轻或者消失,然后再次向前行走一段距离后,又出现症状,休息后好转)。体格检查时往往表现为症状重、体征轻。腰椎前凸减小,前屈正常,背伸受限,腰椎后伸时,可感腰骶痛或下肢痛伴麻木,可出现神经根受压的体征,严重时引起马尾神经压迫症,导致括约肌功能障碍。症状较轻时,使用卧床休息及物理治疗等保守治疗的方法。如经保守治疗无效,腰骶疼痛较重,有明显间歇性跛行,影像学检查显示椎管狭窄严重,则行单纯椎管减压术或减压植骨融合内固定术治疗。

【复习思考题】

1. 腰椎间盘突出症的好发节段和临床表现有哪些?
2. 腰椎间盘突出症的鉴别诊断有哪些?

## 第十三节　骨与关节化脓性感染

【见习项目】

1. 各种化脓性骨髓炎(suppurative osteomyelitis),包括急性血源性骨髓炎、慢性血源性骨髓炎、局限性骨脓肿(Brodie's abscess)、硬化性骨髓炎(Garre's osteomyelitis)、创伤后骨髓炎、化脓性脊椎炎(suppurative spondylitis)及化脓性关节炎(suppurative arthritis)等疾病的示教。
2. 须与化脓性骨髓炎及化脓性关节炎鉴别的常见疾病的示教。

【见习目的与要求】

1. 掌握各种骨与关节化脓性感染疾病的症状,重点掌握最常见的急、慢性血源性骨髓炎的症状和体征,要求会做体格检查,并能做出正确的诊断。
2. 熟悉各个好发部位的解剖概要,如膝关节、髋关节等。
3. 掌握急、慢性血源性骨髓炎及化脓性关节炎的临床表现、诊断、治疗原则和常用治疗方法。
4. 熟悉和骨与关节化脓性感染疾病鉴别的各种疾病的鉴别诊断要点,如蜂窝织炎和深部脓肿、风湿病、骨肉瘤、尤因肉瘤等。
5. 了解局限性骨脓肿、硬化性骨髓炎、创伤后骨髓炎、化脓性脊椎炎的诊断及治疗。

【见习地点】

见习医院骨科。

【见习准备】

见习带教老师事先选好病例(各种骨与关节化脓性感染疾病以及病房现有的骨与关节化脓性感染疾病鉴别诊断疾病的病例)若干,分配好每一病例示教所占时间。根据病例数分小组。

【见习流程】

1. 带教老师对骨与关节化脓性感染疾病理论课知识、概念进行简要复习。
2. 每一病例由一个小组中选出一位同学进行病史采集,并结合骨与关节化脓性感染疾病特点进行重点的体格检查。
3. 各小组集中,回到示教室。当事同学报告病史及阳性体征,提出下一步的辅助检查和可能的阳性结果,做出诊断和鉴别诊断,提出治疗原则和依据。各小组对所示教的病例开展讨论,指出各自小组的不足之处。

4. 带教老师分析总结,指出各组的优点和不足,提出思考题。

## 【病史采集要点】

### 一、现病史采集要点

1. 发病情况　骨髓炎是缓慢起病还是急性起病。

2. 发病诱因　致病菌经过血源性播散、外伤可能是本病诱因。询问是否有过度疲劳、体质虚弱,是否有受凉、感染。

3. 主要症状　重点询问疼痛的具体部位、性质、程度,疼痛呈阵发性还是持续性,是否有肿胀,是否有局部皮肤发红及皮温升高,是否有功能障碍。疼痛发生时,有无诱因促使其增强或缓解,是否和体位有关,是否与活动有关。

4. 伴随症状　询问是否伴有发热,发热是否规律,是否有寒战;是否有乏力、咽痛、咳嗽、气促;是否有皮疹及出血点。

5. 病情演变　疼痛是否随着病程加重,是否因感冒或劳累导致症状加重。

6. 诊疗情况　了解患者是否曾到医院就诊,做过哪些检查,血常规、红细胞沉降率、C反应蛋白、关节X线片等检查结果如何;是否用过抗菌药物及退热、止痛药物,效果如何。

7. 一般情况　了解患者发病以来精神、饮食、睡眠、大小便及体重变化等情况。

### 二、既往史和个人史等采集要点

(1) 有无药物过敏史。

(2) 有无长期吸烟饮酒史。

(3) 有无高血压、糖尿病、心脏病史。

(4) 家族中近亲属是否有类似病史。

(5) 有无风湿热病史,有无结核病史或结核患者接触史。

## 【查体要点】

1. 一般检查　检查患者的一般状态和生命体征。

2. 全身表现　检查有无发热、寒战、呕吐等。

3. 局部表现　检查患区(多在股骨远端或胫骨近端)有无局限性压痛,肿胀肢体有无增粗及变形,皮肤有无色泽改变,有无局部窦道及脓肿形成,测量患区皮温。

4. 关节活动度　测量关节活动度,判断患肢有无活动受限。

(1) 膝关节正常活动度:屈—伸 0~130°,内旋 0~30°,外旋 0~40°。

(2) 髋关节正常活动度:前屈 125°,后伸 15°,内收 35°,外展 45°,内外旋各 45°。

5. 浮髌试验　关节积液达到或超过 50 mL 时,浮髌试验为阳性,提示可能有化脓性关节炎。

## 【辅助检查】

1. 实验室检查　主要包括以下检查内容。

(1) 周围血象:白细胞计数和中性粒细胞增高;红细胞沉降率加快,C反应蛋白增高。

(2) 血培养：寒战高热期或初诊时每隔2小时抽血培养1次，共3次，可获致病菌，所获致病菌均应做药物敏感试验，以便调整抗生素。

(3) 局部脓肿分层穿刺：为早期诊断化脓性骨髓炎的首选方法。在压痛最明显的干骺端刺入，不要一次穿入骨内，以免将单纯软组织脓肿的细菌带入骨内。穿刺液应做细菌培养与药物敏感试验；局部脓肿分层穿刺的涂片发现脓细胞或细菌即可确诊为化脓性骨髓炎。

(4) 关节穿刺和关节液检查：对早期诊断化脓性关节炎具有很大的价值。患者采用坐位，将患者膝关节屈曲90°，小腿自然下垂，从关节线上方1cm，髌韧带内侧或外侧1cm，将穿刺针向髁间窝方向刺入，抽出关节液。对关节液做细胞计数及分类，涂片染色寻找病原菌。一般来说，关节液清亮为浆液性，混浊为纤维蛋白性，黄白为脓性，镜检可见大量脓细胞。

2. 影像学检查　急性骨髓炎、慢性骨髓炎和化脓性关节炎的影像学表现见表6-13-1。

表6-13-1　急性骨髓炎、慢性骨髓炎和化脓性关节炎的影像学表现

|  | 急性骨髓炎 | 慢性骨髓炎 | 化脓性关节炎 |
| --- | --- | --- | --- |
| X线 | 发病14天内无异常表现，之后可有软组织肿胀、骨质破坏、死骨及骨膜反应 | 可示虫蚀状骨破坏与骨质稀疏，骨膜增生，层状或三角形骨膜反应，死骨形成，大量致密新生骨出现 | 可示早期骨质疏松，软骨破坏后关节间隙变窄，软骨下虫蚀状骨破坏，晚期病变愈合关节有纤维性或骨性融合 |
| CT | 可提前发现骨膜下脓肿，但较小的难以显示 | 可示脓腔及小型死骨 | 可示关节肿胀、积液以及关节骨端的破坏 |
| MRI | 可观察骨内的炎性病灶及其范围、炎性水肿的程度以及脓肿的形成 | 可清晰显示骨与软组织病变的水肿边缘区域 | 可示关节积液、周围软组织受累的范围、脓肿的形成和关节软骨的破坏 |

【诊断】

根据全身和局部的症状、体征，结合实验室检查和穿刺培养，以及影像学表现，可做出相应的诊断。

1. 诊断程序　做出骨与关节化脓性感染疾病的临床诊断需要考虑这三个层次的问题：①是否是骨与关节化脓性感染疾病；②根据症状、体征及辅助检查判断是何种骨与关节化脓性感染疾病；③注意与其他相关疾病的鉴别。

2. 诊断要点　①急性化脓性骨髓炎：多见于儿童，胫骨上段和股骨下段较多，起病急骤，有明显的毒血症状，如高热、寒战、呕吐等。长骨干骺端剧痛并有局限性压痛，肿胀不明显，肢体屈曲，不愿活动，局部红、肿、热，可形成软组织深部脓肿。白细胞总数与中性粒细胞数增高、血培养阳性，局部脓肿分层穿刺可有早期确诊价值。②慢性骨髓炎：大多由急性骨髓炎迁延而来，表现为局部肿胀、肢体增粗及变形、肌肉萎缩，关节挛缩或畸形，急性发作时有红、肿、热及压痛，经久不愈或反复发作的溃疡或窦道口有慢性流脓或死骨排出。③化脓性关节炎：表现为寒战、高热，病变关节出现疼痛与功能障碍。浅表关节红肿热痛明显，关节常处于半屈曲位；深部红肿热痛不明显，关节处于屈曲、外展、外旋位；关节腔内有大量积液时可有浮髌试验阳性。关节穿刺和关节液检查对早期诊断有较高价值。

## 【鉴别诊断】

1. **急性骨髓炎、慢性骨髓炎与化脓性关节炎的鉴别** 急性骨髓炎、慢性骨髓炎和化脓性关节炎的鉴别要点见表6-13-2。

表6-13-2 急性骨髓炎、慢性骨髓炎和化脓性关节炎鉴别要点

|  | 急性骨髓炎 | 慢性骨髓炎 | 化脓性关节炎 |
| --- | --- | --- | --- |
| 好发人群 | 儿童 | 儿童、成人 | 儿童 |
| 部位 | 长骨干骺端 | 长骨干骺端 | 膝、髋关节 |
| 全身中毒症状 | 重 | 轻 | 重 |
| 反应性关节积液 | 少 | 少 | 多 |
| 关节穿刺液中白细胞 | 少 | 少 | 多 |
| 关节穿刺液中细菌 | 无 | 无 | 有,多为革兰阳性球菌 |

2. **急性骨髓炎的鉴别** 须与下列疾病进行鉴别。

（1）蜂窝织炎和深部脓肿：多见于中老年人，全身症状轻，常发生于皮肤、肌肉、阑尾等处，局部软组织感染症状明显，炎症浅表红肿热痛明显。

（2）骨肉瘤和尤因肉瘤：可出现发热，局部可有红、肿、痛等炎症表现，但不剧烈；表面存在静脉曲张并可触及肿块，关节活动正常，肿块穿刺一般不见脓细胞。

3. **化脓性关节炎的鉴别** 须与下列疾病进行鉴别。

（1）关节结核：起病缓慢，主要表现为低热盗汗，局部红肿热痛等急性炎症反应不明显，周围血中白细胞不高，中性粒细胞比例一般正常或降低；关节穿刺示关节液混浊，可发现抗酸杆菌。

（2）风湿性关节炎：常为多发、游走、对称性关节肿痛，经常伴有心脏疾病，关节穿刺示关节液澄清，无细菌。

（3）类风湿性关节炎：常为多发性、对称性关节肿痛；好发于小关节，一般同时累及3个关节以上；关节穿刺示关节液草绿色且混浊，进行类风湿因子测定，阳性率高。

（4）痛风：夜间发作，多于踇趾、跖趾关节对称性发作，红肿显著，血尿酸增高，关节穿刺示关节液混浊，可发现尿酸钠盐结晶。

（5）创伤性关节炎：起病缓慢，无发热，无红肿热痛等炎症表现；血象不高，红细胞沉降率正常，关节穿刺示关节液清，仅有少量白细胞；X线示关节间隙窄及骨硬化。

## 【治疗原则】

急性骨髓炎往往会演变为慢性骨髓炎，故早期诊断与抗生素的全身治疗是关键；慢性骨髓炎病程迁延，以手术治疗为主。

1. **急性化脓性骨髓炎** 早期足量的抗生素应用是关键，必要时手术，并结合全身或局部的辅助治疗。

（1）抗生素治疗：早期全身使用足量抗生素，联合用药，抗生素应用到症状体征消失后续用3周，以巩固疗效。症状和体征均消失，提示脓肿未形成或被吸收；症状消退，局部症状加重，说明脓肿形成或不能吸收，需手术引流。

(2) 手术治疗：手术治疗最好在抗生素治疗后 48～72 小时仍然不能控制局部症状时进行。手术目的包括：①引流脓液，减少脓毒症症状；②阻止急性骨髓炎转变为慢性骨髓炎。手术方法包括钻孔引流术和开窗减压。

(3) 全身辅助治疗：高热时降温，补液，补充热量、蛋白质、维生素，输血等。

(4) 局部辅助治疗：患肢牵引或石膏制动，窦道开洞换药等。

2. 慢性化脓性骨髓炎　手术原则是清除死骨、炎性肉芽组织，消灭无效腔。不重要的部位，如肋骨、腓骨、髂骨翼可骨切除，有恶变者做截肢术。

(1) 手术适应证：①适用于死骨形成，有无效腔及窦道流脓者；②急性发作，骨髓炎已经恶变或晚期。

(2) 手术禁忌证：①慢性骨髓炎急性发作者；②大块死骨形成而包壳尚未充分生成者。

(3) 手术方法：①碟形手术，适用于无效腔不大，削去骨量不多的病例；②肌瓣填塞，适用于病灶清除后，无效腔较大者；③闭式灌洗，适用于周围软组织条件较好的各类骨髓炎；④病骨整段切除或截肢，适用于无重要功能部位的慢性骨髓炎；⑤缺损骨修复等。

3. 化脓性关节炎　早期全身使用足量抗生素，治疗原则与急性化脓性骨髓炎相同。可采用关节腔内注射抗生素；经关节镜灌洗适用于膝关节化脓性炎症或股骨下端慢性骨髓炎，可起到引流脓性关节液、切除病变滑膜的作用；关节腔持续性灌洗适用于膝关节等较浅的大关节；关节切开引流适用于髋关节等较深的大关节。

【其他骨与关节化脓性感染疾病的诊治要点】

1. 局限性骨脓肿（Brodie 脓肿）　细菌毒力小或者机体抵抗力强，形成的局限于骨内的脓肿。常发生于长骨干骺端，起病时无明显症状，当劳累、轻微外伤后有局部疼痛、皮温升高，罕见有皮肤发红。偶有发作时，使用抗生素缓解症状；反复发作时，在发作的间歇期进行手术治疗。

2. 硬化性骨髓炎（Garre 骨髓炎）　多见于股骨、胫骨，以间歇性疼痛为主要症状，局部常有疼痛，皮温增高，少有红肿。急性发作所致的疼痛可使用抗生素来缓解，症状较重或反复发作时，可使用病灶清除术、开窗引流术等方法治疗。

3. 创伤后骨髓炎　常发生于开放性骨折术后感染，急性或慢性起病均可见；急性期表现为寒战、高热等明显的全身中毒症状，应立即敞开创口引流，全身使用抗生素，分次清创，石膏固定及开洞换药；慢性期表现为骨折附近的皮肤肌肉坏死，无血供的骨折段干燥坏死，应在骨密质钻洞，从而手术植骨植皮。

4. 化脓性脊椎炎　分为椎体化脓性骨髓炎和椎间隙感染，最常发生于腰椎，寒战、高热等毒血症状明显，存在明显的神经根刺激征，有腰痛或颈痛，活动受限。椎体化脓性骨髓炎使用足量抗生素治疗，有椎旁脓肿或椎体明显破坏时行手术治疗；椎间隙感染以非手术治疗为主，选用足量抗生素与全身支持疗法。

【复习思考题】

1. 急性骨与关节化脓性感染的临床表现和治疗方法有哪些？
2. 骨与关节化脓性感染的诊断与鉴别诊断有哪些？

## 第十四节 骨与关节结核

【见习项目】

1. 脊柱结核(spine tuberculosis)、髋关节结核(hip joint tuberculosis)和膝关节结核(knee joint tuberculosis)等疾病的示教。
2. 需要和骨与关节结核相鉴别的常见疾病的示教。

【见习目的与要求】

1. 掌握骨与关节结核的病理、临床表现、诊断和治疗原则。
2. 掌握脊柱结核、髋膝关节结核的临床表现、诊断和治疗原则。

【见习地点】

见习医院骨科。

【见习准备】

见习带教老师准备并示范典型病例,或准备好典型骨与关节结核患者的影像学资料及临床资料,并在带教前与患者进行沟通,取得患者同意后进行带教。分配好每一病例示教所占时间。根据病例数分小组。

【见习流程】

1. 带教老师对骨与关节结核的理论课知识、概念进行简要复习。
2. 学生根据病例数进行分组,在带教老师指导下对病例进行病史采集并完成体格检查。
3. 各小组完成病史采集后,汇报病史及检查发现的阳性体征,并结合影像学资料做出诊断及鉴别诊断。带教老师完成该病例的病史总结并对学生未发现的病史及体征进行补充,指出诊断依据及鉴别诊断。
4. 带教老师进行分析总结,指出各组的优点和不足,提出思考题。

【病史采集要点】

1. 年龄 中心型椎体结核多见于 10 岁以下的儿童,好发于胸椎。边缘型椎体结核多见于成人,腰椎为好发部位。髋关节结核病人多为儿童,且多为单侧发病。膝关节结核多见于儿童和青少年,多位于股骨下端和胫骨上端。
2. 病程 起病缓慢,症状隐匿,可无明显的午后低热、疲倦、消瘦、盗汗、食欲缺乏与贫血、体重下降等全身症状。
3. 疼痛 关节病变部位初起隐痛,活动后加剧,小儿夜啼。脊柱结核主要有疼痛、肌肉痉挛等表现。
4. 功能障碍和压迫症状 脊柱结核可出现脊柱后凸畸形,脊髓受压后引发截瘫。关节结核主要有强迫体位、活动受限,晚期可见肌肉萎缩、关节屈曲挛缩。

5. **病理性骨折** 骨与关节破坏后,外伤或运动引起病理性骨折,骨质破坏明显时会形成病理性脱位。

6. **既往史** 病人常有肺结核病史或家庭结核病史。该病可发生于任何年龄,男女发病率无明显差别。

【查体要点】

脊柱结核患者因疼痛和局部肌肉痉挛,脊柱往往处于强迫体位,脊柱活动明显受限。颈椎结核患者因疼痛用手托住下颌,腰椎结核患者行走时需支撑腰部。胸椎结核脊柱后凸十分常见,可为首发就诊症状,腰椎结核脊柱后凸通常不严重。腰椎结核可出现拾物试验阳性,患者从地上拾物不能弯腰,需挺腰屈髋屈膝才能拾起。脊髓受压后可并发截瘫,分为早期瘫痪(脓液、坏死物质和死骨进入椎管压迫脊髓所致)和迟发性瘫痪(主要是瘢痕组织对脊髓产生环形压迫所致,其次是骨嵴对脊髓的压迫、脊髓血管栓塞)两种。

膝关节结核可有关节肿胀、积液、压痛,关节通常处于半屈曲状态。晚期寒性脓肿破溃可产生混合性感染,出现局部急性炎症反应。病变静止后可有各种后遗症,如关节功能障碍、关节屈曲挛缩畸形等。

早期髋关节结核局部可有压痛,肿胀不明显,继而出现肌肉萎缩。患肢屈曲、外展、外旋,随着病情发展表现为屈曲、内收、内旋畸形,髋关节强直,下肢不等长。"4"字试验、髋关节过伸试验、托马斯(Thomas)征阳性。晚期出现腹股沟内侧、臀部寒性脓肿,破溃后成为慢性窦道。

【辅助检查】

1. **X线** 一般在起病6~8周后才有X线平片改变,早期通常表现为骨质疏松、周围少量钙化的骨质破坏病灶,关节间隙变窄、脱位、骨折等。随着病变的发展,可见囊性变,伴有硬化反应和骨膜反应,出现死骨、空洞、边缘骨缺损。

2. **CT** 可确定病灶位置和死骨的情况,显示病灶周围的寒性脓肿。可以用CT引导进行穿刺抽脓和活检。

3. **MRI** 比X线和CT更敏感,有助于早期诊断。可以观察脊柱结核有无脊髓受压和变性,与其他疾病鉴别(图6-14-1)。

4. **超声** 可以探查寒性脓肿的位置和大小,定位穿刺。

5. **关节镜检查** 可用于关节检查和滑膜活检。

6. **实验室检查** 主要有红细胞沉降率(ESR)、C反应蛋白(CRP)、结核菌素试验(PPD)、干扰素释放实验(IGRA)、结核分枝杆菌基因检测技术等。

【诊断】

根据病史、体征、影像学检查、结核菌素培养和病理组织学检查等资料可做出诊断。

【鉴别诊断】

1. **强直性脊柱炎** 好发于15~30岁,以后背疼痛为主,多发、对称性分布。X线检查无骨破坏与死骨,脊柱呈竹节样改变。血清HLA-B27检查多为阳性。

2. 化脓性脊椎炎　发病急,有高热及明显疼痛,进展很快,早期血培养可检出致病菌。

3. 腰椎间盘突出症　无全身症状,有下肢神经根受压症状。X线平片上无骨质破坏,CT、MRI检查可发现突出的椎间盘压迫硬膜囊或神经根。

4. 骨肿瘤　多见于老年人。结核可侵犯椎间盘,使椎间隙变窄或消失,肿瘤则不影响椎间盘。

5. 类风湿关节炎　多见于20～55岁女性,呈多发性和对称性,有典型的晨僵表现,类风湿因子阳性。

6. 一过性髋关节滑膜炎　多见于8岁以下儿童,诉膝痛,可见跛行,髋关节活动轻度受限,卧床休息及患肢皮肤牵引数周后即愈。

7. 儿童股骨头骨软骨病　股骨头致密扁平,关节间隙增宽,股骨头破碎、坏死及囊性变,髋关节活动很少受限,红细胞沉降率正常。

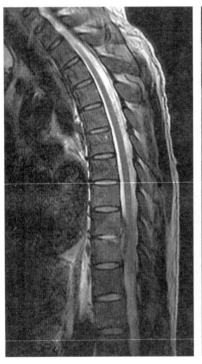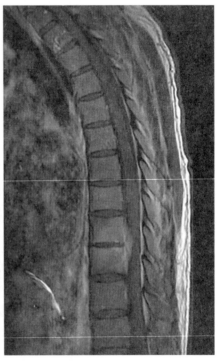

图 6-14-1　脊柱结核 MR 影像

## 【治疗原则】

关键是早期诊断和早期治疗。治疗的目的是增加全身抵抗力,消除局部病灶,缩短疗程,减少残疾,防止并发症,争取早日康复。治疗方法上要求全身治疗与局部治疗相结合,非手术治疗与手术治疗相结合。

1. 全身治疗　①支持治疗:注意休息,避免劳累,加强营养,纠正贫血。②抗结核药物治疗:遵循早期、联合、适量、规律、全程的原则。目前常用的一线抗结核药物为异烟肼(INH)、利福平(RFP)、吡嗪酰胺(PZA)、链霉素(SM)、乙胺丁醇(EMB)。

2. 局部治疗　骨与关节结核的局部治疗主要有以下三个方面的内容。

（1）关节局部采用石膏绷带和牵引等制动方法，矫正畸形或脱位，置关节于功能位置，以缓解患处疼痛和减轻负担，有利于组织修复。脊柱结核可采用支具、石膏背心、石膏床制动。

（2）采用局部注射使局部药物浓度增高，以杀灭结核菌，常用异烟肼，适用于早期单纯性滑膜结核。

（3）体表有较大的寒性脓肿和关节大量积液时可穿刺抽液，减轻局部胀痛，缓解全身中毒症状，必要时可重复进行。

3. 手术治疗　脊柱结核的手术目的是彻底清除病灶、解除神经压迫、重建脊柱稳定性、矫正脊柱畸形。

（1）适应证：①经保守治疗效果不佳，病变仍有进展；②有明显的死骨及较大脓肿形成；③窦道流脓经久不愈；④脊柱结核有脊柱不稳定、脊髓马尾神经受压或严重后凸畸形等。

（2）禁忌证：①伴有其他脏器活动期结核者；②病情危重、全身状态差；③合并其他疾病不能耐受手术者。

（3）手术方法：①脓肿切开引流；②病灶清除术；③关节融合术；④截骨术；⑤人工关节置换术等。

【复习思考题】

1. 髋关节结核的检查试验有哪些，具体如何操作？
2. 骨与关节结核的检查方法有哪些？
3. 骨与关节结核的治疗原则是什么？

## 第十五节　非化脓性关节炎

【见习项目】

1. 非化脓性关节炎疾病的示教。
2. 须与非化脓性关节炎相鉴别的常见疾病的示教。

【见习目的与要求】

掌握骨关节炎（osteoarthritis）、强直性脊柱炎（ankylosing spondylitis）、类风湿性关节炎（rheumatoid arthritis）的病理特点、临床表现、诊断及治疗原则。

【见习地点】

见习医院骨科。

【见习准备】

见习带教老师事先选好病例（各种非化脓性关节炎病例）若干，分配好每一病例示教所占时间。根据病例数分小组。

### 【见习流程】

1. 带教老师对非化脓性关节炎理论课知识、概念进行简要复习。
2. 每一病例由一个小组中选出一位同学进行病史采集,并结合非化脓性关节炎疾病特点进行重点的体格检查。
3. 各小组集中,回到示教室。当事同学报告病史及阳性体征,提出下一步的辅助检查和可能的阳性结果,做出诊断和鉴别诊断,提出治疗原则和依据。各小组对所示教的病例开展讨论,指出各自小组的不足之处。
4. 带教老师分析总结,指出各组的优点和不足,提出思考题。

### 【病史采集要点】

1. **年龄** 非化脓性关节炎可发生于任何年龄段。骨关节炎好发于中老年人,女性多见。强直性脊柱炎好发于16~39岁,男性占90%,有明显的家族遗传史。类风湿性关节炎多发生在20~45岁,女性多见。
2. **部位** 骨关节炎好发于负重较大的关节,如膝关节、髋关节、脊柱及远侧指间关节等部位。强直性脊柱炎好发于骶髂关节和脊柱附着点。类风湿性关节炎好发于手、腕、足等小关节,表现为全身多发性和对称性关节滑膜的慢性炎症。
3. **主要症状** 骨关节炎的主要症状是疼痛,初期为轻度或中度间断性隐痛,休息时好转,活动后加重。有的患者在静止或晨起时感到疼痛,稍微活动后减轻,称之为静息痛。晚期可出现持续性疼痛或夜间痛。在早晨起床时关节有僵硬及发紧感,称之为晨僵,活动后可缓解。强直性脊柱炎早期表现为下腰痛或骶髂部不适、疼痛或发僵,活动后减轻。如伴有下肢大关节炎症,常呈非对称性,反复发作与缓解。类风湿性关节炎发病初期为乏力、关节肿胀,手指近端指间关节的梭形肿胀是类风湿患者的典型症状之一。晨起时出现较长时间的受累关节僵硬和活动受限。起床后经活动或温暖后晨僵症状可减轻或消失。晨僵常伴有肢端或指(趾)发冷和麻木感。
4. **功能障碍** 骨关节炎患者因关节疼痛、活动度下降、肌肉萎缩、软组织挛缩而出现关节无力,行走时腿软或关节交锁,不能完全伸直或活动障碍。强直性脊柱炎患者晚期颈椎固定于前屈位,胸椎腰椎后凸畸形,髋关节和膝关节屈曲挛缩。类风湿性关节炎晚期可出现手指的鹅颈畸形,掌指关节尺偏畸形,膝关节内、外翻畸形等,同时伴有不同程度的关节活动受限。
5. **既往史** 询问有无家族遗传史、外伤史。

### 【查体要点】

患者病变骨关节局部有压痛,伴有关节肿胀时疼痛明显。手部关节肿大变形明显,可出现Heberden结节和Bouchard结节。由于关节软骨破坏、关节面不平,关节活动时出现骨擦音(感),多见于膝关节。强直性脊柱炎患者由于骶髂关节局部炎症,直腿抬高试验一般都呈阴性。直接按压病变关节或使患侧下肢伸直,可诱发疼痛。有时可出现严重腰部强直,而使患者害怕弯腰、直立和转身,因为这些动作可以引起严重疼痛。查体见腰部小关节可有触痛,椎旁肌肉明显痉挛,脊柱变直,运动受限,腰部正常生理弯曲消失。类风湿性关节炎表现为多关节受累,呈对称性多关节炎(常≥5个关节),早期关节炎是关节部位梭形肿胀。手部畸形有尺侧偏斜、鹅颈样畸形、纽扣花样畸形等;足的畸形有跖骨头向下半脱位引起的仰趾畸形、外翻畸形、跖趾关节半脱位、弯曲呈锤状趾及足外翻畸形。

【辅助检查】

1. X线检查  骨关节炎表现为非对称性关节间隙变窄,关节边缘增生和骨赘形成,软骨下骨硬化或者囊性变,部分关节内可见游离体。关节间隙逐渐变窄,严重者出现关节畸形(图6-15-1)。强直性脊柱炎早期骶髂关节骨质疏松,关节边缘虫蛀状改变,以后关节面渐趋模糊,关节间隙变窄,直至融合。椎间小关节形成广泛的骨化性骨桥,呈竹节样改变,晚期出现脊柱后凸畸形,病变可累及髋关节。类风湿性关节炎早期关节间隙增宽,关节周围骨质疏松,随后关节面模糊,关节间隙狭窄,最终关节间隙消失,出现骨性强直。

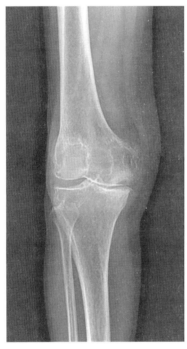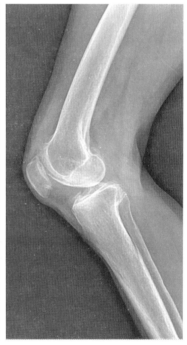

图6-15-1  膝关节骨关节炎X线影像

2. 实验室检查  原发性骨关节炎患者一般血常规、血清补体、免疫复合物正常,伴有滑膜炎症时红细胞沉降率和C反应蛋白轻度升高。强直性脊柱炎活动期出现血小板升高、贫血、红细胞沉降率加快,C反应蛋白增高,类风湿因子一般呈阴性,HLA-B27检测阳性率88%~96%。类风湿性关节炎患者中70%~80%类风湿因子阳性,红细胞沉降率增快,C反应蛋白升高。

【诊断】

1. 手骨关节炎临床标准(1990年)  具有手疼痛、酸痛和晨僵并具备以下4项中至少3项,可诊断为手骨关节炎(10个指定关节为双侧第2、3指远端和近端指间关节及第1腕掌关节)；①10个指定关节中硬性组织肥大≥2个；②远端指间关节硬性组织肥大≥2个；③掌指关节肿胀<3个；④10个指定关节的指关节中关节畸形≥1个。

2. 膝骨关节炎临床标准(1986年)　具有膝痛并具备以下6项中至少3项，可诊断为膝骨关节炎：①年龄≥50岁；②晨僵<30分钟；③骨摩擦感；④骨压痛；⑤骨性肥大；⑥膝触之不热。

3. 膝骨关节炎临床加放射学标准(1986年)　具有膝痛和骨赘并具备以下3项中至少1项可诊断为膝骨关节炎：①年龄≥50岁；②晨僵<30分钟；③骨摩擦感。

4. 髋骨关节炎临床加放射学标准(1991年)　髋关节疼痛并具备以下3项中至少2项，可诊断为髋骨关节炎：①红细胞沉降率≤20 mm/h；②X线示股骨头和(或)髋臼骨赘；③X线示髋关节间隙狭窄。

5. 强直性脊柱炎诊断标准(1984年，纽约)　①腰背痛、晨僵3个月以上，随活动改善，休息不减轻；②腰椎在前后和侧屈方向活动受限；③胸廓扩展范围小于同年龄和性别的正常值；④双侧骶髂关节炎Ⅱ级及以上或单侧骶髂关节炎Ⅲ～Ⅳ级。符合第4条同时满足前3条中任何1条即可确诊。

6. 类风湿性关节炎诊断标准(1987年，美国风湿病协会)　①晨起关节僵硬至少1小时(≥6周)；②3个或3个以上关节肿胀(≥6周)；③腕、掌指关节或近侧指间关节肿胀(≥6周)；④对称性关节肿胀(≥6周)；⑤皮下结节；⑥手、腕关节X线平片显示有明确的骨质疏松或骨侵蚀；⑦类风湿因子阳性(滴度>1∶32)。确认本病需具备4条或4条以上标准。

【鉴别诊断】

骨关节炎、强直性脊柱炎、类风湿性关节炎之间的鉴别诊断要点见表6-15-1。

表6-15-1　骨关节炎、强直性脊柱炎、类风湿性关节炎鉴别诊断要点

| | 骨关节炎 | 强直性脊柱炎 | 类风湿性关节炎 |
| --- | --- | --- | --- |
| 好发年龄和性别 | 中老年，女性多见 | 16～30岁，男性占90% | 20～45岁，女性多见 |
| 病理变化 | 以关节软骨退行性变、继发性骨质增生为特征 | 以原发性、慢性、滑膜血管翳破坏性炎症、韧带钙化为主 | 基本病变为关节滑膜的慢性炎症，发病与免疫有关 |
| 累及部位 | 膝、髋、脊柱及远侧指间关节，一般为1～2个关节 | 从骶髂关节沿脊柱逐渐向上蔓延，竹节样脊椎 | 掌指关节、近端指间关节常见，多发性，双侧性，对称性 |
| 临床表现 | 关节疼痛为主要症状，关节活动不灵活，关节肿胀、渗液、肌萎缩 | 早期骶髂关节痛、下背痛；晚期躯干、髋关节弯曲；驼背畸形，关节僵硬 | 对称性多关节疼痛、晨僵，多关节受累，活动受限，晚期关节鹅颈畸形 |
| X线表现 | 软组织肿胀，关节间隙变窄，关节边缘骨赘形成。晚期骨端变形，关节表面不平整，边缘骨质增生 | 早期骶髂关节骨质疏松、椎间隙增宽；中期关节间隙变窄、骶髂关节融合；后期为特征性竹节样脊椎 | 早期关节周围软组织肿胀，关节间隙增宽，骨质疏松，关节积液；晚期关节间隙消失，骨性强直 |
| 化验 | 一般都正常，无特异性指标 | 类风湿因子阴性，HLA-B27阳性 | 类风湿因子阳性 |

另外，非化脓性关节炎须与下列疾病做鉴别诊断。

1. 风湿性关节炎　为溶血性链球菌感染所引起的全身变态反应性疾病，常有咽峡炎、

丹毒等感染病史。起病较急,且多见于青少年。有两个特点:一是关节红、肿、热、痛明显,不能活动;二是多关节游走性疼痛,但疼痛持续时间不长,数天后即可消退。血液检查示红细胞沉降率加快,抗"O"滴度升高,类风湿因子阴性。

2. **痛风** 多见于中老年男性,常呈反复发作,好发部位为单侧跖趾关节或附关节,也可侵犯膝、踝、肘、腕及手关节,急性发作时通常血尿酸水平增高,有时可在关节和耳郭等部位出现痛风石。

3. **髂骨致密性骨炎** 多见于青年女性,其主要表现为慢性腰骶部疼痛和晨僵。临床检查除腰部肌肉紧张外,无其他异常。典型X线表现为在髂骨沿骶髂关节之中下2/3部位有明显的骨硬化区,不侵犯骶髂关节面,无关节间隙狭窄。该病无明显久坐、久卧疼痛的特点,且接受非甾体抗炎药治疗效果不如强直性脊柱炎明显。

【治疗原则】

1. **骨关节炎** 治疗原则为缓解或解除症状,延缓关节退变,最大限度地保持和恢复日常生活能力。

(1) 非药物治疗:以卧床休息、物理治疗为主,进行合理的运动,再辅以理疗、按摩等物理治疗。

(2) 药物治疗:局部药物治疗、全身镇痛药物治疗及关节腔药物注射治疗。

(3) 手术治疗:包括游离体摘除术、经关节镜关节清除术、截骨术、关节融合术和关节置换术等。

2. **强直性脊柱炎** 治疗原则为解除疼痛,防止畸形,改善功能。

(1) 早期以药物治疗为主,常用非甾体抗炎药。症状缓解后,鼓励患者行脊柱功能锻炼,保持适当姿势,防止驼背畸形。

(2) 晚期患者如有严重驼背,可行腰椎截骨矫形。对有髋关节强直者,可行髋关节置换术。

3. **类风湿性关节炎** 治疗原则为控制炎症,减少症状,延缓病情进展,保持关节功能和防止畸形。

(1) 非药物治疗:急性期以休息为主,可适当活动,支具固定。

(2) 药物治疗:一线药物为非甾体类药物;二线药物为免疫抑制剂;三线药物为激素。

(3) 手术治疗:包括关节清理、滑膜切除、人工关节置换术等方法。

【复习思考题】

1. 强直性脊柱炎的诊断标准是什么?
2. 骨关节炎、强直性脊柱炎、类风湿性关节炎的鉴别诊断要点有哪些?

## 第十六节 骨 肿 瘤

【见习项目】

1. 良性骨肿瘤,如骨样骨瘤(osteoid osteoma)、骨软骨瘤(osteochondroma)、软骨瘤(chondroma)等疾病的示教。

2. 骨巨细胞瘤(osteoclastoma)的示教。

3. 原发性恶性骨肿瘤,如骨肉瘤(osteosarcoma)、软骨肉瘤(chondrosarcoma)等疾病的示教。

【见习目的与要求】

1. 熟悉骨肿瘤的分类、外科分期、良性与恶性骨肿瘤的鉴别诊断和治疗原则。

2. 掌握骨样骨瘤、骨软骨瘤、软骨瘤、骨巨细胞瘤及骨肉瘤的临床表现、X线典型表现、诊断和治疗原则。

【见习地点】

见习医院骨科。

【见习准备】

见习带教老师准备并示范典型病例,或准备好典型骨肿瘤患者的影像学资料及临床资料,并在带教前与患者进行沟通,取得患者同意后进行带教。分配好每一病例示教所占时间。根据病例数分小组。

【见习流程】

1. 带教老师对骨肿瘤的理论课知识、概念进行简要复习。

2. 将学生根据病例数进行分组,让学生在带教老师指导下对病例进行病史采集并完成体格检查。

3. 各小组完成病史采集后汇报病史及检查发现的阳性体征,并结合影像学资料做出诊断及鉴别诊断。带教老师完成该病例的病史总结,并对学生未发现的病史及体征进行补充,指出诊断依据及鉴别诊断。

4. 带教老师分析总结,指出各组的优点和不足,提出思考题。

【病史采集要点】

1. 年龄 不同类型原发性骨肿瘤的发病年龄存在很大的差异。年龄有时可成为诊断的决定性因素或与其他疾病鉴别的关键点。如骨巨细胞瘤很少在青春期前发生,软骨肉瘤很少在儿童发生,尤因肉瘤很少发生于5岁以前和30岁以后。浆细胞性骨髓瘤和转移癌大多数发生在50岁以后的成年人。

2. 病程长短 肿瘤的生长速度是一个重要因素,如果是恶性肿瘤,如骨肉瘤,患者经常出现肢体迅速增大的肿块,软骨肉瘤患者肿块可以存在数年。良性骨肿瘤的肿块病史通常较长,肿块可以存在几年或者几十年。

3. 疼痛 疼痛可以由肿瘤造成的骨破坏引起,或者由肿瘤对周边组织的刺激引起。良性肿瘤通常没有明显的疼痛;恶性肿瘤几乎均有疼痛,开始时为间歇性、轻度的疼痛,之后逐渐发展为持续性的剧痛、夜间痛,并有深压痛。某些肿瘤有特殊的疼痛表现,如骨样骨瘤,口服非甾体抗炎药能迅速缓解。骨软骨瘤可累及周边的结构而产生症状,在没有症状的中心性软骨瘤中,如不伴有骨折而出现疼痛时,常提示其恶变。

4. **局部肿块和肿胀** 良性的骨肿瘤通常表现为质硬而无明显压痛的肿块,生长比较缓慢,并且是在偶然中发现的。恶性肿瘤局部肿胀和肿块发展较为迅速。局部静脉怒张是反映肿瘤血液供应丰富的表现,常提示恶性肿瘤。肿瘤的大小和位置也相当重要,骨巨细胞瘤总是位于干骺端和近骨端,而且通常在软骨停止生长发育时发生。软骨性肿瘤总是位于干骺端或跨越生长软骨的骨端。脊索瘤仅在颅底、骶骨或脊椎上发生。

5. **功能障碍和压迫症状** 邻近关节的肿瘤可因疼痛和肿胀而出现关节活动障碍;脊柱肿瘤无论是良性还是恶性都可引起脊髓压迫症状,甚至出现瘫痪;位于骨盆的肿瘤可引起消化道和泌尿生殖道的机械性梗阻症状。

6. **病理性骨折** 轻微的外伤所引起的病理性骨折是某些骨肿瘤的首发症状,也可以是恶性骨肿瘤或转移性肿瘤的常见并发症。

7. **既往史** 准确的既往史可以成为确定性的鉴别因素。如果患者既往有恶性肿瘤病史,那么必须明确是否发生肿瘤的骨转移。患者的家族史有助于鉴别多发性外生骨软骨瘤病和神经纤维瘤病。

【查体要点】

体格检查应包括患者全身情况的检查以及仔细的专科检查。应详细记录病变大小、位置、形状、硬度、活动度、压痛、局部温度及随体位变化情况。同时应记录是否存在肿瘤周围的肌肉萎缩,因为这可能是神经源性或血供障碍造成的。牛奶咖啡斑或皮肤血管瘤也可提供诊断线索,同时还应检查可能出现淋巴结转移的位置。

【辅助检查】

1. **X 线** 若有如下表现,提示是恶性的骨肿瘤。

(1) 虫蚀样或者穿透样破坏。良性骨肿瘤具有界限清楚、密度均匀的特点;恶性骨肿瘤的病灶多不规则,呈虫蚀样或筛孔样,密度不均,界限不清。

(2) 侵袭性骨膜反应。通常表现为以下三种类型:①Codman 三角。骨膜被肿瘤顶起,骨膜下产生新骨,呈现出三角形的骨膜反应阴影,称 Codman 三角,多见于骨肉瘤。②葱皮现象。若骨膜的掀起为阶段性,可形成同心圆或板层排列的骨沉积,X 线平片表现为葱皮现象,多见于尤因肉瘤。③日光射线。若恶性肿瘤生长迅速,超出骨皮质范围,同时血管随之长入,肿瘤骨与反应骨沿放射状血管方向沉积,表现为日光射线形态。

(3) 软组织肿块影。

(4) 肿瘤边界不清或移行区宽。

2. **CT 及 MR** CT 及 MR 检查在骨肿瘤中主要应用于以下几个方面。

(1) 判断肿瘤侵犯骨及髓腔的范围,进而确定切除的范围。

(2) 确定肿瘤侵入软组织的范围;确定肿瘤位于肌肉间室内或肌肉间室外,以及肿瘤与主要血管、神经及内脏器官的关系;CT 同时能够确认肿瘤与关节腔、关节囊及关节滑膜的关系,确定是做关节内还是关节外切除。

(3) CT 也可显示放疗或化疗的效果,监测骨或软组织切除后是否复发。

3. **ECT** $^{99}T_c^m$ 标记的高锝酸盐提示病变自身形成的新生羟基磷灰石是否被肿瘤破坏或吸收。

4. DSA   DSA 可以显示肿瘤的血液供应情况,并可以做选择性血管栓塞和注入化疗药物。

5. PET-CT   正电子发射断层成像(PET)可记录全身生物学活跃分子的正电子发射的放射性核素分布,它可无创地进行三维可视化检查,并且量化体内的生理及生化过程。尽管 PET 在骨与软组织肿瘤的研究方面仍需探讨,但在肿瘤分期、计划活检、评估化疗效果并指导后期治疗方面还是有价值的。$^{18}$F-脱氧葡萄糖标记的正电子发射 CT(FDG-PET)作为肉瘤的检查、分期及处理方面的检查工具正起到越来越重要的作用。FDG 是葡萄糖的类似物,能按照糖酵解率的不同分布在不同的恶性肿瘤细胞内。它与其他的影像学检查(如 CT 和 MRI)相结合,可用于术后检查残存的活肿瘤细胞。

恶性骨肿瘤的 X 线及 MR 影像见图 6-16-1。

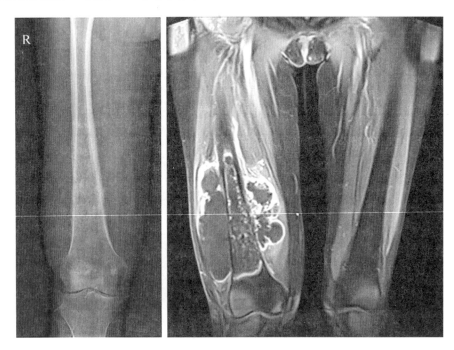

图 6-16-1   恶性骨肿瘤的 X 线及 MR 影像

## 【诊断】

骨肿瘤的诊断必须做到"三结合"和"三步曲"。诊断过程中需做到临床、影像学和病理学"三结合";同时诊断也需要完成"三步曲":①病损是否为肿瘤;②如是肿瘤,是良性还是恶性;③具体为良性肿瘤或者恶性肿瘤中哪一种。

1. 骨样骨瘤   骨样骨瘤以疼痛为主要临床表现,好发年龄为 20~30 岁,好发部位以下肢长骨为主。典型的症状为疼痛,夜间加重,服阿司匹林或其他非甾体类药物可缓解。病变由一个小的(<1.5 cm)中心性瘤巢和周围的硬化骨组成。X 线检查对于确定诊断通常已经足够。CT 是识别瘤巢和明确诊断的最好方法。

2. 骨软骨瘤   骨软骨瘤是最常见的良性骨肿瘤。病变由骨块组成,多呈蒂状,由生长的软骨帽逐渐发生软骨内化骨形成。病变的生长与患者的发育同步,当骨骺线闭合后,生长也就停止了。单发性骨软骨瘤称为外生骨疣;多发性骨软骨瘤也叫骨软骨瘤病,多数有家族遗传史。病初表现为局部渐行增大的、硬性无痛性肿块。当肿瘤生长时,刺激周围组织可引起疼痛,患者也可表现为关节功能受限,其表面可存有滑囊。当骨骼成熟后,肿瘤停止生长,但亦有成年后继续生长者,要警惕恶变的可能。

3. 软骨瘤　软骨瘤是透明软骨的良性病变,较常见,可在任何年龄组发病,是手足短骨最常见的肿瘤,手的指骨是最常见的部位。软骨瘤通常没有症状,常在进行其他与肿瘤无关的 X 线检查时偶然发现,也可在发生病理性骨折后发现。软骨瘤的特点是肿瘤细胞产生软骨,有透明软骨的分化,常出现黏液样变、钙化和骨化。临床上发病缓慢,以疼痛和肿胀为主。开始为隐痛,以后逐渐加重。肿块增长缓慢,可产生压迫症状。软骨瘤在 X 线片上为良性肿瘤表现,常伴有病变内点状钙化。钙化不规则,为斑点状、细孔状或爆米花状。手足的短骨可以出现骨破坏和周围骨皮质的膨胀。内生软骨瘤不会出现软组织包块,如果出现则提示软骨肉瘤。

4. 骨巨细胞瘤　骨巨细胞瘤具有侵袭性生长和切除后容易复发的倾向,部分病例可发生恶性变或远隔转移,是一种潜在恶性或介于良恶性之间的溶骨性肿瘤。它多见于 20~40 岁成年人,女性多于男性,好发于股骨下端和胫骨上端。主要症状为疼痛、局部肿胀和关节活动受限;小的肿瘤只引起轻微疼痛,不一定有明显肿胀。由于病变在骨端,接近关节,所以在早期有时被误诊为关节炎。轻者局部间歇隐痛及肿胀,病变进展者有局部肿胀变形、关节活动受限等;穿破骨皮质者有软组织肿块、皮肤紧张发亮、静脉曲张、皮温升高等表现。特殊部位肿瘤有特殊症状,发生于骶骨者可有尿潴留,发生于颅底者有脑神经受累表现,位于脊柱者可出现脊神经或脊髓压迫症状,甚至截瘫。典型 X 线表现为干骺端偏心性、溶骨性、膨胀性、肥皂泡样改变。

5. 骨肉瘤　骨肉瘤的特点是恶性细胞产生骨样基质,是最常见的非血液系统原发性骨肿瘤,约占原发性骨恶性肿瘤的 20%。原发性高度恶性骨肉瘤主要见于 10~20 岁患者。所有骨骼部位都可能受累,但大多数原发性骨肉瘤发生于生长快速的骨骼,包括股骨远端、胫骨近端和肱骨近端。主要临床症状为局部疼痛,逐渐加重,夜间尤重;局部表面皮温升高,静脉怒张;可以伴有全身恶病质表现。溶骨性骨肉瘤因侵蚀皮质骨而导致病理性骨折。X 线表现为不同形态,骨皮质和髓腔有成骨性、溶骨性和混合性骨质破坏,骨膜反应明显,呈侵袭性发展,骨膜反应可表现为 Codman 三角或呈日光射线形态。

6. 软骨肉瘤　软骨肉瘤是骨骼系统第二常见的非血液来源肿瘤,特点是肿瘤细胞产生软骨,有透明软骨的分化,常出现黏液样变、钙化和骨化。好发年龄是 40~60 岁,最常发生在身体近端,如骨盆、股骨近端和肱骨近端。尽管软骨肉瘤很少发生在手部,但手部却是最常见的恶变部位。软骨肉瘤与大多数骨肿瘤相似,男性发病率稍高。从临床表现看,大多数原发性软骨肉瘤患者主诉有进展性疼痛,也可能有可触摸到的包块。内生软骨瘤常生长缓慢,并且可能持续几年才来就诊,患者表现为局部疼痛而无病理性骨折,这在鉴别内生软骨瘤和低度恶性软骨肉瘤方面很重要。X 线表现为密度减低的溶骨性破坏,边界不清,病灶内有散在的钙化斑点或絮状骨化影,典型者可有云雾状改变。

【治疗原则】

骨肿瘤的治疗应以外科分期(GTM 分期)为指导,手术治疗应按外科分期来选择手术界限和方法。骨肿瘤的外科分期包括良性骨肿瘤的外科分期及恶性骨肿瘤的外科分期。

1. 骨肿瘤的 GTM 分期　①G(grade,外科分级):$G_0$ 为良性,$G_1$ 为低度恶性,$G_2$ 为高度恶性;②T(territory,肿瘤解剖定位):$T_1$ 为间室内,$T_2$ 为间室外;③M(metastasis,区域性或远处转移):$M_0$ 为无转移,$M_1$ 为远处转移。

2. 良性骨肿瘤外科分期(Stage 1、2、3)　良性骨肿瘤分期用阿拉伯数字表示(表 6-16-1)。

表 6-16-1　良性骨肿瘤外科分期

| 分期 | GTM 分期 | 治疗要求 |
| --- | --- | --- |
| 1 | $G_0\ T_0\ M_0$ | 囊内切除 |
| 2 | $G_0\ T_1\ M_0$ | 边缘或囊内切除加有效辅助治疗 |
| 3 | $G_0\ T_2\ M_0$ | 广泛或边缘手术加有效辅助治疗 |

3. 恶性骨肿瘤外科分期(Stage Ⅰ、Ⅱ、Ⅲ)　恶性骨肿瘤分期用罗马字母表示(表 6-16-2)。

表 6-16-2　恶性骨肿瘤外科分期

| 分期 | GTM 分期 | 治疗要求 |
| --- | --- | --- |
| ⅠA | $G_1\ T_1\ M_0$ | 广泛手术,广泛局部切除 |
| ⅠB | $G_1\ T_2\ M_0$ | 广泛手术,截肢 |
| ⅡA | $G_2\ T_1\ M_0$ | 根治手术,根治性整块切除加其他治疗 |
| ⅡB | $G_2\ T_2\ M_0$ | 根治手术,根治性截肢加其他治疗 |
| ⅢA | $G_{1\sim2}\ T_1\ M_1$ | 肺转移灶切除,根治性切除或姑息手术加其他治疗 |
| ⅢB | $G_{1\sim2}\ T_2\ M_1$ | 肺转移灶切除,根治性切除或姑息手术加其他治疗 |

4. 良性骨肿瘤的治疗　良性骨肿瘤的治疗方法包括:①刮除植骨术,如内生软骨瘤的手术治疗;②外生性骨肿瘤切除,如骨软骨瘤的手术治疗。

5. 恶性骨肿瘤的治疗　恶性骨肿瘤主要通过手术、化疗、放疗等方法进行治疗。

(1) 手术治疗:保肢治疗需在正常组织中完整切除肿瘤。适应证包括:①病骨发育成熟;②对化疗敏感的 ⅡB 期肿瘤;③术后局部复发率和转移率不高于截肢,肢体功能优于义肢;④血管神经未受累;⑤病人要求保肢。禁忌证包括:①主要血管神经受累;②发生病理性骨折,肿瘤组织破出屏障;③肿瘤组织周围软组织条件不好;④不正确的切开活检。截肢术可用于破坏广泛、对其他辅助治疗无效的恶性肿瘤(ⅡB 期)。

(2) 化疗:正规的联合化疗已取得了突出的成绩,为保肢手术提供了可能。

(3) 放疗:尤因肉瘤对放疗敏感,骨肉瘤对放疗不敏感。

(4) 其他治疗:血管栓塞治疗、微波治疗等。

## 【复习思考题】

1. 恶性骨肿瘤的典型 X 线表现有哪些?
2. 什么是骨肿瘤诊断的"三结合"和"三步曲"?
3. 骨肿瘤的外科分期及其意义是什么?